Winau, Medizin in Berlin

Rolf Winau

Medizin in Berlin

Mit einem Geleitwort des
Regierenden Bürgermeisters von Berlin
Eberhard Diepgen

W DE G
Walter de Gruyter
Berlin · New York 1987

Prof. Dr. med. Dr. phil. Rolf Winau
Institut für Geschichte der Medizin
der FU Berlin
Augustastr. 37
D-1000 Berlin 45

Das Buch enthält 277 Abbildungen

CIP-Kurztitelaufnahme der Deutschen Bibliothek

Winau, Rolf:
Medizin in Berlin / Rolf Winau. Mit e. Geleitw. d. Regierenden Bürgermeisters von Berlin, Eberhard Diepgen. — Berlin ; New York : de Gruyter, 1987.
ISBN 3-11-010476-8

Satz und Druck: Arthur Collignon GmbH, Berlin
Bindung: Lüderitz & Bauer GmbH, Berlin
Umschlagentwurf: Rudolf Hübler, Berlin

Geleitwort

Die Tatsache, daß mein Großvater Paul Diepgen in Berlin als Mediziner und Medizinhistoriker arbeitete, hat den Verlag bewogen, mich um ein Geleitwort zu bitten. Zwar kann es nicht Aufgabe des Regierenden Bürgermeisters sein, ein fachbezogenes Urteil zu wagen, wohl aber ist der Anlaß des Erscheinens Gelegenheit zu einer kurzen Bemerkung.

Die 750-Jahr-Feier unserer Stadt 1987 hat ein starkes Interesse geweckt an der Vergangenheit Berlins. Es gibt praktisch keinen Lebensbereich, der nicht unter die Lupe genommen würde. Das ist verständlich, und zwar aus mehreren Gründen:

Erstens, weil Berlin in relativ kurzer Zeit ein politischer, wirtschaftlicher, kultureller und wissenschaftlicher Mittelpunkt in Deutschland und Europa wurde — mit allen Gegensätzen und Verstrickungen, die einen Mittelpunkt als Ort der Bündelung geistiger Strömungen und der Entscheidungen kennzeichnen.

Zweitens bietet ein 750. Geburtstag auch die Möglichkeit, eine Bestandsaufnahme vorzunehmen und ein Fazit zu ziehen.

Drittens schließlich benötigt Berlin eine Perspektive. Was liegt da näher, als nach entwicklungsfähigen Ansätzen in der Vergangenheit zu schauen, ohne freilich die überholten, die unbrauchbaren, die negativen zu übersehen? Alles zusammengenommen — Rückschau, Fazit und Perspektive — bildet die Grundlage für Berlins Standortbestimmung heute und für unsere Zukunftsfähigkeit. Von dem englischen Historiker Carr stammt das Wort, wer die Vergangenheit nicht kenne, verstehe die Gegenwart nicht. Die Retrospektive muß aber auch dazu befähigen, der Zukunft sich zuzuwenden. Die Anknüpfung an die großen Traditionen Berlins im Bereich der Medizin ging Hand in Hand mit der Zuwendung zur modernen Medizin. Herzzentrum, Laser-Medizin, Weltraum-Medizin und künftig Rheumaforschung sind nur einige Stichworte. Wie auf allen Gebieten wird sich das Bemühen des Berliner Senats weiterhin darauf konzentrieren, durch Ansiedlung von Grundlagenforschung und strukturelle Maßnahmen das Fundament der Stadt für die Zukunft zu festigen. Denn die Attraktivität, die Zukunft Berlins müssen wir uns selbst erarbeiten. Das war in der Vergangenheit so, und das wird in den nächsten Jahrzehnten nicht anders sein.

Eberhard Diepgen
Regierender Bürgermeister von Berlin

Vorwort

Zweimal ist bisher der Versuch unternommen worden, die Geschichte der Medizin in Berlin zusammenfassend darzustellen. 1897 schrieb auf Veranlassung von Ernst von Leyden Julius Leopold Pagel sein Buch über „Die Entwickelung der Medicin in Berlin“ als Festgabe für die Teilnehmer des in Berlin tagenden Kongresses für innere Medizin, das in knapper Form, häufig in Katalogen und Aufzählungen, über medizinische Einrichtungen, über Ärzte und Wissenschaftler berichtet.

1948 brachte Walter Artelt den ersten und leider einzig gebliebenen Teil des breiter angelegten Unternehmens „Medizinische Wissenschaft und ärztliche Praxis im alten Berlin“ heraus, das als Lesebuch konzipiert, sich von vollständigen und lückenlosen Aufzählungen distanzierte, und durch ausgiebiges Zitieren zeitgenössischer Zeugnisse ein Bild von der jeweiligen Epoche zu geben suchte. Artelts Versuch bricht mit dem Ende des 18. Jahrhunderts ab.

Einen weiteren Versuch, die Vergangenheit der Berliner Medizin in Gestalt ihrer hervorragenden Vertreter lebendig werden zu lassen, hat 1965 Heinz Goerke in seinem Buch „Berliner Ärzte. Selbstzeugnisse“, das 1984 in zweiter Auflage erschien, gemacht.

Daneben gab es Untersuchungen zu bedeutenden Komplexen der Berliner Medizingeschichte. Paul Diepgen hat in seiner Berliner Zeit wichtige Beiträge zur Charité und zum Universitätsklinikum in der Ziegelstraße vorgelegt.

Wenn jetzt erneut der Versuch unternommen wird, die Medizin in Berlin in ihrer 400jährigen Geschichte zu beschreiben, so ist sich der Verfasser bewußt, daß er eine umfassende Geschichte nicht vorlegen kann. Die Zahl der Arbeiten, die sich mit Einzelaspekten, mit Institutionen, mit einzelnen Ärzten beschäftigen, ist inzwischen auf über 2000 angewachsen.

Ihre Ergebnisse zusammenfassend darzustellen, würde den Umfang dieses Bandes sprengen, ja, es ist nicht einmal möglich, die vollständige Bibliographie abzudrucken. Vielleicht findet sich einmal an einem anderen Ort die Gelegenheit, die gesammelten Titel zu publizieren.

Bei der Lektüre dieser Arbeiten zeigt sich, daß es neben einer Reihe von gut aufgearbeiteten und dokumentierten Zeitabschnitten und Gegenständen noch viele weiße Flecken auf der Geschichtskarte gibt, bei denen kaum die Hoffnung besteht, daß sie mit Farbe gefüllt werden können, da Akten und Unterlagen nicht erhalten geblieben sind. Hierher gehört etwa die Geschichte der Privatkliniken, von denen es eine große Anzahl um die Wende zum 20. Jahrhundert gab, und bei denen von manchen nicht einmal mehr der Name bekannt ist. Ähnliches gilt für die Geschichte der niedergelassenen Ärzte, die der ärztlichen Praxis und für die der Patienten.

Wenn dennoch hier eine zusammenfassende Darstellung gewagt wird, dann deshalb, weil die bisher vorliegenden Forschungsergebnisse genügend Material bieten, um das Aufblühen der Berliner Medizin bis zu ihrer Weltgeltung in der zweiten Hälfte des vorigen Jahrhunderts, aber auch ihren Niedergang im Dritten Reich und den Neubeginn danach an einzelnen Personen und Institutionen exemplarisch deutlich werden zu lassen.

Neben Paul Diepgen und Heinz Goerke ist es vor allem Manfred Stürzbecher zu danken, daß viele Einzelthemen mit großer Akribie erarbeitet wurden. Ohne Stürzbechers Untersuchungen hätte vieles in diesem Buch nicht so geschrieben werden können. Die Ergebnisse einer Reihe von Dissertationen am Institut für Geschichte der Medizin der Freien Universität Berlin sind in die Darstellung ebenso eingeflossen wie die Resultate häufiger Diskussionen im Kreis der Kollegen.

Mein besonderer Dank gilt Arleen Tuchmann, die als wissenschaftliche Mitarbeiterin mit mir das Konzept des Buches entwickelt, einen großen Teil der Literaturrecherchen durchgeführt und die Kapitel über das 18. und die erste Hälfte des 19. Jahrhunderts erarbeitet hat.

Zu danken habe ich der Freien Universität Berlin für vielfältige personelle und finanzielle Hilfe.

Ohne das Engagement meiner Mitarbeiterinnen wäre das Buch nicht entstanden: Jutta Buchin, Lieselotte Hübel, Gabriele Romero Partal und Brigitte Zierau erledigten mit nie ermüdendem Eifer die umfangreichen Schreibarbeiten, Almuth Kliesch half bei den Literaturrecherchen, Christa Riedel-Hartwich fertigte die Fotoarbeiten und las Korrektur. Ihnen allen gilt mein Dank. Zu danken habe ich auch den Mitarbeiterinnen des Fotolabors des Klinikum Steglitz.

Meiner Frau danke ich für vieles: für die kritische Durchsicht des Manuskriptes, für manche Diskussion darüber, für das Lesen der Korrekturen, für Geduld und Verständnis.

Berlin, im April 1987 Rolf Winau

Inhalt

Die Anfänge

Aus der frühen Geschichte der Medizin in Berlin ist nur wenig bekannt: die Namen von Leibärzten, einige karitative Einrichtungen, wenige Daten von Seuchenzügen, die Errichtung der ersten Apotheke. Johann Carl Wilhelm Moehsen hat in seiner „Geschichte der Wissenschaften in der Mark Brandenburg, insbesondere der Arzneiwissenschaft“, die 1781 erschien, die Namen der Leibärzte getreulich überliefert und versucht, ein Bild von ihren Personen zu entwerfen. Aber kaum einmal wissen wir mehr als die Namen und die wichtigsten Lebensdaten, häufig waren diese Männer nur zufällig durch ihre Leibarztfunktion mit Berlin verbunden, eine Berliner Medizin repräsentierten sie nicht. Die Versorgung der Kranken dürfte auch in Berlin im wesentlichen nicht in den Händen von studierten Ärzten gelegen haben, sondern von Wundärzten, die als „Geschworene“, also städtisch bestellte, in einigen Orten der Mark Brandenburg bezeugt sind, von Badern und Barbieren, von Hebammen und weisen Frauen. Seit Beginn des 16. Jahrhunderts bildeten die Barbiere und Wundärzte in Berlin eine eigene Innung, die berechtigt war, die Chirurgie zu betreiben, und die sich gegen die Bader ständig abzugrenzen suchte.

Seit dem 13. Jahrhundert gab es das Heilig-Geist-Hospital und das Georgen-Hospital, seit Anfang des 15. Jahrhunderts das Gertrauden-Hospital. Aber wie bei allen mittel- und südeuropäischen Hospitälern auch, handelte es sich dabei nicht um

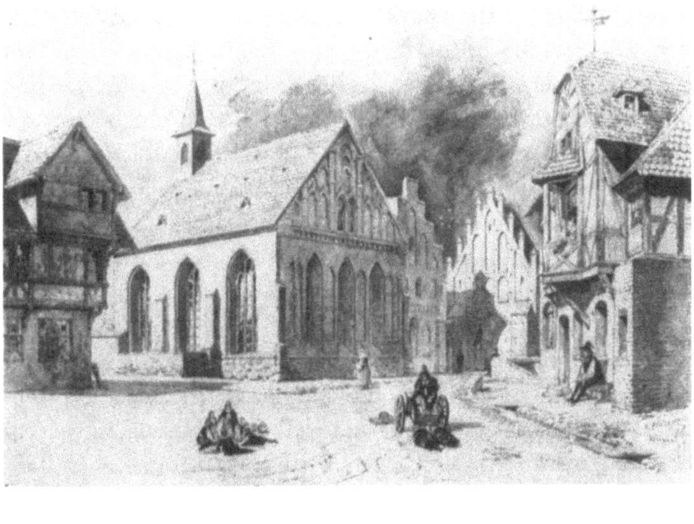

Abb. 1. Heilig-Geist-Hospital, seit dem 13. Jahrhundert bestehend, diente zur Aufnahme von Armen und Alten.

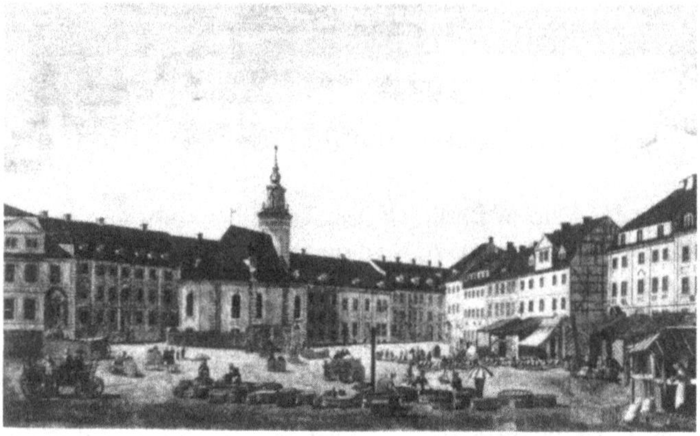

Abb. 2. Gertraudenhospital aus dem 15. Jahrhundert.

Krankenhäuser, sondern um Asyle für Männer und Frauen, denen die Unterkunft in der Familie fehlte, sei es, weil sie alt, weil sie arm, vielleicht auch weil sie krank waren. Ärztliche Hilfe wurde ihnen jedoch dort nur am Rande zuteil, angestellte Ärzte gab es nicht. Wieweit diese Hospitäler auch als Aufnahmeort für Lepröse, für Aussätzige, dienten, kann nicht mit Sicherheit gesagt werden. Nur eine einzige Urkunde weist darauf hin, daß das Georgen-Hospital auch „Gutleutehaus" war. „Gute Leute" ist die euphemistische Umschreibung des späten Mittelalters für die Aussätzigen, die durch scharfe Auflagen aus der bürgerlichen Gesellschaft ausgeschlossen wurden. Während es vor allem im Rheinland umfangreiche Quellen zu dieser Frage gibt, sind wir für Berlin auf Vermutungen angewiesen. Als Ludwig Formey 1796 einen „Versuch einer medizinischen Topographie von Berlin" schrieb, konnte er zur Seuchengeschichte in der Mark nur vage Angaben machen: „In früheren Zeiten haben mehrere tödliche Epidemien diese Stadt verwüstet, und die Pest soll dort selbst sehr oft geherrscht haben. Da indessen die Begriffe der Pest bei unseren Vorfahren sehr unbestimmt gewesen sein mögen, so läßt sich nicht mit Gewißheit sagen, welche Seuche damals gewütet habe." 26 solcher großen Seuchen mit hoher Sterblichkeit weiß er aufzuzählen. Pesttraktate und Pestordnungen zeigen die vergeblichen Versuche, der Seuchen Herr zu werden.

1488 wurde in Berlin die erste Apotheke konzessioniert. Hans Zehender erhielt vom Magistrat ein erbliches Privilegium zur Eröffnung und zum Betrieb einer Apotheke.

Nur zwei Ärzte sind uns aus der Frühzeit näher bekannt: Matthäus Fleck (1524–1592) hatte in Leipzig studiert und promoviert, hatte seit 1552 in Berlin praktiziert und war Stadtphysikus geworden. Er hat sich nicht nur als Autor von gelehrten und praxisbezogenen Büchern hervorgetan, so durch seine Abhandlung über die Seele, durch die Ausarbeitung einer Apothekertaxe und durch eine Pestschrift, die den Schwerpunkt auf die Prophylaxe legte, die Quarantäne und andere Schutzmaßnahmen empfahl, sondern auch als anerkannter Praktiker.

Ein Scharlatan bei Hofe?

Leonard Thurneysser (1531–1596) war schon zu seinen Lebzeiten eine sagenumwobene Gestalt, gleichermaßen geliebt wie gehaßt, in den Himmel gehoben wie verteufelt.

Im Frühjahr 1571 hatte der Kurfürst Johann Georg die Regierung angetreten und sich mit seiner Gemahlin Sabina auf Huldigungsfahrt unter anderem auch nach Frankfurt/Oder begeben. Ein halbes Jahr zuvor war Leonard Thurneysser dort hingekommen, um in der angesehenen Einhornschen Druckerei ein aufsehenerregendes Buch drucken zu lassen, für das er ein kaiserliches Privileg vorweisen konnte: „Pison oder v. Kalten, Warmen, Iminerischen und Metallischen Wassern, sampt der vergleichunge der Plantarum und Erdgewaechsen.“ In diesem Buch schilderte Thurneysser die Schätze der Mark Brandenburg: Gold gebe es im Schlick der Spree, daher sei ihr Wasser so grün; heilkräftige Quellen seien fast überall zu finden, ihre medizinische Wirkung müsse nur zu Tage gefördert werden, auch an Bodenschätzen sei die Mark reich: Alaun, Salpeter, ja, selbst Saphire und Rubine seien im märkischen Sand zu finden. Havelwasser freilich lastete er an, daß es für die böse und scharfe Zunge der Fischweiber anzuschuldigen sei; einen Kanal von der Spree zur Oder projektierte er ebenso wie die Gewinnung von Bernstein. Nicht den Stein der Weisen verkündete er und die Goldmacherkunst, sondern die relativ einfache Ausbeutung der Naturschätze. Damit fand er bei dem jungen Kurfürsten offene Ohren. Hatte doch sein Vater Joachim sein Leben lang vergebens die Goldmacherkunst gefördert. Johann Georg drängte es, jenen gelehrten Fremden

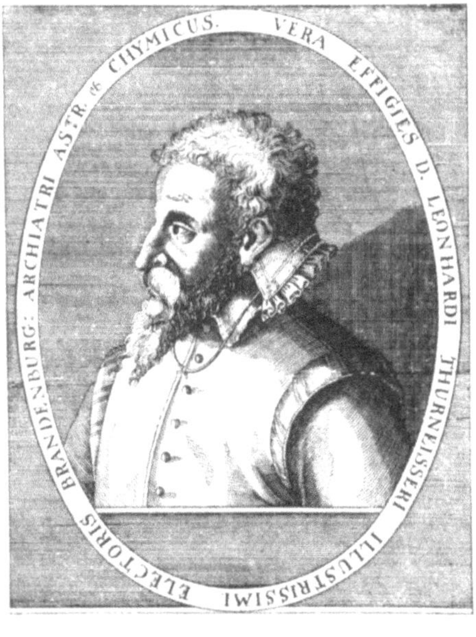
VERA EFFIGIES D. LEONHARDI THURNEISSERI ILLUSTRISSIMI ELECTORIS BRANDENBURG: ARCHIATRI ASTR. & CHYMICUS.

Abb. 3. Leonard Thurneysser (1531–1596), von 1571 bis 1584 in brandenburgischen Diensten als Leibarzt, Astrologe und Chymikus.

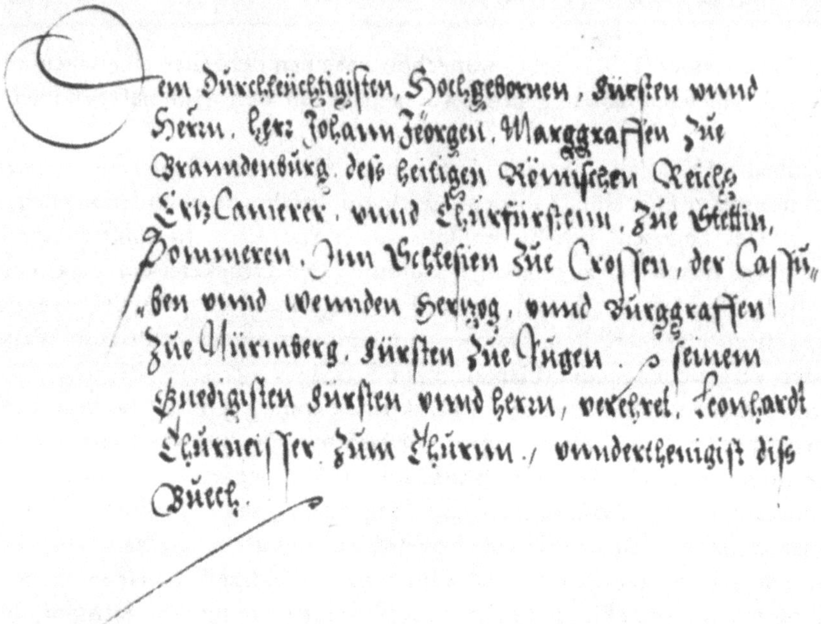

Dem Durchleuchtigisten, Hochgebornen, Fürsten unnd
Herrn, herr Johann Jeorgen, Marggraffen zue
Brandenburg, dess heiligen Römischen Reichs
Ertz Camerer, unnd Churfürstenn, zue Stettin,
Pommeren, Inn Schlesien zue Crossen, der Cassu-
ben unnd Wennden Herzog, unnd Burggraffen
zue Nürmberg, fürsten zue Rügen, seinem
Gnedigisten Fürsten unnd herrn, verehret, Leonhardt
Thurneisser zum Thurnn, unnderthenigist diss
Buech.

Abb. 4. Widmung des Buches Pison von Leonard Thurneysser an den Kurfürsten Johann Georg. „Dem Durchleuchtigisten, Hochgebornen, Fürsten unnd Herrn, herr Johann Jeorgen, Marggraffen zue Brandenburg, dess heiligen Römischen Reichs Ertz Camerer, unnd Churfürstenn, zue Stettin, Pommeren, Inn Schlesien, zue Crossen, der Cassuben unnd Wennden Herzog, unnd Burggraffen zue Nürmberg, fürsten zue Rügen, seinem Gnedigisten Fürsten unnd herrn, verehret Leonhardt Thurneisser zum Thurnn unnderthenigist diss Buech.

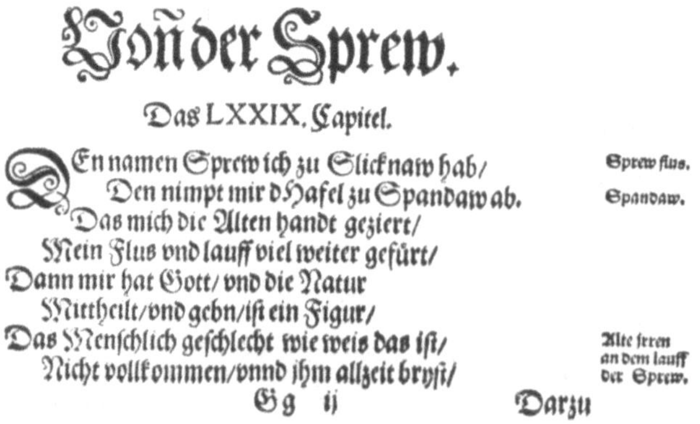

Von der Sprew.

Das LXXIX. Capitel.

DEn namen Sprew ich zu Slicknaw hab/ — Sprew flus.
Den nimpt mir d Hafel zu Spandaw ab. — Spandaw.
Das mich die Alten handt geziert/
Mein Flus vnd lauff viel weiter gefürt/
Dann mir hat Gott/ vnd die Natur
Mittheilt/vnd gebn/ist ein Figur/
Das Menschlich geschlecht wie weis das ist/ — Alte strem an dem lauff der Sprew.
Nicht vollkommen/vnnd jhm allzeit bryst/
Gg ij Darzu

Abb. 5. Beschreibung der Spree aus Leonard Thurneyssers ‚Pison'.

kennenzulernen, er ließ ihn in das kurfürstliche Haus holen. Thurneysser kam, gefiel dem Kurfürsten, der sich die Druckbogen des Pison vorlegen ließ. Die Kurfürstin, die schon längere Zeit kränkelte, bat um eine Diagnose. Thurneysser hatte mit dieser und mit der Behandlung, zu der er klugerweise einen studierten Arzt hinzugezogen hatte, Erfolg: er wurde Leibarzt des Kurfürsten in Berlin und erklomm nach einem abenteuerlichen Leben nun den Gipfel eines stetigen Erfolges.

Leonard Thurneysser war 1531 in Basel als Sohn eines Goldschmieds geboren, hatte einen 10 Jahre älteren Bruder, Alexander, der in seinem Leben noch öfter

Leonhart Thurneysser zum Thurn/das sibende Buch. CCCLV

Dis waſſer Sprew iſt etwas grünferbig vnd lauter / Es führet in ſeinem Schlich Gold/vnd ein ſchöne Glaſur/ Das Gold helt 23. Crat ½ gren. Der Polus wird bey ſeinem vrſprung erhebt 50. grad/vnd 57. Minuten.
Gott viel wunder.

Abb. 6. Leonard Thurneysser über das Wasser der Spree „Dis wasser Sprew ist etwas grünferbig und lauter / Es führet in seinem Schlich Gold / und ein schöne Glasur".

Leonhard Thurneyſſer zum Thurn/Das ſibende Buch. CCCLXIII

Die Alten Coſmographiſten/vnd auch gar viel/ vnnd ſchier der mehrer theil der Newen / haben von Berlin die Sprew/gleich gegem Nidergang auff Stetein flieſſent beſchrieben / welches nicht ein kleine jrrung iſt/ ſondern bey 8. Deutſcher Meilen felet/zu dem den vrſprung der Hauel bey Belitz zu ſein / anzeigt/ ſo ſie doch/wie bewuſt/ auff 16. groſſer Deutſcher Meilen von Belitz jren vrſprung hat/ vnd wie ſie die Hauel von Mittag/haben in die Mittnacht beſchrieben/zuflieſſen/ alſo iſt das widerſpiel / dann ſie fleuſt von Mitternacht in den Mittag/ Nun das las ich hie anſtehen / Die Hauel helt in jhr nichts beſonders/ein Fiſchreich /ſchwer/vnd vngeſundt/faul waſſer/dauon etliche Weiber die es trincken/ gar böſe/ ſcharpffe / vnd lügenhafftige zungen vberkommen/ den Leuten arges nachzureden. Doch iſt das das beſt/ob gleich die Narren vnd Thoren (die ſelber nicht viel tügen) viel darauff halten/vnd denen/dieweil ſie jrer art ſind/glauben/ das fromme / ehrliebende / auffrichtige Leut/ nichts weder auff der Lügnerin/ noch jhren vortedigern halten.

Alte irren. Stettin Hauel vrſprung/ Belitz.

Man ſol lügenhafftigē leuten nicht balt glaubē.

Die Hauel helt in jhr ein Mos / iſt derhalben dem rechten Amomo gleichmeſſig/Derhalben der Bermutter gepreſten zuheilen gar gut

Amonus/

Als / ſo ſie { erkalt/ verruckt/ oder vnfruchtbar wer/ } { treibt Menſtruum/vnd weiſſe zeit.

Abb. 7. Leonard Thurneysser über das Wasser der Havel: Havelwasser ist schwer, ungesund, faul und macht eine böse, scharfe und lügenhafte Zunge. Es dient aber auch dazu, Gebärmutterleiden zu heilen.

eine wenig erfreuliche Rolle spielen sollte. Beim Vater erlernte er das Goldschmiedehandwerk und gewann dabei erste Einblicke in die Metallurgie und Chemie. Daneben war er als Famulus bei dem Arzt und späteren Professor der Medizin Johann Huber tätig, dem er half, Kräuter zu sammeln, Medikamente zu bereiten, und der ihn in die Denkweise des Paracelsus einführte. Wie dieser machte er sich als 16jähriger auf die große Wanderschaft, er war in Frankreich und England, diente als Söldner im Heer des Markgrafen Albrecht Alkibiades, als Arbeiter in Bergwerken und Schmelzhütten in Deutschland und Rußland. 1555 kehrte er nach Basel zurück, heiratete eine ältere Witwe, die ihm jedoch ihren Vormund vorzog, und fiel durch leichtsinnige Bürgschaften Wucherern in die Hände. Als es offenkundig wurde, daß er, um deren Ansprüche zu befriedigen, einen Klumpen vergoldetes Blei als schieres Gold gegeben hatte, mußte er Basel fluchtartig verlassen. In Straßburg und Konstanz arbeitete er als Goldschmied, dort lernte er auch seine zweite Frau Hüetlin kennen, die er 1563 nach seiner Scheidung heiratete und nach Tarrenz in Tirol holte, wo er inzwischen als Metallurg im Berg- und Hüttenbau tätig war, zunächst als Aufseher, dann als eigener Hüttenherr. Innerhalb kurzer Zeit brachte er es zu Vermögen und Ansehen, nicht nur als Scheidekünstler, sondern auch als Arzt. Schon 1559 hatte er die kaiserliche Erlaubnis zur Sektion einer Leiche erhalten, ein Privileg, auf das er besonders stolz war und in dem er die Anerkennung seiner ärztlichen Ausbildung sah.

Im Auftrag des Erzherzogs Ferdinand, seines Gönners, unternahm er umfangreiche Studienreisen nach England und Schottland, nach Spanien und Portugal, in die Länder des östlichen Mittelmeeres Griechenland, Kleinasien und Ägypten. Dabei ist er stets bemüht gewesen, nicht nur Bergbaukundliches zu erfahren, sondern sich naturkundliche und medizinische Kenntnisse zu erwerben und Curiositäten zu sammeln. Curiositäten sind im Sinne der Zeit Seltenheiten aus allen Bereichen, dem der Pflanzen und Mineralien ebenso wie dem der Bücher und Rezepte.

Thurneysser erlangte so einen Wissensschatz, der den gelehrter Ärzte weit in den Schatten stellte. Doch die lange Abwesenheit von Tirol hatte dazu geführt, daß seine Betriebe, deren Aufsicht er seinem Bruder übertragen hatte, verfallen und verödet waren. Aber mit Hilfe eines Darlehens der Regierung gelang es ihm schnell, die alten Werke wieder in Betrieb zu setzen und neue dazu zu gründen. Nach seiner Rückkehr aus dem Orient verbreitete sich sein Ruf als Arzt immer mehr. Nach seinen Reisen hatte er zwei Bücher geschrieben, eine astrologische Abhandlung, die „Archidoxa", und die „Quinta Essentia", die eine Verbindung von Alchemie und Medizin im Sinne des Paracelsus beschreibt. Da die Druckerei Ossenbruck in Münster, die die beiden Bände druckte, nicht auf den Kupferdruck eingerichtet war, suchte Thurneysser in Frankfurt/Oder eine leistungsfähige Drukkerei. So kam es zu der schicksalhaften Begegnung mit seinem Herrn, dem Kurfürsten von Brandenburg.

Er wurde nicht nur Leibarzt und Archiater und erhielt ein fürstliches Jahresgehalt von 1352 Talern, sondern Johann Georg stellte ihm auch Teile des Grauen Klosters, den Kapitelsaal, das Langhaus und einige Höfe zur Verfügung. Dort richtete Thurneysser seine Wohnung und seine Arbeitsstätten ein.

Unter dem nie versiegenden Wohlwollen des Kurfürsten entstanden nicht nur alchemistische Laboratorien, sondern bald auch eine der leistungsfähigsten Druckereien Europas, die nicht nur die gängigen deutschen und lateinischen Schriften besaß, sondern auch griechische, hebräische, persische und türkische Lettern. Bald wurde eine eigene Schriftgießerei angegliedert. Wissenschaftler aus ganz Europa ließen ihre Bücher bei Thurneysser drucken, der mehrere dutzend Buchdrucker und Gehilfen beschäftigte. Selbstverständlich wurden nun auch seine eigenen Werke dort gedruckt, vor allem von 1572 an jährliche Almanache oder Kalender, die Tag für Tag Prognosen und Prophezeiungen teils in sehr verschlüsselter Form enthielten. Diese Kalender, die auch als Diarien gebraucht wurden, fanden reißenden Absatz und machten Thurneysser zum reichen Mann. Ebenso reißenden Absatz fanden seine „Nativitäten", Horoskope auf Grund der Gestirnskonstellation bei der Geburt, die Talismane und Sigillen. Diese Talismane bestanden aus Metall bzw. Metallegierungen, ebenfalls errechnet nach dem Planetenstand bei der Geburt, und sollten Krankheit und Übel abwenden.

Diese Praxis hat ihm den Ruf eines Scharlatans und Betrügers eingetragen. Eine unvoreingenommene Betrachtung aber erweist ihn als auf der Höhe des Wissens seiner Zeit, und keiner seiner zeitgenössischen Kritiker hat ihn der Scharlatanerie angeklagt, vielmehr werfen sie ihm vor, daß er durch Zauberei heile und mit dem Teufel im Bunde sei. Ja, einer der Kritiker wollte gar gesehen haben, daß er den Leibhaftigen in einem Stockknauf mitführe. Da nutzte es Thurneysser wenig, daß er den angeblichen Teufel als präparierten Skorpion vorzeigen konnte.

Aber an seinem Erfolg konnte die Kritik zunächst nichts ändern, zu den geschäftlichen Erfolgen kamen bald auch die medizinischen. Thurneysser hatte eine eigene Harndiagnostik entwickelt, die die im Mittelalter übliche Harnschau auf dem Boden paracelsischer Gedanken zu einer chemischen Harnschau weiterentwickelt hatte.

Hatte die mittelalterliche Uroskopie auf Grund der Vier-Säfte-Lehre im Harn das Ungleichgewicht der Säfte und damit die Grundlage der Krankheit erkennen wollen, so hatte Paracelsus die drei Prinzipien Schwefel, Salz und Quecksilber als Grundelement eingeführt. Sie mußten nun im Harn nachweisbar sein und zu diagnostischen Schlüssen führen. Wie Paracelsus ging Thurneysser von einem allgemeinen Analogiedenken aus, wie im Makrokosmos in Strömen und Bächen geringe Mengen von Erzen und Gesteinen Rückschlüsse zulassen auf das Gebirge, aus dem sie kommen, so sind im Mikrokosmos Mensch im Harn die Substanzen zu finden, die ihn krank machen. Wie allein die Betrachtung der Bäche keine Ergebnisse zu bringen vermag, so reicht auch die alleinige Betrachtung des Urins nicht aus, er muß resolviert und destilliert werden, um seine Geheimnisse preiszugeben.

Thurneysser entwickelte ein Harnglas zur Destillation, das schon in seiner Form eine Analogie zum menschlichen Körper ermöglichte. Aus den so gestellten Diagnosen entwickelte er seine Therapie, die nicht mehr nur auf der Basis einer Kräutertherapie begründet war, sondern vor allem auf der Alchemie.

Nicht nur Patienten aus Berlin und der Mark Brandenburg konsultierten ihn. Harnproben aus ganz Deutschland, der Schweiz, Österreich, Polen und anderen europäischen Ländern wurde ihm zur Diagnose zugesandt. Seine Patienten waren durchweg wohlhabende und gebildete Menschen. Über seine Einnahmen aus der ärztlichen Praxis ist nichts bekannt, doch müssen sie enorm gewesen sein, sah er sich den Harn doch nur dann an, wenn der Einsendung 10 Taler beilagen; die Preise seiner Medikamente waren ähnlich hoch, und ärztlichen Rat erteilte er nur gegen Vorkasse. Weitere Einkünfte erzielte er durch seine Untersuchungen von Erz- und Gesteinsproben, durch seine Gutachten über Lagerstätten, durch das Lehrgeld, das ihm fremde Städte und Fürstenhöfe zahlten, wenn er einen Adepten annahm, um ihm seine Methoden der Diagnostik und Arzneizubereitung beizubringen.

Thurneysser wurde in wenigen Jahren zum reichen Mann, der sein Vermögen auch durch Bankgeschäfte ständig mehrte. Die Zahl seiner Angestellten stieg bald über 200 an, mehr als die Hälfte der kurfürstlichen Hofhaltung. Sie alle arbeiteten und wohnten mit ihren Familien im Grauen Kloster, sie wurden von ihm und seiner Frau Anna versorgt.

Thurneysser war sich seiner herausragenden Stellung in Berlin bewußt. Er war ein Mann von angenehmem Äußeren mit gepflegten Umgangsformen, stets prächtig in schwarzem Samt oder schwarzer Seide gekleidet, mit seidenen Strümpfen, die sich sonst nur Fürstlichkeiten leisten konnten, angetan mit goldenen Ketten, besetzt mit Gnadenpfennigen, bot er wohl eine imposante Erscheinung. Dabei war er gerade 40 Jahre alt. Bei seinen Ausfahrten im vierspännigen Wagen liefen Bediente nebenher, ging er zu Fuß, so ließ er sich von zwei Edelknaben begleiten. So inszenierte er sich selber als Adligen, obwohl ihm nie ein Adelsbrief ausgestellt wurde. Die Erweiterung seines Namens Thurneysser zum Thurn hatte er aus eigenen Stücken vorgenommen.

Hochgestellte Persönlichkeiten, darunter der Kurfürst und die Kurfürstin, waren häufig seine Gäste. Sein Ruf ging weit über die Grenzen Brandenburgs hinaus. Ein ausgedehnter Briefwechsel verband ihn nicht nur mit Ärzten und Naturforschern, sondern auch mit Königen und Fürsten in aller Welt. Aus seinem Vermögen entstanden eine umfangreiche Bibliothek, eine Gemäldesammlung und die erste Naturaliensammlung in Berlin, in der er Raritäten aus Fauna und Flora ebenso ausstellte wie Mineralien und Präparate. Dies alles wurde ergänzt durch einen botanischen und einen zoologischen Garten. Einen Teil seines Vermögens steckte er in die Errichtung einer Teppichweberei im Grauen Kloster, einen anderen in die Restauration der Klostergebäude, insbesondere der Klosterkirche.

Thurneyssers Erfolge schienen in ständigem und stetigem Aufstieg begriffen zu sein. Da trafen ihn zwei Schicksalsschläge: seine Frau Anna Hüetlin starb 1575, er selbst erlitt 1577 einen Schlaganfall. Diese beiden Ereignisse haben sein Wesen entscheidend verändert. Seinen Hausstand vertraute er, nicht zu seinem Vorteil, seinem in Basel völlig verschuldeten Bruder Alexander an, er vereinsamte immer mehr, verkaufte seine Druckerei und traf Anstalten, in die Schweiz zurückzukehren.

Der Kurfürst aber wollte von endgültigen Übersiedelungsplänen nichts wissen und bewilligte zunächst nur einen begrenzten Urlaub in Basel. Thurneysser benutzte diesen Urlaub nicht nur dazu, seine Angelegenheiten in Basel ins reine zu bringen – noch lastete der Betrug an den Geldverleihern auf ihm –, sondern er suchte auch für sich und seine Kinder das Bürgerrecht zu erlangen und sich wieder zu verheiraten. Nach einer kurzen Rückkehr nach Berlin heiratete er im November 1580 Marina Herbroth, eine um 20 Jahre jüngere Witwe, die ihm als fromm, aufrichtig und treuherzig empfohlen war, die sich aber schon bald als liederlich, mannstoll, ehrlos und nach Thurneyssers Worten als „ehrvergessene Blutschandhure und Giftköchin" erwies. Als Thurneysser nach Berlin zurückkehrte, blieb sie in Basel zurück, und die Nachrichten, die er von dort erhielt, mögen mit dazu beigetragen haben, daß er immer einsilbiger und einsamer wurde. Ein kurzer Aufenthalt der Marina in Berlin führte nicht zu einer Besserung der Situation, und 1582 reichte ihr Vater bei den Baseler Gerichten eine Klage wegen Verstoßung der Ehefrau ein. Die Baseler Richter sprachen der Ehefrau das gesamte Vermögen, das in der Zwischenzeit in die Schweiz gebracht worden war, zu. Eine Einrede des Kurfürsten half nichts, ebensowenig das Pamphlet, das Thurneysser „an alle Stände der ganzen Christenheit" aussandte, in dem er detailliert den Lebenswandel der Marina Herbrothin vor und während seiner Ehe mit ihr schilderte, sie, seinen Bruder Alexander als Verschulder allen Übels, die Basler Bürger und ihre Gerichte angriff und mit wüsten Beschimpfungen überzog. Damit war jede Revision des Urteils, das 1584 rechtskräftig wurde, unmöglich geworden. Thurneysser hatte sein gesamtes riesiges Vermögen verloren. Dennoch stand der Kurfürst weiter zu ihm. Bis heute ist nicht geklärt, warum Thurneysser im Sommer 1584 heimlich Berlin verließ, sicher ist es nicht zu einem Zerwürfnis zwischen ihm und dem Kurfürsten gekommen, sicher ist auch, daß Johann Georg nicht den Stein der Weisen noch das Goldmachen von ihm verlangte. Auch der Vorwurf, mit dem Teufel im Bunde zu sein, der von einer Reihe von Gelehrten gemacht wurde, kann die übereilte und heimliche Abreise nicht erklären.

Thurneysser ging nach Rom, schloß sich dort dem katholischen Glauben an und kam als Leibarzt des Kardinals Marx Sittich wieder zu Ehren und Vermögen, so daß er sich in Frascati einen Landsitz erbauen konnte. Warum Thurneysser diesen aufgab und wieder nach Deutschland zurückkehrte, wo er am 8. Juli 1596 in Köln starb, bleibt weiter im Dunkeln.

Mit Leonard Thurneysser begegnet uns ein genialer Arzt, Autodidakt, aber auf der Höhe auch des medizinischen Wissens seiner Zeit, der darüber hinaus einen ausgeprägten Geschäftssinn und ein Talent für Wirkungen in der Öffentlichkeit besaß. In ihm verkörperten sich Mittelalter und beginnende moderne Zeit, praktisches Arzttum und astrologischer Aberglaube, gelehrte Buchweisheit und das Talent des kaufmännisch-industriellen Unternehmers. Er ist eine, vielleicht die einzige, herausragende Gestalt im Berlin des ausgehenden 16. Jahrhunderts.

Leonard Thurneyssers Wirken in Berlin blieb zunächst ein Einzelfall. Der beginnende Aufschwung von Wissenschaft und Medizin wurde durch den Dreißigjährigen Krieg unterbrochen. So ist aus der ersten Hälfte des 17. Jahrhunderts lediglich bemerkenswert, daß es unter Georg Wilhelm mit der Einführung des stehenden Heeres und dessen Gliederung auch zu einer Gliederung im Militär-Sanitätswesen kam durch die Schaffung von Regiments- und Garnisonsfeldschern. Erst unter dem Großen Kurfürsten kam es zu einem Aufschwung.

Hofmedizin und erste Medizinalordnung im 17. Jahrhundert

Der Hof des Großen Kurfürsten und die Wissenschaften

Dabei war der äußere Rahmen zuerst mehr als bescheiden. „Die beiden Residenzien sind so nahe zum Ruin gebracht, daß sie zum Spektakel und zum Schimpf gleich anderen Städten, Flecken und Dörfern vollends zugrundegetrieben und zur Wüstenei gemacht werden sollen. Summa, das ganze Land, beide Städte und derselben Einwohner sind, teils durch Pest, Brand, Raub und andere Erpressungen so sehr verringert und in solcher äußerste Armut gebracht worden, daß teils aus Verzweiflung zum Wasser, teils zum Strange, teils zum Messer ihnen selbst Hand anzulegen und das Leben zunehmen geeilet. Die übrigen aber endlich gedrungen worden, wo ihnen von euer Kurfürstlichen Durchlaucht nicht geholfen wird, mit Weib und Kindern ins bittere Ehlend zu gehen und wie schon mehrere etlichen Geschehen, die hiesige Stätte zu verlassen." So beschrieb der Rat der Stadt Berlin 1640 in einer Eingabe an den Kurfürsten die Situation der beiden Residenzstädte Berlin und Cölln. Beim Regierungsantritt des Großen Kurfürsten boten sie ein erbärmliches Bild. Noch war der Dreißigjährige Krieg nicht zu Ende gegangen, und plündernde Heerscharen zogen durch die Mark, die in der Hand des jungen Kurfürsten noch längst nicht eine politische und geistige Einheit war. Die Pest wütete und dezimierte die durch den Krieg ohnehin zusammengeschmolzene Bevölkerung noch weiter. Die Angaben über die Einwohnerzahlen Berlins und Cöllns beim Regierungsantritt des Großen Kurfürsten schwanken zwischen 3500 und 7500. Mehr als die Hälfte ihrer Bewohner hatte die Doppelstadt in wenigen Jahren verloren.

Berlin bot damals wahrhaftig keinen Anreiz, sich als Wissenschaftler dort niederzulassen.

Auch die einzige Universität Brandenburgs in Frankfurt an der Oder konnte keinen Anspruch darauf erheben, daß in ihren Mauern die Wissenschaft eine Heimat habe. Die Zahl der Einwohner Frankfurts war unter 2000 gesunken; Besatzung, Brände, Plünderungen suchten auch die Universität heim. Der Penalismus höhlte den Lehrbetrieb aus, Streitigkeiten der Professoren untereinander lähmten jedes wissenschaftliche Leben.

Das Erbe, das der Große Kurfürst antrat, war also keinesfalls verheißungsvoll. Seine Verdienste um die Errichtung des bandenburg-preußischen Staates werden heute allgemein und übereinstimmend gewürdigt. Das Urteil seines Urenkels, Friedrichs II., er sei der Schöpfer der Macht Brandenburgs, ist bis heute gültig geblieben. Außen-, Innen- und Wirtschaftspolitik seiner Regierungszeit sind, auch in Einzelheiten, untersucht. Die Darstellung seiner Wissenschaftspolitik ist bislang nur in Ansätzen versucht worden. Das liegt sicher auch daran, daß die Wissenschaft am Hofe des Großen Kurfürsten bis vor wenigen Jahren zum großen Teil unbekannt und unerforscht war, und daß sich erst in den letzten Jahren, getragen von Forschungen aus verschiedensten Richtungen, ein Gesamtbild zu entwickeln beginnt. Auf dem Hintergrund dieser Forschungen erscheint auch der Plan Friedrich Wilhelms, eine neue Universität zu gründen, nicht mehr nur als Phantasiegebilde. In den 60er Jahren hatte er, den Plänen des Schweden Benedikt Skyte folgend, das Projekt dieser Universität vorangetrieben und dafür die Summe von 15000 Talern zur Verfügung gestellt. Eine Gelehrtenstadt sollte errichtet werden, in der Männer aus allen Nationen und Religionen in allen Bereichen der Wissenschaft und Kunst forschen und lehren sollten, frei von jedem Zwang und von materiellen Sorgen. Das Projekt gedieh soweit, daß am 12. April 1667 der Stiftungsbrief dieser Universität herausgegeben wurde, in dem auch der Name der neuen Hochschule genannt ist: Universitas Brandenburgica gentium scientiarum et artium. Als Standort für dieses Wissenschaftszentrum war zunächst Ziesar in der Mittelmark, dann Tangermünde in der Altmark vorgesehen. Über die Planungen sind die weitreichenden Pläne freilich nie hinausgekommen, sie dürften vor allen Dingen an der finanziellen Situation Brandenburgs gescheitert sein.

In Berlin war es Friedrich Wilhelm gelungen, in dieser Zeit eine Reihe bedeutender Wissenschaftler an seinen Hof zu ziehen. Unter ihnen spielen seine Leibärzte eine besondere Rolle. Was wir über die einzelnen Leibärzte wissen, ist sehr unterschiedlich. Von einigen kennen wir nur wenig mehr als den Namen, von anderen liegen uns mehr oder weniger umfangreiche Biographien vor, und ihre wissenschaftlichen Leistungen sind gewürdigt worden. Aus den Diensten seines Vaters Georg Wilhelm hatte der Große Kurfürst Otto Bötticher übernommen, der 1581 in Landsberg an der Warte geboren wurde. Nach Studien in Wittenberg, Helmstedt, Marburg und Leipzig war er 1613 in Basel zum Doktor der Medizin promoviert worden, hatte seine Praxis zunächst in Stettin und seit 1614 in Berlin betrieben. Von 1621 an war er kurfürstlicher Leibarzt. 1663 ist er in Berlin gestorben. Von seinen wissenschaftlichen Werken ist nur eine ‚Genealogia electorum ac marchiorum Brandenburgensium ex burggraviis norimbergicis' bekannt, die 1640 in Königsberg erschienen ist. Bötticher ist einer der Unterzeichner des Briefes vom August 1661, der schließlich zum ersten brandenburgischen Medizinaledikt von 1685 führte. Bötticher ist jedoch in einer anderen Hinsicht interessant. Am Beispiel dieses Arztes läßt sich zeigen, mit welchen Mitteln es dem Großen Kurfürsten gelang, die Ärzte an die Residenz zu binden. Da ist zunächst ein kurfürstliches Reskript vom 12. September 1640, wonach das Wohnhaus Böttichers in Cölln an der Spree von Einquartierung frei bleiben sollte, und der Befehl, das Haus zu räumen, als der Rat der Stadt dennoch einen Offizier einquartierte. Aus einer Eingabe an den Rat der Stadt wissen wir, daß Bötticher von der Last der Kontribution befreit war. Gewährung wirtschaftlicher Vorteile, Befreiung von der lästigen und gefährlichen Einquartierung und Erlaß der Kriegssteuer waren die ersten Wege des Großen Kurfürsten, die Leibärzte in den beiden Residenzen festzuhalten.

Angesehenster dieser Leibärzte war Martin Weise, der am 12. November 1685 zum ersten Dekan des Collegium medicum gewählt wurde. Als Sohn schottischer Eltern ist er 1605 in Lübben in der Niederlausitz geboren, studierte Medizin in Frankfurt/Oder und Wittenberg, wo er 1628 das Lizensiat und 1629 die Doktorwürde empfing. Anfang der dreißiger Jahre wurde er zum brandenburgischen Leibarzt ernannt und schlug 1635 einen Ruf nach Wittenberg aus. Wegen seiner erfolgreichen Praxis – er behandelte schwedische und kaiserliche Offiziere, die kurfürstliche Familie und viele angesehene Patienten aus dem Adelsstand – wurde er bald zum angesehensten Arzt in Berlin. Sein Ruf wuchs so sehr, daß man ihn bald mit den alten medizinischen Autoritäten in einem Atemzug nannte. In seiner kurzen Lebensbeschreibung in Martin Friedrich Seidels Bildersammlung heißt es „unter die Merkwürdigkeiten dieses Mannes rechne ich, daß Kurfürst Friedrich III. ihn zu mehrerer Versicherung seiner Gnade dero Besuchs gewürdigend, daß im alles so er aus der kurfürstlichen Küche, Keller und Konditorei verlanget, unweigerlich abgefolget worden, und das man ihn den anderen Kurfürsten zu nennen pflegen, weil man seine Rathschläge als Befehle anzusehen gewohnt gewesen, wie denn in der Stadt und im ganzen Land sein Ansehen so groß war, daß man zur Medizin oder Diaet gehöriges vorschlug sogleich angenommen wurde sobald man hinzusetzte Dr. Weise habe es gesagt." Ja, man gab ihm sogar den Ehrentitel eines Brandenburgischen Hippokrates. Daß ein so viel beschäftiger Mann kaum dazu kam, wissenschaftliche Arbeiten zu publizieren, liegt auf der Hand. Nur drei Dissertationen aus den Jahren 1628/29 aus Wittenberg sind bekannt. Im Alter

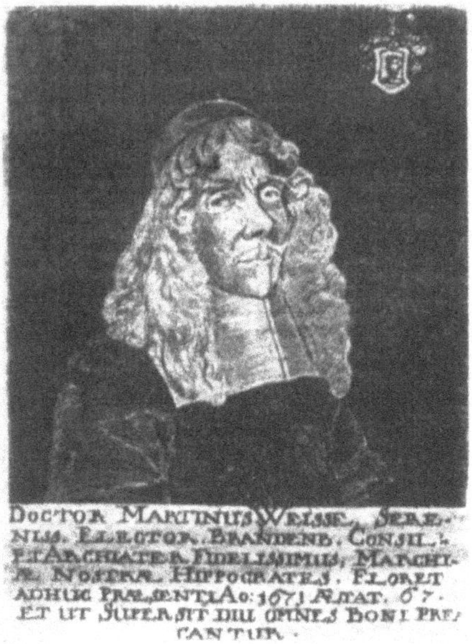
DOCTOR MARTINUS WEISSE, SERE-
NISS. ELECTOR. BRANDENB. CONSIL.
ET ARCHIATER FIDELISSIMUS, MARCHI-
AE NOSTRAE HIPPOCRATES. FLORET
ADHUC PRAESENTIA A0: 1671 AETAT. 67.
ET UT SUPERSIT DIU OMNES BONI PRE-
CANTUR.

Abb. 8. Martin Weise (1605–1693), Leibarzt des Großen Kurfürsten, der „Brandenburgische Hippokrates".

hatte es Weise unternommen, einen Aufsatz über die brandenburgischen Leibärzte zu verfassen. Mit Weises umfangreicher Korrespondenz ist leider auch dieser Aufsatz und mit ihm eine hervorragende Quelle zur frühen Medizingeschichte Berlins verlorengegangen. Nur noch eine weitere Quelle ist uns heute zugänglich, die Weises Sonderstellung unter den Leibärzten zeigt. Im Generaletat seiner kurfürstlichen Durchlaucht zu Brandenburg Zivilbedienten in Cölln an der Spree vom Jahre 1683 heißt es im Titel „Kurfürstliche Leib- und Hofmedici, Apotheker, Wehemutter, Gärtner auch Kräuterfrau: Dr. Weise vom Hofstaatsetat 965 Taler 19 Groschen, worunter an Besoldung 700 Taler beim Kostgeld 156 Taler ein Weingeld 54 Taler vor Futter uf zwei Pferde vor Brot in natura tut an Gelde 3 Taler 19 Groschen." Das ist weit mehr, als irgendein anderer der Leibärzte erhielt. Weise starb hochbetagt am 16. März 1693. Der erste der Leibärzte, der durch seine wissenschaftlichen Arbeiten hervorgetreten ist, ist Thomas Panckow. Panckow stammt aus der Mittelmark, wo er 1622 in dem Dorf Linum geboren wurde. Er hat seine medizinische Ausbildung in Rostock und Leyden erfahren, wo er 1649 den Doktorgrad erwarb. Danach kehrte er nach Berlin zurück, betrieb dort seine Praxis und wurde 1654 zum Leibarzt ernannt. Sein Leben endete am 9. Dezember 1665. Sein Buch, das ‚Herbarium Portatile', erschien 1654 in Berlin. Es enthält 1363 Pflanzenbilder aus der Umgebung Berlins, aus der Mark, aber auch aus fernen Ländern, zu denen Panckow einen kurzen erklärenden Text schrieb. In der Vorrede gibt er an, daß die Druckstöcke aus dem Besitz Leonard Thurneyssers stammen, der jedoch über den Druck von 37 Bildern nicht hinausgekommen sei. Die ganz im Stil des Barocks gehaltene Widmung an den Kurfürsten läßt erkennen, daß Panckow mit seinem Buch etwas Neues wollte. Selbst Kennenlernen, das Erfahren mit eigenen Sinnen stellte er als das Regulativ der neuen Naturwissenschaft oben an, sein Buch soll dazu nur die Vorbereitung sein. „Das ist aber ein Großes daran gelegen, die Arzney-Kräuter-Gewächse recht kennen und zu gebrauchen wissen, damit für ein heilsames ein gifftiges Kraut (in Meinung eine Arzney zur Gesundheit daraus zu bereiten) genommen werde und also unwissend der Mensch, die edelste Creatur Gottes, dadurch erbärmlich in diese aeusserste Gefahr der Gesundheit und des Lebens gesetzt werde. Weil dann zu solcher Sachen Erkäntnis das Beste ist, jedwedes an seinem natürlichen Orte selbstkönnenlernen thut doch sehr viel dabey eine Abbildung derselben, des lebendigen Krautes sich dabey zu erinnern." In diesem Satz ist das Programm der neu aufblühenden Naturwissenschaft umrissen: Nicht mehr blindes Vertrauen in Bücher und alte Autoritäten, sondern eigene Erfahrung, eigene Beobachtung werden zur Maxime. Panckows Buch bietet aber noch eine Besonderheit. Das Titelbild zeigt eine Stadtansicht von Berlin und Cölln. Warum sollte Panckow gerade dieses Bild gewählt haben, wenn er sich nicht bewußt damit als Berliner Mediziner erklären wollte. Nach 1650 mußte es also einen Mann mit Stolz erfüllen, sich zur brandenburgischen Residenz zu bekennen. Wie in den wenigen Jahren ein solcher Umschwung zustande gekommen ist, können wir bei den spärlichen Quellen nicht sagen. Sicher ist jedoch, daß den Ärzten nun bessere Bedingungen geboten waren, und wir dürfen annehmen, daß der Kurfürst hier

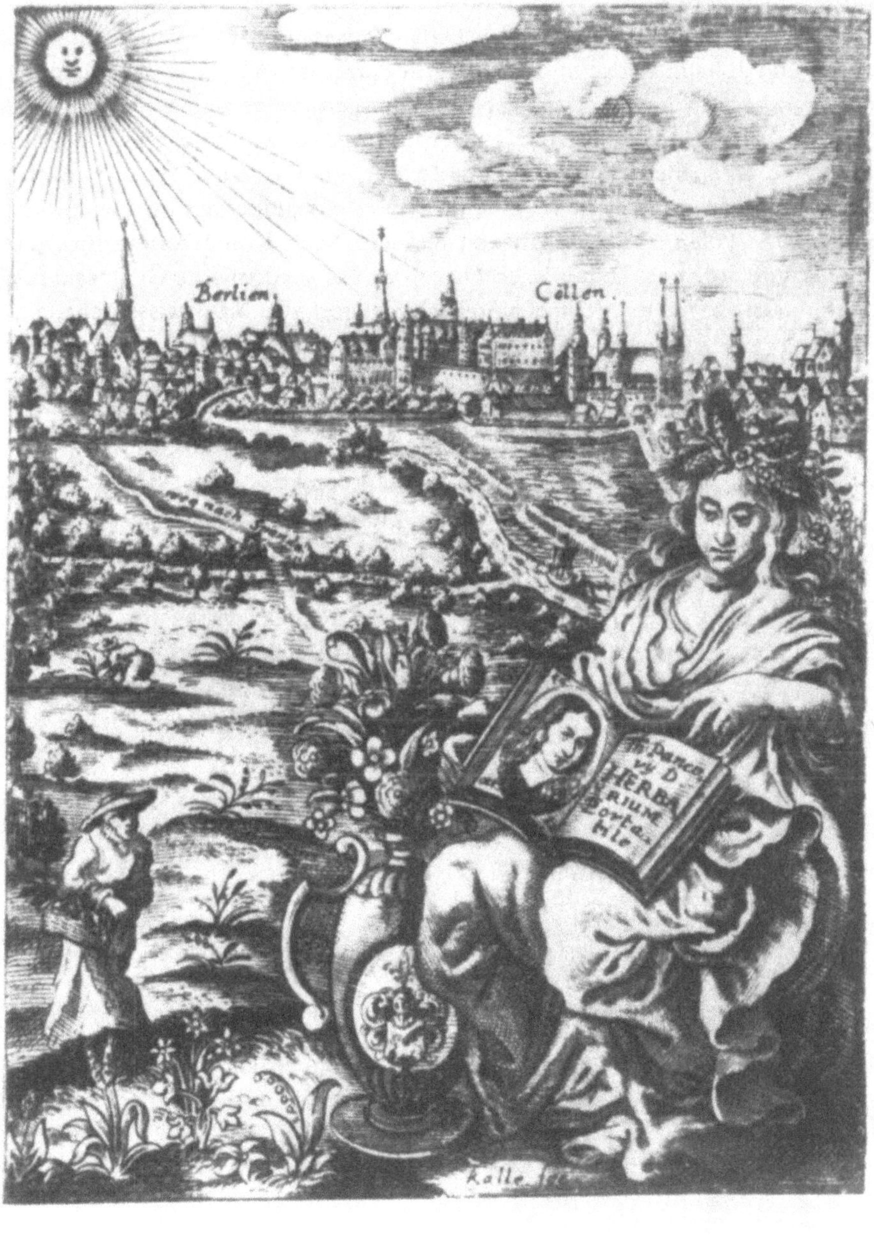

Abb. 9. Thomas Panckow: Herbarium portatile, Berlin 1654, Titelblatt mit der Stadtansicht von Berlin und Cölln.

einen Erfolg seiner Bemühungen um die Verbesserung des wissenschaftlichen Niveaus sehen konnte.

Die wissenschaftlich bedeutendsten Leibärzte waren die fast gleichalten Christian Mentzel und Johann Sigismund Elsholtz. Mentzel ist 1622 in Fürstenwalde in der Mark Brandenburg geboren, wo sein Vater Bürgermeister war. Seine Schulbildung erhielt er auf dem Joachimstaler Gymnasium und im Cöllnischen Gymnasium in Berlin. Sein Medizinstudium begann er 1644 in Frankfurt und setzte es nach zwei Jahren in Königsberg fort. 1647 finden wir ihn als Begleiter des brandenburgischen Gesandten in Polen, in Warschau und Krakau. Nach Königsberg zurückgekehrt, wurde er von Johannes Rauhe nach Danzig an das akademische Gymnasium, einer Reformschule, berufen. Mentzel unterrichtete dort die Naturwissenschaften, vor allen Dingen Botanik. Frucht dieses Unterrichts war Mentzels erste wissenschaftliche Veröffentlichung, eine Sammlung von 100 Beschreibungen von rings um Danzig wachsenden Pflanzen. Im selben Jahr, in dem sein Buch erschien, machte er sich auf die große Peregrinatio academica, die ihn zunächst nach Holland führte, dem bedeutendsten Wirtschafts- und Kulturzentrum jener Jahre. Er besuchte Amsterdam und Leyden, die medizinische Hochburg der Zeit. Die Beziehungen, die er in jenen Jahren anknüpfte, können für ihn und seine Korrespondenz mit den Mitgliedern der niederländisch-ostindischen Kompanie sehr nützlich gewesen sein. Genaues über den Aufenthalt in den Niederlanden wissen wir freilich nicht. Wichtig dabei ist nur, daß dieser Aufenthalt ganz sicher ein besonderes Verhältnis zwischen ihm und seinem späteren Herrn begründete, dessen Vorliebe für den fernen Osten in seinen Jugendjahren ebenfalls in den Niederlanden gelegt worden

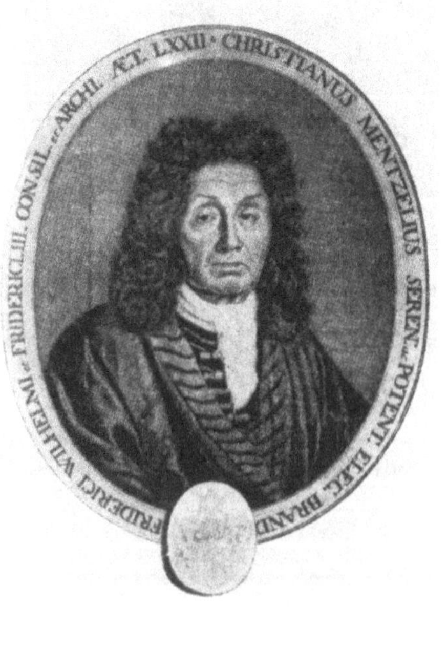
CHRISTIANUS MENTZELIUS SEREN. POTENT. ELEC. BRAND.
FRIDERICI WILHELMI FRIDERICI III. CONSIL. ARCHI. ÆT. LXXII.

Abb. 10. Christian Mentzel (1622–1701), Leibarzt des Großen Kurfürsten, Botaniker und Sinologe.

war. Mentzel setzte seine Reise zu Schiff fort, entlang der Küsten Frankreichs und Spaniens ins Mittelmeer, wo er die großen Inseln besuchte und dann das italienische Festland erreichte. Nach eigenen Angaben studierte er in Bologna und Padua, dort wurde er 1654 zum Doktor der Philosophie und der Medizin promoviert. Nach der Promotion kehrte er in die Heimat zurück, besuchte dabei die oberitalienischen und süddeutschen Städte und machte in den Alpen eine Reihe von Bergtouren. Von ihm stammt der älteste alpinistische Tourenbericht von der Besteigung der Karwendelspitze bei Mittenwald. Dabei betrieb er fleißig botanische Studien und sammelte eine Reihe ihm unbekannter Pflanzen. Mentzel ließ sich in Berlin nieder, schon 1658 wurde er Hof- und Lagerarzt des Kurfürsten, 1660 Leibarzt und kurfürstlicher Rat. In dieser Eigenschaft war er häufig mit dem Kurfürsten oder dessen Familie unterwegs, in Friedens- und Kriegszeiten. 1685, als das kurbrandenburgische Medizinaledikt in Kraft trat, wurde Mentzel Mitglied dieser obersten Medizinalbehörde. Anfang der 80er Jahre wurde ihm die Verwaltung der Sammlung chinesischer Bücher des Großen Kurfürsten übertragen, wofür er neben seinem Arztgehalt ein Sondergehalt von 200 Talern im Jahr erhielt. Für diese Aufgabe schien Mentzel besonders geeignet, er hatte Beziehungen zu europäischen Forschern angeknüpft, die im Dienst der niederländisch-ostindischen Kompanie standen. Aus ihrer Hand erhielt er Nachrichten, Bücher, getrocknete Pflanzen und Samen aus dem fernen Osten, aus Java, den Molukken, aus Japan. In diesem Interesse verband sich Mentzel mit dem Kurfürsten, der freilich über die Bereicherung seiner Sammlung hinaus sich politische und wirtschaftliche Vorteile versprach. In Afrika war ihm die Gründung einer Handelskompanie im Jahre 1682 gelungen, die sich freilich nur bis 1721 halten konnte. Pläne zur Errichtung einer ostindischen Kompanie konnten nie verwirklicht werden.

Zwei Männer waren es vor allem, mit denen Mentzel in steter Verbindung stand: Andreas Cleyer in Batavia und Georg Eberhard Rumph auf der Insel Amboina. Andreas Cleyer, ein gebürtiger Hesse, hat es in den Diensten der Kompanie zum Chef der Apotheke in Batavia gebracht, war Rektor der Lateinschule, dann Protomedicus und schließlich Senator und Beisitzer des obersten Gerichts auf Java. Zweimal, 1682 und 1685, war er Chef der niederländischen Fakturei in Deshima in Japan.

Über sein Leben kursierten bislang abenteuerliche Übertreibungen, die erst vor wenigen Jahren auf ein realistisches Maß reduziert werden konnten. Christian Mentzel selbst hatte freilich schon zu dieser Legendenbildung beigetragen. In einem Brief an den späteren Präsidenten der Akademie der Naturforscher Leopoldina, Johann Georg Volkamer, schreibt er: „Herr Cleyer muß ein reicher Mann sein, dann er seiner kurfürstlichen Durchlaucht treffliche, rare und kostbare Sachen allezeit zusendet. Ich weiß aber nicht, ob er Gradum Doctoratus möge haben. Auf mein Anhalten hat er vor ca. 3 Jahren ungefähr sein vitae corriculum zugeschicket, darunter er seinen Namen und M.L. gesetzet (an Medicinae Licentiatus sit?) und das er zum Marburg promoviret hätte. Hier wollen ihn etliche pro pharmacopoes nur halten. Er schreibet sich aber Protomedicum et senatorem urbis Bataviae!"

Georg Eberhard Rumph, geboren in der Grafschaft Solms, wurde von seinem Landgrafen als Soldat an die niederländisch-westindische Kompanie verkauft, von den Portugiesen gekapert zu deren Waffendienst gepreßt, danach in den Diensten der niederländisch-ostindischen Kompanie und schließlich als Kaufmann auf der Insel Amboina ansässig. Dort entstand sein großes Werk, das Herbarium amboinense, das erst nach vielen Schwierigkeiten, lange nach Rumphs Tode im Jahre 1702 in den Jahren 1741–1750 im Druck erschien.

Aus den letzten Lebensjahren Mentzels sind nur wenige Daten bekannt. Auch in den 80er Jahren begleitete er den Kurfürsten auf seinen Reisen, nach dem Tod Friedrich Wilhelms 1688 ließ er sich als Leibarzt entpflichten, 1692 legte er auch die Verwaltung der chinesischen Bücherei in die Hände seines Sohnes Johann Christian. Im Todesjahr des Großen Kurfürsten trat eine Schüttellähmung der rechten Seite, vor allem der Hand auf, die ihn bis zu seinem Lebensende im Jahre 1701 stark behinderte.

Christian Mentzel hat für die Entwicklung der Wissenschaften am brandenburgischen Hofe eine ganz besondere, eine zentrale Rolle gespielt.

So ist er am Aufbau des Botanischen Gartens in ganz besonderer Weise beteiligt gewesen. Unermüdlich hat er sich um die Beschaffung von Samen, Zwiebeln, Stecklingen gekümmert. Wir sind über diese Aktivitäten, wie über vieles andere, was den brandenburgischen Hof betrifft, durch Mentzels Briefe an den Nürnberger Arzt und späteren Präsidenten der Leopoldina, Johann Georg Volkamer, informiert. Aus diesen Briefen wissen wir auch, welche Pflanzen er aus ganz Europa und über Europa hinaus für den Botanischen Garten besorgt hat. Insbesondere seine Briefpartner im fernen Osten haben ihm immer wieder Samen für den Botanischen Garten geschickt. Aber Mentzel war nicht nur bei der Beschaffung der Pflanzen für den Botanischen Garten behilflich, er wies sich auch als wissenschaftlicher Botaniker aus. Auch hierbei war es der Kurfürst, der ihn im großen Maße unterstützte. Zwar war Mentzels erstes botanisches Werk schon in Danzig erschienen, die Centuria plantarum circa nobile Gedanum sponte nascentium, die weiteren Werke aber entstanden in Berlin. Dazu gehören die eigenen Beobachtungen, die er in den Miscellanea curiosa, der Zeitschrift der Leopoldina, der ältesten naturwissenschaftlichen Zeitschrift der Welt, veröffentlichte, dazu gehören die Aufsätze, die er aus den Berichten seiner Gewährsleute aus dem fernen Osten anfertigte, dazu gehört der Index nominum plantarum universalis multilingues, ein Werk, um mit Mentzel zu sprechen, „darinnen alle Botanici, die ich von Hippokrates an bis gegenwärtig auf den Hortum malebaricum habe können erlangen aber zu enthalten!" Es bringt auf 331 Folioseiten alphabetisch geordnet die Pflanzennamen in allen nur irgend zugänglichen Sprachen aus der botanischen Literatur in ihrem ganzen Umfang, insbesondere aus den Kräuterbüchern des 15. bis 17. Jahrhunderts und den Regionalfloren, aus Reisewerken und Sprachlexika zusammengetragen, soweit wie nötig transkribiert, wobei lateinische, griechische und deutsche Schriftzeichen zur Verfügung standen. Dieses Werk ist auch ein beachtliches Zeugnis für die Qualität der frühen Berliner Druckkunst.

Zum Teil in den botanischen Bereich gehört auch die Bearbeitung des sogenannten Theatrum rerum naturalium brasiliae durch Mentzel.

Johann Moritz von Nassau-Siegen war 1636 als Gouverneur in Brasilien tätig, wo er bis 1644 als aufgeklärter Despot herrschte. Unter seiner Herrschaft wurde die wissenschaftliche Erforschung des Landes begonnen. Als Nassau in die Heimat zurückkehrte, brachte er eine Menge von Bildern mit, die brasilianische Tiere und Pflanzen darstellten, aber auch Bildnisse von Eingeborenen und von deren Sitten und Gebräuchen. Nassau betrachtete diese Ausbeute offenbar als sein Privateigentum, denn er verschenkte einen Teil davon an den dänischen Hof; den größten Teil freilich gab er nach Berlin an den Hof seines Verwandten und Freundes Friedrich Wilhelm, in dessen Dienst er als Statthalter von Kleve getreten war. Es handelt sich dabei um 16 Bilder von beträchtlichem Ausmaß, die längsten maßen etwa 5 Meter und dienten wahrscheinlich als Vorlagen für Wandteppiche, die sich noch heute in Frankreich, in Malta und in Leningrad befinden. Im Gegensatz zu den Gobelins sind die Gemälde in Berlin verlorengegangen. Wesentlicher als diese waren jedoch die 1460 Blätter mit den in Ölfarben gemalten Fischen, Reptilien, Vögeln, Insekten, Säugetieren und Eingeborenen, die ebenfalls in die Bibliothek des Großen Kurfürsten gelangten. Die losen Blätter wurden von Mentzel geordnet und in vier Foliobänden zusammengefaßt, die die Titel Icones Aquatilium, Icones Volatilium, Icones Animalium und Icones Vegetabilium trugen. Zu jedem Band schuf er eine Titelseite, die mit Tieren oder Pflanzen aus dem entsprechenden Band geschmückt war, eine lateinische Einleitung, eine Widmung und einen Index der Abbildungen. Diese Bände bildeten als Libri picturati einen besonderen Schatz der preußischen Staatsbibliothek. Ihnen wurden zwei Handbücher mit Vögeln und Fischen aus dem Besitz Nassaus und ein als Miscellania cleyeri bezeichneter Band aus Mentzels Privatbesitz angeschlossen, der die Bilder enthielt, die Cleyer Mentzel geschickt hatte. Diese Bände wurden zusammen mit anderen im 2. Weltkrieg nach Fürstenstein in Schlesien ausgelagert und sollen dort in einem Bergwerksstollen einem Wassereinbruch zum Opfer gefallen sein.

Einen breiten Raum in den Forschungen Mentzels nehmen die Arbeiten zur Sinologie ein. Mit rund sechzig Jahren hatte Mentzel das Wagnis auf sich genommen, chinesisch zu lernen, um die ihm aus dem fernen Osten geschickten Schriften selbst lesen zu können. Der eigentliche Fachmann für Sinologie in Berlin war der Dompropst Andreas Müller, der nach eigenen Angaben einen Schlüssel entwickelt hatte, mit dessen Hilfe jedermann leicht die chinesische Sprache und Schrift erlernen könne, den er jedoch für sich behielt. Beide, Mentzel und Müller, konnten sich in ihrem Bemühen des ungetrübten Wohlwollens des Kurfürsten sicher sein, benötigte Friedrich Wilhelm doch stets jemand, der ihm seine chinesischen Bücher übersetzen und erklären konnte.

Andreas Müller aus dem pommerschen Greifenhagen wurde 1664 auf Veranlassung des Kurfürsten in Bernau ordiniert und erhielt von Anfang an die Möglichkeit, in der kurfürstlichen Bibliothek zu arbeiten. Schon 1665 legte er seine erste Arbeit vor, der in den folgenden 20 Jahren eine Fülle weiterer folgen sollte. Alle Arbeiten

Müllers sind wissenschaftlich einwandfrei, mit der zeitgenössischen Literatur ist er vertraut. Im Frühjahr 1674 ließ er seine Propositio de clave sua Sinica drucken, ein vierseitiges Pamphlet, in dem er versprach, einen Schlüssel gefunden zu haben, „vermittels welchem die sinesische in wasserley Sprache zu translatiren wäre", in kurzer Zeit, selbst für Frauen und Kinder zu erlernen. Die Idee zu diesem Schlüssel war ihm schon 1667 gekommen, er hatte die Methode 6 Jahre lang erprobt und schließlich dem Kurfürsten vorgetragen. Dieser fand die Sache so wichtig und so ruhmvoll für Brandenburg, daß er ihr den Namen Inventum Brandenburgicum gab und Müller bestimmte, den Vortrag drucken zu lassen und sich einen Geldgeber zu suchen, der die Veröffentlichung des Schlüssels finanzieren sollte, da in der kurfürstlichen Kasse wieder einmal Ebbe war. Müller, der darauf angewiesen war, einen Geldgeber zu finden, pries seine Erfindung mit marktschreierischen Worten an, in einem Stil, der so gar nicht zu ihm paßte. Am meisten verblüfft, daß sogar die Chinesen selber von seinem Schlüssel profitieren sollten.

Die Propositio wurde nicht nur in der Fachwelt heiß und kritisch diskutiert, man versuchte weitere Einzelheiten von Müller zu erfahren, zieh ihn der Geschäftemacherei, weil er vor Bekanntgabe ein Prämium verlangte, Leibniz richtete seine bekannten 14 Fragen an den Schlüssel nach Berlin. Aber Müller behielt das Geheimnis seines Schlüssels für sich. Erst vier Jahre später trat der Kurfürst selber als Mäzen auf und bot Müller 1000 Taler in fünf Jahresraten aus der Bibliothekskasse für den Druck an. 1681 machte sich Müller an die Ausarbeitung, bezahlte aus eigener Tasche einen Vertreter für seine Pfarrstelle und zog sich nach Stettin zurück. Hier in Berlin waren seine Gegner in dieser Zeit nicht müßig geblieben. Die Beschäftigung speziell mit dem Chinesischen galt vielen seiner Amtsbrüder als Teufelswerk. So wurde eine Kampagne gegen ihn inszeniert, die ihn zwar als Theologen angriff, ganz sicher aber seine chinesischen Studien meinte. Müller versuchte sich zunächst zur Wehr zu setzen, aber der Kurfürst distanzierte sich schließlich ebenfalls von ihm, so daß es nicht zum Druck der Clavis kam. Ob deren Manuskript wirklich einmal in einer Druckerei in Berlin vorlag und an der Zensur scheiterte, ist höchst fraglich. Müller wurde entlassen, kurz vor seinem Lebensende soll er seine wissenschaftlichen Manuskripte, darunter auch seine Clavis ins Feuer geworfen haben.

Auf diesem Hintergrund ist Christian Mentzels Beschäftigung mit der chinesischen Sprache zu sehen. 1685 veröffentlichte er im Anhang der Miscellanea curiosa ein wenige Seiten umfassendes lateinisch-chinesisches Wörterbuch mit dem Titel „Sylloge Minutiarum Lexici Latino-Sinico-Characteristici". Es war nicht das erste chinesische Wörterbuch, das ein westlicher Wissenschaftler verfertigte, aber Mentzels Werk hat dadurch eine besondere Bedeutung, daß es in den Miscellanea curiosa erschien, jener Zeitschrift der Leopoldina, durch die eine Verbreitung auch bei den nicht unmittelbar Interessierten sicher war. Dem eigentlichen Wörterbuch schickte er eine ausführliche Einleitung voraus, in der er über die chinesische Sprache und Schrift und die Schwierigkeiten, sie zu erlernen, spricht, dann auf Einzelheiten der

Grammatik, der Interpunktion, der Bedeutung einfacher und zusammengesetzter Charaktere eingeht.

Das eigentliche Wörterbuch enthält rund 550 lateinische Stichwörter, dazu etwa 100 Verweise. Der lateinischen Vokabel ist jeweils das chinesische Schriftzeichen gegenübergestellt, die Aussprache ist in lateinischer Schrift beigefügt. Beschlossen wird das ganze durch eine Tabelle der Zahlen von 1—100 und von Beispielen von Zahlen zwischen 100 und 10 000.

Er selber hat in einem Brief an Volkamer sein Vorhaben charakterisiert und in die zeitgenössische Sinologie eingeordnet: „Ich habe nun fast ein Jahr daran laborirt aus sonderlichen Ursachen, das ob zwar jemand möchte sein, der die chinesische Characteres könne erklären, so bin ich doch dessen versichert, das ob ich gleich des Falls responsa ex Anglia, Belgia, Gallia, Italia habe doch bis dato niemand in dieser Materia etwas hat publizieren lassen, viel weniger sich unterstanden, das Eis zu brechen. Wann ich nun weis, das dieser mein Labor nicht gänzlich ohne einige Fehler sein kann, so bin ich doch vergnüget, das ich der Vorläufer und erste Bahner zu dieser Sprache und Charaktern bin, auch wohl zufrieden, das dies mein Traktetlein gleich einem Spürhund das Wild aufjage und andern größern Molossi solches durch ein Klatschen und Anschlagen besser zu fangen Anlaß gebe." In diesem Brief bezieht er sich ausdrücklich auf Müller, der „viel Jahr die ganze Welt mit seiner vermeinten Wissenschaft in Hag materia hat aufrührig gemacht, aber nuda verba bisher gegeben" und der nun „seine vornehme Wissenschaft, der er zu haben der ganzen Welt fast kundgetan, auch mit mir dem gemeinen Besten zu gut hervorzugeben genötigt sei."

Als er freilich die ersten Korrekturabzüge aus Nürnberg bekam, — die Holzschnitte der Charakteren sind in Berlin angefertigt, gedruckt wird bei dem Buchdrucker und Verleger Endter - war er maßlos enttäuscht. „Mit den Buchstaben hat es seine Richtigkeit, die geschnitzten Characteres aber möchten von den Chinesen fast nicht erkennet werden, weil sie dazu eine subtilere Hand, sowohl die selbe zu malen als zu schnitzen haben!" Aber „es ist nur der Anfang hiervon, damit man Vorlieb nehmen muß und gehet es uns fast also, wie mit ihren Samen und Kräuter, die wir all hier wollen aufkriegen, selbige wollen also nicht gewachsen wie bei ihnen."

Das Lexikon blieb nicht Mentzels einzige chinesische Arbeit. Er fertigte eine kurze chinesische Chronologie oder Zeitregister aller chinesischen Kaiser an, fertigte eine Abschrift der chinesischen vier Bücher, transkribierte und übersetzte das erste Buch des Konfuzius, an dessen Veröffentlichung in den Miscellanea curiosa er gelegentlich gedacht hatte, entwickelte eine Clavis Sinica und ein 9-bändiges Lexikon der chinesischen Sprache, was freilich alles ungedruckt blieb.

Auch in seinem eigenen Metier, der Medizin, betätigte sich Mentzel als Vermittler von Ostasiatischem, zwei größere Manuskripte, die von Cleyer nach Europa geschickt worden waren, wurden mit seiner Hilfe in Deutschland gedruckt.

1682 erschien in Frankfurt/Main das „Specimen medicinae sinicae". Es handelt sich dabei um die Sammlung verschiedener Texte, die im wesentlichen von europäischen Missionaren verfaßt waren und in denen Praktiken der chinesischen Medizin beschrieben werden. Dieser erste Versuch, chinesische Diagnostik, insbesondere die Pulslehre und Therapie, sowie die Akupunktur, in Europa bekannt zu machen, scheiterte kläglich. Schon drei Jahre nach der Publikation bemerkte Mentzel, das Buch könne eigentlich nur noch als Makulatur gebraucht werden. Bei der zweiten Veröffentlichung, die den Titel „Clavis medica ad sinarum doctrinam de pulsipus" hat, handelt es sich um den Text des polnischen Jesuitenpaters Michael Boym, der dem europäischen Publikum, speziell den europäischen Ärzten, die chinesische Medizin und hier wiederum die Pulslehre verständlich machen wollte. Boym gibt die Quellen seines Werkes an, an die er sich möglichst genau gehalten habe, was freilich die Lesbarkeit entscheidend beeinträchtigt. Er hege, so führte er aus, keinen Zweifel an der Kunst der Pulsdiagnostik, die ja auch schon Galen betrieben habe. Allerdings wäre die chinesische Pulsdiagnostik der abendländischen weit überlegen, und die europäischen Ärzte täten gut daran, diese zu erlernen und zum Nutzen ihrer Patienten anzuwenden. Die dann in 17 Kapiteln vorgestellte chinesische Pulsdiagnostik unterscheidet sich kaum von der auch heute noch in der traditionellen chinesischen Medizin üblichen. Auch dieser zweite Versuch blieb ohne jegliche Wirkung.

Die Berliner chinesische Bibliothek des Kurfürsten war für alle hier erwähnten Aktivitäten der Hintergrund, der Ort, der sinologische Forschung erst ermöglichte. Die ersten Bände dieser Bibliothek stammen aus dem Anfang der 60er Jahre, dem Kurfürsten gelang es, durch Kauf und durch Schenkungen die Bibliothek bald auszubauen. Anfang der 80er Jahre zählte der Katalog rund 300 Bände, nach Mentzels Tod waren weitere 100 dazugekommen. Die brandenburgische Bibliothek war damit die beste und reichhaltigste sinologische Bücherei im Europa ihrer Zeit.

Ein anderer der Leibärzte des Großen Kurfürsten spielt auf einem anderen Gebiet der Medizin eine bedeutende Rolle: Johann Sigismund Elsholtz, etwa gleichalt wie Mentzel, hatte ebenfalls in Frankfurt/Oder studiert, war ebenfalls in Padua promoviert worden und starb im Todesjahr des Großen Kurfürsten. Elsholtz ist einer der Begründer der intravenösen Injektion. Nachdem William Harvey 1628 den Kreislauf des Blutes beschrieben hatte, lag es nahe, Medikamente direkt in die Blutbahn zu bringen. Unabhängig voneinander suchten Forscher in Oxford, Kiel, Pisa und Berlin den neuen Weg. In Oxford war es Christopher Wren, bekannt als genialer Baumeister beim Wiederaufbau Londons nach dem Brand von 1660, in Kiel Johann Daniel Major, der 1664 seinen „Prodromus Inventae a se Chirurgiae infusoriae" erscheinen ließ, und in Pisa Carlo Frascassati. In ihrer Reihe steht Elsholtz mit seiner „Neuen Klystierkunst", der „Clysmatica nova". Seit dem Jahre 1661 hatte er sich mit Injektionsversuchen beschäftigt, zunächst an der Leiche, dann an Hunden, schließlich 1663/64 am lebenden Menschen. Elsholtz hat nicht nur als erster am Menschen experimentiert, hat nicht nur eine leicht durchzuführende Technik der Infusion angegeben, die auf ein allzu kompliziertes und damit gefährliches Vorgehen verzichtete, sondern er war auch der erste, der therapeutische Konsequenzen aus der neuen Applikationsform zog. In der zweiten Auflage seines

Büchleins, die schon 1667 erschien, konnte er auf seine Heilerfolge mit der intravenösen Injektion hinweisen. Dabei sah er auch die Nebenwirkungen seiner Therapie. Während der Operation hatte ein Teil der Patienten Schwindel und danach ein Brennen im ganzen Körper und starken Schweißausbruch. Die Beschwerden ließen jedoch schnell nach, und die Patienten konnten bald das Krankenhaus verlassen. Elsholtz diskutiert die Frage, ob Schwindel und Brechreiz von der Operation oder von der injizierten Flüssigkeit herrührten, und er kommt zu dem Schluß, daß nicht die Injektion als solche dafür verantwortlich zu machen sei, da die Symptome nicht bei jeder Operation aufträten. Die Entwicklung der intravenösen Injektion war eine der bahnbrechenden Erfindungen für die Weiterentwicklung der Medizin, insbesondere der sich im 18. Jahrhundert etablierenden experimentellen Pharmakologie und Toxikologie.

Außer seiner neuen Klystierkunst hat sich Elsholtz über die märkische Flora, über die Anthropometrie, über die Destillierkunst geäußert und ein mehrfach aufgelegtes Buch über den Gartenbau geschrieben. Wie Christian Mentzel gehörte Sigismund Elsholtz zu den Mitgliedern der Deutschen Akademie der Naturforscher, der späteren Leopoldina, die 1652 von vier Ärzten in Schweinfurt gegründet worden war. Viele wissenschaftlich bedeutende Ärzte aus Deutschland und dem europäischen Ausland wurden dort Mitglieder und publizierten ihre Forschungsergebnisse in der ältesten wissenschaftlichen Zeitschrift der Welt, die ab 1670 als „Miscellanea curiosa" erschien.

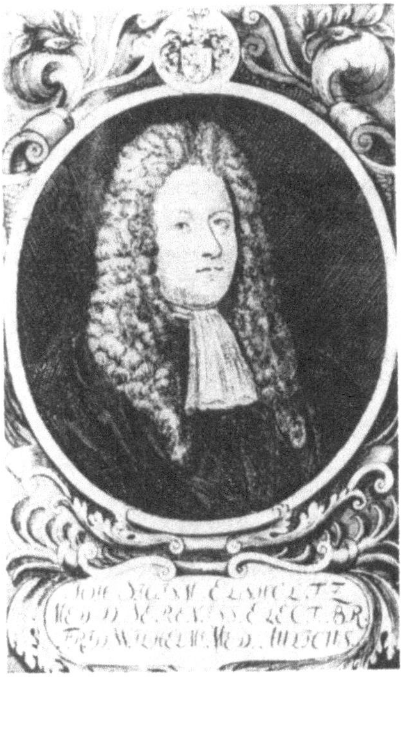

Abb. 11. Johann Sigismund Elsholtz (1623–1688), Leibarzt des Großen Kurfürsten, „erfand" in den 60er Jahren des 17. Jahrhunderts die ‚neue Klystierkunst', die intravenöse Injektion.

Ein immer wiederkehrendes Thema der beiden Berliner Mitglieder war die Diskussion um den Phosphor. Auch hier geht es um eine hochaktuelle wissenschaftliche Angelegenheit, die nicht nur in Berlin die Gemüter erhitzt hatte. Mentzel hatte eine kleine Monographie über den Lapis bononiensis, den im Dunkeln leuchtenden Bologneser Spat geschrieben, Elsholtz hatte über erste Versuche in Berlin berichtet. Johann Daniel Kraft, Arzt, Chemiker und Kaufmann aus Miltenberg am Main hatte am 24. April 1676 dem Kurfürsten und seinem Hofstaat die leuchtende Materie vorgeführt. Sie war in eine kleine, gläserne, luftdicht versiegelte Phiole eingeschlossen, und Kraft nannte sie „immer währendes Feuer". Aber hören wir Sigismund Elsholtz: „Um sie zu zeigen, öffnete er das Glas und legte die Materie auf ein dunkles Blatt Papier. Auf diesem leuchtete sie nach Entfernung der Kerze nicht nur wie ebensoviel Glühwürmchen, wie sie in Sommernächten durch die Luft fliegen; er strich sie auch, nachdem er seinen Finger daran gerieben hatte einen durchaus gleichen weißlichen Schimmer nicht ohne Staunen der Zuschauer selbst auf, so daß, wenn jemand das ganze Gesicht damit bestriche es ohne Zweifel glänzen würde wie einst, wenn man dieses mit den göttlichen Dingen vergleichen darf, das des Moses, als er vom Berge Sinai herabschritt."

Wie intensiv diese Diskussion in Berlin geführt wurde, dafür spricht der Briefwechsel Mentzels. „Ich ward vom Wohlgedachten meines Herrn Collega Dr. Weisio nebst Herrn Doctori Elsholtzio ersucht diesen Abend zu ihm zu kommen, daß er uns zeigete einige sonderbaren Phosphorum welcher ihm von jemand aus der Fremde wäre zugeschickt worden, und als wir hinkamen brachte Herr Doktor Elsholtzius seinen Phosphorum smaragtinum auch mit. Als wir nun im Gemach die Lichter weggebracht und Herr Dr. Weisius nur ein Tröpflein von seinem Phosphoro in meine Hand getropfet hatte und ich solch ein Tröpflein mit meinen Fingern etwas umrührete, kam sofort ein weißes Licht gleich von Spiritus vini angezündeten Flammen herfür und blieb solch ein Licht an Fingern, Haaren, Kleid, und was man damit anrüherte gleich bekleben; resolvirte sich aber in einem starken weißen Dampfe, welcher gleichsam auch ein Licht in sich hatte, sehr wunderlich zu sehen. Herr Dr. Elsholtzius brachte seinen Phosphorum smaragdinum auch herfür, welchen er auf einer ruhenden Kupferplatte hatte getragen, in Formam stellae und die ganze Platte mit einer weißen Materia überzogen. Diese Platte legte er auf ein Glutfeuer, so in einer Feuerkammer war, und als die Platte wohl erhitzet war, kam auch der gleichen Licht als ein gemalter Stern. Es war ganz weiß, gleich einem klaren Silber und konnte man auch keine anderen Farben darin sehen, wovon es sollte den Namen Smaragdi bekommen."

Zwischen Mentzel und Elsholtz scheint, wie die Briefe zeigen, kein gutes Einvernehmen geherrscht zu haben. Nachdem Mentzel in einem Brief feststellt, daß der Phosphor, den Elsholtz angeblich gefunden habe, längst bekannt sei durch Johann Kunkel in Dresden, der auch eine Erwiderung gegen Elsholtz verfasse, fährt er fort „es geht so zu in der Welt, wie man Herr Doktor schreibet, und werden von der gleichen großscheinende Leute durch ihre Zungen auch wohl die Außerwehlten verführet. Sie wissen wohl zu discursiren, aber nicht wohl zu cursiren, sie seien multarum praestigiatoris, nularum vero praestitores". Der hier erwähnte Johannes Kunkel gehört zu den schillerndsten Figuren der Zeit. Er ist als Sohn eines Glasmachers geboren, hat in der väterlichen Hütte das Glasmachen erlernt, schloß dann eine Apothekerlehre an und wurde schließlich Kammerdiener und Chymicus des Herzogs von Sachsen-Lauenburg. 1670 wechselte er in die Dienste des Kurfürsten von Sachsen an den Hof in Dresden. Wir wissen, daß er in dieser Stelle ein Gehalt von 1000 Reichstalern erhielt. 1678 gelang es Friedrich Wilhelm durch die Vermittlung von Mentzel, Kunkel an den brandenburgischen Hof zu holen. Eine Glashütte bei Potsdam wurde ihm zur Verfügung gestellt. Kunkels bedeutendes Werk, die „Ars vitraria experimentalis", erschien 1679. Die entscheidende Entdeckung dieser Jahre aber ist das Kunkelglas, die Wiederentdekkung der Herstellungsweise des Goldrubinglases. Der Kurfürst zeigte sich nicht kleinlich, er schenkte Kunkel die Pfaueninsel, wo dieser in den Jahren 1686 bis 1688 eine neue große Hütte errichtete. Der Tod des Großen Kurfürsten bedeutete für ihn den herbsten Schlag seines Lebens, denn Friedrich III., der Nachfolger, lehnte die Bestätigung aller Donationen und Privilegien ab. Das Laboratorium auf der Pfaueninsel ging in Flammen auf, für den Neubau verweigerte der Kurfürst den Kredit, im Gegenteil, er verlangte Rechenschaft über insgesamt mehr als 25 000 Taler, die Kunkel in brandenburgischen Diensten erhalten hatte. Als dieser nur etwas mehr als die Hälfte der Ausgaben belegen konnte, verlangte der Kurfürst den Rest zurück. Trotz allem arbeitete Kunkel weiter in Berlin, bis er schließlich 1693 in schwedische Dienste überwechselte. Dort wurde er in den erblichen Adelsstand mit dem Beinamen von Löwenstern erhoben. Sein zweites bedeutendes Buch erschien in Deutschland, das Laboratorium chymicum. 1703 ist Kunkel gestorben.

Die Ars vitraria wurde zum Standardwerk der Glasmacherkunst des 18. Jahrhunderts, vor allem für die Herstellung von farbigen Gläsern. Nur die entscheidende Entdeckung wird darin nicht beschrieben, die Herstellung des Goldrubinglases. Diese Geheimhaltung war Kunkel vom Großen Kurfürsten auferlegt worden. Kunkel war wohl der bedeutendste Chemiker seiner Zeit, dem die Gunst des Großen Kurfürsten sein umfangreiches und ungestörtes Experimentieren ermöglichte.

Die Chirurgie

Während sich der Zustand der Medizin in der Regierungszeit des Großen Kurfürsten deutlich besserte, zumindest was die Anzahl der Ärzte und deren Ausbildung angeht, blieb der Zustand der Chirurgie nach wie vor beklagenswert. Die Chirurgie wurde noch immer als Handwerk ausgeführt, streng getrennt von der Medizin. Als Lehrling hatte der Chirurg zunächst bei einem Meister das Barbierhandwerk gelernt, das Haareschneiden und Rasieren, ehe er zur niederen Chirurgie aufsteigen durfte, Schröpfköpfe setzte, Pflaster schmierte, Verbände anlegte und schließlich zur Ader ließ. Die Gesellenprüfung bestand häufig im Starstich, dem operativen Eingriff beim grauen Star, bei dem die getrübte Linse in den Glaskörper luxiert wurde; als Meisterprüfung wurde häufig der Steinschnitt verlangt, die operative Entfernung von Blasensteinen.

All dies mußte der angehende Chirurg praktisch und theoretisch von seinem Lehrherren oder auf der Wanderschaft lernen, denn wie zu jedem Handwerksgesellen, so gehörte auch zum Barbiergesellen die mehrjährige Wanderschaft.

Dennoch gab es unter diesen handwerklich ausgebildeten Chirurgen eine ganze Reihe hervorragender Praktiker, es gab kluge Köpfe unter ihnen, die begriffen, daß nur eine theoretische und praktische Ausbildung, wie sie in Frankreich und Oberitalien geübt wurde, auf die Dauer zu einer Hebung des Niveaus führen könnte, und daß letztendlich die Wiedervereinigung von Medizin und Chirurgie, die sich im hohen Mittelalter getrennt hatten, notwendig sei.

Die Masse der Berliner Bevölkerung war in der 2. Hälfte des 17. Jahrhunderts, wenn sie überhaupt medizinische Hilfe in Anspruch nehmen konnte und wollte, auf die Hilfe der Chirurgen angewiesen. In noch stärkerem Maße traf dies auf die Soldaten der Heere zu. Sie hatten freilich den Vorteil, daß ihnen Kompagnie- und Regimentsfeldschere unentgeltlich zur Verfügung standen.

Unter ihnen war eine ganze Reihe, deren praktisches Können das mancher Ärzte sicher in den Schatten stellte.

Von zweien von ihnen wissen wir etwas mehr, weil sie ihre Gedanken und Erinnerungen in Buchform veröffentlicht haben. Janus Abraham a Gehema, der

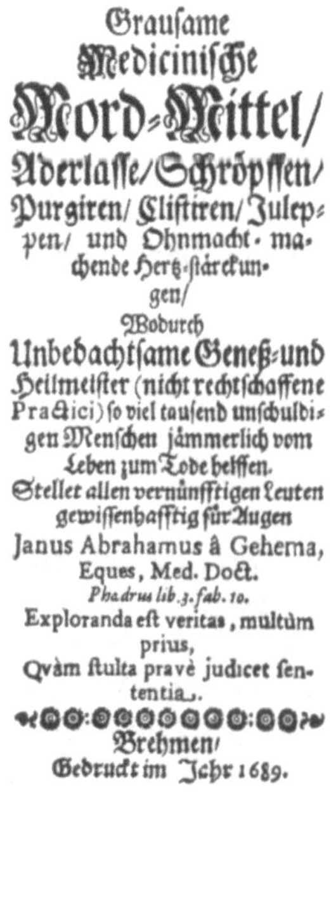
Grausame
Medicinische
Mord-Mittel/
Aderlasse/Schröpffen/
Purgiren/ Clistiren/ Julep-
pen/ und Ohnmacht-ma-
chende Hertz-stärckun-
gen/
Wodurch
Unbedachtsame Geneß-und
Heilmeister (nicht rechtschaffene
Practici) so viel tausend unschuldi-
gen Menschen jämmerlich vom
Leben zum Tode helffen.
Stellet allen vernünfftigen Leuten
gewissenhafftig für Augen
Janus Abrahamus â Gehema,
Eques, Med. Doct.
Phadrus lib. 3. fab. 10.
Exploranda est veritas, multùm
prius,
Qvàm stulta pravè judicet sen-
tentia.
Brehmen/
Gedruckt im Jahr 1689.

Abb. 12. Janus Abraham a Gehema (1647–1715) setzte sich nicht nur für eine Verbesserung der Chirurgie ein, sondern kämpfte auch gegen die häufig auftretenden Scharlatane.

nicht nur die Chirurgie erlernt, sondern auch Medizin studiert hatte, brachte es in Berlin zum Hofmedicus und Königlichen Wappenfiskal unter Friedrich I. Er hat nicht nur für die Verbesserung der medizinischen Versorgung beim Heer gestritten, laut die Vereinigung von Medizin und Chirurgie gefordert, sondern in seinem 1690 erschienenen Bändchen „Der Kranke Soldat bittende, daß er hinführo besser möge conserviret, mitleidiger tractiret und vorsichtiger curiret werde" auch ein Bild von der Ausbildung der Lehrlinge gegeben. Drei, fünf oder sieben Jahre mußten sie sich verpflichten; hauptsächlich wurden sie im Haushalt des Lehrherren beschäftigt mit Kinderwiegen, Wassertragen, Schuhputzen und Bierholen. Selten genug lernten sie ein Pflaster schmieren oder einen Bart scheren. Und das alles für ein Lehrgeld von einigen hundert Mark, das die Eltern für den Lehrling zu zahlen hatten. Als höchste Erfahrung für den Barbiergesellen gilt eine Seefahrt nach Grönland zum Walfang. Wie soll, so fragt Gehema, ein solcher Mensch, der von Anatomie und Chirurgie keine Ahnung hat, anderen sie dann beibringen können?

Gewiß, hier sind Übelstände angeprangert, aber bei aller Übertreibung wird doch die Wirklichkeit sichtbar.

Johann Dietz, Feldscher und Barbier des Großen Kurfürsten, ein einfacher und gerader Charakter, hat sein abenteuerliches Leben als Chirurg beschrieben: „Meister Johann Dietz, Das ist die getreue von ihm selbst gemachte Beschreibung seines Lebens, item alles dessen, was er wider die Türken, am Nordpol, in deutschen Gauen und Gassen unter Soldaten, Räubern und Bürgern, Jungfern und Gespenstern endlich in seiner Vaterstadt Halle mit zwei Frauen erfahren, und so auf dieser Welt insgesamt hat leiden müssen."

Dietz ist zweimal in seiner Laufbahn in Berlin gewesen. 1684 kam er nach seiner Lossprechung als Geselle nach Berlin und Spandau und ließ sich 1686 für den Türkenkrieg der brandenburgischen Truppen anwerben. Danach ging er bei dem berühmten Chirurgen Andreas Horch in Stellung, der damals Regimentschirurg der Kurfürstlichen Leibgarde war. Dietzens Schilderung der angestellten Kuren, etwa die der Syphilisbehandlung, auch bei hochgestellten Persönlichkeiten, vermitteln einen guten Eindruck von der Drastik der damaligen Medizin, sie zeigen aber auch, daß ein einigermaßen geschickter Chirurg sich, selbst als Geselle, ein gutes Einkommen sichern konnte. Bei seinem zweiten Berlinaufenthalt wenige Jahre später ist er so versiert, daß er als „Herr Doktor" gilt, der den Harn besieht, Diagnosen stellt und mit innerlichen Mitteln kuriert.

Die Hebammen

Auch der Kenntnisstand der Hebammen war beängstigend. Eine regelrechte Ausbildung gab es für sie nicht. Die angehende Hebamme erlernte ihren Beruf bei einer älteren Wehemutter. Theoretische Kenntnisse gab es praktisch keine. Eine Prüfung fand nicht statt, auch wenn es in einzelnen Städten geschworene Hebammen, also von der Stadt eingesetzte Hebammen, gab. Nur selten wurden ein Arzt oder ein Wundarzt zu besonders schwierigen Geburten hinzugezogen, ein geburtshilfliches Instrumentarium, etwa die Geburtszange, war noch unbekannt. Einziges Instrument war der Gebärstuhl, und boshafte Kritiker meinten, Hauptaufgabe der Hebamme sei es, diesen von einer Gebärenden zur anderen zu schleppen. Doch auch das scheint übertrieben zu sein. Ein Tagebuch einer Hebamme aus dem Ende des Jahrhunderts zeigt, daß sie monatlich kaum mehr als fünf Geburten zu betreuen hatte.

In dieser Situation machten zwei Berliner Hebammen durch ihre Kenntnisse von sich reden. Schon im 16. Jahrhundert war Margarete Schieffelbein, verehelichte Fuß, zu einer europäischen Berühmtheit geworden. 1555 in Havelberg geboren, hatte sie das Hebammenhandwerk bei ihrer Mutter gelernt, war dann aber zur weiteren, auch theoretischen, Ausbildung nach Straßburg gegangen. Nach zwei Jahren ließ sie sich in Cölln nieder, wurde schnell so bekannt und berühmt, daß sie an viele europäische Höfe gerufen wurde, ehe sie der brandenburgischen Markgräfin Dorothea Sibylle als Leib- und Hebamme nach Brieg folgte und dort als „Mutter Grete" am Hof eine geachtete Person war.

1688 kam Justine Siegemund, geborene Dittrich, nach Berlin. Sie war 1648 als Pastorentochter in Rohnstock in Schlesien geboren, hatte den späteren Amtmann Siegmund geheiratet und mit 21 Jahren eine Scheinschwangerschaft durchgemacht. Dabei lernte sie die Unkenntnis der zugezogenen Hebammen am eigenen Leibe kennen. Erst eine geburtshilflich erfahrene Soldatenfrau, die schließlich zugezogen wurde, erkannte ihren Zustand und zog einen Arzt zu Rate, und diesem gelang es, sie wieder herzustellen. Für Justine Siegemund war dieses Erlebnis der Anlaß, sich mit der Hebammenkunst zu beschäftigen, sie verschaffte sich die gängige Literatur und stellte fest, wie schlecht diese war; ohne eigentlich ausgebildet zu sein, wurde sie mehr und mehr zu schweren Geburten herangezogen, zunächst bei den Bäuerinnen ihres Dorfes, dann auch bei Bürgerfrauen und Adligen. Die Ärzte wurden auf sie aufmerksam und verschafften ihr 1683 die Stelle einer Stadthebamme in Liegnitz. Ihr Ruf drang schließlich bis nach Berlin, und der Große Kurfürst machte sie 1688 zur kurbrandenburgischen Hofwehemutter. In dieser Stellung blieb sie auch unter Friedrich III. bis zu ihrem Tod im Jahre 1705, nun mit dem Titel königlich-preußische und chur-brandenburgische Hof-Wehemutter.

Die herausragende Leistung der Siegemundin ist jedoch nicht in ihrer praktischen Arbeit zu sehen, sondern in der Herausgabe eines in deutsch geschriebenen Hebammenlehrbuchs: „Die Chur-Brandenburgische Hof-Wehe-Mutter, Das ist: Ein höchst nötiger Unterricht von schweren und unrecht-stehenden Geburthen in einem Gespräch vorgestellet... durch vieler Jahre Übung selbst erfahren und wahr befunden... nebst Vorrede, Kupfer-Bildern und nöthigem Register auf eigene Unkosten zum Druck befördert", so lautet der barock umständliche Titel.

Entstanden ist das Buch aus Aufzeichnungen, die sie sich bei den verschiedenen, oft schweren Fällen machte, um danach mit anderen Hebammen und mit Ärzten darüber sprechen zu können. Das so entwickelte Manuskript wurde nicht nur

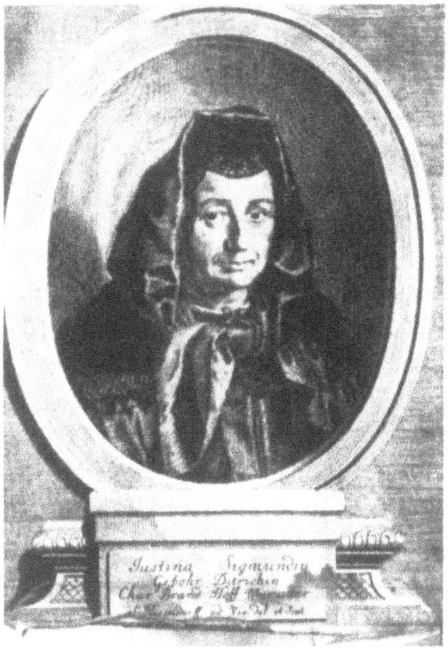

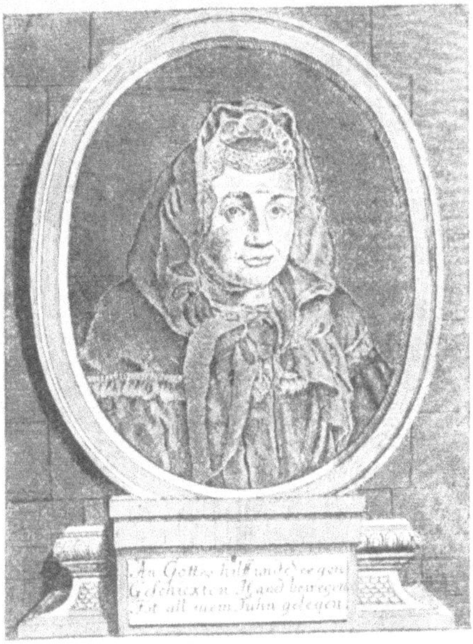

Abb. 13 und 14. Justine Siegemundin (1648–1705), die Chur-Brandenburgische Hofwehemutter, deren Hebammenlehrbuch am Anfang der modernen Hebammenliteratur steht.

von verschiedenen Leibärzten durchgesehen, sondern auch von der medizinischen Fakultät der Universität Frankfurt/Oder als Zensurbehörde freigegeben, nachdem die Siegemundin auch von ihren adligen Patientinnen, darunter der englischen Königin, zur Publikation gedrängt wurde.

Als Zweck der Arbeit nennt sie in ihrem Vorwort die Ausbildung der Hebammen, um den „armen Kreissenden" zu helfen. Deshalb handele es sich um ein gelehrtes Buch, deshalb sei es in deutsch geschrieben, deshalb sei es in seinen Formulierungen und auch in den Abbildungen einfach und eindeutig.

Nicht nur die Zensurbehörden der Frankfurter Fakultät gaben das Buch frei, sondern es erfuhr auch die Billigung der Berliner Hoftheologen, die feststellten, daß „Wir nichts befunden, was wider Gott und sein heiliges Wort streite oder dem christlichen Glauben im geringsten nachtheilig, sondern alles ohne Superstition [Aberglaube], der Erbarkeit gemäß eingerichtet sey". Dies ist durchaus bemerkenswert, werden in den Kupferstichen doch nicht nur die verschiedenen Kindslagen und geburtshilflichen Eingriffe gezeigt, sondern auch die weiblichen Genitalien.

Das Buch ist in Dialogform aufgebaut: eine Schülerin, Christina, fragt die erfahrene Autorin Justina. Der Beschreibung der Gebärmutter folgt die Schilderung der normalen Geburt aus verschiedenen Lagen; es folgen die „unrechten" Stellungen, die „verharrten" Geburten; Kapitel über die Nachgeburt, das Blasensprengen und schließlich die Vorstellung eines funktionsgerechten Kreißstuhls schließen den

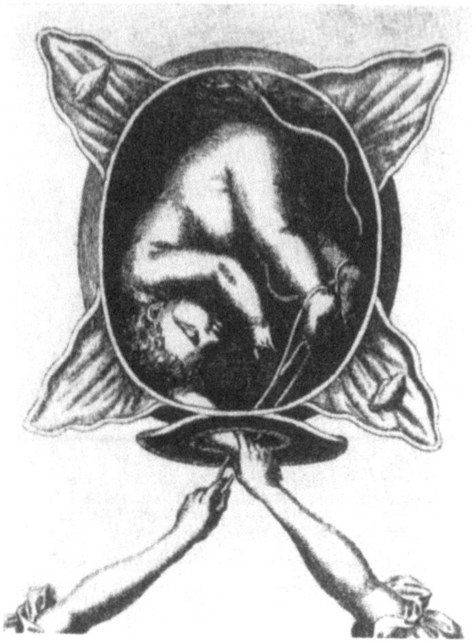

Abb. 15. Der „Handgriff der Siegemundin", die Wendung des Kindes auf die Füße, um so die Geburt beenden zu können.

ersten Teil ab. In einem zweiten Teil kehrt sich das Verhältnis der beiden Frauen um, nun stellt Justina die Fragen um festzustellen, ob die Jüngere das Erlernte richtig wiedergeben kann.

Wie wichtig das Buch der Siegemundin war, kann man daran ersehen, daß nach der ersten Auflage von 1690 schon nach zwei Jahren eine zweite notwendig wurde, wie weitschauend es konzipiert war, daran, daß nach 1723 und 1756 neue Auflagen erfolgten, und daß es schon bald nach seinem Erscheinen ins Holländische übersetzt wurde. Der sogenannte Handgriff der Siegemundin, die Wendung des Kindes auf die Füße, ist bis in unsere Zeit bekannt geblieben.

Aber die Siegemundin fand nicht nur Zustimmung. Schon bald nach dem Erscheinen des Buches hatte der Leipziger Professor für Anatomie und Chirurgie, Andreas Petermann, nicht nur die Hebamme angegriffen, da ihre Vorschläge nur eitle Spekulationen seien, sondern auch die Fakultät in Frankfurt, die einem solchen Werk die Freigabe erteilt hatte. Der sich daran anschließende Disput, in den nicht nur die beiden Kontrahenten, sondern auch die beiden medizinischen Fakultäten verwickelt waren, ist in den weiteren Auflagen des Buches mit abgedruckt und ein gutes Beispiel dafür, mit wieviel Vehemenz und Eloquenz dieser Streit geführt wurde.

Das Chur-Brandenburgische Medizinaledikt von 1685

Bemühungen, das Gesundheitswesen in Deutschland zu ordnen, gab es bereits seit dem 13. Jahrhundert. Vor allem in Süddeutschland war es im Laufe des 16. Jahrhunderts zum Erlaß von Medizinalordnungen gekommen, die sich sehr stark an dem gut organisierten Medizinalwesen der oberitalienischen Städte orientierten. Wesentlicher Inhalt dieser Ordnungen war die Regelung der Ausbildung der Ärzte, die Aufsicht über die Berufsausübung von Ärzten, Wundärzten und anderen Heilpersonen, die Abgrenzung der einzelnen Heilberufe gegeneinander und gegenüber unapprobierten Heilkundigen wie Quacksalbern, Scharlatanen und Betrügern.

Die Berufsausbildung in der spätmittelalterlichen und frühneuzeitlichen Gesellschaft war in Form des Zunftwesens geregelt. Gerade aber im Gesundheitswesen war eine solche Organisation kaum möglich. Die Ärzte als Gelehrte brauchten das Bürgerrecht nicht zu erwerben, konnten sich überall niederlassen und waren nicht in die Zwangsorganisation der Zünfte zu gliedern. Auch die Apotheker, obwohl Gewerbetreibende, wurden größtenteils, wie alle übrigen Fern- und Großhändler, aus dem Zunftzwang ausgenommen. Die Hebammen waren als Frauen in der damaligen Gesellschaftsordnung nicht zunftfähig, lediglich die Bader- und Wundärzte waren in Zünften zusammengeschlossen. Um die staatliche Aufsicht über die Gesundheitsberufe dennoch ausüben zu können, wurden Medizinalordnungen erlassen, die die Zunftrolle ersetzten, in denen bestimmte Kollegien den Zünften entsprachen. Das brandenburgische Medizinaledikt von 1685 steht in der Reihe der deutschen Medizinaledikte als spätes Produkt in der Tradition der süddeutschen Medizinalordnungen, es beeindruckt durch die konsequente Ausgestaltung aller zuvor geäußerten Gedanken, durch die klar gegliederte Hierarchie im Gesundheitswesen und gewinnt dadurch Bedeutung, daß es nicht nur für eine Stadt, sondern für einen Territorialstaat gilt und weite Teile des gesamten brandenburgischen Medizinalwesens umgreifend regelt.

Im April 1661 hatten die Leibärzte Bötticher, Weise, Mentzel, Panckow und Elsholtz den Großen Kurfürsten gebeten, in den beiden Residenzen Berlin und Cölln ein Kollegium medicum zu errichten und eine Medizinalordnung zu erlassen. Sie beklagen, „daß in denen sachen welche die apoteker, balbirer, bader, oculisten und steinschneider, hebammen und waß sonsten zur erhaltung menschlichen geschlechtes und dessen gesundheit Gott angewiesen, und eigentlich unter die Medizinische Facultät gehöret, eine grosse unordnung, nachlässigkeit, und allerley schädliche irthümer im gantzen lande fürgehen das man sich darüber verwundern muß, wenn man es höret".

In dem Entwurf einer Medizinalordnung der Leibärzte, der sehr stark von den ständischen Interessen der Ärzte geprägt ist, die für sich eine Standesvertretung fordern wie eine Oberaufsicht über die anderen Heilberufe, wird in 15 Artikeln gefordert:

1. Die Errichtung eines Collegium medicum, dem alle Leib- und Hofärzte angehören sollten,
2. die Approbation aller Ärzte durch das Collegium medicum,
3. kollegiales Verhalten der Ärzte untereinander,
4. die Bereitschaft der Ärzte, Konsiliarien hinzuzuziehen,
5. die Einhaltung der ärztlichen Schweigepflicht,
6. die Wahl eines Dekans des Collegium medicum,
7. das Visitationsrecht über die Apotheken durch das Collegium medicum,
8. ein Behandlungsverbot für Apotheker,
9. die Aufsicht über die Apothekergesellen,
10. die Aufsicht über die Barbiere,
11. das Verbot des Kurierens innerlicher Krankheiten für die Wundärzte,
12. das Kurierverbot für Bader,
13. die Aufsicht über die wandernden Oculisten, Bruch- und Steinschneider,
14. die Aufsicht über die Hebammen,
15. das Behandlungsverbot für die Hebammen.

Dieser Entwurf ist im Kurfürstlichen Rat diskutiert worden und hat zu einer wesentlich weiteren Konzeption geführt. Bei dieser Konzeption, die im Jahre 1662 vorlag, sind offensichtlich Vorstellungen der kurfürstlichen Räte in den Entwurf mit eingeflossen, die weit über die Vorschläge der Leibärzte hinausgehen und durchaus gesundheitspolitischen Charakter haben. Obwohl der Entwurf bereits datiert und abgezeichnet war, ist er nie veröffentlicht worden. Es ist möglich, daß der Kurfürst an einer gesetzlichen Regelung kein Interesse hatte und die ganze Angelegenheit auf die lange Bank schob. Den Ärzten lag jedoch sehr daran, daß es zu einer gesetzlichen Regelung kam. So wurden sie immer wieder vorstellig, zuletzt in einem Brief von 1685, der letztendlich zum Erlaß des Ediktes führte.

„Wir Friedrich Wilhelm von Gottes Gnaden Markgraff zu Brandenburg des Heil.Röm.Reichs Ertz-Cammerer und Churfürst in Preussen zu Magdeburg Jülich Cleve Berge Stettin Pommern der Cassuben und Wenden auch in Schlesien zu Crossen und Jägerndorff Hertzog Burggraff zu Nürnberg Fürst zu Halberstadt Minden und Camin Graff zu Hohenzollern der Marck und Ravensberg Herr zu Ravenstein und der Lande Lauenburg und Bütow etx. Thun kund hiermit gegen jedermänniglich Nach dem aus der täglichen Erfahrung genugsam bekannt welchergestalt hin und wieder so wol in den Städten als auf dem Lande in Verfertigung und Außtheilung der Artzneyen und Curen der Krancken grosse und höchstgefährliche Mißbräuche eingerissen wo durch nicht allein die von Gott zu des Menschen Nutzen und sonderbahren Erhaltung offenbahrte Artzneykunst in spötlichen Veracht und vilipendentz gerahten sondern die Leute auch zum öftern umb ihre Gesundheit und Wolfahrt ja gar umb Leib und Leben gebracht werden; Daß wir dannenhero der Nothdurfft befunden solchem schädlichen Wesen und Mißbräuchen vermittels heilsamer und guter Ordnung so viel immer möglich zu begegnen und haben demnach zur Erreichung eines so gemeinnützigen Zwecks und zu Bezeugung Unserer Landes-Väterlichen Fürsorge welche Wir für die Wohlfahrt Unserer Unterthanen tragen nichts diensamers ermessen als ein Collegium Medicum in Unserer Residentz allhier auffzurichten und demselben so wol die remedirung angezogener Mängel und Ungelegenheiten als fleißige Auffsicht und sorgfältige Beobachtung des Artzney-Wesens und aller dazugehörigen Leuten als Apothecker Barbirer Wund-Artzte Hebammen Oculisten Bruch- und Stein-Schneider Bader und dergleichen nach Inhalt folgender Puncten und Ordnungen zu committiren und auffzutragen.

1.

Es sol anfänglich dieses Collegium Medicum Electorale formiret und besetzet werden (1). von Unsern allhier in Berlin vorhandenen würcklichen Räthen und LeibMedicis, wie auch Hoff-Medicis, (2.) von den beyden Ordinariis, Medicis der Medicinischen Facultät zu Franckfurt an der Oder; Diesem wird ferner erlaubt andere Medicos in Unser Landen absonderlich die Physicos in den Haupt-Städten nach Befindung ihrer qualitäten erudition und Erfahrung als Collegen oder Adjunctos dieses Collegii anzunehmen und einzuverleiben.

2.

Damit auch dieses Collegium desto mehr Authorität und Nachdruck in ihren Verrichtungen haben möge so wollen Wir aus Unsern Geheimen Rath einen als Praesidem hujus Collegii constituiren und adjungiren welcher so offt es die Noht und Wichtigkeit der Sache erfordert Ihnen mit gutem Rath und That beystehen dessen Anliegen Uns vortragen uns Ihre Consilia zu des Landes Bestem mit dirigiren sol.

3.

Ferner haben die Medici, so zu diesem Collegio gehören einen Decanum, auch Vice-Decanum zu erwählen welcher bey denen Collegial-Zusammenkünfften und Berathschlagungen das Directorium zu führen auch so offt es die Noht erfordert das Collegium zu convociren puncta deliberanda zu Proponiren und das protocol, Acta und Bücher wie auch das Sigillum welches Wir dem Collegio geben wollen in Verwahrung zu halten auch was sonsten zu des Collegii Nutzen und Erhaltung gerichtet zu beobachtenund zu befordern hat.

4.

Wann nun dieses Unser Collegium Medicum zum Stande gebracht und seine Sessiones zu halten anfängt so sollen alle und jede Medici, gegenwärtige oder zukünftige so in Unserer Chur-Brandenburg Diß- und Jenseits der Oder und Elbe albereit Practiciren oder zu Practiciren gedencken schuldig seyn innerhalb gewisser Zeit entweder schrifftlich oder gegenwärtig sich bey diesem Unsern Collegio anzugeben solche ihr Thun und Vorhaben demselben zu eröffnen Ihre etwan habende Publica Testimonia zu Produciren oder sonst gehöriger massen daß Sie zur Praxi zulassen beyzubringen damit das Collegium ihrer admission und qualitäten halber einen Schluß fassen könne. Ohne des Collegii approbation und erlangter permission aber müssen die Neuankommende des curirens sich gäntzlich enthalten bey Vermeydung ernstlicher und unaußbleiblicher Straffe.

5.

Auch sol der Magistrat in den Haupt- und andern Städten wie auch aufm Lande die Stände und Ritterschafft wenn Sie einen Physicum anzunehmen willens seynd solchen vorhero dem Collegio Medico, zu Ihrer eigenen Versicherung zu praesentiren schuldig seyn da denn diejenigen die zu Franckfurt studiret oder daselbst Promoviret in erster consideration kommen sollen wie solches das von Unsern Vorfahren der Facultät zu Franckfurt ertheilte Privilegium mit sich bringet und erfordert.

6.

Wie wir denn gnädigst wollen das dieses Collegium mit der Medicinischen Facultät Unserer Universität Franckfurt an der Oder allezeit in guter Correspondentz und Vernehmen stehen auch wegen examinirung und approbirung derer in der Neu-Marck und nechst an der Oder belegnen Orten sich befindenden Artzte Apotheker Barbirer Hebammen Bader Bruch- und Stein-Schneider Oculisten und dergleichen mit einander conferiren und sich in der Güte vergleichen sollen.

7.

Wie aber diejenigen die diesem Collegio unterworffen seyn sollen sich zu verhalten davon haben Wir nachfolgende Ordnung auffzusetzen gnädigst beliebt; Über welche das Collegium zu halten und wieder die Verbrecher zu erkennen befugt seyn sol.

8.

Anfänglich sollen die Medici unter sich selbst friedlich und einträchtig mit einander umgehen Ihr Ampt bey denen Krancken und Gesunden wenn Sie beruffen werden treulich und fleißig wie Sie solches für Gott und jedermänniglich zu verantworten gedencken verrichten mit Anordnung der Diaet und Verschreibung der Medicamenten fürsichtiglich verfahren Ihrer Patienten Zustand und Beschaffenheit sich wol erkundigen die ihnen etwa entdeckte heimliche Mängel und Gebrechen niemand offenbahren keine übermäßige Salaria oder Belohnungen sonderlich von den armen Leuten (welche Sie mit Raht und Hülffe eben so wol als den Reichen beyzuspringen schuldig seynd) erfordern sondern sich darinnen aller Bescheidenheit gebrauchen und im übrigen Ihnen die conservation und Wiederbringung Ihres Nächsten Gesundheit dergestalt angelegen seyn lassen wie solches getreuen und gewissenhaften Medicis gebühret und zustehet: Damit auch die Patienten wissen was sie vor Ihre Mühe denen Medicis zu geben haben so seynd Wir gnädigst zu frieden daß Sie sich hierinnen den Hessen-Casselschen oder andern guten gedruckten Medicinal-Ordnungen conformiren wovon Uns das Collegium unterthänigsten Bericht zur gnädigsten confirmation einzusenden hat.

9.

Keiner sol zwar dem andern seine Patienten abspänstig zu machen oder an sich zu bringen noch sich in eines oder andern Cur zu mengen und solche zu tadeln oder zu cavilliren befugt seyn; Dafern aber von einigen Krancken mehr als einer erfordert würde sollen sie sich alsdann dessen nicht entziehen sondern gern und willig erscheinen der vorhingebrauchte Medicus auch solches Ihm nicht zu wider seyn lassen Sondern in gefährlichen und zweiffelhafften Zufällen es vielmehr selbsten begehren und haben Sie in solchen Fällen als denn de qualitate morbi & adhibendis remediis freundlich und bescheidentlich zu conferiren und conjunctis viribus & operis des Patienten Bestes zu befordern.

10.

In ansteckenden Kranckheiten müssen sich die Leib Medici wol fürsehen und weil Sie bey Uns täglich Ihre Auffwartung zu versehen haben dergleichen Patienten nicht zu nahe kommen denen Sie gleichwol mit guten Einrathen und sonsten so viel es absqve metu und Periculo contagii geschehen kann behülflich seyn können.

11.

Welchem nechst Wir diesem Collegio die Inspection über alle in Unsern Landen vorhandene Apothecken ausser der Hoff Apothecken welches denen Leib- und Hoff-Medicis allein zukommt dergestalt anbefohlen haben wollen daß sie dieselbe jedoch ohne Ihren Kosten Jährlich oder so offt es von nöhten ist und zwar in den Städten mit Zuziehung der Magistraten und Stadt Physicorum mit Fleiß visitiren die darinnen vorhandene Medicamenta und Materialia examiniren was alt verlegen falsch und untüchtig vom guten separiren und so wol die Apothecker als deren Gesellen und Jungen zu Verrichtung ihres Ampts ernstlich anweisen auch dahin sehen daß die Medicamenta in gebürlichen Preiß verkauffet nicht aber über die Maße und Billigkeit gesteigert werden zu welchem Ende denn eine gewisse Taxa zu machen und darinnen das pretium zu setzen auch Uns zu Unserer approbation zu übergeben seyn wird; Ausser denen Apotheckern aber sol niemanden Medicamenta zu verkauffen erlaubet seyn bey Vermeydung ernster Straffe. Die Unkosten welche auf die Reise und Visitation der Apothecken gehen sol der Magistrat und die Apothecker zu tragen schuldig seyn.

12.

Die neuankommende Apothecker sollen sich zu förderst bey diesem Collegio angeben deren examini sich submitiren und darauff Ihrer censur und aprobation nach Befindung gewärtig seyn. Gleichergestalt sollen auch die alten privilegirten Apothecker Ihre provisores, Gesellen und Jungen wenn sie angekommen und loß gezehlet werden dem Collegio Medico in der Churfürstl. Residentz wie auch zu Franckfurt an der Oder in den anderen Städten aber dem vom Collegio approbirten Physico ordinario vorstellen damit sie mit dessen approbation und Ertheilung eines Testimonii ihres Verhaltens loßgesprochen und dimitiret werden können. Insonderheit sollen Sie bey Ihren Bürgerlichen Eyd und Pflichten Unserer Apothekker-Taxa nach zu leben verbunden seyn die verschriebene Medicamenta und Recepte im Nahmen Gewicht Maaß oder sonsten in wenigsten zu ändern noch ein Stück für das andere zu nehmen sich unterstehen oder ihren Gesellen solches zu thun verstatten; Fürders denen Medicis allen gebührenden respect und geziemende Ehre erweisen (jedoch keinen heimlichen Verstand auf Gewinn und den patienten zum Schaden und Nachtheil mit Ihm auffrichten) die ihnen sub manu approbatorum Medicorum zugefertigte receptte treulich und sorgfältig verfertigen selbst aber des curirens und Besuchens der patienten sich enthalten und insonderheit ohne der Medicorum Gutbefinden und Wissen keine Purgantia, vomitoria oder treibende starcke Medicamenta oder Opiata, vielweniger Gifft aus ihren Officinen verkauffen oder jemand abfolgen lassen bey hoher und unausbleiblicher Bestraffung.

13.

Gleichergestalt sollen die Barbierer und Wund-Ärzte diesem Collegio dergestalt unterworffen seyn daß dieselbe aller Orten praevia Collegii examinatione, approbatione & censura angenommen die Discipuli oder Jungen auch jedesmal (ehe sie loß gesprochen werden dem Collegio oder vom Collegio Medico approbirten Physico ordinario vorgestellet auch mit dessen Testimonio demittiret werden.

14.

In tödtlichen oder sonst gefährlichen Wunden und schwären Zufällen sollen sie die approbirte Medicos bey Zeiten zu Rathe ziehen Ihren Rath und Verordnungen folgen oder da sie einiges erhebliches Bedencken dabey haben solches bescheidentlich erinnern und mit dero Vorbewust verfahren des curirens aber der innerlichen Kranckheiten und verschreibens wie auch Darreichung eigener Medicamenten als Purgantien Vomitorien Opiaten & c. so innerlich zugebrauchen sich bey hoher Straffe gentzlich enthalten die Leute auch umb ein Billiches curiren und niemand über die Billichkeit übersetzen: Worüber das Collegium eine Ordnung zu machen und selbige nur confirmation zu überschicken hat. Gleich wie sie es auch nicht gerne haben noch der Billigkeit gemäß ist daß die Medici einen Chirurgum für den andern eine Apotheck für der andern dem patienten für schlagen und solche allenthalben wo sie curiren vorgezogen wissen wollen also sollen auch sie keinen Medicum für den andern loben recommendiren viel weniger jemand von denselben hinter seinen Rücken verachten oder verkleinern.

15.

Die Matterialisten Gewürtzkrähmer Alchymisten Destillatores, Zuckerbäcker, Parfumirer Brantweinbrenner und dergleichen sollen sich keines weges mit dem Artzney-Wesen vermengen noch Medicamenten als welche eigentlich und allein in die Apotheken gehören praepariren und aus der Hand verkauffen sondern bey ihren ertheilten privilegiis verbleiben viel weniger sich des curirens anmassen; Widrigen Fals sollen die dawiederhandelnde nicht allein ihrer Medicamenten per confiscationem verlustig sey sondern sie sollen auch über dem mit ansehnlicher Straffe belegtet werden.

16.

Die Bader sollen sich gleichergestalt hiernach achten und in denen in ihren privilegio ihnen vorgeschriebenen Terminis allerdings verbleiben keine innerliche Medicamenta geben noch denen Medicis Apotheckern und Barbiren eingreiffen.

17.

Wann sich Oculisten Operatores, Stein- und Bruchschneider Zahnbrecher etc. angeben und ihre Kunst und Wissenschaft öffentlich üben und feil haben wollen sollen sie nicht weniger diesem Collegio als den Magistrat sich sistiren und ihrer Person und Medicamenten wegen sich dessen Examini unterwerffen und darauf nach Befinden zugelassen oder abgewiesen werden. Wenn sie zugelassen seynd so sollen sie Vermöge Unserer für diesem ergangenen gnädigsten Verordnung zum praejuditz der Medicorum, Apothecker etc. und Schaden der Patienten ausserhalb den öffentlichen Märckten (in solchen Märckten aber über 4 Tage) außzustehen nicht geduldet werden. Ihre operationes sollen sie mit aller gebührenden Vorsichtigkeit ohne unziemlicher übersetzung der armen Leute verrichten und sich aller innerlichen curen so ihre operationen nicht angehen bey hoher Straffe gäntzlich enthalten. Auch sollen die Attestata ihrer verrichteten curen so der Magistrat ad instantiam der Oculisten etx. zu geben pflegte ohne Erkäntnüß des Collegii, oder des approbirten Physici, so solche erst gründlich untersuchen sol nicht ertheilet werden wie sie denn auch ihren operationibus, absonderlich in bedencklichen Fällen allezeit einen Medicum darbey zu erfordern schuldig seyn sollen.

18.

Nicht weniger sollen auch die Hebammen jedes Orts ehe dieselbe angenommen und zugelassen werden vom Collegio, oder denen vom Collegio approbirten Medicis, examiniret nochmals wenn sie zugelassen beeydet werden darbeneben auch schuldig seyn in schweren und gefährlichen Fällen bey den schwangern kreysenden und sechswochenhaltenden Frauen bey zeiten und nicht auf der letzten Stunde die Medicos zu consultiren auch ohne Vorwissen des Medici keine Medicamenta vor sich zu geben. So auch eine oder mehr Hebammen in schweren Geburthen gefordert würden sollen sie willig und friedlich mit einander umgehen ihren besten Rath mittheilen keine aus Ungunst oder Haß ichtes was verhehlen sondern einmüthiglich Christliche Treue und Hülffe beweisen allerdings sich vereinigen und sich als treue und Christliche Weise-Mütter erzeigen. Die hierwider handeln sollen mit ernstlicher Straffe beleget werden.

19.

Stöhrer Betrieger Quacksalber etx. Summa alle und jede die nicht zum Artzney-Wesen gehören sollen nirgends geduldet vielweniger alten Weibern Segensprechern und andern so unziemliche zauberische aberglaubische und unbekannte Mittel gebrauchen das curiren und Urin besehen oder Rath geben zugelassen werden bey unnachläßiger harter Bestraffung.

20.

Damit die jungen Studiosi Medicinae, Wundt Aertzte Hebammen und andere so bey Schäden Gebährenden und andern Krancken gebrauchet werden auch andere des Menschlichen Leibes constitution und der Glieder Beschaffenheit desto besser erlernen mögen so sollen die Medici dieses Unsers Collegii darauf bedacht seyn daß so offt möglich und Corpora zu erlangen seynd Anatomien angestellet werden sich auch wer sie verrichten solle unter einander vergleichen und wollen Se. Churfürstl. Durchl. ihnen einen Ort woselbst solche anatomie füglich kann angestellt werden wie auch je eher je besser einen gewissen und bequemen Ort da dieses Collegium zusammen kommen kann benennen und anweisen lassen.

21.

Damit auch endlich besagtes Collegium desto besser bestehen und ein und andere fürfallende Kosten abgetragen werden können so verwilligen Wir gnädigst daß dieselbe wegen visitation der Apothecken examinirung und approbirung der Medicorum, Barbierer Oculisten Stein- und Bruchschneider Hebammen und dergleichen wie auch für etwan ertheilende attestata, ein leidliches an Gelde nehmen und solches zu den benöthigten Ausgaben verwenden mögen.

22.

Was bey denen vorangezogenen Puncten etwan ferner für actus speciales & particulares für fallen möchten welche Weitläuffigkeit zu vermeiden in dieser Verordnung nicht exprimiret seynd deren Einrichtung wollen Wir Uns auf unterthänigstes Erinnern des Collegii vorbehalten.

23.

In übrigen ist Unser gnädigster und ernstlicher Wille daß über diese zu Wohlfahrt Unserer Unterthanen und des gantzen Landes gemeinen Nutzen gereichende Verordnung allenthalben vest und unverbrüchlich gehalten derselben in allen Stücken gehorsamst nachgelebet und darwider in keine wege gehandelt werden solle gestalt denn Unser Cammer-Gericht allhier und Unsere Neu-Märckische Regierung wie auch Quartal- und Hoff-Gerichts Räthe und alle Unsere Haupt- und Ampt-Leute Hauß-Voigt nebst denen Magistraten in denen Städten sich hiernach zu achten und diejenigen so diesem zuwider handlen möchten mit gebührender Straffe (darvon die Helffte dem Fiscos, die andere Helffte dem Collegio heimgefallen seyn sol) zu belegen haben zu welchem Ende Wir damit niemand mit einiger ignorantz sich zu entschuldigen habe diese Unsere Verordnung durch den Druck publiciren zu lassen gnädigst anbefohlen. Urkundlich haben Wir dieselbe eigenhändig unterschrieben und mit Unsern Insigel bekräfftigen lassen. So geschehen zu Potsdam den 12. November 1685."

Gegenüber dem Gedanken einer Standesvertretung in einem Collegium medicum, wie sie die Leibärzte gefordert haben, ist dieses Edikt nun ein gesundheitspolitisches Instrument geworden. Wenn auch eine klare Konzeption noch nicht deutlich wird, so ist es doch die Keimzelle der sich herausbildenden preußischen Gesundheitsbehördenorganisation im Zusammenspiel mit standespolitischen Überlegungen.

Zur selben Zeit hatte Leibniz seinen „Vorschlag zu einer Medizinal-Behörde" gemacht, in der er nicht nur die Errichtung einer Sanitätsbehörde forderte, sondern auch die Verstaatlichung des Gesundheitswesens empfahl, auf keinen Fall jedoch an die obrigkeitliche Regelung der Berufsverhältnisse der Heilpersonen dachte.

Wie wenig das Medizinaledikt von 1685 bekannt wurde, läßt sich daraus ersehen, daß bereits 1693 eine neue Fassung des Medizinalgesetzes ediert wurde, die neben einer Tax-Ordnung für die Ärzte nun auch eine Apothekerordnung mit einem Eid, eine Barbierordnung mit Taxe und eine Hebammenordnung enthielt.

„Ordnung wonach sind die Medici in der Chur- und Marck-Brandenburg und angehörigen Landen zu richten.

Da nunmehro Unser Collegium Medicum zur völligen Richtigkeit und Stande gebracht als haben Wir hiemit und Kraft dieses nicht allein das hiebevor von unserm in Gott seligruhenden Herrn Vatern Glorwürdigsten Andenckens Churfürst Friedrich Wilhelm dem Großen deßhalb promulgirte Medicinal-Edict, gnädigst confirmiret und wollen solches nach wie vor unverbrüchlich in allen und jeden Articuln gehalten wissen: sondern auch angemercket eine und andere Disordre im Medicinal-Wesen so bisher annoch nicht remediret werden können weiter in folgenden Puncten zu declariren und zu extendiren gnädigst geruhet.

1.

Haben besage Vierten Articuls geregten Medicinal-Edicts, alle und jede Medici, so in Unsern Landen zumahl in denen hiesigen Churfürstlichen Residentzen gegenwärtig sich befinden und des Practisirens sich anmassen und zwar diejenigen so in gemeldten Residentzen und denen nechst angelegenen Städten sich aufhalten innerhalb eines Monats Frist von dato dieser erneuerten Publication, die übrigen aber so weiter entfernt nach advenant, innerhalb 2. oder 3. Monaten zum höchsten bey dem Collegio unweigerlich sich anzugeben ihre Person und Befugniß durch ihre habende Testimonia und Bestallungen zu legitimiren und folgends sich bey demselben inmatriculiren zu lassen dafern sie nicht gewärtig seyn wollen daß ihnen die bißher geführte Praxis geleget werde.

Die aber bißher annoch nicht fixam sedem haben sich aber in Unsern Landen zur Praxi niederzulassen willens ehe und bevor sie sich darzu establiren gemeldtem 4ten Articul gemäß sich vorher dem Collegio zu gestellen ihre Testimonia zu produciren und des Collegii approbation behörlich zu suchen ausser dem aber und ehe solches geschehen sich des Practisirens gäntzlich zu enthalten bey unnachläßlicher Straffe.

2.

Es sollen die Medici, bevorab die in diesen Unsern Churfürstlichen Residentzen zu practisiren willens nachdem sie sich besagter massen legitimiret in Betrachtung des edlen Geschöpfe so ihrer Sorgfalt anvertrauet und der Würden der sie verwandt vor allen Dingen eines anständlichen erbaren und mäßigen Lebens sich befleißigen untereinander in guter Verträg- und Vertraulichkeit leben niemand derselben dem Andern sein Glück beneiden vielweniger durch unanständliche und unzuläßige Wege zu verunglimpfen und zu schmählern suchen.

3.

So wie es einem Medico unanständlich sich ungefodert und unberuffen dem Patienten auf- und in eine Cur einzudringen; So ist es gleichfalls unziemlich wann es auch gleich von dem Patienten verlanget wird ohne des vorhin curirenden Medici Bewust und hinter desselben Rücken sich einer Cur anzumassen. Sollen demnach die Medici gegen einander sich der Bescheidenheit gebrauchen daß sie wann es des Patienten Gelegenheit nicht gibt zwey Medicos zugleich zu halten ehe und bevor der vorhin-gebrauchte Medicus der Gebühr nach von dem Patienten abgelegt keineswegs sich der Cur annehmen oder gewärtig seyn daß sie wegen dergleichen eigennütziger Gewinnsüchtigkeit wann sie darüber betreten und bey dem Collegio Medico angegeben werden solten mit einer nahmhafften Straffe werden angesehen werden.

4.

Wann auch angemercket daß einige Medici, ausser Zweiffel Eigennutzes wegen sich an eine oder andere Apotheke binden und ihre Patienten auf allerhand weise auch offters gegen ihren Willen und Danck von denen Apotheken deren sie sich vorhin bedienet abziehen und zu der dero sie wohl wollen nöhtigen; Als wird solches hiemit gäntzlich untersagt und sollen sie dafern sie auf eine oder andere Officin mit Bestande etwas zu sprechen haben solches dem Collegio Medico anzeigen damit solcher Mangel gebessert werde und die Apotheken sofern sie sich Unserer Ordnung und Taxe conformiren in gleichem valeur und aestim verbleiben.

5.

Alldieweiln auch verspüret worden daß ein oder ander von denen Medicis um eines geringen Geniessens willen so sie dadurch captiren offters unnöhtige und vergebliche Recepte auf den Apotheken verschreiben welche hernach unabgefordert bleiben dadurch entweder ihre Patienten oder auch der Apotheker in gedoppelten Schaden gesetzet werden; Als wird solchen Medicis, die sich solcher Unanständlichkeit bewust solche hiemit kräfftigst untersagen und bey einer nahmhafften Straffe so Sie auf Befinden unnachläßig erlegen sollen verboten.

6.

Wie einem rechtschaffenden Medico unanständlich sich ausser dem Nohtfall mit den Gemeinen Praeparationibus Pharmaceuticis zu mesliren und damit den Apothekern Abbruch zu thun; Als werden denselben alle Officinalia, Usualia und Vulgaria, als Apozemata, Infusa, Clysmata, Unguenta & c. zu machen und außzugeben untersagt; Wann Sie aber ein und ander geheimes Medicament, das in den Apotheken nicht befindlich haben und damit ihrem Nechsten besser als mit den gemeinen Officinalibus, zu dienen wissen sollen sie solches entweder auf eine oder andere Officine zu geben und umb einen billigen Preiß dem Apotheker doch in gemäßigter Quantität anzuschlagen oder auch es selber ohne mercklichen Ubersatz an ihre Patienten zu geben befugt seyn; Jedoch daß sie darüber keines unanständlichen Gewinnsüchtigen und denen Patienten und Apothekern schädlichen Eigennutzes sich schuldig machen bei unvermeidlicher Beahndung.

7.

Es sollen die Medici, sie seynd Physici oder nicht die Städte und Oerter, darinnen sie ihren Auffenthalt eine Zeitlang gehabt und ihren Unterhalt erworben nicht befugt seyn in Pest- und andern Sterbensläufften liederlich zu verlassen; sondern sollen bey denselben Stand halten. Doch so wohl wegen ihrer eigenen Haußgenossen als anderer Patienten eben nicht verbunden seyn zu den Inficirten in die Häuser zu gehen; sondern können und sollen denen deßfalls in Zeiten einzureichenden Ordnungen gemäß und ihrem Beruff nach aus ihren Häusern denen die dessen bedürfftig mit gutem zulänglichem Raht und nöhtigen Verordnungen an die Hand gehen.

8.

Endlich weil es die Erfahrung bißher gegeben daß bey einigen Patienten die Erkänntlichkeit sehr geringe. Dahero einige Medici unanständlich derer Marckschreyer und anderer Empyricorum Weise gebrauchen mit den Patienten marchandiren und manchmal garzugrosse Vergeltung denenselben abdringen. Welches unzuläßig und ausser drunten excipirten und einigen andern wenigen besonders schweren Fällen gäntzlich verbothen seyn soll; Als haben Wir damit beyderley Ungelegenheiten vorgebeuget der Medicorum (welche die Patienten nicht mit vielen visiten gegen derer Gegehren und Willen incommodiren sollen) vielfältige Mühe und Sorgfalt nicht gar unbelohnet bleibe und die Patienten sich auch nicht zu beschweren haben daß sie übersetztet werden nachfolgendes Reglement beliebet und gesetzet. Es bindet aber solches vornehmen und wohlhabenden Leuten die Hände nicht mit mehrer discretion und Freygebigkeit den Fleiß Sorgfalt und angewandte Treue des Medici zu erkennen; sondern ist nur auf dieselbe gerichtet so in einem ziemlichen Stande und genugsamer Nahrung sitzen und also den Medicum einiger massen behörlich renumeriren können. Damit solche nun wissen was sie demselben vor seine geleistete Mühe geben sollen ist beliebet:

		Thaler	gr.
1.	Für jedes Recept, so die Patienten von dem Medico aus seinem Hause holen lassen — —	—	3
2.	Vor den ersten Gang in gemeinen Kranckheiten — —	2	—
	In ansteckenden ausser der Pest — — — —	2	—
3.	Vor jedwedere Visite, ohne Verfassung eines Recepts, in gemeinen Kranckheiten — —	—	6
	Mit Verschreibung eines Recepts, — — — —	—	8

	In anklebenden Kranckheiten — — — —	–	12
	Mit einem Recept — — — — — — — —	–	15
4.	Vor die erste Consultation einem jeden Medico — — — —	1	–
5.	Vor eine jede folgende Conference mit 2.3. oder mehr Medicis, wegen vieler Versäumnis die in solchen zu gewissen Stunden angesetzten Zusammenkünften sich finden einem jedem Medico	–	12
6.	Vor eine Visite bey Nachtschlaffender Zeit	1	–
7.	Vor eine Reise über Land vor jede Meile bis zu dem Patienten — — — — — —	1	–
8.	Von jedem Tage bis der Medicus wieder zu Hause kommet	2	–
9.	Vor ein geschrieben Consilium werden die Medici selbst sich der Billigkeit befleißigen und solches nach der Weitläufigkeit und der Person Gelegenheit zu aestimiren wissen Zum wenigsten — — — — — —	2	–
10.	Vor Besichtigung und Eröffnung eines todten Cörpers wegen üblen Geruchs und anderer vielen Incommoditäten ohne und über die gewöhnliche Reise-Kosten — —	4	–
11.	Vor Abstattung der schriftlichen Relation	2	–
12.	Vor Mühsame Balsamation hoher und vornehmer Herren Cörper wird die Renumeration in der hinterlassenen Erben Discretion gestellet.		

Was die Curam Luis Venerae anlanget kann darinnen nichts Gewisses determiniert werden sondern es muß sich der Patient mit dem Medico, so gut er kan deßhalb vergleichen weil solche Curen nicht alleine schwer und gefährlich sind sondern auch sonderbarer Fleiß und Vorsichtigkeit so wohl Nachts als Tages dabey erfordert wird.

Bey armen Leuten die ausser Nahrung sitzen und keine Mittel haben wird einem gewissenhafften Medico die von Ihm geforderte Christliche Liebe seine Schuldigkeit schon anweisen also daß er denselben seinen Raht und Hülffe nicht versagen wird.

Ordnung wonach sich die Apotheker in Unseren Landen zu achten.

1.

Weil des Landes Wohlfahrt der Patienten Leben und Gesundheit auch der Medicorum Ehr und Reputation neben andern an die Apotheker Fleiß Wissenschafft und Treue hänget als erfordert es die Nohtwendigkeit und hat billig sein Verbleiben bey Unsers Hochseligsten Herrn Vatern Friedrich Wilhelms glorwürdigsten Andenckens am 12. Novembris 1685. publicirten Medicinal Ordnung § 12. daß alle insonderheit die nach dieser gedachten Zeit neuangekommene und noch ankommende Apotheker und Provisores, sich zuforderst bey dem Collegio Medico angeben und dessen Examini submittiren und darauf der Censur und da sie capabel befunden nachdem sie behördlich beeydigt der Approbation gewärtig seyn sollen. Da sie denn beglaubte Testimonia ihrer ehrlichen Ankunfft Geburt guten Namens und Wandels wie auch wo sie gelernet serviret und wie Sie sich verhalten; Nachmahls sollen sie sich mit nachfolgenden Eyd und Pflicht Ihrer Kunst und Handthierung wegen wie auch daß sie dieser Unserer Verordnung und Taxe gehorsamlich nachkommen wollen verbinden.

2.

Für allen Dingen aber sollen Sie sich der Gottesfurcht befleißigen ein nüchtern und mäßiges Leben führen und sich aufrichtig friedsam und willfährig gegen jedermann erweisen sonderlich untereinander keinen Neid und Zwiespalt hegen; sondern vielmehr gute Freundschaft und Vertrauen unterhalten. Denen Medicis sollen sie allen gebührenden Respect geben ihnen beym Visitiren Anordnen und Besuchen der Apotheken mit schuldiger Willfährigkeit begegnen und sich derer keinem widersetzen; Des Curirens aber und Verschreibens der Recepte wie auch Besuchung der Krancken ob Sie gleich deßfalls vom Patienten ersuchet werden möchten sich bei Vermeidung hoher Straffe gäntzlich enthalten sondern vielmehr die Krancken an die Medicos verweisen mit deren keinem aber zum Nachtheil und Schaden der Andern eine heimliche Verständniß und Bündniß auf Gewinn dem Patienten zu Schaden machen. Wie denn auch ohne der Medicorum Gutbefinden und Vorwißen sie keine Medicamenta, absonderlich Purgantia, Vomitoria, Opiata, Gifft oder andere starck-treibende Mittel bey hoher Straffe ausgeben sollen.

3.

In ihrem Ampte und Beruf sollen sie sich treu und fleissig erzeigen alle und jede Simplicia gut und aufrichtig unverfälschet zu rechter Zeit wann sie in ihren besten Kräfften und Vollkommenheiten seyn einsammlen sauber und wohl an gebührendem Ort in bequemen Gefässen halten und bewahren. Die Exotica oder ausländische Waaren so frisch und gut als immer möglich einschaffen welche dann wenn sie anlangen in Gegenwart einiger Medicorum sollen ausgepacket besichtigt und gewogen werden bey welcher Besichtigung der Apotheker die Hamburger Preiß-Courante vorlegen soll und damit eine jede Species der steigenden und fallenden Waaren so um dieser Ursachen willen in der Taxe mit dem Zeichen des von den andern unterschieden gebührend taxiret und solche Taxa durch Anschlagung eines Zettels (so von den Medicis, die der Taxation beygewohnet unterschrieben) in der Apotheken jedermänniglich könne notificiret werden: Jedoch sollen Sie dergleichen Waaren mehr nicht einkauffen als sie von Meß zu Meß gedencken zu vertreiben widrigen falls ihnen nicht zu statten kommen soll daß die überbleibende Waaren zuvor höher am Preiß als itzt eingekauffet worden.

4.

Zu denen Compositis sollen sie gute außerlesene Stücke nehmen selbige fein ordentlich in den dazu verfertigten Dispensir-Kasten legen dieselbe denen darzu vom Collegio verordneten Medicis, oder in andern Städten dem Stadt-Physico vorzeigen welche alle Ingredientia wohlexaminiren und so sie alles richtig im Gewicht und Gültigkeit befinden alsbald sollen misciren lassen und nach Verfertigung des Compositi. das Jahr und den Tag wann es und wie viel am Gewicht praeparirt worden darauf schreiben und eigenhändig unterschreiben sollen damit man wissen möge was alt und verlegen sey; Solcher Zettel soll alsdann vom Apotheker in- oder bey das Gefäß beleget werden; Dann bey welcher Büchse oder Gefäß man keines verordneten Medici Hand und Unterschrifft findet soll bey der Visitation als ein Falsum verworfen und nicht passiret werden; Und dieses ist sonderlich von denen Electuariis, vornemlich von dem Theriac, Mithridat, und andern grossen Compositis zu verstehen deren keines ohne der dazu verordneten Medicorum Beywesen soll verfertigt werden.

5.

Die Chimische Medicamenta, als woran sonderlich viel gelegen sollen sie nicht nach ihren Gefallen machen vielweniger solche von einigen Landstreichern und Laboranten erkauffen; sondern Sie sollen schuldig seyn bis ein Dispensatorium herausgegeben und der Modus praeparandi darin determiniret worden sich des Modi praeparandi mit denen Medicis zu vergleichen nachmals solche selbst praepariren damit man destomehr ihrer praeparation halber möge gesichert seyn. Da denn nach derer Verfertigung die Medici obgedachter massen Tag und Nacht mit eigenhändiger Unterschrift darauf setzen sollen welches auch in dem Defect-Buch geschehen soll. Alle andere Chimica derer Praeparation unbekannt oder anderswo erkaufft sollen gleichergestalt verworffen und nicht passiret werden.

6.

Die Medicamenta Composita, so zum Gebrauch in den Apotheken aufbehalten werden sollen so lange nach dem Dispensatorio Augustano, und andern approbirten Schrifften biß Unser Collegium ihr eigenes Dispensatorium herausgegeben hat zubereitet werden damit einjeder Medicus sich danach richten könne. Hätte aber ein Medicus eine oder andere Composition, so kann zwar der Apotheker dieselbe halten es soll aber der Medicus solche nicht in grösserer Quantität machen lassen als er in 1. oder 1 1/2 Jahr-Zeit zu verbrauchen gedecket damit dadurch der Apotheker nicht in Schaden gesetzet werde.

7.

Kein Apotheker soll dem anderen bey Mangel derer so wohl einfachen als andern Artzeneyen im Fall der Noht etwas versagen sondern vielmehr vor billige Bezahlung tüchtige Medicamenta willig abfolgen lassen auch einander bey vorfallender Eilfertigkeit mit einem Gesellen auf eine kleine Zeit außhelffen.

8.

Die Venena und Gifft mit sich führende Materialia, sollen von den Apothekern wohl verschlossen gehalten und andern Artzneyen nicht zu nahe gebracht werden da sie dann mehrer Sicherheit halben sonderbare Wageschalen Mörsel Keulen Siebe und Reibsteine darzu halten sollen damit nicht aus Unachtsamkeit etwas hangen oder liegen bleibe welches nachmahln andern Medicamenten unwissend dem Patienten zum höchsten Schaden beygefüget und vermischet werden könne. Wie sie denn bey Abfolgung einiges Gifftes sehr behutsam sich erzeigen solen und keinem absonderlich unbekannten und verdächtigen Personen ohne vorgezeigten Schrifftlichen Schein vom Medico (welcher zuvor die Person zu was Ende sie den Gifft gebrauchen wolle scharff befragen soll) abfolgen lassen. Da aber bekannte redliche Leute einig Gifft so sie ihrer Handthierung gebrauchen selbsten nicht durch das Gesinde abholen kann solches gegen außgestelleten Schein abgefolget werden.

9.

Ferner sollen die Apotheker nach frommen ehrlichen reinlichen der Lateinischen Sprache in etwas kündigen Gesellen trachten dieselbe ehe sie beständig angenommen werden dem Collegio Medico, oder anderwerts dem vom Collegio approbirten Physico, vorstellen sie sie nach fürgezeigten Testimoniis ihrer Geburt Lehr Servirung Kunst und Wissenschafft wegen befragen und nach Befinden dieselbe nachdeme sie vorhero Eidlich angelobet dieser Unser Apothecker-Taxe und Ordnung unverbrüchlich nachzukommen gut heissen und anzunehmen verstatten oder widrigen falls abweisen sollen welches vor allen Dingen in Unser Schloß-Apotheke genau soll observiret werden.

10.

Auf die also angenommene Gesellen sollen die Apotheker sorgfältig acht haben Sie in der Officin und Bereitung der Medicamenten und Recepten nicht eigenes Gefallens schalten lassen sondern mit allem Fleiß dahin sehen daß alles fleißig und recht bereitet der Taxa richtig gefolget und den Leuten mit aller Bescheidenheit möglichster Fertigkeit und Willfährigkeit begegnet werde. Zu besserer Förderung der Krancken sollen sie sorgfältig darob halten daß die Officin Morgens und zu rechter Zeit geöffnet und des Abends vor 10. Uhr nicht gäntzlich geschlossen werden auch jedesmal die Nacht über einer von der Lehr-Jungen der wachsam bey der Hand sey damit auch alsdann bey vorfallender Noht die Patienten nicht verabsäumet werden.

11.

Es sollen aber die Gesellen ihr Ampt fleißig unverdrossen und geschwinde jedoch bedachtsam verrichten stetigs in der Officin aufwarten das Sauffen Spielen Müßig- und Spatziren-gehen gäntzlich meiden; Da sie aber nohtwendig außzugehen hätten solches ohne Vorwissen und Willen des Herrn oder Provisors nicht vornehmen daneben ihnen anzeigen wo sie anzutreffen damit man ihrer im fall der Noht alsofort habhafft werden könne.

12.

Die Jungen sollen sie so wol Morgens als Abends zum Gebet anhalten selbsten nach Feur und Licht im Laboratorium und der Officin, ehe sie schlaffen gehen sehen; damit durch Verwahrlosung kein Schade geschehen möge. Sie sollen auch auf die Jungen fleißige Acht haben daß sie die Utensilia so zu der Apotheken gehören jedesmahl sauber und reinlich halten und so sie zu einiger Medicamenten Zubereitung gebrauchet wieder säubern und reinigen; Insbesonderheit sollen sie auf den Unterschied der Medicamenten sehen und was zu jedem vor Geschirr erfordert werden beobachten damit wann etwa zu innerlichen Medicamenten Acida kommen sie selbige nicht in Küpffernen und Meßingen Gefässen oder Mörsern bereiten sondern steinerne oder gläserne darzu gebrauchen.

13.

Wochentlich soll auch ein Gesell nebenst einem Jungen die Kräuter Wurtzeln etc. so auf dem Boden oder in der Stuben abgetrocknet seynd wohl aufsammlen am behörigen Ort verwahren und den Boden fein rein und sauber abkehren lassen.

14.

Die verschriebenen Recepte der Medicorum sollen sie nicht tadeln noch heimlich verachten vielweniger den Patienten kleinmühtig machen oder davon abrahten; sondern Sie sollen vielmehr dieselbe fleißig und schleunig verfertigen in denselben aber ohne Vorwissen des Medici, so es verschrieben nichts ändern noch Substiturien oder gar außlassen vielweniger falsche Maaß und Gewicht geben. Dafern sie auch in einem Recept etwas nicht lesen oder verstehen können oder sonst vermercken daß etwas darin übersehen und verschrieben wäre so sollen sie gehalten seyn, solches dem Medico, so es verordnet und sonst niemand anzuzeigen und dessen Meinung darüber zu vernehmen; ohne sein Vorwissen und Willen aber vor sich selbst nichts darin verändern oder substituiren. Auch sollen sie nichts außbreiten was verschrieben und die Patienten wollen geheim gehalten wissen.

15.

Opiata und Purgantia sollen sie mit grossem Fleiß und Vorsichtigkeit praepariren genau abwegen accurate & aequaliter vermischen und keinem Lehr-Jungen oder Discipel, welcher nicht zum wenigsten vier Jahre in der Lehr gestanden ohne Gegenwart des Apothekers oder eines erfahrnen Gesellen zu verkauffen vielweniger zu praepariren anvertrauen.

16.

So auch ein Recept von einem Gesellen allbereit zu verfertigen wäre angefangen soll derselbe bey vorfallenden andern Geschäfften sich davon nicht abhalten lassen sondern solches völlig praepariren vielweniger durch einen andern vollends verfertigen lassen durch dergleichen Abwechslung und Änderung nicht gefährliche Irrungen entstehen mögen.

17.

Damit aus der Verzögerung und Fahrlässigkeit den Patienten kein Schade und Nachtheil wiederfahre so soll so wol des Tages als Nachtes (wenn etwas vorfällt) wie auch Sonn- und Festtages jederzeit zum wenigstens ein erfahrner Gesell in der Officin seyn und niemahls den Jungen vieler besorgenden Ungelegenheiten halber die Apotheke alleine vertraut werden auf daß die Recepte, so eilfertig und deßhalb mit statim, cito citissime bezeichnet für andern schleunigst bereitet und so wol Arm als Reiche forderlichst abgefertigt werden können.

18.

Hingegen sollen die Recepte, so von unbekannten und nicht approbirten Medicis, auch von Barbiren Badern und dergleichen verschrieben vornehmlich Purgantia, Vomitoria, Menses provocantia, etx. nicht angenommen noch verfertiget auch keine zu dergleichen Medicamenten dienliche Ingredientien denenselben abgefolget sondern dem Collegio, oder anderwerts dem Stadt-Physico zugesandt und angemeldet werden da dann derjenige der es verschrieben dem Collegio in eine willkührliche Geld-Straffe verfallen seyn soll; Widrigen falls aber so es verfertigt würde soll der Apotheker oder dessen Geselle der es ohne Vorwissen seines Herren bereitet und abfolgen lassen davor stehen und die Straff erlegen.

19.

Auf die Recepte sollen Sie alsbald den Tag Monaths und Jahr nach dessen Verfertigung aber die Taxe darauf schreiben damit man sehen könne ob auch wider diese Taxe gehandelt.

20.

Nachmahls sollen die verfertigten Medicamente in wohlgesäuberten Gefässen wohl verwahret mit der in dem Recept gesetzten Signatur bezeichnet denen Abholenden ausgeantwortet und bestes Fleissen beobachtet werden; daß kein Versehen oder schädliche Verwechslung der Medicamenten vorgehe, abgeholete und allbereit bezahlete Recepte, insonderheit die von einiger Wichtigkeit bedencklicher oder gefährlicher Consequence seyn als Purgentium, Vomitoriorum, Opiatorum, und dergleichen sollen ohne Vorwissen und Bewilligung des Medici, zum anders mahl nicht wieder gemachet werden; zumahlen hierdurch viel Ungereimtes insonderheit mit denen Purgantibus, Opiatis, etx. verursachet werden kan.

21.

Die Lehr-Jungen welche die Apotheker anzunehmen gesinnet sollen von ehrlicher Ankunfft gutem Gerüchte und lehrsamen Kopffe dabey der Lateinischen Sprache so viel ihnen zu ihrer Handthierung nöhtig kundig seyn. Derowegen sie erstlich ehe sie recht angenommen werden vom Apotheker dem Collegio Medico, in den andern Städten dem Stadt-Physico vorgestellt und examiniert werden sollen. Da sie dann mit gegebenem Handschlage an Eides statt angeloben sollen dieser Taxa und Apotheker-Ordnung unverbrüchlich nachzukommen weßhalb ihre Eltern und Vormünder vor sie zu caviren und gut zu sagen sollen gehalten seyn. Das Suffen

Spielen und Müßig-Gehen sollen sie gäntzlich meiden in allen ihrem Werck und Thun sollen sie hurtig auch sonsten munter und wachsam seyn des Morgens früh und zu rechter Zeit aufstehen fleißig behten im Laboratorio zeitlich nach dem Feuer sehen und da es Noht Feuer machen die Officin zu rechter Zeit öffnen dieselbe nebenst den Geschirren und Gefässen fein sauber und rein halten jedes an gebührenden Ort setzen und den Kräuter-Boden fleißig abkehren.

22.

Ihrem Herren sollen sie gebührenden Gehorsam und respect erweisen desselben Schaden hindern seinen Nutzen aber doch ohne Nachtheil der Patienten befordern helffen. Denen Gesellen sollen sie nach Möglichkeit an Hand gehen des Handkauffs nebst ihnen mit Fleiß abwarten sich jederzeit nach dem in der Officin angeschlagenen Tax-Zettel richten gegen einem jeden fürnehmlich armen einfältigen Leuten sich bescheidentlich bezeigen denenselben richtige Maaß und Gewichte reichen mit dem gelöseten Gelde Waaren Maaß und Gewichte treulich umgehen ohne des Herrn Wissen und Willen nichts verborgen vielweniger einig Venenum, purgans, oder andere starck-treibende Medicamenta, unwissend des Herrn wegzugeben sich unterstehen vor Feuer und Licht im Laboratorio und der Officin fleißige Sorge tragen vor ausgestandenen ersten vier Lehr-Jahren aber sollen sie wie allbereit oben gedacht ohne Beyseyn des Apothekers oder Provisoris, nicht praepariren woran etwas gelegen; Im übrigen aber sich also verhalten wie es ehrliebenden Jungen anstehet und gebühret. Nach ausgestandenen Lehr-Jahren sollen sie sich wieder den Collegio Medico, oder in andern Städten dem Stadt-Physico gestellen da sie denn ihrer erlerneten Kunst und Wissenschaft halber befraget nach Befinden frey und losgesprochen und mit einem Testimonio, ihrem Verhalten gemäß begabet werden sollen.

23.

Auf daß auch in denen Apotheken es richtig und wohl hergehen und solche in gutem Stande stets gehalten werden mögen; So wollen Wir daß Unser Collegium Medicum jährlich zum wenigsten einmal eine jede Apotheke durch einige aus ihrem Mittel Committirte ohnverwarnet mit Zuziehung der Magistraten und Stadt-Physicorum, oder anderer Medicorum approbatorum, die darzu gevollmächtiges visitiren sollen; Da dann die Apotheker ihre Gesellen und Jungen auf ihr Gewissen alle Species Waaren und Medicamenten so gefordert keines davon ausgenommen herfür bringen nichts aber verstecken und zurückhalten sollen. Im Fall nun etwas von denen Visitatoribus untüchtig verlegen alt und verdorben erachtet und befunden wird soll es ohne allen Gegenstreit und Einreden abgeschaffet gäntzlich cassiret und weggeworffen werden. Inzwischen soll einem jeden Medico approbato freystehen wann es ihm beliebet oder er einen Zweiffel hat dasselbe was er gedencket zu verschreiben oder allbereit verschrieben hat in den Apotheken nachzusehen und zu fragen welches ihm alsdann unverweigert vom Apotheker oder Gesellen soll gezeiget werden.

24.

Ausser denen solenniter angestelleten Visitationen weil viel Sachen durch Länge der Zeit und andern Zufällen zu verderben pflegen sollen die Apotheker ihren Pflichten gemäß alles zum öfftern besichtigen und was verderbliches daran ohngesäumt abschaffen auch die Gesellen und Jungen dahin halten das sie sobald sie einigen Defect verspüren selbigen anzeigen damit es bey Zeit könne angeschafft werden.

25.

Damit nun die Apotheker ihre Officinen vorgesetzter massen im Stande erhalten und bey der vorgeschriebenen Taxe ohne Schaden bleiben können; So wollen Wir sie bey ihren Privilegiis schützen absonderlich soll ihnen an ihrer Nahrung und Handel kein Eintrag geschehen von denen Materialisten Krämer Destillatoren und andern dergleichen; welche schlechterdings bey ihren habenden Privilegiis verbleiben und keine Materialien und Medicamenten so eigentlich und alleine in die Apotheken gehören weder praepariren noch verkauffen sollen.

26.

Daneben sollen die Apotheker auch eben nicht verpflichtet seyn (weil viele Dinge leicht verderben und solche jedesmahl wieder frisch herbey zu schaffen einen grossen Vorschuß erfordert) alle Simplicia und Composita, so in dem Catalogo benennet ohne Unterscheid allezeit bey Handen zu halten; Weßwegen bey vielen zum Zeichen daß selbige nicht absolute nöhtig zumahlen in den kleinern Land-Städten zu haben und deren Mangel vor keinen Defect bey den Visitationen solle gerechnet werden ein o gesetzet werden.

27.

Ferner sollen auch die Medicamente (damit den Apothekern der Verlag nicht entgehe) so viel möglich mit baarem Gelde alsobald gezahlet werden; Dafern ja aber Einer oder Ander dieselbe auf Borg nehmen solte so kan zwar solche der Apotheker folgen lassen jedennoch soll der Patient gehalten seyn vom Viertel oder zum längsten vom halben Jahre zum Viertel - oder halben Jahre richtig abzuzahlen. Es wäre dann daß der Apotheker in Zufertigung des Außzugs säumig wäre und ihme also selbst die Schuld des Verzugs bey zumessen hätte. Sollte aber der Patient an der Kranckheit sterben oder bey dessen Leben ein Falliment oder Concursus Creditorum erreget werden so soll alsdann der Apotheker Forderung als eine überall privilegirte Schuld im prima classe creditorum stehen und die Apotheker nach und neben denen Medicis, ihre Bezahlung vor andern aus den baaresten Mitteln und von den besten Gütern Waaren und Mobilen ziehen und haben und soll ihnen jedes Ortes die Hand von der Obrigkeit und Justice geboten werden.

28.

Dafern auch einige sich finden möchten die ohne rechtmäßige Ursache nicht zahlen sondern darzu unnütze Worte geben und zu einem andern Apotheker gehen wolten; So wollen Wir und soll anderer Orten der Magistrat den Apothekern wann er das

Seinige treulich verrichtet und dieser Unserer Taxe richtig nachgekommen gegen solche undanckbare Personen schützen und ihn zu seinem Recht verhelffen.

29.

Damit aber die Apotheker so wohl an dieser Taxa sich zu binden mehr Ursach haben als die Patienten dessen da Sie etwa in des Apothekers Taxation einigen Zweiffel setzen wollen ob sie laediret seyn oder nicht sich desto füglicher entscheiden können wollen Wir daß das laediret zu seyn vermeinende Part sich und worin es übersetzet zu sein vermeinet bey einem odern andern Membro des Collegii Medici angebe da dann derselbe solch Recept oder Außzug mit Fleiß examiniren die Taxation der Recepten gegen Unsere gesetzte Taxam halten und getreulich aestimiren soll nach welcher aestimation alsdann die Bezahlung geschehen; der Censor vor seine daran gewandte Mühe von jedem Thaler des taxirenden Außzugs einen Groschen von dem unrechthabenden Theile zu praetendiren und zu geniessen haben; Der Apotheker aber so er die Taxam überschritten zu haben überführet würde über das noch nach Befinden des Übersatzes in eine nahmhaffte Straffe verfallen seyn soll.

Eyd der Apotheker

ICh N.N. schwere und gelobe GOTT den Allmächtigen und Allwissenden daß ich meiner Pflicht in rechtmäßiger Vorsorge und Obsicht meiner Apotheken treulich wahrnehmen Seiner Churfürstlichen Durchlaucht. zu Brandenburg publicirte Apotheker-Taxe und Ordnung in allen und jeden Puncten und Articuln fest und unverbrüchlich halten und demselben nach meinem besten Verstand und Vermögen nachkommen die verschriebene Medicamenta und Recepte, in Nahmen Gewichte Maaß oder sonsten nirgends worin ändern noch ein Stück vor das andere nehmen oder meinem Gesellen und Jungen solches zu thun verstatten die sub mani approbatorum Medicorum zugefertigte Recepte treulich und sorgfältig verfertigen lassen aber das Curirens und Besuchens der Patienten mich enthalten insonderheit ohne der Medicorum Gutbefinden und Vorwissen keine Purgantia, Vomitoria, starcktreibende Medicamenta oder Opiata, vielweniger Gifft aus meiner Officin verkauffen oder jemand ohne gnugsame Untersuchung oder Versicherung abfolgen lassen und im übrigen mich also verhalten wolle wie es einem ehrlichen rechtschaffenden vorsichtigen und gewissenhafften Apotheker gebühret und wohl ansteht: So wahr mir GOTT helffe durch JEsum Christum.

Ordnung wonach sich die Barbirer zu richten

1.

ES sollen die Ampts-Meistere der Barbirer in diesen Unsern Residentzen und aller andern Orte und Städte Unserer Lande sich vornehmlich der Nüchterkeit und eines eingezogenen mäßigen Lebens befleißigen damit sie jederzeit bey gegebenen Fällen bey der Hand und rüchtig seyn mögen ihrem Nechsten der ihrer Hülffe benöthiget mit ihrer Wissenschafft und Kunst zuträglich und mit Verstande es sey bey Tag oder Nacht zu dienen. Sonderlich sollen Sie geflissen seyn ihrer Patienten die ihnen zukommen und sich ihrer Cur und Vorsorge unterwerffen mit unermüdetem Fleiß und gebührender Sorgfalt ihrer Pflicht gemäß wahr zu nehmen.

2.

Alle Meister des Ampts der Barbirer sollen wann sie zu einem Verwundeten oder Geschlagenen gefordert werden so der Schaden groß und gefährlich denselben nach behördlicher Untersuchung und gelegten ersten Band an gehörigem Orte bey der Obrigkeit angeben und die Beschaffenheit der Verletzung derselben anzeigen damit dieselbe sich des Thäters versichern und die That da es mit diesem Schaden übel ablauffen möchte an demselben der Gebühr nach ahnden können.

3.

Wann zu Besichtigung der Verwundeten der Einleibeten ein Chyrurgus aus dem Ampts-Meistern neben dem Physico oder Medico, welchem solche Besichtigung committiret gefordert wird soll derselbe die Untersuchung mit behördlichem Fleiß und Gehutsamkeit ohne alle vorgefaßte Einbildung Praesumption oder Partialität verrichten und des Medici und Physici Veranlassung mehr als seinem eigenen Gütdüncken folgen die Beschaffenheit der Sachen und Wunden wohl in acht nehmen damit er eine zu Recht beständige Außsage davon fassen und thun könne alles aufrichtig und treulich am behörigen Orte berichten und einzeugen sonsten aber ohne Erlaubnis nicht davon offenbaren.

4.

Innerlicher Curen sollen sie sich gäntzlich enthalten auch in denen äusserlichen die besorglich und dabey schwere Zufälle zu befahren ihnen selbst nicht zuviel beymessen sondern einen oder andern von ihren erfahrensten Mit-Meistern mit zu hülffe nehmen und mit demselben die Sache überlegen; Ist aber der Affectus von sonderbarer Wichtigkeit und Gefahr sollen sie einen verständigen Medicum mit zuziehen und ohne desselben Einrathen keine bevorab innerliche Medicamenta, die von einiger Consequence, als Purgantia, Vomitoria, starcke Clystire, Urin- oder Menses treibende Opiata und der gleichen Medicamenta zu veranlassen und einzugeben sich unterstehen.

5.

Insonderheit weil die Erfahrung gegeben daß durch die Frantzosen-Cur so per inunctionem Mercurialem und Salivationem geschiehet unterschiedliche grobe Fehler vorgegangen so die Patienten mit dem Leben haben gebüsset; Sollen Sie in dergleichen Fällen ohne Assistence eines Medici, sich hinführo keiner solcher Cur als die zumahlen vielerhand schweren und gefährlichen Zufällen unterworffen vor ihren Kopff alleine unterfangen bey hoher unnachläßiger Straffe.

6.

Es sollen wann die Beschaffenheit dieses oder eines andern Affectus erfordert daß ein Medicus mit darzu gefordert werde die Barbirer dem Patienten nicht vorschreiben was derselbe vor einem Medicum ihm adjungiren solle sondern in des Patienten oder dessen Assistenten Wahl und Willen stehen den zu nehmen zu dem er das meiste Vertrauen träget.

7.

Wann ein Medicus und Barbierer zugleich den Patienten besorgen soll einer dem andern und zumaln der Barbirer dem Medico, mit geziemender Bescheidenheit gegegnen ausser den Schrancken seines Beruffs nicht treten noch des Medici Gutachten und Verordnung weder öffentlich noch hinterrücks bey den Patienten und Umbstehenden verkleiner, sondern denen von demseben veranlasseten Ordnungen und Verrichtungen so viel an ihm ist stricte nachkommen.

8.

Es sollen auch die Barbirer ihre Patienten in dem Artzt-Lohne nicht übersetzen noch unterm Vorwand einer besondern Gefährlichkeit zu unbilliger Belohnung anstrengen vielweniger umb destomehr Genieß davon zu haben die Cur über die Noht und Gebühr verzögern oder aus geringem Schaden grösser machen; sondern ihr Gewissen und das allsehende Auge des Höchsten bedencken. Wiedrigenfalls und da sie hierüber betreten würden schwerer und unvermeidlicher Straffe gewärtig seyn.

9.

Damit aber sowohl Sie als die Patienten wissen mögen was in einem oder andern Fall die Gebühr sey ist folgendes Reglement deßhalb beliebet worden darnach sich beyderseits werden zu richten haben.

			Thlr.	gr.
1.	Von einer gemeinen frischen Wunden die von keiner sonderlichen Erheblichkeit sollen sie haben vor den Band –		–	6
2.	Vor eine grosse oder auch Beinschrötige Wunde die doch nicht gefährlich noch tödtlich ist vor den ersten Band – – – –		–	12
3.	Vor eine Fleisch-Wunde zu haben nach derer Beschaffenheit	1 bis	2	–
4.	Von einer Beinschrötigen Wunde zu heilen nach dem sie groß oder gefährlich	5. 10. 15. bis	20	–
5.	Von einer Wunde so gestochen nach dem sie tieff oder gefährlich	6.7.8. bis	10	–
6.	Vor eine gemeine Haupt-Wunde so gehauen	2. 3. bis	4	–
7.	Vor eine Haupt-Wunde so von Schlagen oder Fallen	4 bis	5	–

8.	Vor eine Haupt-Wunde so gefährlich dabey das Cranium und Pericranium verletzet oder eingedruckt doch ohne Fisur	6 bis	8	–
9.	Von einer Verletzung des Hauptes da das Cranium cum Fissura mercklich eingedruckt ist und mühsam gehoben werden muß [Gehirnverletzung]	10.12. bis	15	–
10.	Von dergleichen Schaden da das Trepan gebrauchet werden muß vor jede Application, ohne die übrige Cur	2 bis	3	–
11.	Von einem Arm- oder Bein-Bruch an alten Personen	10.12.14. bis	16	–
12.	Vor einem Arm- oder Bein-Bruch an jungen Personen	6.8. bis	10	–
13.	Vor einem Schlitz-Bruch nachdem er groß und gefährlich doppelt so viel als von gemeinen.			
14.	Vor Einrichtung und nachmahlige Besorgung der verrückten Glieder nach derer Beschaffenheit	1.2 bis	3	–
15.	Contusiones, Geschwüre allerhand Geschwülste Entzündungen böse Hälse und dergleichen vielerhand Zufälle weiln deren Besorgung und die Bemühung so darbey vorfället sehr unterscheiden dahero so eigentlich nicht taxiret werden können mögen die Chirurgie vor jeden Gang 2. bis 3. gr. fordern doch auch die Patienten mit überflüssigen Gängen nicht übernehmen.			
16.	Vor ein Aderlasse nachdem sie Personen sind am Arm	1.2. bis	–	3
	an den Füssen	2.3. bis	–	6
17.	Absetzung der Glieder nachdem sie mühsam und gefährlich wird den Beinschrötigen Wunden was die Chur betrifft gleich geschätzet.			

Doch wird hiemit den Vornehmen und Wohl-bemittelten ihre Discretion und Liberalität nicht gebunden.

Hingegen wird die Christliche Liebe und ihr Gewissen den Chirurgis anweisen wie sie sich gegen Armen die so viel zu bezahlen nicht vermögen zu bezeigen haben.

Und haben nach obigem Reglement sich gleichfalls auch die Bader die sich der Chirurgie annehmen gehorsamst zu achten.

Ordnung wornach die Hebammen sich zu verhalten haben.

1.

ES wollen die Hebammen Weise- oder Wehe-Mütter die ietzo in Unsern Residentzen sind oder künftig darinnen sich niederzulassen und aufzuhalten Sinnes werden möchten ehe und bevor sie darzu befugt seyn und geduldet werden sollen sich bey Unserm Collegio Medico angeben und von demselben; (die aber ausserhalb Unserer Residentzen in den kleinen Städten von einerjeden Stadt- oder da keiner darin vorhanden von der nechst-gelegenen Stadt Physico, oder sonst von einem von Unserm Collegio Medico approbirten und darzu committirten Geschicklichkeit von der Obrigkeit einer jeden Stadt in behördlichen Eid und Pflicht genommen werden. Ausser denen aber die dieser Verordnung hierinn ein Genügen geleistet keine andere geduldet werden.

2.

Sollen Sie sich eines erbaren frommen und Christlichen Lebens insbesonderheit da sie fast niemahlen sicher seynd daß sie nicht so wol Tages als Nachtes selten gefordert werden der Nüchterkeit befleißigen; Zumahlen so wohl in bevorstehender als nach verrichteter Arbeit bey den Kindbetterinnen sich mit Wein und anderm starcken Geträncke nicht übernehmen. In Betrachtung daß an ihren Verrichtungen mehrentheils zweyer menschen Leben und Gesundheit und an jedem Versehen ihr eignen Gewissen und Seeligkeit Ehre und guter Nahme henget und dahero grosse Vorsichtigkeit und guter wohlaufgeräumter Verstand nebenst unermüdetem Fleiß und Treu erfordert wird.

3.

Untereinander sollen Sie gutes Verständniß und Vertraulichkeit hegen eine die andere nicht beneiden sondern vielmehr in vorfallenden schweren Fällen einander mit getreuem Rath und That auff Begehren und Erfordern beystehen und sich dessen nimmer es sey denn wegen unumbgänglicher Ehehafften entziehen.

4.

Ihre Pflichten sollen Sie bey vorfallender Gelegenheit treulich wahrnehmen der in Nöhten befindlichen Frauen mit aller Sanftmuht und Bescheidenheit an die Hand gehen dieselbe nimmer ohne gnugsame Anzeigunen zu früh oder vor der gebührenden Zeit zur Arbeit anstrengen noch ohne Noht auf den Stuhl zwingen oder auf demselben über die Gebühr aufhalten.

5.

In der Geburt sollen Sie auf alle Beschaffenheiten genaue Acht haben und da sich besondere bedenckliche Vorfälle finden solten bey Zeiten es mit einer andern verständigen Hebammen überlegen auch nach Beschaffenheit der Noht einen Medicum erfordern und dessen Raht und Vorschläge mit nehmen. Insbesonderheit da es sich begeben solte, daß etwa die Frucht im Mutterleibe todt die Mutter aber lebendig oder hingegen die Mutter todt und das Kind noch im Leben sollen sie gehalten seyn alsofort wann sie solches verspüren ohne einigen Verzug einen verständigen Medicum und Chirurgum fordern zu lassen damit die todte Frucht ausgetrieben oder auf andere Weise und Wege die Mutter davon entlediget; Oder auch im Gegentheil durch zulängliche Mittel der noch lebenden Frucht zur Welt geholffen und sie beym Leben erhalten werde.

6.

Wann die Frucht zur Welt kommen sollen sie dieselbe mit geziemender Sorgfalt in acht nehmen und insbesonderheit die Schnur in rechter Maaß verbinden und wohl versorgen damit nicht durch derselben Verwahrlosung das Leben oder die Gesundheit des Kindes in Gefahr gesetzet werde.

7.

Gleichmäßige Sorgfalt haben Sie auch bey der Mutter in acht zu nehmen damit die Schnur auch bey derselben nicht verwahrloset sondern die Nachgeburt mit Bescheidenheit gantz und vollkommen von Ihr gebracht werde. Und da sich hierin einiger Mangel eräugen solte als daß sie etwa angewachsen oder auch nicht vollkommen gelöset sondern gantz oder ein Theil derselben zurücke geblieben wäre solches keineswegs in Hoffnung daß es sich von sich selbst lösen oder finden werde oder auch eine besorgende Nachrede oder Blasme zu vermeiden verhelen und verschweigen; sondern alsofort melden und einen Medicum dazu fordern lassen der durch seinen Raht und dienliche Mittel denen Ungelegenheiten so daraus erwachsen können nechst Göttlicher Hülffe vorbeugt.

8.

Wiwol Sie ihr eigen Gewissen dessen belehren solte jedennoch weil es leider! die Erfahrung gibt daß solches von vielen aus den Augen gesetzet wird; Als wird Denenselben nochmals hiemit auffs schärffeste untersaget keineswegs sich zu unterstehen einiger Person sie sey ledig oder verehelichet einig Medicament Tranck Pulver oder wie dasselbe Namen haben mag dadurch eine Frucht im Mutterleibe könne gefähret getödtet früh oder spät lebendig oder todt abgetrieben werden zu bereiten oder bereiten zu lassen außzugeben oder Raht darzu zu geben bey Verlust ihrer Bedienung Ehren und anderwärter schwerer unnachläßiger Straffe an Geld und Gut je nach Befinden an Leib und Leben.

9.

Gleichfalls sollen Sie auch nicht befugt seyn einigen Personen sie seyn verdächtig und unverdächtig einige treibende Mittel umb die Verstandene Reinigung zu befodern zu machen zu geben oder anzugeben; Sonern schuldig seyn dergleichen an die Medicos zu verweisen welche wissen werden wie weit hierinnen zu gehen; Massen dann auch hiemit und Krafft diesem nochmahlen denen Apothekern kräfftigst und bey nahmhaffter Straffe untersaget seyn soll einiger Heb-Ammen ohne Vorwissen eines approbirten Medici einig dergleichen Mittel so dessen einigerley weise verdächtig zu verfertigen oder abfolgen zu lassen.

10.

Ferner soll denen Hebammen gäntzlich untersaget seyn des Curirens bey dem Frauenzimmer Sechswöchnerinnen und Kindern zu geschweigen andern Personen sich anzumassen: Es wäre dann im höchsten Nohtfall bey Wöchnerinnen und neugebornen Kindern da so bald kein Medicus zu erhalten ein gemeines simpeles und unschädliches Mittel welches sie auf der Apotheken bereiten liessen und solchenfalls ihnen abgefolget werden kann. Sonsten aber ausser dergleichen Nohtfall sollen Sie die Patientinnen die ihnen vorfallen beyzeiten an die Medicos verweisen.

11.

Wann Ihnen verdächtige Personen vorkommen die bey ihnen unziemlichen Raht und Hülffe suchen haben Sie nachdem sich der Umbstände so viel thunlich erkundet solches alsofort der Obrigkeit darunter dieselbe Personen gesessen oder auch den Collegio Medico anzumelden damit dem besorgenden Unheil vorgebeuget und dergleichen Gottlosigkeit zu gebührender Straffe gezogen werden könne.

12.

Da Ihnen auch von der Obrigkeit Verdächtige zu besichtigen oder andere bey Frauen-Personen vorkommende Fälle zu untersuchen anbefohlen und aufgetragen wird sollen Sie alles genau in Augenschein nehmen alle Umbstände mit Fleiß erwegen nach ihrem besten Wissen und Gewissen die verlangete Nachricht einziehen sich niemandes Ansehen und Authorität schrecken Bitt und Bedrauung lencken noch Geld und Geschencke blenden lassen sondern treulich die Wahrheit an behörigem Orte der Obrigkeit davon sie abgeschickt oder auch dem Collegio Medico, sonsten aber nirgend anderswo einzeugen. Solten aber die Sachen so ihnen auffgetragen ihre Wissenschafft oder Verstand übersteigen sollen Sie sich vor oder nach von dem Collegio Medico oder auch einem oder dem andern wohlerfahrnen approbirten Medico darin belehren lassen. Wornach sie sich demnach zu achten oder widrigen Falls ernstliche Beahndung gewärtig seyn sollen.

Damit nun diesen Unsern wohlgemeinten und zu Unserer Unterthanen und des Landes Besten angesehenen Ordnungen desto besser möge nachgelebet werden; So befehlen Wir hiermit und in Krafft dieses dem Collegio Medico hierüber gute Obsicht zu haben und fest darob zu halten; Dem Wir auch zu besserer Exequirung einen von Unsern Hoff-Fiscalen zugeben wollen welcher auf Begehren des Collegii wider die Übertreter dieser Unserer Verordnung agiren und mit dahin sehen soll damit solche allenthalben fest und unverbrüchlich gehalten und dawider in keinem Wege gehandelt werden mögen; Gestalt dann Unser Cammer-Gericht allhier und Unsere Neu-Märkische Regierung wie auch Quartal- und Hoffgerichts-Rähte und alle Unsere Haupt- und Amptleute Haußvoigt nebst denen Magistraten in den Städten sich hiernach zu achten dem Collegio Medico die hülfliche Hand zu biethen und diejenigen so diesem zuwider leben möchten mit gebührender Straffe (davon die Helffte dem Fisco, die andere Helffte dem Collegio Medico zufallen soll) anzusehen haben.

Auf daß aber keiner mit einiger Unwissenheit sich entschuldigen könne; Als haben Wir diese Unsere Verordnungen und Apotheker-Taxe durch den Druck zu publiciren gnädigst abgefohlen. So geschehen Cölln an der Spree den 30. Augusti, Anno 1693."

Auch die Ordnung von 1693 kennt noch Zunftvorstellungen, jedoch ist hier der Schritt zur Medizinalgesetzgebung als staatliche Regelung deutlich zu erkennen. Sie ist ein wichtiger Schritt auf dem Weg zum neugeschärften Medizinaledikt aus dem Jahre 1725.

Das 18. Jahrhundert

Während des 17. Jahrhunderts hatten die preußischen Herrscher große Anstrengungen unternommen, die Wunden des Dreißigjährigen Krieges zu heilen, den Partikularismus zu überwinden und einen einheitlichen preußischen Staat zu schaffen. Beginnend mit dem Großen Kurfürsten hatten sie erkannt, daß Preußens Stärke abhing von einer schlagkräftigen Armee und von einer effektvollen Administration. Alle Macht lag in der Hand des Monarchen, und die Beamten waren ihm direkt verantwortlich. Zu diesem Konzept gehörte die Zentralisierung aller administrativen Funktionen in Berlin. Auch das Edikt von 1685 diente dazu, zur Einigung und Stärkung der preußischen Nation, hier auf dem Gebiet der Medizinallegislative, beizutragen.

Im 18. Jahrhundert führten die Hohenzollern das von Friedrich Wilhelm begonnene Werk fort. Friedrich I. entfaltete nicht nur eine große Pracht, nicht erst als er sich zum König in Preußen gekrönt hatte, er verstärkte das Heer auf 40000 Mann, gründete aber auch die Reformuniversität Halle im Jahre 1694, die königliche Akademie der Künste 1696 und die Societät der Wissenschaften im Jahre 1700.

Friedrichs Sohn, Friedrich Wilhelm I., der Soldatenkönig machte Preußen nicht nur zu einer eindrucksvollen Militärmacht, sondern auch zu einem Zentrum der medizinischen Ausbildung. Gut ausgebildete Chirurgen waren für seine Armeen genauso wichtig wie die Soldaten selbst. Friedrich Wilhelm investierte fünfmal mehr Geld im Jahr in seine Armee als in alle andern Aktivitäten des Staates zusammengenommen. Er vergrößerte die Armee auf 380 000 Mann und machte sie damit zur viertgrößten in Europa. Aber seine Anstrengungen zur Hebung der Medizin waren nicht weniger bedeutend. Ausgehend von der Societät der Wissenschaften, die von seinem Vater begründet war, ging Friedrich Wilhelm I. daran, eine Anzahl medizinischer Einrichtungen zu schaffen, darunter das Theatrum anatomicum, das Collegium medico-chirurgicum und schließlich die Charité. Ursprünglich geplant für die Ausbildung der Armeechirurgen, erhielten diese Einrichtungen mehr und mehr Bedeutung für die gesamte medizinische Ausbildung in Preußen.

Die Societät der Wissenschaften

Die Societät der Wissenschaften, gegründet 1700, war im weitesten Sinne die Schöpfung des Philosophen und Mathematikers Gottfried Wilhelm Leibniz. Angeregt durch die wissenschaftlichen Akademien in anderen Staaten versuchte er, einen

Mäzen unter den deutschen Monarchen zu finden, der eine ähnliche Organisation in Deutschland unterstützte. Bereits 1670 hatte er den Plan für eine solche Akademie entworfen. „Nutzen" an Stelle von „Wissen" sollte ihr letztes Ziel sein. Nachdem sich Pläne zerschlagen hatten, mit Hilfe des Hannoverschen Königs die Akademie dort zu errichten, fand er Hilfe in seiner langjährigen Freundin Sophie Charlotte, der Frau Friedrichs III. Bekannt als Gönnerin der Künste und der Wissenschaften gelang es ihr, ihren Mann von der Wichtigkeit der Finanzierung von Leibniz' Plänen zu überzeugen. Im Sommer 1700 wurde die Akademie ins Leben gerufen, und Leibniz wurde ihr erster Präsident.

Die Berufung der Akademie auf die „Utilia" führte unter anderem dazu, daß eine groß angelegte Produktion und der Vertrieb von Kalendern aufgenommen wurden ebenso wie die Seidenproduktion. Leibniz, der die Medizin zu den „Utilia" rechnete, sprach sich für die Sammlung von gesundheitsrelevanten Daten aus, ausgehend von der Häufigkeit von bestimmten Krankheiten bis hin zu meteorologischen und topographischen Daten. Er schlug vor, daß die Physici in den Städten und Dörfern diese Daten zusammenzutragen und zweimal jährlich der Societät vorzulegen hätten. Keine dieser Anregungen freilich wurde in die Tat umgesetzt. Trotz Leibnizens Enthusiasmus stand die Societät für die nächsten zehn Jahre größtenteils auf dem Papier. Es fehlte an Versammlungsräumen, Instrumenten, einer Bibliothek und vor allen Dingen an Geld. Erst nach dem Jahre 1710, als ein Observatorium eingerichtet war, neue Gesetze verabschiedet waren und eine offizielle Eröffnung stattgefunden hatte, kam die Societät richtig ins Leben. Aber auch jetzt kam sie noch nicht zu sinnvollem Arbeiten. Hofintrigen waren größtenteils dafür verantwortlich, daß Projekte immer wieder scheiterten. Andreas Gundelsheimer und Georg Ernst Stahl, Leibärzte des Königs, waren erbitterte Gegner der Societät und versuchten immer wieder, Friedrich von deren Wertlosigkeit zu überzeugen. Leibniz, desillusioniert durch die Schwierigkeiten bei Hofe, verließ Berlin 1711 ohne je zurückzukehren. Um 1715 hatten die meisten aktiven Mitglieder die Societät verlassen.

Als Friedrich Wilhelm I. 1713 zur Macht kam, lag die Societät praktisch darnieder. Dem Soldatenkönig kann nicht, wie das oft geschehen ist, die gesamte Schuld für den Niedergang der Organisation in die Schuhe geschoben werden, aber Gundelsheimers fortgesetzte Attacken gegen die Societät in Verbindung mit der Intoleranz des Königs waren sicher mit dafür verantwortlich, daß es nicht zu einem Aufschwung kam. Friedrich Wilhelm I. listete schließlich den Etat der Societät unter dem Titel „Vor die sämtliche königliche Narren" auf. Es war sein Sohn Friedrich II., der die Societät zum Erfolg führte. Kurz nach seiner Thronbesteigung im Jahre 1740 organisierte der junge König, der für sein tiefes Interesse an den Künsten und Wissenschaften bekannt war, die Societät, änderte ihren Namen in „Akademie der Wissenschaften" und garantierte ihre dauerhafte Existenz. Er begann sofort, bedeutende Wissenschaftler nach Berlin zu ziehen, wobei er ein besonderes Interesse an französischen Gelehrten zeigte und gerade deshalb den französischen Mathematiker und Philosophen Pierre Louis Moreau de Maupertuis als ersten

Präsidenten der Akademie nach Berlin holte. Euler, Lagrange, Volta und Lessing waren einige andere bedeutende Wissenschaftler, die eine Zeit lang in Berlin an der Akademie auf Friedrichs Einladung verbrachten. Die neue Akademie übernahm nicht Leibnizens Konzept von den „Utilia“, sondern sie wurde eine Institution der reinen Wissenschaft.

Während der Regierung Friedrich Wilhelms I. war die Societät zwar relativ machtlos, aber dennoch nicht ganz inaktiv gewesen. Die Intoleranz des Soldatenkönigs bezog sich vorrangig auf all das, was er „eitel Wissenschaft“ nannte. Seine Feindschaft galt nicht jenen Bestrebungen, die sich auf die praktischen Wissenschaften bezogen. Ganz im Gegenteil, während seiner Regierung blühten die medizinischen Wissenschaften in Berlin auf. Sein Bestreben, eine starke, gesunde Armee zu haben, verbunden mit seinem tiefen Glauben, daß eine große Bevölkerung die Garantie für die Wohlfahrt des Landes sei, leitete ihn dazu, Reformen einzuführen, die sich sowohl auf die Verbesserung als auch auf die Kontrolle der medizinischen Ausbildung bezogen. In erster Linie sind diese Bestrebungen verbunden mit der Etablierung des Systems des Militärsanitätswesens, für das der Soldatenkönig Reformen organisierte, die darüber hinaus aber ihre bedeutenden Konsequenzen für die gesamte Medizin hatten. In den Jahren kurz nach seiner Thronbesteigung, als Friedrich Wilhelm gelegentlich noch mit der Societät zusammenarbeitete, gründete er das Theatrum anatomicum, das Collegium medico-chirurgicum und die Charité, die alle drei Berlin zu einem der bedeutendsten Zentren der medizinischen Ausbildung in Deutschland, ja in Europa machen sollten.

Das Theatrum anatomicum

Das Theatrum anatomicum, gegründet 1713, wurde 1717 unter die Aufsicht der Societät der Wissenschaften gestellt, aber in den ersten Jahren seiner Existenz waren die Beziehungen zwischen ihm und der Societät geprägt durch eine Fülle von Schwierigkeiten. Beim ersten Treffen der Sektion für Medizin, Physik und Chemie der Societät im Jahre 1711 hatte Friedrich Hoffmann, damals Hofarzt am Hof Friedrichs I., die Errichtung eines anatomischen Theaters vorgeschlagen und als Ort das Observatorium der Societät im königlichen Marstall angegeben.

Er hatte sich dabei auf Leibnizens Idee der Utilia berufen und erklärt, „die Societät sei nicht zum Bücherschreiben da, sondern zum untersuchen“, und weiter vorgeschlagen „er wolle mit Hülfe einiger Cadaver dann Anatomie vortragen“, wenn die Societät ihm die notwendigen Instrumente zur Verfügung stellte. Mit diesem Vorschlag hatte Hoffmann auf eine Bestimmung des Medizinaledikts von 1685 zurückgegriffen, in der gefordert worden war, daß die Wundärzte und die Hebammen in die Lage gesetzt werden sollten, anatomische Kenntnisse zu erwerben, die denen der Studenten an den Universitäten entsprächen. Die Reaktion der

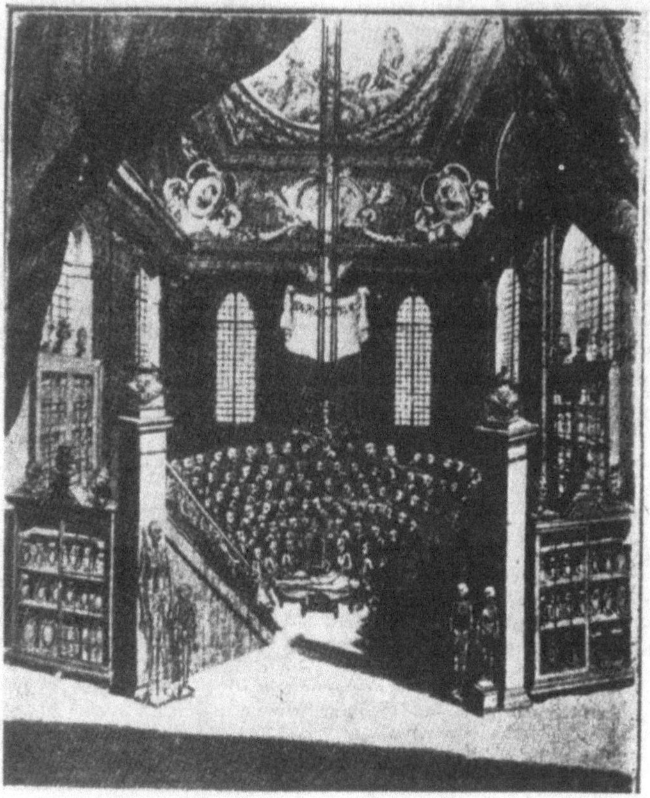

Abb. 16. Theatrum anatomicum von 1713: in der ersten Reihe fanden „Professoren, Doktoren und Leute von Distinktion" Platz, dann folgten Studenten, Chirurgen und interessiertes Publikum.

Societät war positiv, aber Zwänge und Eifersüchteleien am Hofe, speziell zwischen Gundelsheimer und Hoffmann, haben die Errichtung zunächst verhindert. Gundelsheimer gelang es, die Pläne der Societät zu hintertreiben, sie erhielt weder Geld noch Platz für eine Anatomie, und Hoffmanns Vorschlag stieß ins Leere.

Dabei verneinte Gundelsheimer nicht rundweg die Wichtigkeit der Unterweisung in der Anatomie. Aber er war der Überzeugung, daß ein anatomisches Theater unabhängig von der Societät existieren müßte. Deshalb war er unter den Petenten, die 1713 den neuen König Friedrich Wilhelm I. zu bestimmen suchten, ein anatomisches Theater zu errichten. Ernst Holtzendorff, später Generalchirurg und Leibarzt des Königs, spielte bei der Errichtung eine entscheidende Rolle, indem er dem König klar machte, welche Bedeutung die Ausbildung für die Regimentschirurgen haben müßte und damit letztendlich für den Gesundheitszustand und die Schlagkraft der preußischen Armee. Diese Argumente überzeugten den König, und am 29. November 1713 kam es zum Dekret über die Errichtung des Anatomischen Theaters in Berlin.

Die erste anatomische Sektion wurde bereits drei Tage später durch Christian Maximilian Spener ausgeführt, der damals Hofarzt und Mitglied des Collegium medicum war, und der der erste Professor der Anatomie am Theater werden sollte. Bis zu seinem Tod nur fünf Monate später hat er zehn weitere Sektionen an fünf Leichen durchgeführt, eine nicht unwesentliche Zahl, wenn man sie mit der der Sektionen an den Universitäten vergleicht: An der Universität Frankfurt waren in der 2. Hälfte des 17. Jahrhunderts lediglich fünf Sektionen durchgeführt worden. Es ist bis heute nicht ganz sicher geklärt, ob Spener die Sektion selber durchführte, oder ob er, wie bis dahin üblich, die Vorlesung hielt, während ein Prosektor oder Demonstrator die eigentliche Sektion am Körper durchführte. Sicher aber ist, daß Studenten die Gelegenheit hatten, selber an der Sektion teilzunehmen und anatomische Präparationen vorzunehmen. Die Sektionen waren auch damals noch gesellschaftliche Ereignisse, denen nicht nur Angehörige des Medizinerstandes beiwohnten, sondern darüber hinaus auch andere Interessierte. Dies wird deutlich auch aus der Einladung, die Spener für seine Sektion am 5. Februar 1714 verfaßte.

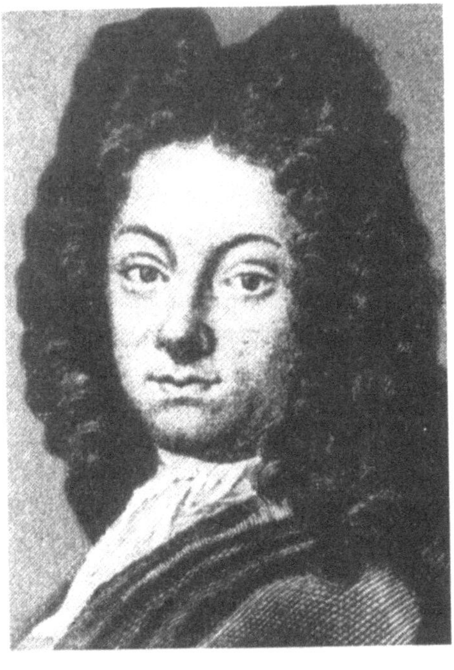

Abb. 17. Christian Maximilian Spener (1678–1714), der erste Professor am Anatomischen Theater.

Die
Erkäntniß seiner selbst nach der Natur
recommendiret
Allen und Jeden
Und ladet auf den 5. Febr. dieses 1714ten Jahres
Alle Liebhaber der ANATOMIE,
Insbesonder die
Chirurgos und Wund-Aertzte
Auf das
Königliche
THEATRUM
ANATOMICUM
Zu denen
Neuen
ANATOMISCHEN
DEMONSTRATIONEN
Vornehmlich und den Musclen/Blut-Gefässen
und Nerven
Hiermit ein
CHRISTIAN MAXIMILIAN SPENER, Dr.
Com. Pal. Caesar. St. Königl. Majestät in Preussen
Rath Hoff- und Guarnisons-Medicus, auch Professor
der Anatomie; der Kayserlichen Academie Nat. Curios.
und Königlicher Preußischer
Societ. Scient. Mitglied.
Berlin
Druckts Gotthard Schlechtiger der Königl. Preußis.
Societät der Wissensch. Buchdr.

Während der ersten vier Jahre seines Bestehens blieb das Anatomische Theater offiziell unabhängig von der Societät der Wissenschaften, die allerdings später durch königliches Dekret angehalten war, jährlich 1000 Taler für die Kosten der Sektionen beizusteuern. Am 15. Mai 1717 wurde dieses Verhältnis geändert, und der König stellte das Anatomische Theater völlig unter die Aufsicht der Societät der Wissenschaften, die die Sektionen überwachen sollte und dafür Garantie bieten, daß „solche anatomische Übungen zu bequemer Zeiten und gewissen Stunden das Jahr durch beständig fortgesetzt werden". Diese Entscheidung spiegelt das gewachsene Vertrauen des Königs in die Societät wider, das erst nach Gundelsheimers Tod im Jahre 1715 möglich wurde. Es spiegelt aber auch sein Interesse wider, die anatomische Lehre auszuweiten und zu verbessern, um besser qualifiziertes medizinisches Personal für seine wachsende Armee zu erhalten. Dafür sprechen auch die folgenden Maßnahmen. Am 5. März 1719 ordnete der König an, daß öffentliche anatomische Demonstrationen zweimal wöchentlich zwischen Sankt

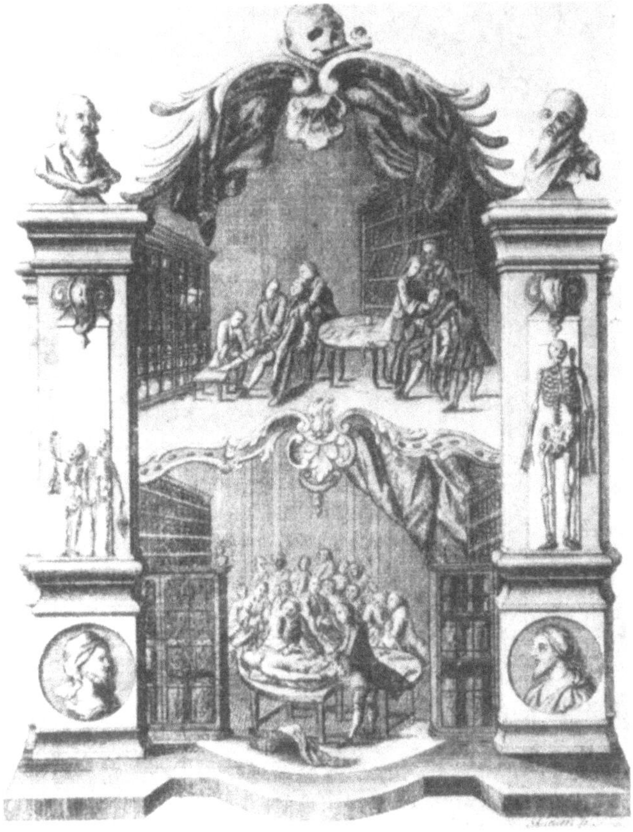

Abb. 18. Theatrum anatomicum, in dem nicht nur anatomische Sektionen, sondern auch Operationskurse an der Leiche stattfanden.

Michaelstag und Ostern gehalten würden, und daß während des Restes des Jahres öffentliche Vorlesungen über die chirurgische Technik und die Verbandslehre angeboten werden sollten, „wie solche ein guter Regiments-Feldscheerer nothwendig wissen muß." Darüber hinaus wurde eine Dauerstelle für einen Prosektor geschaffen, der bei der Vorbereitung und Durchführung der Sektionen Hilfestellung leisten sollte.

Das Collegium medico-chirurgicum

Vier Jahre später kündigte Friedrich Wilhelm I. seine Absicht an, ein Collegium medico-chirurgicum zu errichten. Diese Entscheidung war die zwangsläufige Folge der Entwicklung des Anatomischen Theaters während der vorausgegangenen zehn Jahre.

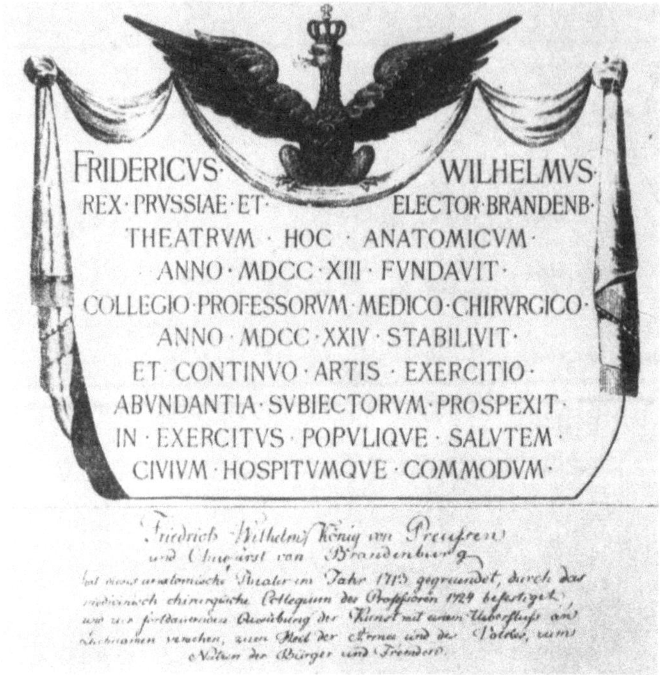
FRIDERICVS· WILHELMVS·
REX·PRVSSIAE·ET· ELECTOR·BRANDENB·
THEATRVM · HOC · ANATOMICVM·
ANNO·MDCC·XIII · FVNDAVIT·
COLLEGIO·PROFESSORVM·MEDICO·CHIRVRGICO·
ANNO · MDCC·XXIV · STABILIVIT·
ET·CONTINVO·ARTIS · EXERCITIO·
ABVNDANTIA·SVBIECTORVM·PROSPEXIT·
IN · EXERCITVS · POPVLIQVE · SALVTEM·
CIVIVM · HOSPITVMQVE · COMMODVM·

Abb. 19. Inschrift an der Alten Anatomie.

Ziel des Königs war es, wie es in einer Resolution vom 14. Dezember 1723 heißt, „die anatomischen Übungen mit anderen medizinischen, chirurgischen, botanischen und chymischen zu vervollständigen". Zu diesem Zweck schuf er sechs Professorenstellen. Heinrich Henrici, der nach dem Tode Speners die Professur für Anatomie am Anatomischen Theater innegehabt hatte, wurde nun verantwortlich für die Pathologie und die Therapie. Henrici hatte seine Aufgaben als Anatom bei der Durchführung der Sektionen nie sehr ernst genommen und war deswegen häufig in Konflikt mit der Societät geraten. Seine neue Position als Professor der Pathologie und Therapie kann als der Versuch angesehen werden, dieses Problem elegant zu lösen. Die übrigen Professuren waren eingerichtet für Anatomie und Physik, besetzt mit Augustinus Buddeus, Botanik, besetzt mit Michael Matthias Ludolff, Chemie, besetzt mit Johann Heinrich Pott, praktische Chemie, besetzt mit dem Hofapotheker Caspar Neumann, und Mathematik, besetzt mit Johann Georg Schütz. Gabriel Senff, Chirurg in der königlichen Armee und später erster Chirurg in der Charité, war verantwortlich für den chirurgischen Operationskurs.

Eine Liste der Vorlesungen aus dem Jahre 1730 erlaubt einen näheren Blick auf die Inhalte der Vorlesungen, wie sie in den ersten Jahren des Bestehens des Collegium medico-chirurgicum angeboten wurden. Buddeus lehrte Osteologie, Myologie, Angiologie, Neurologie, Splanchnologie und Physik. Darüber hinaus war er angehalten, wenn möglich, die Physik „der sogenannten Elementen als

Lufft, Wasser etc. und deren Erklärung kürztlich hinzuzufügen, wieweit die Cörpper so um uns sind ... Ursach und Gelegenheit zu Epidemisch grassierenden Kranckheiten geben können" in seinen Vorlesungen zu behandeln. Hier wird der Einfluß des Werkes von Thomas Sydenham sichtbar, der die Erforschung der epidemischen Konstitution, der sogenannten unmittelbaren Krankheitsursachen infektiöser Krankheiten gefordert und dabei die Beobachtung der physikalischen Gegebenheiten an die erste Stelle gesetzt hatte.

Der Professor für Botanik Ludolff unterrichtete die Studenten in der Pflanzenbestimmung im Botanischen Garten der Societät. Dieser Garten hat eine lange Geschichte. Begründet wurde er im 17. Jahrhundert, zunächst um Hopfen für die königliche Brauerei anzupflanzen. Unter dem Großen Kurfürsten wurde er in einen Küchen- und Kräutergarten umfunktioniert, ehe wenige Jahrzehnte später Friedrich I. eine Orangerie und Pflanzenhäuser für die Aufbewahrung exotischer Pflanzen hinzufügte und schließlich den ganzen Komplex in einen Lustgarten verwandelte. Sein Sohn Friedrich Wilhelm, wenig interessiert an der Fortführung der in seinen Augen nutzlosen Dinge, unterstellte den Garten der Aufsicht Gundelsheimers, der daran ging, ihn in einen botanischen Garten für den Anbau von Kräutern für die Hofapotheke umzuwandeln. Mit Gundelsheimers Tod im Jahre 1715 geriet der Garten mehr und mehr in Unordnung und blieb so bis zum Jahre 1718, als der König der Hofapotheke die Verantwortung für ihn übertrug. Aber erst nach der Gründung des Collegium medico-chirurgicum wurde der Garten, als Ergebnis der Bemühungen von Ludolff und Neumann, ein Platz für die Lehre und damit integriert in das Ausbildungskonzept der Medizin.

Neumann, Hofapotheker seit 1719 und Professor der Chemie, lehrte pharmazeutische Chemie in der königlichen Apotheke. Diese Apotheke galt als eine der bestausgerüsteten in ganz Deutschland. Friedrich Wilhelm I. war nicht nur interessiert an den Erfolgen der Medizin, sondern auch daran, die Fortschritte der Chemie, der Alchemie, aber auch der Metallurgie in die Praxis umzusetzen. Wie Neumann schrieb, hat der König den meisten seiner Bitten um Ausstattung zugestimmt, da er „eine der allervornehmsten, ansehnlichsten, ordentlichsten, reinlichsten, wohleingerichteten und wohlbestellten, auch mit Materialien und Medicamenten reichlich versehene Apotheke" sein eigen nennen wollte. Die Apotheke hatte ein sehr gut ausgestattetes Laboratorium, und in diesem hat Neumann seinen Studenten Chemie und pharmazeutische Techniken beigebracht.

Das Collegium medico-chirurgicum, zusammen mit dem Anatomischen Theater, legte großen Wert darauf, praktische und theoretische Unterweisungen zu verbinden. So hoffte man, die bisherige Ausbildungsform zu verbessern, die in ihrer Praxis häufig auf die Lehrzeit und die Praxis in den Kriegen beschränkt war. Die neuen medizinischen Lehrstätten sollten zukünftige Chirurgen mit einer Grundkenntnis der menschlichen Anatomie, Physiologie und Pathologie ausstatten, die sie in den Sektionen, chirurgischen Übungen und pharmazeutischen Kursen erwerben sollten. Diese praktische Ausbildung freilich führte noch nicht zu einer Erfahrung am Krankenbett, denn die Lehre war in erster Linie für die Militärchirurgen gedacht, nicht für die Ärzte. Deswegen standen die Kenntnisse der Anatomie und der Sektionskunst ganz im Vordergrund, innere und chronische Krankheiten, selbst wenn sie in den Lehrplan aufgenommen waren, fanden weit geringere Beachtung.

Das Collegium medico-chirurgicum selbst besaß weder Gebäude noch Laboratorium. Es bestand im wesentlichen aus den Professoren, mit sehr engen Verbindungen zu den anderen medizinischen Institutionen der Stadt. So stellte das Theatrum anatomicum die Räume zur Verfügung, die Societät das Geld, der Botanische Garten das Herbarium und die Hofapotheke die pharmazeutischen Laboratorien. Die letzte Verantwortung für das Collegium blieb in den Händen des Staatsministers als Vorsitzendem des Obercollegium medicum. Er organisierte und koordinierte alle Aktivitäten des Collegiums und war alleine dem König verantwortlich. Ihm standen zwei Direktoren zur Seite, ein Rechtsgelehrter und ein Arzt, die die Vorlesungen organisierten, an der Auswahl der Lektoren teilnahmen und dafür verantwortlich waren, daß die Vorlesungen ordentlich und pünktlich durchgeführt wurden. Die restlichen administrativen Aufgaben, so die Immatrikulation der Studenten und die Veröffentlichung der Vorlesungsverzeichnisse blieb in der Hand des Dekans.

Am Collegium medico-chirurgicum konnte jedermann studieren, und viele Studenten von andern Universitäten kamen hierher, um ihre theoretische mit einer praktischen Ausbildung zu ergänzen. Dennoch darf nicht übersehen werden, daß das erste Ziel des Collegiums war, Armeechirurgen auszubilden, „die bei ihrer Berufstätigkeit auch innere Krankheiten zu behandeln haben.“ 1724 wurde durch Kabinettsorder das Amt des Pensionärschirurgen geschaffen. „Danach erhielten 8 Chirurgen, Landeskinder, fähig, von gutem Naturell und der lateinischen Sprache kundig... drei Jahre lang jährlich fünfzig Taler und wurden gehalten, allen lectiones des Collegium medico-chirurgicum ohne Unterschied beizuwohnen.“ Die jährliche Remuneration wurde später auf 100 Taler erhöht, im Jahre 1769 stieg die Zahl der Pensionärschirurgen auf neun, 1777 auf zwölf und 1797 auf achtzehn.

Mit der Errichtung des Collegium medico-chirurgicum wurden gleichzeitig mehrere Ziele erreicht. In erster Linie bot es Ärzten und Chirurgen die Gelegenheit, ihre Ausbildung „zu Hause“ durchzuführen. Noch 1718 hatte Friedrich Wilhelm I. junge Männer nach Paris geschickt, die dort ihre chirurgische Ausbildung erhalten sollten. Die Gründung des Collegiums steht in Einklang mit des Königs Plänen, Preußen auf allen Gebieten autark und unabhängig von fremden Mächten zu machen. Dieser Geist wird auch deutlich in den folgenden Zeilen, die ein Student des Collegiums geschrieben hat:

Was Leyden, was Paris, was Basel groß gemacht,
das wird jetzt in der Mark mit gleicher Kunst vollbracht.
Sprich nun Apollo, sprich mit deinen Musenheerden;
Berlin wird noch Paris durch Friedrich Wilhelm werden.

Das Collegium hatte darüber hinaus die Aufgabe, den Stand der chirurgischen Ausbildung zu erhöhen. Nach 1720 mußten Chirurgen, die in Berlin praktizieren wollten, nachweisen, daß sie an den Kursen in Anatomie und Chirurgie am Collegium teilgenommen hatten. Durch diese Forderung wurde die Kluft zwischen ihnen und ihren weit weniger qualifizierten Kollegen, den Barbieren, immer größer.

Staatliche Medizinalbehörden

Das Collegium medico-chirurgicum war darüber hinaus Teil eines groß angelegten Plans, medizinische Ausbildung und medizinische Versorgung in Preußen zu verbessern und zu kontrollieren. 1713 hatte Friedrich Wilhelm I. in einem Brief auf das Medizinaledikt von 1685 rekuriert und jedermann verboten zu praktizieren, wenn er nicht durch die staatlichen Medizinalbehörden oder Beamten des Collegium medicum approbiert sei. Die Forderungen des Edikts von 1685 waren offensichtlich weithin ineffektiv geblieben, vor allen Dingen, weil außerhalb der brandenburg-preußischen Hauptstadt die Kontrolle über die Medizinalpersonen nicht durchzuführen war. Um dieser Situation Herr zu werden, hatte der König 1714 die neue Position der Adjunkten geschaffen, die in den Provinzen die Autorität des Collegium medicum vertreten sollten. Die Adjunkten hatten die Aufgabe, in ihren Distrikten die Personen des Gesundheitswesens zu überwachen und zu kontrollieren und dem Collegium medicum Bericht zu erstatten über alle Vorgänge auf dem Gebiet der Medizin. 1724 wurde diese Kontrolle verstärkt, indem der König dem Generaldirektorium befahl, in allen preußischen Territorien Collegia medica zu errichten. Aufgabe dieser Collegia medica war es, die Bestimmungen des Edikts von 1685 durchzusetzen und als Organ für die Approbation und die Überwachung der Heilpersonen zu dienen. Da sie dem Berliner Collegium medicum untergeordnet waren, wurde so die Zentralgewalt im Bereich der Medizinalverwaltung deutlich gestärkt. Es war nur folgerichtig, daß das Berliner Collegium medicum im Jahre 1715 zum Obercollegium umgewandelt wurde.

Aber die Collegia medica waren nicht die einzigen staatlichen Stellen, die sich mit den Problemen der Gesundheit beschäftigten. 1719 wurde das Collegium sanitatis geschaffen, das sich speziell mit hygienischen Maßnahmen und mit der Seuchenabwehr zu beschäftigen hatte. Die Idee einer solchen Organisation geht wahrscheinlich auf Leibniz zurück, der schon in der Mitte der 1660er Jahre die Notwendigkeit einer solchen Medizinalbehörde zur Bekämpfung von Epidemien bei Mensch und Tier gefordert hatte. Ihre Aufgabe, so hatte er ausgeführt, werde es sein, Informationen zu sammeln über alles „was in gesundheitssachen und damit verwandten Dingen ... passiret.“ Dies schloß die Beobachtung der Witterung, die Führung eines Totenregisters mit Daten über die Krankheiten und über die Todesursachen, Beobachtungen der Natur und der Krankheiten und Unfälle, die sich bei Mensch und Tier ereignet hatten, ein.

Wenn auch Näheres unbekannt ist, so scheint doch eine solche Behörde bereits um die Jahrhundertwende existiert zu haben, freilich bleiben ihre Aktivitäten relativ unklar bis zum Jahre 1709, als eine herannahende Pestepidemie Aktivitäten erforderte. Mit dem Nachlassen der Pest verschwand auch die Kommission wieder von der Bildfläche und wurde erst reaktiviert, als 1713 die Epidemie wieder aufflackerte. In diesem Jahr hat Friedrich Wilhelm I. eine neue Gruppe von sechs Mitgliedern berufen: zwei vom General-Finanzdirektorium, zwei aus dem General-Kriegskommissariat, einen Doktor der Medizin und einen Chirurgen. Anfangs war ihre Verantwortung beschränkt auf epidemische und ansteckende Krankheiten bei Mensch und Tier, aber während der nächsten 100 Jahre wurde die Kommission mehr und mehr zu einer allgemeinen Gesundheitsbehörde, verantwortlich für die Kontrolle von Nahrungsmitteln und Getränken, der Glasierung des Porzellans, der Bestattung der Toten, der Qualität des Wassers, der Entsorgung der Abfälle und aller der Dinge, die eine potentielle Gefahr für die Gesundheit der Nation hätten sein können. Am Ende des Jahrhunderts führten die Zentralisierungsbestrebungen der Regierung dazu, daß das Obercollegium medicum mit dem Obercollegium sanitatis zu einer einzigen Kommission, dem Obercollegium medicum et sanitatis zusammengelegt wurde, das für alle Gesundheitsfragen im Staate zuständig war.

Medizinische Ausbildung und Approbation

Friedrich Wilhelms Interesse, den Gesundheitszustand in Preußen zu verbessern, hatte seine Auswirkungen nicht nur in der Reform der Ausbildung und in der Bildung von Staatsbehörden. Ein Hauptproblem blieb nach wie vor die Prüfung und Approbation von qualifizierten Medizinalpersonen. Am 3. Januar 1715 forderte ein königliches Dekret Friedrich Wilhelms von allen Medizinstudenten, daß sie zur Approbation vor dem Collegium medicum oder vor einem der Provinzialadjunkten ihre Fähigkeiten in der Behandlung eines praktischen Falles nachweisen mußten. Dieser Versuch, die schon im Edikt von 1685 getroffene Regel durchzusetzen, war in den folgenden Jahren häufiger wiederholt und letztendlich im neugeschaffenen Medizinaledikt von 1725 in einer neuen und detaillierteren Form aufgenommen worden.

Zwei Jahre zuvor hat der König Georg Ernst Stahl, der nach Gundelsheimers Tod sein Leibarzt geworden war, und Johann Theodor Eller, den Dekan des Collegium medicum, aufgefordert, eine neue Ordnung zu entwickeln. Der Entwurf wurde am 27. September vom König genehmigt und erhielt als „neugeschärftes Medicinal-Edict" Gesetzeskraft. Basierend auf dem Medizinaledikt von 1685 und eine Vielzahl von inzwischen erlassenen Edikten mit verarbeitend, liegt das Hauptgewicht des Edikts von 1725 auf einer Präzisierung der Approbationsbestimmungen, in dem sehr sorgfältig die Qualifikationen und Gebiete ebenso wie die Erfahrungen der Ärzte, Wundärzte, Apotheker, Hebammen und Barbiere beschrieben werden. Während bislang alle Medizinalpersonen lediglich eine mündliche Prüfung vor den Collegia zu absolvieren hatten, ehe sie die Approbation erhielten,

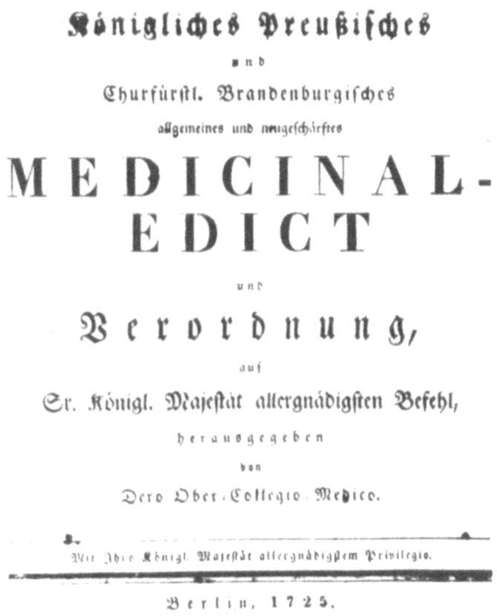
Königliches Preußisches
und
Churfürstl. Brandenburgisches
allgemeines und neugeschärftes
MEDICINAL-
EDICT
und
Verordnung,
auf
Sr. Königl. Majestät allergnädigsten Befehl,
herausgegeben
von
Dero Ober-Collegio Medico.
Mit Ihro Königl. Majestät allergnädigstem Privilegio.
Berlin, 1725.

Abb. 20. Titelblatt des neugeschärften Medizinaledikts von 1725, das für ein Jahrhundert die Grundlage der medizinischen Entwicklung in Preußen war.

forderte die neue Verordnung auch die Demonstration praktischer Fähigkeiten. Für Ärzte bedeutete dies die Vervollständigung ihrer Ausbildung durch einen Anatomiekurs am Theatrum anatomicum, die Lösung eines praktischen Falles mit Diagnose und Therapievorschlag und das Bestehen einer Prüfung vor dem Collegium medicum. Nach wie vor war ihre Aufgabe die Therapie aller inneren Krankheiten, vom Kurieren äußerer Krankheiten hatten sie sich fernzuhalten, da dieses das Gebiet der Wundärzte war. Festgelegt wird auch, daß Ärzte keine Medikamente herstellen und verkaufen durften, da dieses einzig den Apothekern vorbehalten war. Einzig für den Fall, daß ein Arzt nicht zur Stelle war, z.B. in kleinen Städten oder auf dem platten Land, war es den Wundärzten und den Apothekern gestattet, innere Krankheiten zu kurieren.

Auch die Bestimmungen für die Wundärzte wurden nun präzisiert. Von nun an mußten alle Wundärzte eine siebenjährige Lehrlingszeit absolviert haben, die auch eine bestimmte Zeit als Militärchirurg einschloß. Danach hatten sie an anatomischen und chirurgischen Vorlesungen im Theatrum anatomicum teilzunehmen, ehe sie sich einem Examen vor den Medizinalbehörden stellen konnten. Sehr schnell stellte sich freilich heraus, daß diese Anforderungen zu hoch angesetzt waren, und schon zwei Jahre später wurden sie eingeschränkt. Von den Chirurgen, die sich in Berlin niederlassen wollten, wurde stets der Besuch des Anatomiekurses gefordert. Die Regimentsfeldschere mußten darüber hinaus auch ihre Fähigkeit in der Behandlung interner Krankheiten nachweisen, ein Jahr später erhielten sie die Erlaubnis, nicht nur Militärpersonen, sondern auch Zivilpersonen chirurgisch und ärztlich zu behandeln.

Auch für die Apotheker wurden zum ersten Mal feste Lehrzeiten gefordert. Ebenso wie die Chirurgen hatten sie eine siebenjährige Lehrzeit zu absolvieren und dann einen praktischen Kurs, den Processus pharmaceutico-chymicus abzulegen, dann eine Reihe von Vorlesungen am Collegium medico-chirurgicum zu hören und sich einer staatlichen Prüfung zu unterziehen. Die Hebammen, die seit 1722 die Möglichkeit hatten, am Theatrum anatomicum anatomische Kurse zu besuchen, wurden nun verpflichtet, eine Spezialvorlesung über die Gebärorgane zu hören und eine Prüfung vor dem Collegium medicum oder einem Provinzialcollegium abzulegen, bevor sie die Erlaubnis zum Praktizieren erhielten. Die verschiedensten Heilkünstler — Marktschreier, Bruchschneider, Zahnärzte und Wurzelkrämer — durften ihre Künste nur noch auf dem Marktplatz anbieten und auch dieses nur, wenn sie ein städtisches Privileg vorweisen konnten. Medizinstudenten, Pastoren, Schäfern und Scharfrichtern wurde nun endgültig die medizinische Praxis verboten.

Das Edikt von 1725 kennzeichnet einen weiteren Versuch, die verschiedenen Gruppen der Heilpersonen im Staat zu klassifizieren und zu regulieren. Es markiert einen Schritt vorwärts auf dem Wege zur Professionalisierung, indem es die wissenschaftlichen Standards und die Approbationen jeder dieser Heilgruppen exakt beschreibt. Ein wesentliches Ziel des Edikts war es auch, den Wettbewerb zwischen den Gruppen zu beenden, nicht nur zwischen den Ärzten, Wundärzten und Apothekern, sondern auch innerhalb der großen Gruppe der nichtlizensierten Heilpersonen, die freilich nach wie vor eine der Hauptquellen der ärztlichen Versorgung auf dem Lande blieben. Aber dies war nicht das einzige Ziel. Der Staat dehnte seine Kontrolle über sämtliche Gebiete des Heilwesens weiter aus. Die staatlichen Medizinalbehörden, die sich nicht nur aus Medizinern zusammensetzten, hatten nicht nur die volle Verantwortung für die Approbation, sondern auch die volle Jurisdiktion über alle medizinischen Angelegenheiten. So werden in der beigefügten Medizinaltaxe, die sich auf die Vorschriften von 1693 gründet, für ganz Preußen gültige Preise für ärztliche Leistungen festgelegt.

Das Edikt von 1725 ließ auch die Universitäten nicht ungeschoren, sondern übertrug einen Teil ihrer Befugnisse auf die staatlichen Medizinalbehörden. Die medizinische Ausbildung ließ im 18. Jahrhundert an den meisten Universitäten ohnehin zu wünschen übrig. Die meisten Institute waren nur ärmlich ausgestattet, ohne finanzielle Ressourcen, ohne Kliniken oder Hospitäler. Instrumente und anatomische Sammlungen waren in bedauernswertem Zustand, und Professorenstellen blieben oft für Jahre unbesetzt wegen der Konflikte unter den Professoren untereinander. Als einen Schritt zur Reform der Universitäten betrachtete der König auch die Reduzierung ihrer Macht und die Übertragung eines Teils ihrer Befugnisse auf die Staatsbehörden. Dieser Schritt war nicht einfach, da sich die Universitäten auf ihre jahrhundertealten Privilegien berufen konnten. Schon 1723 erhielt die Universität Frankfurt/Oder die Aufforderung, mit der Verleihung des Doktorgrades vorsichtiger umzugehen. Der preußische Staat erkannte die Doktorprüfung nicht länger als Approbation der Ärzte an, sondern verlangte, wie wir bereits gesehen haben, daß Medizinstudenten darüber hinaus den Anatomiekurs vom Collegium medico-chirurgicum zu absolvieren hatten wie auch die Prüfungen vor dem Collegium medicum. Mit der Umwandlung des Berliner Collegium medicum zum Obercollegium medicum wurde nun eine Prüfungsbehörde geschaffen, die für den gesamten Staat weisungsberechtigt wurde. In dieser neuen Behörde waren nicht nur die Geheimen Räte, die Hofärzte und die praktischen Ärzte in Berlin vertreten, sondern auch Wundärzte und Apotheker. Die beiden Universitätsprofessoren, die seit 1685 dem Gremium angehört hatten, verloren ihren Sitz und damit ihren Einfluß auf die Medizinalangelegenheiten des Staates. Für den Rest des Jahrhunderts blieb die gesamte Macht in den Händen des Obercollegiums, ein Zeichen dafür, daß es Friedrich Wilhelm gelungen war, die Medizinaladministration in Berlin zu zentralisieren.

Das Medizinaledikt von 1725 blieb in seinen Grundzügen für die nächsten hundert Jahre bestehen mit Ausnahme von einigen wenigen Änderungen, die am Ende des Jahrhunderts gemacht wurden und die insbesondere die klinische Ausbildung betrafen. Der erste Schritt in dieser Richtung war die Gründung eines klinischen Institutes im Jahre 1789, das zur Ausbildung von Medizin- und Chirurgiestudenten geschaffen wurde. Zunächst in der Charité beheimatet und geleitet von Johann Friedrich Fritze, erhielt das Institut bald wenige Räume mit zwölf Patienten im Inneren der Stadt. Jeden Mittwoch- und Sonntagnachmittag erteilte Fritze hier seinen Studenten Unterricht am Krankenbett, wobei er die Methoden der Krankenuntersuchungen, der Diagnosestellung und der Therapie mit seinen Studenten besprach. Er forderte die Studenten auf, selber die Untersuchungen durchzuführen, weil er davon überzeugt war, daß nur praktisches Lernen zum Erfolg führen könnte. Offensichtlich war dieses Instrument so erfolgreich, daß bereits 1791 von allen Medizin- und Chirurgiestudenten in Berlin ein dreimonatiges klinisches Praktikum gefordert wurde. Auch alle Studenten, die aus anderen Städten Preußens nach Berlin kamen, um dort ihr Examen abzulegen, mußten diesen Kurs absolvieren. 1798 wurde dieses Verfahren in die Examens- und Approbationsordnung eingefügt. Bis zu diesem Zeitpunkt war das Examen an einem zugewiesenen Patienten, das alle Medizinstudenten abzulegen hatten, auf eine schriftliche Prüfung beschränkt gewesen. Diese wurde nun durch eine klinische Prüfung, die sogenannte Kursusprüfung ersetzt. Der Student hatte zwei Patienten zu betreuen, einen akuten Fall und einen chronischen Fall, und zwar für die Dauer von vier Wochen. Während dieser Zeit hatte er den Patienten zweimal am Tag zu besuchen, die Krankengeschichte zu führen, darin seine Diagnose, seinen Therapievorschlag und seine Medikation niederzulegen. Überwacht wurden diese Studenten von einer Kommission, die aus fünf Personen bestand, aus einem Direktor und zwei Mitgliedern jeweils aus dem Obercollegium medicum und aus dem Collegium medico-chirurgicum. Die Macht dieser Kommission wurde nach und nach immer größer, vor allen Dingen dadurch, daß die Examen in einzelne Abschnitte aufgeteilt und von der Kommission Minimalforderungen festgelegt wurden. Zusammengenommen markieren alle diese Maßnahmen den Kulminationspunkt eines langen Prozesses. Am Ende des Jahrhunderts war die Examinierung und Approbierung der Medizinstudenten in die Hand einer staatlichen Kommission übergegangen. Mitglieder dieser Kommission hatten die Verantwortung dafür, daß die Medizin- und Chirurgiestudenten ihr Können in einer Reihe von festgelegten Prüfungen nachzuweisen hatten, darüber hinaus in anatomischen und chirurgischen Techniken ebenso bewandert waren wie in der Behandlung innerer Krankheiten. Auch wenn diese Maßnahmen nicht unmittelbar erfolgreich gewesen sind, so besteht doch kein Zweifel daran, daß hier institutionelle Strukturen geschaffen wurden, die den Staat in die Lage setzten, die Kontrolle der Qualität der ärztlichen Ausbildung und Fortbildung für die Zukunft zu überprüfen.

Medizinische Versorgung

Waren die in den letzten Kapiteln besprochenen Maßnahmen effektiv? Führten sie zu einer klaren Abgrenzung der Gruppen der Medizinpersonen, die für die Bevölkerung in den preußischen Städten verantwortlich waren? Die Antwort muß in den meisten Fällen „Nein" lauten. Auch wenn exakte Statistiken nicht existieren, so machen doch Studien über einzelne Städte klar, daß eine säuberliche Scheidung weder existierte noch aufrechterhalten werden konnte. Die Zahl der ausgebildeten Ärzte und Chirurgen war einfach zu gering, um die gesamte Bevölkerung auf dem Lande zu versorgen. In der Mitte des Jahrhunderts gab es lediglich 60–80 approbierte Ärzte und Chirurgen in Berlin. Dabei hatte die Bevölkerung bis zum Jahre 1740 auf 81 000 zugenommen. Es wäre auch falsch anzunehmen, daß diese lizensierten Praktiker ihre Dienste auf die gesamte Bevölkerung verteilt hätten. Ganz im Gegenteil, ihre Patienten kamen zum größten Teil aus der mittleren und oberen Klasse. Die Kosten für die medizinische Versorgung blieben für die größten Bevölkerungsgruppen unbezahlbar, insbesondere für die Armen der Stadt und die meisten der Menschen, die auf dem Lande wohnten. Bei einem Einkommen von ungefähr fünfzehn Talern pro Jahr konnte ein Kutscher z. B. schwerlich ein paar Taler einem Arzt oder Chirurgen für die Behandlung einer Wunde oder die Kur einer akuten Krankheit bezahlen. Wieviel weniger konnte dies etwa ein Hausmädchen tun, das 8 oder 9 Taler im Jahr erhielt, wieviel weniger Arme und Alte. Theoretisch waren die Ärzte zwar gezwungen, ihre Rechnungen an dem Einkommen ihrer Patienten auszurichten, darüber hinaus auch für Arme einen kostenlosen Dienst anzubieten, aber diese Forderungen scheinen kaum in die Praxis umgesetzt worden zu sein. Nicht lizensierte Heilkundige setzten ihr Werk fort und waren wohl noch für längere Zeit eine der Hauptquellen der ärztlichen Versorgung der Bevölkerung. Die Fähigkeiten all dieser Praktiker, seien sie lizensiert oder nicht, Krankheiten zu heilen, scheint nicht sehr hoch gewesen zu sein. Die Auswertung der Kirchenbücher Berliner Gemeinden zeigt, daß das größte Problem die hohe Kindersterblichkeit war. In der zweiten Hälfte des 18. Jahrhunderts machte der Anteil der gestorbenen Kinder an den Gesamtsterbefällen mehr als 60% aus. Nur 70% der lebend geborenen Kinder hatten die Chance, das erste Lebensjahr zu überleben. Weitere 20% starben, bevor sie das Alter von fünf Jahren erreicht hatten. Lediglich 50% aller Lebendgeborenen hatten die Chance, die frühe Kindheit zu überleben. Die Hauptursache dieser Kindersterblichkeit waren vor allen Dingen Infektionen des gastro-intestinalen Bereiches, eine Krankheit, die für die hohe Kindersterblichkeit bis ins 19. Jahrhundert hinein verantwortlich war und die im 18. Jahrhundert unter den Bezeichnungen „Jammer“, „Krämpfe“, „Zähne“ erscheint. Daneben spielen auch definierte Krankheiten wie etwa die Pocken, die in regelmäßigen Abständen von drei bis fünf Jahren die Kinderzahl dezimierten, eine entscheidende Rolle.

Während die Kinder häufig an Infektionen des Magen-Darm-Traktes starben, sind es Infektionen der Atmungsorgane, die vor allen Dingen die Erwachsenen treffen. In weit mehr als der Hälfte aller Todesfälle sind es Infektionskrankheiten, die zum Tode führen. Ärzte des 18. Jahrhunderts aber standen gerade diesen Krankheiten hilflos gegenüber. Dabei läßt sich eine deutliche Ungleichheit in verschiedenen sozialen Schichten feststellen. Der Anteil der Kinder an den Verstorbenen beträgt in der Oberschicht 55%, in der Mittelschicht 62,5% und in der Unterschicht 67,1%. Während der Prozentsatz der Totgeburten in der Oberschicht bei 3,4% liegt, steigt er in der Mittelschicht auf 4,7% und in der Unterschicht auf 5,4% an. In allen Schichten sind die Säuglinge am stärksten betroffen, jedoch sind auch hier die Unterschiede augenscheinlich, 8,7% in der Oberschicht stehen 20,1% bzw. 21,5% der Mittel- und Unterschicht gegenüber. Je besser der sozio-ökonomische Status war, desto größer war die Chance der Kinder, die ersten Lebensjahre zu überleben. Bei der Auswertung der Kirchenbücher der Petri-Gemeinde ergab sich ein durchschnittliches Sterbealter in der Oberschicht von 31,3 Jahren, in der Mittelschicht von 20,8 Jahren und in der Unterschicht von 23,1 Jahren. Diese letzte Zahl ist dadurch zu erklären, daß die Zahl der Unverheirateten in der Unterschicht um ein Vielfaches höher war als in den anderen Schichten; mithin gab es weniger Kinder, mithin erhöhte sich das mittlere Sterbealter. Betrachtet man nur die ersten sechs Lebensjahre, so zeigt sich, daß in der Oberschicht ungefähr 35% der Geborenen nicht mehr leben, während es in der Mittel- und Unterschicht über 50% sind. Während das mittlere Sterbealter bei hohen Beamten 31,1 Jahre beträgt, liegt es bei Schustermeistern bei 16,7, bei Schneidermeistern bei 17,1 Jahren. Auch hierfür ist die Kindersterblichkeit verantwortlich. Bei Schneidern und Schustern sind über 70% der Gestorbenen Kinder, während dieser Anteil bei den hohen Beamten nur 45% beträgt. Die Analyse der Kirchenbücher hat darüber hinaus kein Indiz für eine besonders hohe Müttersterblichkeit ergeben. In allen untersuchten Fällen liegt der Anteil der Mütter, die in Kindsnöten bzw. in den sechs Wochen gestorben sind, weit unter 1%.

Institutionen der medizinischen Versorgung

Die Versuche des Staates, der hohen Sterblichkeit entgegenzuwirken, führten zunächst zur Errichtung von Asylen für Arme, Kranke und Hilflose. Bereits 1697 gründete Friedrich III. ein Armenhaus für Waisen, Invalide, Arme, Kranke, Alte, Bettler, Krüppel und Preßthafte. Diese Gründung stand im Zusammenhang mit einem größeren Plan, Kontrolle über die immer größer werdende Zahl von Armen und Bettlern zu gewinnen. Die Kranken waren von denen, die arbeitsfähig, aber nicht arbeitswillig waren, zu trennen, ebenso die Armen, die ihre Armut selbst verschuldet hatten, von den unverschuldeten Armen. Die zugrundeliegende Annahme, zwar seit dem Mittelalter akzeptiert, jetzt aber zu neuem Leben erwacht, war die, daß jedes Individuum verantwortlich sei für seine eigene Armut. Deshalb wurde als beste Therapie die Ausbildung und harte Arbeit angesehen, aber um dieses in die Tat umzusetzen, war es notwendig, die Kranken und unverschuldet Armen von den anderen zu isolieren. Zu diesem Zweck wurde im Jahre 1695 eine königliche Kommission errichtet, die dafür verantwortlich war, daß „solcher unordentlichen Bettelei mit Ernst gewehret, die gesunden Armen mit Arbeit und dafür gehörigen Lohn versehen ... die kranken und gebrechlichen nach Nothdurft besorget werden."

In dem Armenhaus, das später als das Große Friedrichs-Hospital bekannt wurde, wurde diese Trennung der Insassen erstmals durchgeführt, und so unterschied es sich von den mittelalterlichen Hospitälern, in denen alle Insassen in einem Raum untergebracht waren ohne Rücksicht auf eventuelle Unterschiede. Hier waren die Kranken in sogenannten Krankenstuben untergebracht und wurden durch die Hausärzte bzw. -chirurgen ärztlich versorgt und erhielten freie Medikamente. Alle anderen, die die Aufsichtsbehörden arbeitsfähig, aber nicht als arbeitswillig klassifiziert hatten, die sogenannten „faulen, starken Bettler" und die „liederlichen Weibspersonen" wurden zu harter Arbeit in die Spinnstube des Hospitals herangezogen. So sollten sie sich des Wertes von Disziplin und Arbeit bewußt werden, was der Historiker G. Oestreich als „Sozialdisziplinierung" bezeichnet hat, und darüber hinaus die Ausgaben der Stadt für die immer stärker ansteigenden Gesundheitskosten senken helfen.

Bis zum Jahre 1726, in dem die Charité als Krankenhaus eingerichtet wurde, fungierte das Große Friedrichs-Hospital als die Zentralinstitution und später als Waisenhaus der staatlichen Armenfürsorge. Aber es war nicht die einzige Institution dieser Art. Im Jahre 1700 hatte die französische Gemeinde ihr eigenes „Hôtel de réfuge" errichtet, das seine Arbeit für die Kranken bis ins 19. Jahrhundert hinein durchführte. Und im Jahre 1703 hatte die jüdische Gemeinde der Stadt ebenfalls ein eigenes Hospital, ein kleines „Hekdesch" errichtet, das vornehmlich für Besucher der Stadt gedacht war, die krank wurden, darüber hinaus aber auch den Mitgliedern der Gemeinschaft und deren „nahen Freunden" diente. Das Gebäude, sehr schnell in schlechtem Zustand und um die Mitte des Jahrhunderts baufällig, wurde 1756 abgetragen und durch einen Neubau, „das Jüdische Lazarett" in der Oranienstraße ersetzt. Dieses war eines der ersten Gebäude in Berlin, die speziell als Krankenhaus errichtet worden waren (die Charité war zunächst Pesthaus, das Große Friedrichs-Hospital Armenhaus), und dort begann man sehr früh zwischen der Armenfürsorge und der Krankenbehandlung zu unterscheiden. Das Kranken-

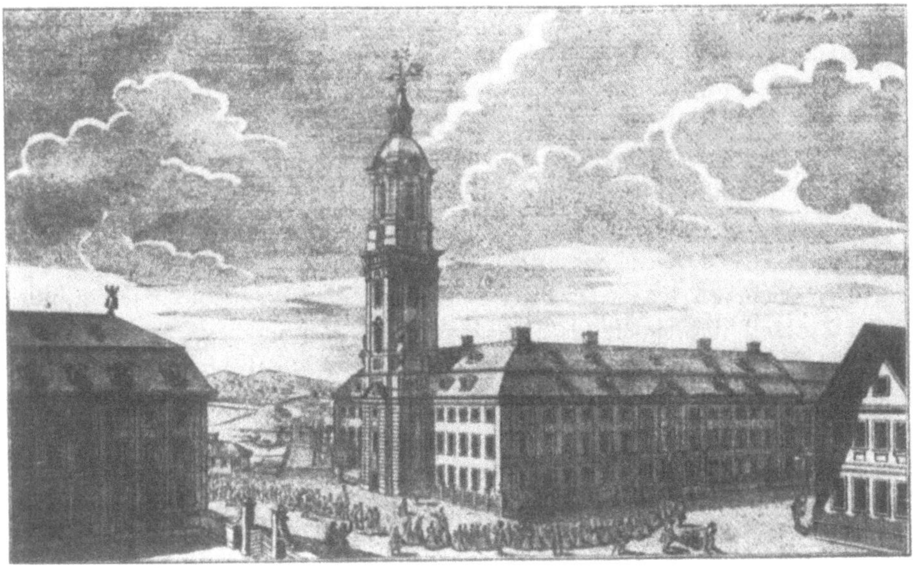

Abb. 21. Im 1697 von Kurfürst Friedrich III. gegründeten Großen Friedrichs-Hospital wurde zum ersten Mal eine Differenzierung der Insassen vorgenommen.

haus hatte einen ausgezeichneten Ruf. Folgt man Krünitz in seiner „Oeconomischen Encyclopaedie« von 1791, so lag die Mortalität bei einer Gesamtzahl von 300–350 Patienten im Jahr nicht höher als bei 10–12. Wenn diese Statistik richtig ist, dann lag die Mortalitätsrate von 3,5% nur auf dem Wert von einem Zehntel der der Charité.

Die Patienten des Jüdischen Krankenhauses waren größtenteils Mitglieder der Jüdischen Gemeinde, dies traf nicht für das medizinische Personal zu. Bis zum Beginn des 19. Jahrhunderts war es den Juden verboten, ein Handwerk auszuüben, und solange alle Chirurgen zu einer Handwerksgilde gehörten, war dieser Beruf praktisch für Juden verschlossen. So waren bis zum Jahre 1811, in dem diese Bestimmung aufgehoben wurde, nur die jüdischen Ärzte desselben Glaubens wie ihre Patienten.

Darüber hinaus gab es in der Stadt eine Anzahl kleinerer Hospitäler, die sich um die Sorge für die Alten, die Heimatlosen und Unbemittelten kümmerten. Das Dorotheenhospital, das Coppensche Armenhaus, das Heilig-Geist-Hospital und das St. Georg-Hospital sind nur einige Beispiele dafür. Ludwig Formey listet in seiner Topographie von Berlin über 20 solcher Einrichtungen auf, darüber hinaus gab es eine Anzahl von Stiftungen für die Armen. Friedrich der Große fügte zwei neue öffentliche Institutionen hinzu, im Jahre 1742 das Arbeitshaus als erneuten Versuch, der immer stärker ansteigenden Straßenbettelei Herr zu werden, und 1748 das Invalidenhaus für dienstunfähig gewordene Soldaten. Darüber hinaus schuf er im Jahre 1766 neue Möglichkeiten für die Geisteskranken. Das städtische Irrenhaus, das von Friedrich Wilhelm I. im Jahre 1726 errichtet worden war, war in der Krausestraße gelegen. Es hatte als Asyl für „Wahnwitzige" und „Trübsinnige" Personen gedient. Innerhalb kurzer Zeit war es völlig überbelegt, vielleicht weniger ein Anzeichen für ein Ansteigen der Geisteskrankheiten, als vielmehr ein Hinweis auf die immer stärker werdende Tendenz der Klassifizierung und Isolierung solcher Personen, die sich nicht mehr in die Sozialstruktur der Gemeinde einordnen ließen. Die Notwendigkeit für eine Vergrößerung wurde von Friedrich dem Großen anerkannt, und 1766 wurde das Nachbargebäude mitsamt Garten in der Krausestraße dazu erworben. Damit wurden zwar die gröbsten Raumnöte beseitigt, doch war der Zustand alles andere als zufriedenstellend. Formey beschrieb die Räume 1796 als „ordentlich", aber so klein und eng beieinanderliegend, „das sie die Atmosphäre verderben und der Geruch unerträglich ist." Charakteristisch für das 18. Jahrhundert ist, daß das Ziel dieser Institution nicht die medizinische Behandlung und Heilung der Geisteskrankheiten war, sondern daß sie in erster Linie als „Aufbewahrungsanstalt" diente. Diejenigen Patienten, die einer Arbeit nachgehen konnten, wurden angehalten dies zu tun, schwerere Fälle wurden in Isolierzellen gebracht, oft angekettet, wenn medizinische Autoritäten dies für notwendig erachtet hatten. Die Anerkennung der Irren als geistig Kranke und damit einhergehend der Versuch einer Heilung setzten sich in den deutschen Irrenanstalten erst zu Beginn des 19. Jahrhunderts durch.

Die Charité

Die Anfänge

Das größte Berliner Krankenhaus des 18. Jahrhunderts war die Charité. Ihre früheste Geschichte begann mit dem Bau als Pesthaus im Jahre 1710. Als die Pestepidemie, die in Europa seit 1708 wütete und seit 1709 nach Preußen eingedrungen war, auch die Stadt Berlin gefährdete, veranlaßte König Friedrich I. im November 1709 eine Reihe von Maßnahmen, um die Epidemie einzudämmen. Unter anderem befahl er die Errichtung eines „Lazareth-Hauses" für die Isolation und Behandlung von infizierten Personen. Als es klar wurde, daß die Seuche nicht bis nach Berlin vordringen würde, wurde das Gebäude, das im Jahre 1710 fertiggestellt war, zunächst als Garnisonslazarett gebraucht. Freilich diente es diesem Zweck nur zu einem kleinen Teil, zum größten Teil wurde es als Spinn- und Arbeitshaus für Bettler benutzt und als Verwahranstalt für arme Kinder.

Dies blieb seine Hauptfunktion bis zum Jahre 1726, als Christian Habermaass, Ernst Conrad Holtzendorff und Johann Theodor Eller den König bestimmten, das Gebäude in ein Krankenhaus und in eine Institution der ärztlichen Ausbildung umzuwandeln. Die drei Männer hatten argumentiert, daß neben der theoretischen

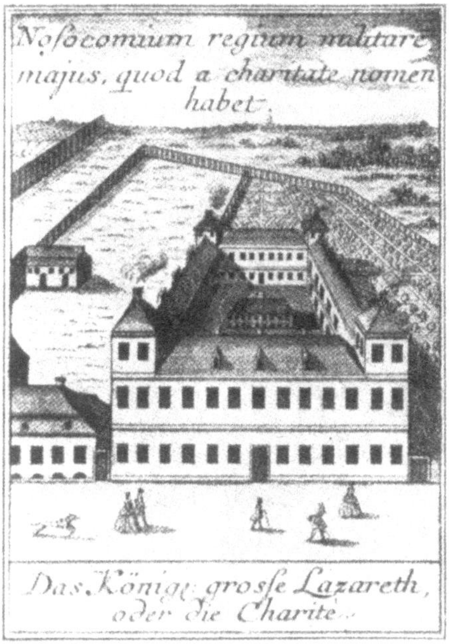

Abb. 22. 1709/10 wurde das Haus, das später dem Namen Charité erhalten sollte, als Pesthaus gegründet.

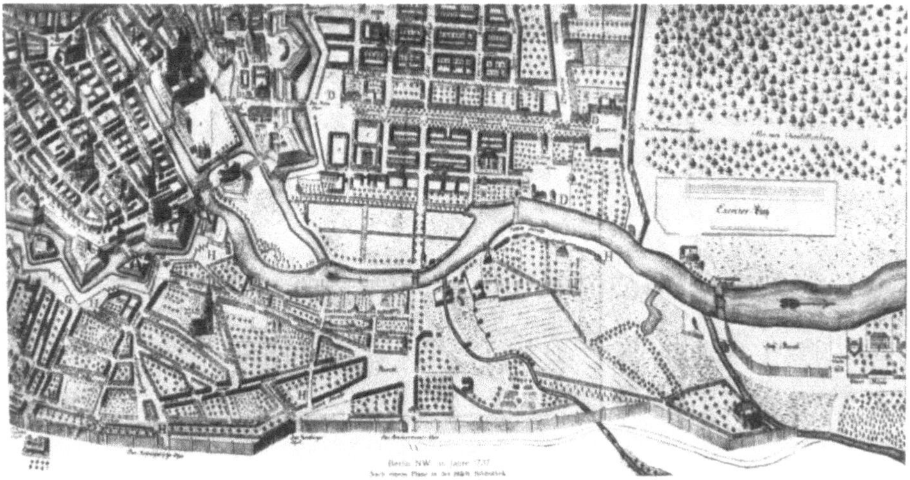

Abb. 23. Das Pesthaus, weit vor den Toren der Stadt gelegen, hier in einem Plan von 1737 rechts unten (der Plan ist nicht genordet!).

Ausbildung, die das Collegium medico-chirurgicum vermittelte, die praktische Ausbildung der Studenten unbedingt nötig sei, und auf die Vorteile hingewiesen, die eine solche Maßnahme hätte, wenn Studenten hier zu Hause lernen könnten,

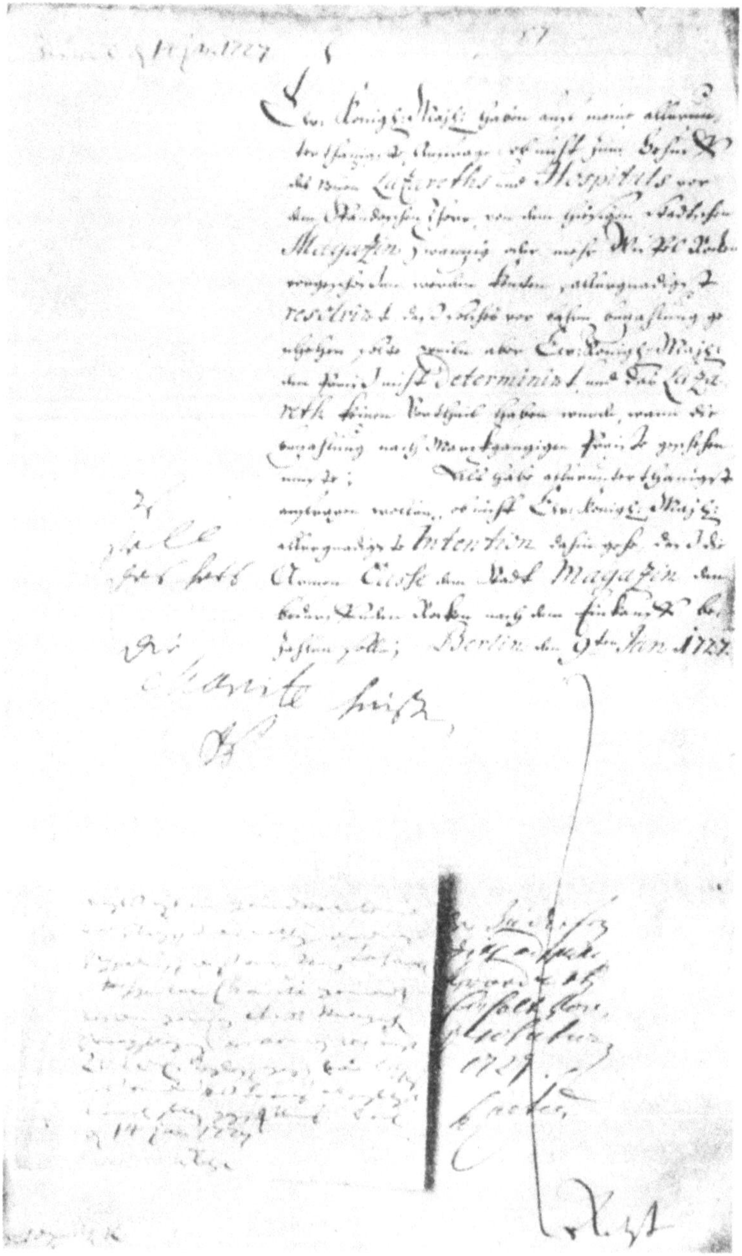

Abb. 24. Am 14. Januar 1727 schrieb Friedrich Wilhelm I. an den Rand einer Eingabe, die das Lazarett und Hospital betrifft: „Es soll das haus die charité heißen".

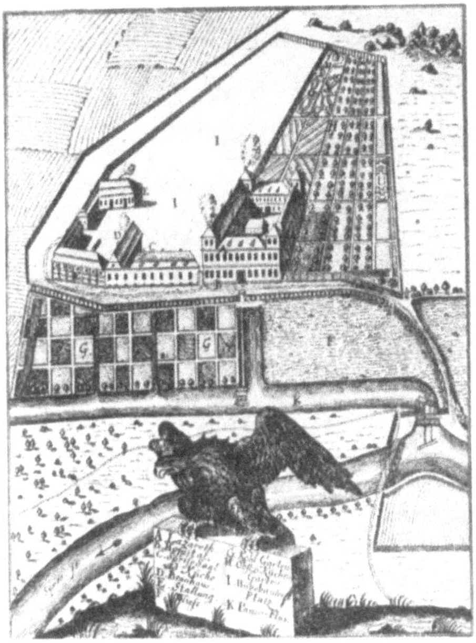

Abb. 25. Ansicht der Charité im Jahre 1730 mit landwirtschaftlichen Anlagen und Brauhaus.

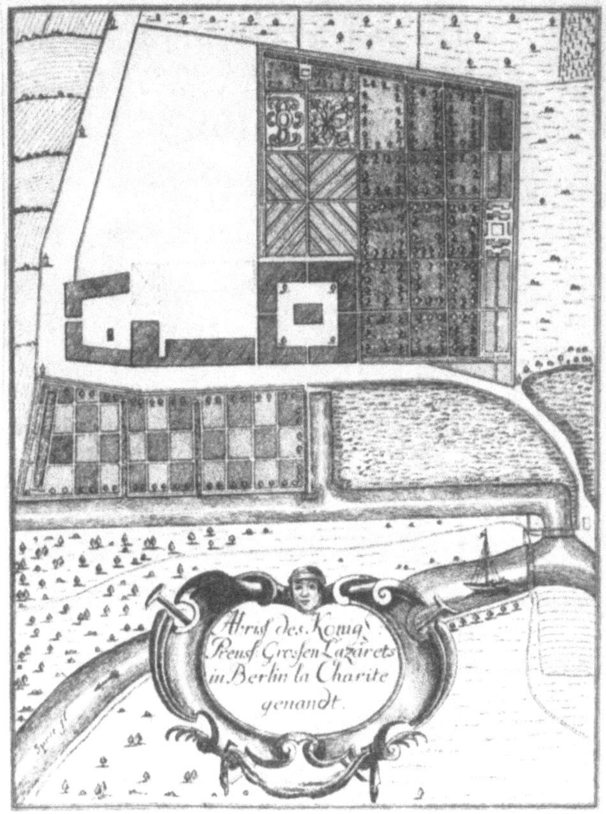

Abb. 26. Plan der Charité im Jahre 1730.

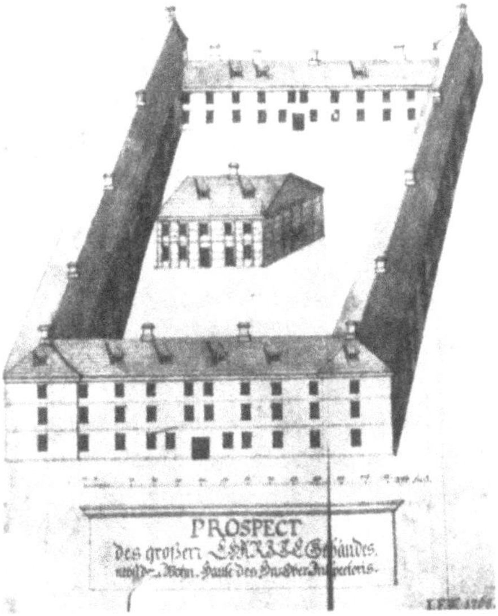

Abb. 27. Ansicht der Charité 1768. Haupt- und Seitenflügel sind um ein drittes Geschoß aufgestockt.

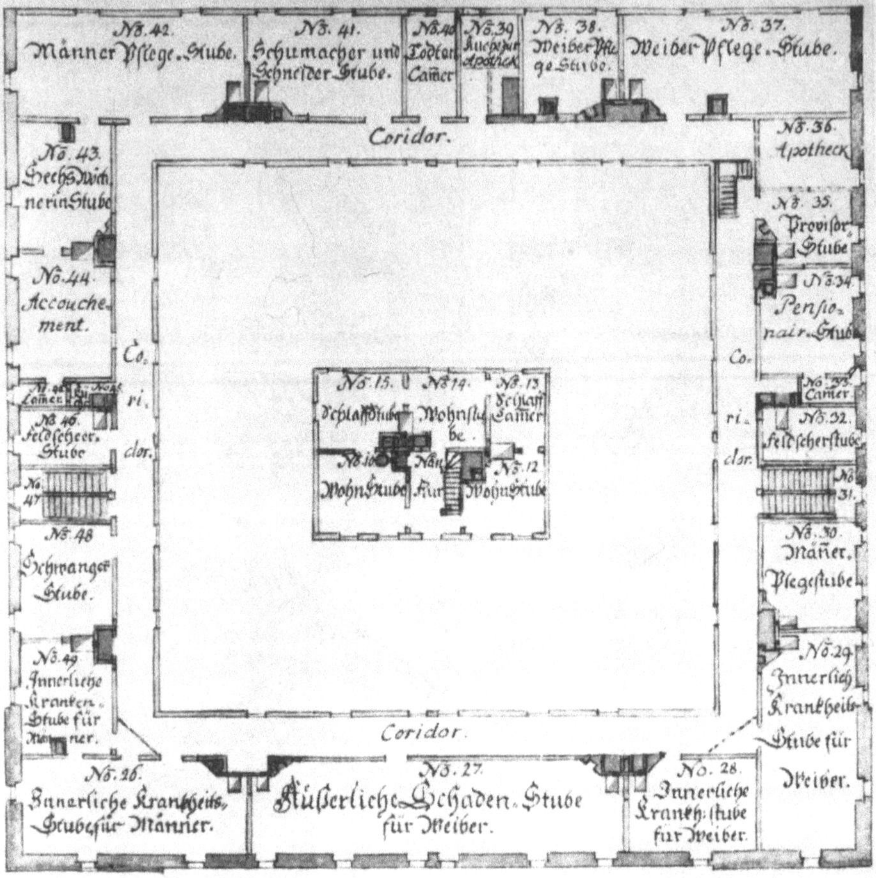

Abb. 28. Grundriß der 2. Etage der Charité um 1768. Neben der ‚chirurgischen‘ Frauenstation (No. 27) und der ‚inneren‘ Station (No. 26, 28, 29, 49) ist die ‚geburtshilfliche‘ Station (No. 43, 44, 48) zu erkennen.

„was sonsten mit großen Kosten in fremden Ländern geschehen müße.“ Diese Vorstellungen wurden dem König Friedrich Wilhelm I. in einem Brief von Habermaass, der aber wahrscheinlich von Holtzendorff konzipiert wurde, im September 1726 übermittelt. Bereits einen Monat später befahl der König durch Kabinettsorder, dem Garnisonslazarett ein Bürgerlazarett anzugliedern und beide als „Heil- und Lehranstalt“ dem Unterricht zuzuführen. Am 1. Januar 1727 war die Umwandlung abgeschlossen, und die neue Institution erhielt den Namen Charité.

In den ersten sechzig Jahren ihres Bestehens diente die Charité einer ganzen Reihe von Aufgaben. Als Medizinschule war sie Ausbildungsort für Ärzte und

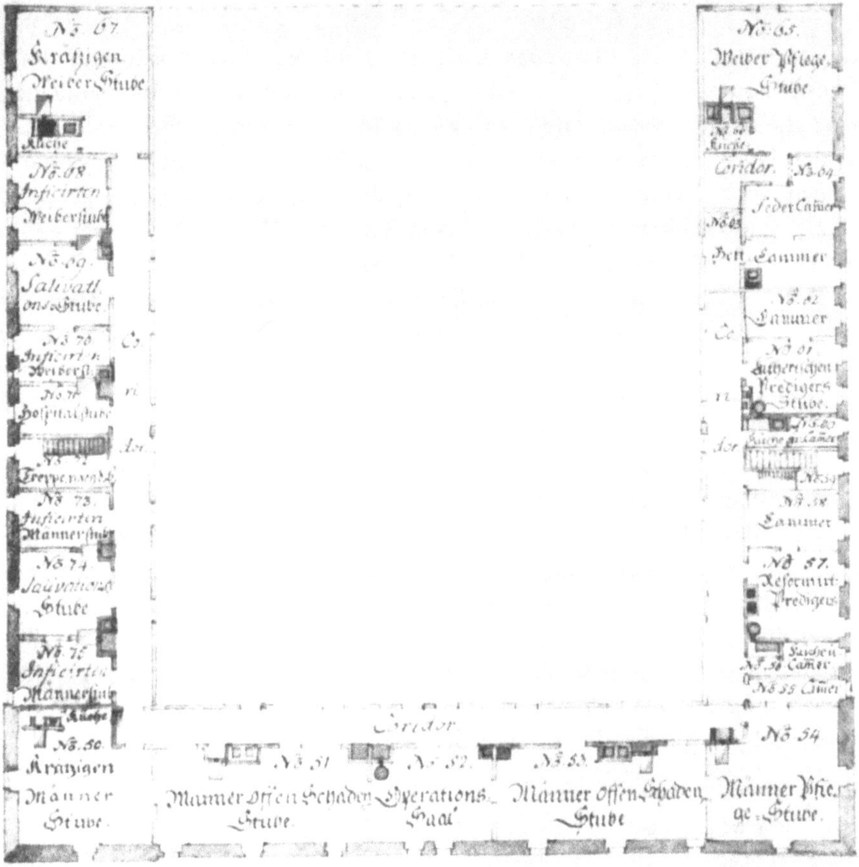

Abb. 29. Grundriß der 3. Etage der Charité um 1768. Neben der chirurgischen Männerstation mit Operationssaal (No. 51, 54) waren hier die Syphilis- und Krätzekranken untergebracht (No. 50, 67–75).

Chirurgen, wo sie sich in praktischen Übungen der klinischen Medizin und am Operationstisch der Chirurgie widmen konnten, um so ihre theoretischen Grundlagen, die sie im Collegium medico-chirurgicum und im Theatrum anatomicum erhalten hatten, zu vervollständigen, als Krankenhaus diente sie der medizinischen Versorgung der Zivilbevölkerung, meistens der der unteren Klassen, und der der Soldaten. Bis 1798 nahm die Charité auch, in Tradition der früheren Hospitäler, die Funktion eines Armen- und Arbeitshauses wahr, wo Bettler, Hospitaliten, Waisen und „liederliche Weiber" untergebracht und einem strengen Reglement unterworfen waren mit dem Ziel, sie einer moralischen Erziehung zuzuführen.

Die Charité als Lehrstätte

Natur und Ausmaß des klinischen Unterrichts an der Charité während des 18. Jahrhunderts sind bis heute nicht restlos geklärt. Bekannt ist, daß das Krankenhaus in erster Linie der Ausbildung von Militärchirurgen diente. Bis in die zweite Hälfte des Jahrhunderts konnten Zivilstudenten keine festen Positionen im Haus einnehmen, auch darüber hinaus blieb die Ausbildung der Militärärzte jeweils das erste Anliegen, was, wie wir später sehen werden, oft zu Konflikten mit der Berliner Universität im 19. Jahrhundert führte. Dieses Verhältnis war bereits von Friedrich Wilhelm in der zitierten Kabinettsorder von 1726 festgelegt worden und von späteren preußischen Königen jeweils bestätigt worden. So hatte ein Chirurg, seit 1771 waren es zwei, seit 1779 drei, aus der Reihe der acht königlichen Pensionärchirurgen in der Charité zu wohnen und mit Hilfe von zwei jüngeren Chirurgen, seit 1786 waren es acht, die notwendigen Behandlungen durchzuführen. Sie waren verantwortlich für die Kur und die Behandlung der Patienten, hatten diese zweimal am Tag zu besuchen und die Krankengeschichten zu führen. Es ist sicher, daß diese Pensionärchirurgen „klinische Erfahrung in großem Umfang sammeln konnten." Letztendlich waren sie jedoch nicht alleine für die Patienten verantwortlich, die Oberaufsicht führten die Hausärzte und Hauschirurgen. Sie waren verpflichtet, die Kranken zweimal in der Woche zu besuchen, um notwendige Behandlungen zu bestimmen. Alle diese Hausärzte und Hauschirurgen während des 18. Jahrhunderts waren gleichzeitig Professoren am Collegium medico-chirurgicum und auch Mitglieder der Societät der Wissenschaften. Zu den Ärzten zählten

Johann Theodor Eller, 1727–35
Otto Theodor Sprögel, 1735–36
Samuel Schaarschmidt, 1735–44
Friedrich H. L. Muzell, 1744–76
Friedrich W. D. Muzell, 1776–78
Christian G. Selle, 1778–1800.
Hauschirurgen waren
Gabriel Senff, 1727–37
Johann D. Neubauer, 1737–39
Simon Pallas, 1740–70
Joachim F. Henckel, 1770–79
Johann C. F. Voitus, 1779–86
Christian Ludwig Mursinna, 1787–1818.

Eine ganze Reihe von ihnen, so Eller, Muzell und Selle, waren auch Leibärzte der Könige. Diese doppelten und dreifachen Ämter waren oft notwendig aus finanziellen Gründen, weil keine der Positionen mit einem auskömmlichen Einkommen ausgestattet war. Was auch immer die Motive dafür gewesen sein mögen, daß eine Vielzahl von Aufgaben in den Händen von wenigen Ärzten lag, es brachte für die medizinische Ausbildung einen großen Vorteil, vor allen Dingen durch die

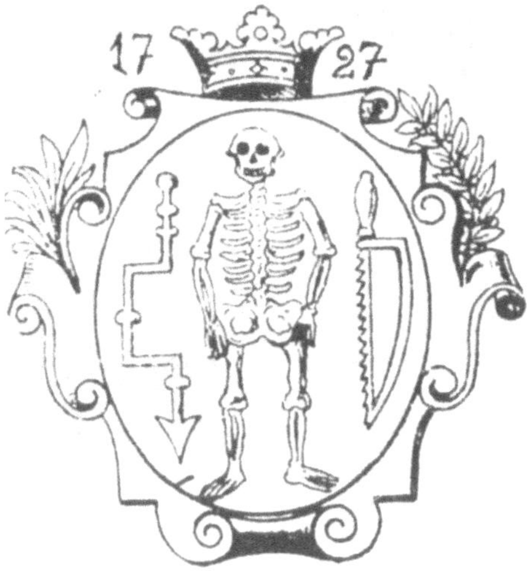

Abb. 30. Wappen der Berliner Chirurgengilde mit Trepan und Amputationssäge.

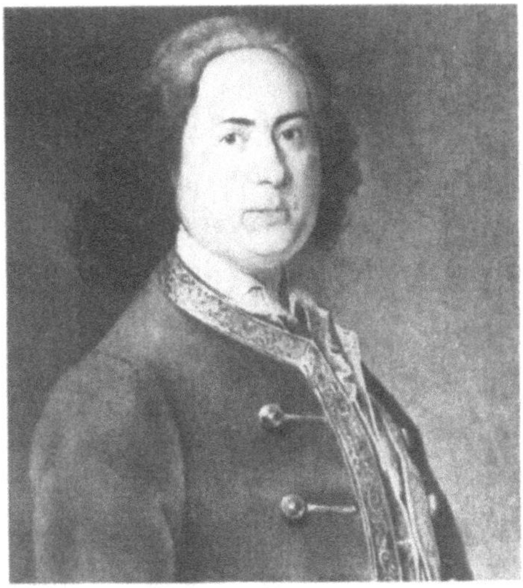

Abb. 31. Ernst Conrad Holtzendorff (1688–1751), Generalchirurg unter Friedrich Wilhelm I., der an der Errichtung des Anatomischen Theaters und der Charité maßgeblichen Anteil hatte.

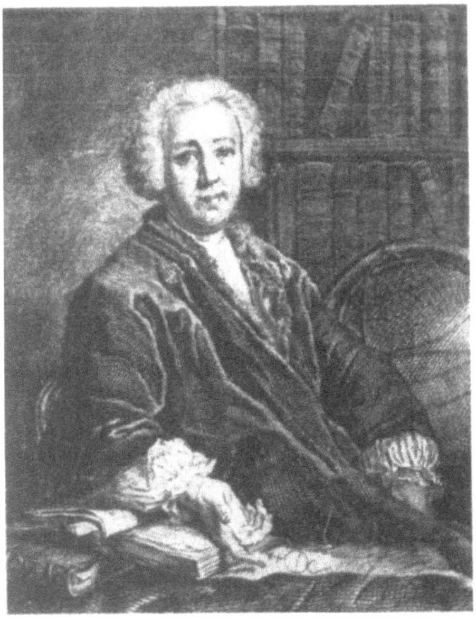

Abb. 32. Johann Theodor Eller (1689–1760), erster Direktor der Charité, Mitverfasser des Medizinaledikts von 1725 und Direktor der physikalischen Klasse der Akademie der Wissenschaften.

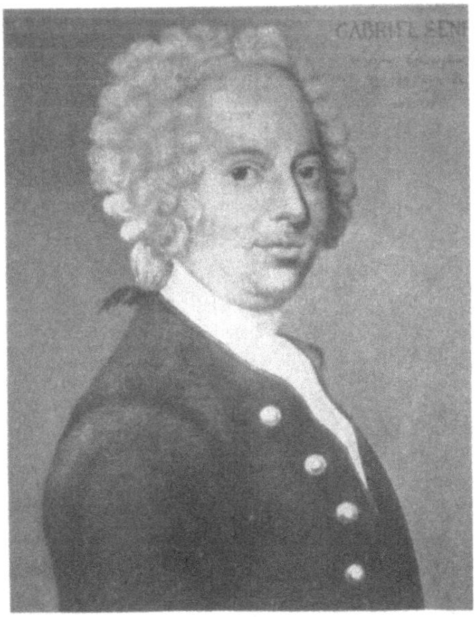

Abb. 33. Gabriel Senff († 1737) war der erste Leiter der Chirurgie an der Charité.

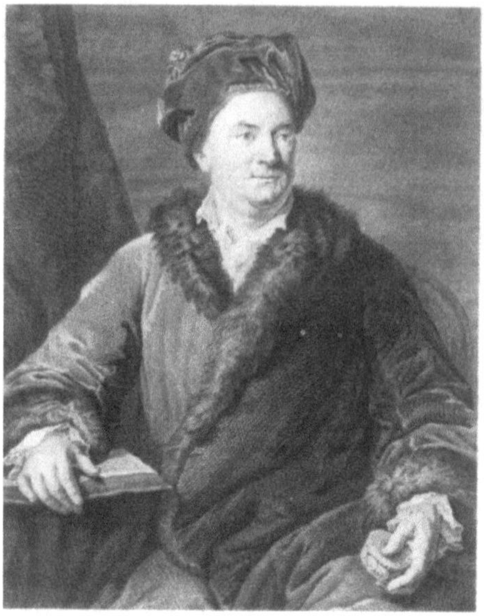

Abb. 34. Friedrich H. Muzell (1715–1784), Professor am Collegium medico-chirurgicum, Charitéarzt und väterlicher Freund von Ernst Ludwig Heim.

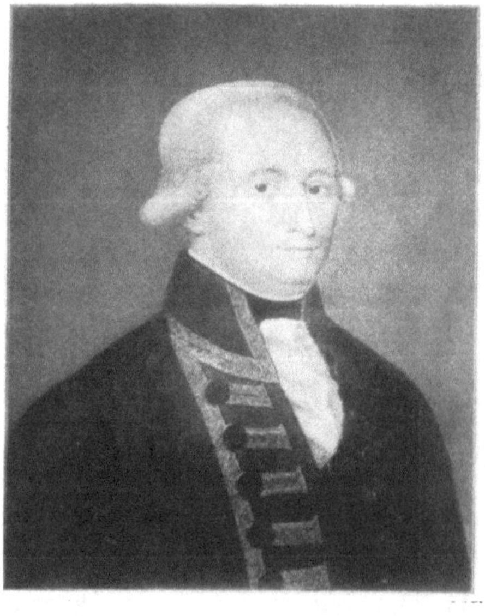

Abb. 35. Johann C. F. Voitus (1741–1787), Chirurg an der Charité und Professor am Collegium medico-chirurgicum.

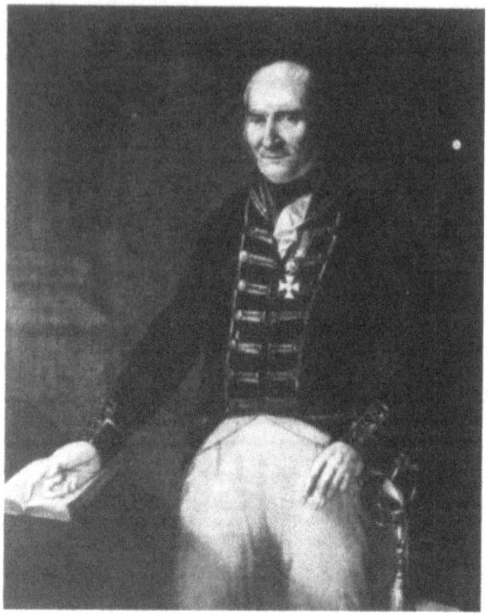

Abb. 36. Christian Ludwig Mursinnea (1744–1823), Chirurg und Arzt an der Charité, der nicht nur durch seine Behandlung psychischer Krankheiten bekannt wurde, sondern auch durch die Erfindung ‚philosophischer' Verbände.

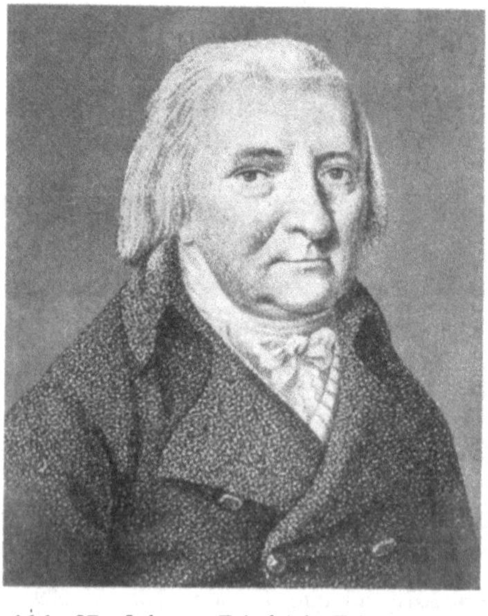

Abb. 37. Johann Friedrich Fritze (1735–1807), Leiter des ersten klinischen Instituts, das zu Unterrichtszwecken aus der Charité ausgegliedert wurde.

Koordination des theoretischen Unterrichts am Collegium medico-chirurgicum und der praktischen Unterweisung in der Charité, und darüber hinausgehend der Verbindung mit den verschiedensten wissenschaftlichen und medizinischen Institutionen der Stadt. Dies spielte eine herausragende Rolle für die Herausbildung Berlins als eines Zentrums der medizinischen Ausbildung in Deutschland im 18. Jahrhundert. Viele der Ärzte und Chirurgen hatten ihre medizinische Ausbildung im Ausland vervollkommnet, in Paris, in Amsterdam und Leyden. Was sie dort, zum Beispiel bei Boerhaave gelernt hatten, brachten sie jetzt zurück nach Berlin und an die Charité. Einigen von ihnen gelangen bedeutsame Entdeckungen, so Gabriel Senff, der die Methode des seitlichen Steinschnitts entwickelte, und Muzell, der einen aufsehenerregenden und erfolgreichen Versuch der Heilung eines melancholischen Stupors durch die Inoculation von Krätze bekannt machte. Aber das waren Ausnahmen. Nicht um wesentliche Neuerung ging es in Berlin, sondern die Professoren gewannen ihren Ruf als gute Lehrer, talentierte Beobachter und Autoren von ausgezeichneten Lehrbüchern und Handbüchern für die Praxis. Ellers „Observationes de Cognoscendis et curandis morbis" von 1762 und Selles „Medicina clinica" von 1781, auch bekannt als „Handbuch der medizinischen Praxis", erreichten mehrere Auflagen und wurden in die verschiedensten europäischen Sprachen übersetzt. In Morgagnis Fußstapfen gelang es diesen Autoren, klinische Erfahrung und Beobachtung zu verbinden mit den Ergebnissen der Sektion und so mehr und mehr Ordnung in die komplexen Krankheitsbilder zu bringen. Was diese Handbücher für die Innere Medizin bedeuteten, das bedeutete Pallas' Handbuch „Anleitung zur Praktischen Chirurgie zum Gebrauch seiner Zuhörer" von 1763 für die Chirurgie, das für Generationen von Studenten ein sicherer Führer zu den ersten chirurgischen Prozeduren war. Das Schreiben eines guten Lehrbuches war im 18. Jahrhundert ebenso bedeutend und kennzeichnete eine hervorragende Lehre, wie die originale Forschungsarbeit es im 19. Jahrhundert wurde, und hier waren die Ärzte der Charité herausragend und beispielgebend.

Medizinische Theorie an der Charité

Die Medizin an der Charité wurde nicht durch eine medizinische Theorie beherrscht, wie es in der Medizin des 18. Jahrhunderts letztendlich keine vorherrschende medizinische Theorie gab. Es war die Zeit einer ganzen Reihe von Theorien, die miteinander um die Gunst des Publikums wetteiferten. Die Überwindung des Galenischen Systems durch Vesal und Harvey im 16. und 17. Jahrhundert hatte die Herausbildung einer Reihe einander widersprechender Theorien gefördert, die alle für sich beanspruchten, die Grundlage eines neuen medizinischen Systems zu sein. In erster Linie hatte der Aufstieg der mechanistischen Philosophie des 17. Jahrhunderts dazu geführt, ein System aufzustellen, das mit den Gesetzen der Chemie und der Physik in Übereinstimmung war. Dabei orientierten sich die meisten der frühen Theorien noch deutlich an der galenischen Vorstellung, die eine Vorherrschaft der Körpersäfte forderte und die Gesundheit als ein Gleichgewicht der Säfte im Körper definierte. Aus der Vielzahl der Theorien waren es die von Herman Boerhaave, von Friedrich Hoffmann und Georg Ernst Stahl, die größeren Einfluß gewannen als andere. Diese spielten auch in Berlin eine wichtige Rolle für die Entwicklung der Medizin. Boerhaave war der Lehrer einer Reihe von bedeutenden Ärzten, die später in Berlin als Ärzte an der Charité arbeiteten, Hoffmann und Stahl waren Leibärzte der preußischen Könige und konnten ihre theoretischen Anschauungen von höchster Stelle vertreten.

Herman Boerhaave war vielleicht der größte klinische Lehrer seiner Zeit. Sein Ruhm stammte nicht aus seiner Feder – er schrieb kaum etwas –, noch von irgendeiner großen Entdeckung. Seine Bedeutung liegt viel mehr in seinen Fertigkeiten am Krankenbett. In Leyden unterrichtete Boerhaave seine Studenten in einer ganz eigenen Weise, hielt sie an, Krankengeschichten zu schreiben, den gegenwärtigen Befund des Patienten zu erheben, Diagnosen zu stellen und Prognosen zu wagen. Auch wenn er in seiner Klinik lediglich 12 Betten hatte, so kann man doch mit Recht von ihm sagen, daß er die Hälfte aller europäischen Doktoren erzogen habe. Studenten aus allen europäischen Ländern strömten ihm zu.

Wenn Boerhaave letzten Endes auch ein Ekklektiker war, so zeigte er doch deutliche Vorliebe für das iatromechanische Konzept, mit dessen Hilfe er die Funktionen des Körpers erklärte. Er war deutlich beeinflußt durch die Korpuskulartheorie von Descartes, Boyle und Newton. Boerhaave nahm das Descartessche Bild vom menschlichen Körper als einer Maschine auf und konnte so hydraulische und mechanische Prinzipien eines unbelebten Modells auf die vitalen Prozesse des Körpers übertragen.

Für Boerhaave war der lebendige Körper zusammengesetzt aus zwei Grundbestandteilen, fluida und solida, Flüssigkeiten und festen Bestandteilen. Die solida bestehen für ihn aus Fasern, gebildet aus dem festen Zusammenhalt von kleinsten Partikeln, während die Flüssigkeiten, aus den Elementen zusammengesetzt, nur lose miteinander verbunden im Gefäßsystem kreisen. Gesundheit hängt in diesem System ab von dem Zusammenspiel zwischen solida und fluida. Eine Störung dieses Gleichgewichts führt zur Krankheit und kann auf eine Reihe von Gründen zurückgeführt werden: Fasern können zu weich oder zu hart sein und so zuviel oder zuwenig Kraft auf die Säfte ausüben, der Einschluß eines kleinen Partikels in einem Gefäß, den der Druck des Blutes nicht mehr bewegen kann, kann die Ursache einer Entzündung sein. Andere Erklärungen der Krankheit machen sehr viel einfacheren Gebrauch von dem mechanistischen Modell. Boerhaave war unerschütterlich in seiner Ablehnung jedes animistischen Konzepts in der Medizin. Bis heute freilich ist ungeklärt, in welchem Maße diese Theorien einen direkten Einfluß auf seine klinische Lehre hatten. Wenn man bedenkt, daß in seinen eigenen Diskussionen über die Natur der Krankheit Boerhaave immer wieder davor gewarnt hat, Hypothesen und spekulative Theorien aufzustellen, dann ist es leicht verständlich, daß in seiner klinischen Medizin die Erfahrung das größere Gewicht gegenüber

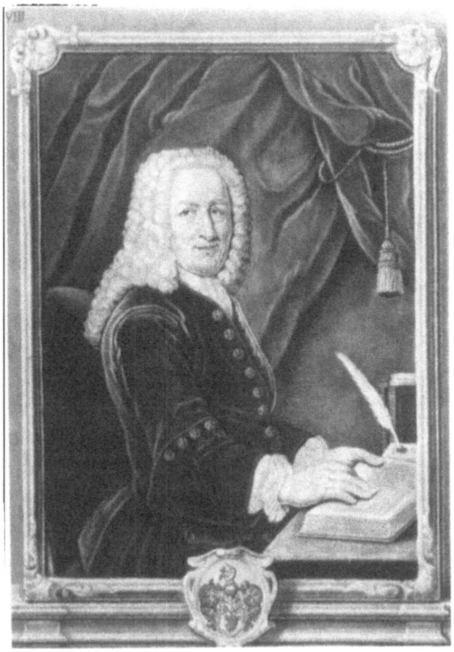

Abb. 38. Friedrich Hoffmann (1660–1742), Professor in Halle und königlicher Leibarzt in Berlin, dessen iatromechanische Vorstellungen die Entwicklung der Medizin prägten.

jeder theoretischen Erörterung hat. Boerhaaves klinische Beobachtungen und die Krankengeschichten sind ein deutlicher Hinweis auf diese Einstellung.

In den Jahren, in denen Boerhaave in Leyden unterrichtete, zog er Studenten aus der ganzen Welt an. Direkt oder indirekt waren von ihm beeinflußt Eller, Muzell, Henckel, Voitus und Mursinna. Seine Betonung der Beobachtung und der Erfahrung hatte für die Berliner Charité einen nicht zu unterschätzenden Einfluß, der auch in dem Wort Friedrichs des Großen sichtbar wird: „Die Professoren müssen in der Medizin besonders bei des Boerhaavens Methode bleiben."

Einige der Charitéärzte, so Eller und Schaarschmidt, zählen sich auch zu den Schülern Hoffmanns. Friedrich Hoffmann hatte 1693 die erste Professur für Medizin an der neugegründeten preußischen Universität in Halle inne, bevor er 1709 als königlicher Leibarzt nach Berlin kam, wo er freilich wegen Eifersüchteleien und verschiedener Intrigen nur drei Jahre blieb und 1712 nach Halle zurückkehrte, was jedoch seine Bedeutung als medizinischer Lehrer nicht im mindesten beeinträchtigte. 1734 kehrte er kurz nach Berlin zurück, um als Leibarzt Friedrich Wilhelm I. zu dienen, aber schon nach acht Monaten kehrte er nach Halle zurück. Hoffmann versuchte in seinen Schriften, Galens traditionelle medizinische Theorie mit den jüngeren Entdeckungen der Iatromechanik und der Iatrophysik zu verbinden. Das daraus resultierende System legte den Schwerpunkt auf das Nervensystem, sich dabei allmählich lösend von der Humoralpathologie und den Vorstellungen der neuromuskulären Aktion und der Sensibilität zuwendend. Aber die Flüssigkeiten erhielten auch in Hoffmanns System noch eine bedeutende Rolle. Auch er betrach-

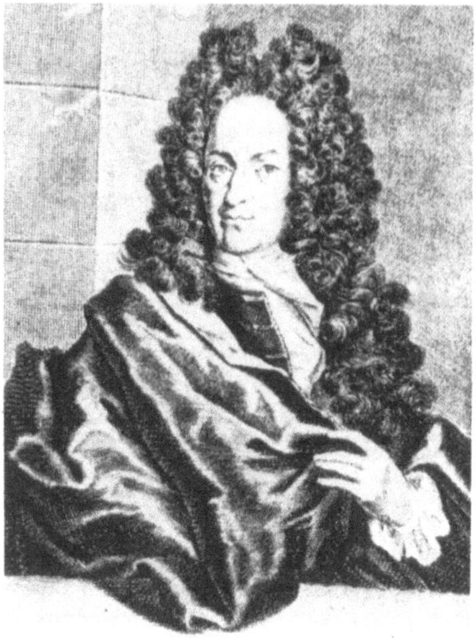

Abb. 39. Georg Ernst Stahl (1660–1734), Nachfolger Hoffmanns in Berlin, Mitverfasser des Medizinaledikts von 1725. Seine Lehre vom Animismus, die sich gegen seinen früheren Freund Hoffmann richtete, wurde ebenso einflußreich.

tete den Körper als eine Maschine, zusammengesetzt aus Flüssigkeiten und festen Partikeln. Gesundheit bedeutete ein Gleichgewicht zwischen den beiden, Krankheit entstand, wenn die Vitalfunktionen gestört waren auf Grund einer Behinderung der Flüssigkeitsbewegung. Hoffmann gab den Flüssigkeiten größere Bedeutung als den festen Bestandteilen, denn er war der Meinung, daß sie für die Funktion der Organe ausschlaggebend seien. In einer geschickten Wiederaufnahme galenischer Gedanken erklärte er, daß die Nervenspiritus unter der Anleitung der sensitiven Seele ihrerseits die Flüssigkeit innervieren würden. Die Seele war nach seiner Auffassung eine materielle Substanz, die Gott mit mechanischer Kraft ausgestattet hatte, aber es war keine rationale Seele. Sie hat kein Bewußtsein und manifestiert keine Erkenntnis des Willens. Vielmehr agiert sie blind, folgend den Gesetzen der Mechanik. Gerade gegen diese Definition der Seele hat sein ehemaliger Freund Stahl seine heftigsten Angriffe gerichtet.

Stahl, von Hoffmann eingeladen, an die medizinische Fakultät der Universität Halle zu kommen, war dort von 1694 bis 1715 Professor, bis er als Nachfolger Hoffmanns Hofarzt unter Friedrich Wilhelm I. in Berlin wurde. Hier blieb er bis zu seinem Tod im Jahre 1734. Stahl hielt die mechanischen Modelle Boerhaaves und Hoffmanns für ungeeignet, das komplexe Phänomen Leben zu erklären. Auch er hatte eine materialistische Auffassung vom Körper, definierte ihn als eine Mischung von Fasern und Säften, die selber kein Eigenleben hätten, aber von einem höheren Prinzip, der „Anima“, gesteuert werden. Dieses Prinzip war für ihn eine immanente und immaterielle Kraft, die ihre Effekte durch Bewegung hervorrief, die aber auf keinen Fall mit dieser Bewegung gleichgesetzt werden könne. Für Stahl, im Gegensatz zu Hoffmann, waren das Instrument, der Körper, und die bewegende Kraft, die Seele, zwei völlig verschiedene Wesenheiten. Es war die Seele, die sich der natürlichen Neigung des Körpers zur Eiterbildung entgegensetzte. Sie war verantwortlich für den Zustand der Spannung in den Fasern. Wenn diese Balance nicht mehr aufrechterhalten werden konnte, dann machten mechanische Störungen in der Zirkulation mit dem Ergebnis der Säfteverderbnis den Körper krank.

Stahl betonte, daß die Seele nie und nimmer ein Objekt der Forschung sein könne. Jede Kenntnis über sie konnte nur über die Aktivitäten des Körpers gewonnen werden, welche, und hier gab Stahl Hoffmann recht, nur mit den Gesetzen der Mechanik studiert werden durften. Aber über allem stand die durch die Seele repräsentierte Vitalis. Stahls Vitalismus hinderte ihn allerdings nicht daran, eine ganze Reihe von Doktrinen der mechanistischen Philosophie aufzunehmen.

Das Lazarett

Bis 1798 setzte die Charité auch die Tradition der mittelalterlichen Hospitäler fort, indem dort nicht nur Kranke, sondern auch Alte und Heimatlose aufgenommen wurden. Die beiden Gruppen waren räumlich getrennt untergebracht, die Hospitaliten im Erdgeschoß, die Kranken im ersten und zweiten Stock. Das Lazarett war gegliedert in unterschiedliche Räume für innere und chirurgische Krankheiten, in Stationen für Männer und Frauen. Darüber hinaus gab es gesonderte Räume für kranke Soldaten, schwangere Frauen und die „Infektiösen", die auf dem obersten Stock in völliger Isolation untergebracht werden konnten. Dort lagen die Salivationsstuben, in denen die venerisch Erkrankten mit Quecksilber therapiert wurden. In dieser Kur werden Grundzüge der Humoralpathologie noch deutlich, wenn man davon ausging, daß das Quecksilber eine starke Speichelbildung bewirkte und damit die Krankheitsmaterie aus dem Körper ausgetrieben würde. Die Räume waren, wenn man einer Beschreibung Johann Georg Bethmanns, eines Arztes, der 1733 die Charité besuchte, folgen will, „schmutzig, die Fenster dunckel oder gar behängt, die Stuben waren unsauber, der Geruch daugte auch nicht vil. Diese Leute brauchten die Salivations-Cur, und musten täglich speyen, daher es auf dem Boden gantz benetzt und unsauber aussahe." Diese Räume freilich waren eine Ausnahme. Bethmann beschreibt den Rest der Charité in einem freundlicheren Ton und bemerkt, „das es in der Charité gut seyn muss, erhellet unter anderem daraus, weil die meisten nicht herauswollen." Die Sicherheit von drei Mahlzeiten am Tag und ein eigenes Bett waren sicher ein Luxus für eine große Anzahl der Charitépatienten.

Ungefähr 25% der weiblichen Patienten kamen in die Charité, weil sie schwanger waren. Die Geschichte der Geburtshilfe in der Charité ist deshalb von besonderer Bedeutung. Die kameralistische Beschäftigung mit der Frage der Vergrößerung der Bevölkerung einer Nation führte zwangsläufig zur Beschäftigung mit der hohen

Kindersterblichkeit und dem Kindesmord. Das führte in einer Reihe von Nationen zum Bau von Entbindungsanstalten, wo Frauen der niederen Klasse und Prostituierte ihr Kind unter Aufsicht zur Welt bringen konnten, medizinische Hilfe erhielten und so davon abgehalten wurden, ihr Kind nach der Geburt zu töten. Bereits 1727, im selben Jahr, in dem in Straßburg die erste deutsche Gebäranstalt errichtet wurde, richtete man in der Charité separate Räume „für die Entbindung liderlicher Weibsstücke" ein. Als Maßnahme gegen die Kindstötung hatte der König ausdrücklich angeordnet, daß diese Frauen bereits acht Tage vor ihrer voraussichtlichen Entbindung in die Klinik aufgenommen wurden und dort für sechs Wochen Unterkunft und Verpflegung erhielten. Als Gegenleistung dafür wurde erwartet, daß sie die so entstehenden Kosten durch Spinnen und Weben, eben durch Arbeit im städtischen Arbeitshause abgelten würden.

Diese Maßnahme war nicht nur als Wohltat für die Mütter gedacht, die Gebäranstalt war gleichzeitig Teil eines Programms zur Ausbildung von Hebammen. Bis zu diesem Zeitpunkt war die Verbesserung der Ausbildung der Hebammen im wesentlichen auf theoretischer Ebene versucht worden. Im Jahre 1722 waren die anatomischen Vorlesungen an dem Theatrum anatomicum auch für angehende Hebammen geöffnet worden, und in Übereinstimmung mit dem Medizinaledikt von 1725 wurde von den Hebammen der Besuch eines speziellen Kurses über die Anatomie der weiblichen Genitalorgane gefordert. Aber bis zur Eröffnung der Gebäranstalt im Jahre 1727 gab es keine Gelegenheit, die theoretischen Kenntnisse unter Aufsicht in der Praxis anzuwenden. Nun konnten die Hebammen unter der Verantwortung des Hauschirurgen ihre praktischen Fähigkeiten erweitern. Auch die Pensionär- und Subchirurgen, die in der Charité Dienst taten, konnten an den Geburten teilnehmen. Freilich, ein systematischer Kurs der Geburtshilfe wurde an der Charité erst eingerichtet, als im Jahre 1751 die Hebammenschule gegründet wurde. Eine ganze Reihe von Persönlichkeiten hatte daran mitgearbeitet, den König von der Notwendigkeit einer solchen Einrichtung zu überzeugen, unter denen Johann Peter Süßmilch, der bekannte Nationalökonom, die zentrale Rolle gespielt hatte. Konsistorialrat in Berlin seit 1741, Mitglied der Akademie der Wissenschaften seit 1745, Mitglied des neuorganisierten Oberkonsistoriums seit 1750, ist er bekannt für seine Versuche, ein vollständiges Register aller Geburten, Hochzeiten und Todesfälle im Lande anzulegen. In seinem Hauptwerk „Die göttliche Ordnung in den Veränderungen des menschlichen Geschlechts, aus der Geburt, dem Tode und der Fortpflanzung desselben erwiesen" von 1741 hat er detailliert die Mortalität, die Fertilität und die Bevölkerungsentwicklung beschrieben, Tafeln entwickelt und Leitlinien zur Errechnung der ökonomischen Entwicklungen entworfen. Als ein Anhänger der merkantilistischen Politik sah er in einer Vergrößerung der Bevölkerung den wesentlichen Faktor für eine Stärkung der Staatsmacht. Die Organisation einer Hebammenschule für die Ausbildung von gut ausgebildeten Praktikern spielte in diesem Konzept eine entscheidende Rolle.

Neben Süßmilch war es vor allen Dingen der städtische Polizeipräsident Kirchheisen, der, für das Hebammenwesen verantwortlich, die Errichtung der Schule vorangetrieben hat. Am 25. Januar 1751 fragte er in einem Brief an den König an, „ob nicht nach dem Exempel von Paris und Amsterdam eine ordentliche Schule von Hebammen, in welcher bey verschlossenen Thüren den selben Collegia gelesen werden und die Structur derer zur Geburth gehörigen Theile in todten Cörpern demonstriret wird, auch hier zu introduciren sey." Nachdem sich auch Maupertuis, der Präsident der Akademie der Wissenschaften, in einer Korrespondenz mit dem König für das Projekt ausgesprochen hatte, kam es zur Gründung der Hebammenlehranstalt unter dem Direktorat von Johann Friedrich Meckel, der zu dieser Zeit Anatom an der Akademie war.

Meckel hielt theoretische Vorlesungen, ergänzt durch anatomische Demonstrationen auf dem Theatrum anatomicum. Zur praktischen Unterweisung schickte er seine Hebammenschülerinnen zu Simon Pallas, dem Hauschirurgen an der Charité. Diese Übereinkunft bestand ohne Schwierigkeiten fort, bis Hecker im Jahre 1770 starb und Meckel versuchte, auch den praktischen Unterricht der Hebammen zu übernehmen. Seit diesem Zeitpunkt kam es zu einer fortwährenden Auseinandersetzung zwischen den Charitéchirurgen und den Direktoren der Hebammenschule um die Kontrolle über die Gebäranstalt der Charité. Dahinter verbirgt sich auch der Anspruch der Geburtshilfe, ein selbständiges akademisches Fach zu werden, unabhängig von der Chirurgie. Ihre Bedeutung für die allgemeine medizinische Erziehung hatte bis dahin lediglich in einem Beschluß der Berliner Medizinalbehörden aus dem Jahre 1769 gelegen, die den Besuch einer entsprechenden Unterweisung für alle Medizinstudenten verbindlich vorschrieb. Die Direktoren der Hebammenschule allerdings waren weniger erfolgreich in dem Versuch, ihr Spezialgebiet von dem der Chirurgen abzugrenzen und die theoretische und praktische Geburtshilfe in einer Hand zu vereinigen. Erst 1779 gelang es Johann Philipp Hagen, die Armendirektion davon zu überzeugen, daß sie ihm Zugang zur Gebäranstalt an fünf Tagen der Woche garantierte, an denen er seine theoretischen Unterweisungen hielt. Der Hauschirurg und der Hausarzt setzten aber nichtsdestoweniger ihre Oberaufsicht über alle Geburten fort, und die Pensionärchirurgen waren bei allen Vorlesungen anwesend. Hagen protestierte gegen diese Maßnahmen, hatte aber letztendlich zu kapitulieren. Auch die Versuche seines Nachfolgers Christian Heinrich Ribke, die Kontrolle über den Gebärsaal zu erlangen, blieben ebenso erfolglos.

Auch wenn Ribke argumentiert, der Professor der Geburtshilfe gehöre ebenso in den Gebärsaal wie der Chirurg in den Operationssaal, so gelang es ihm dennoch nicht, mit dieser seiner Meinung durchzudringen. Die klare Trennung zwischen Chirurgie und Geburtshilfe sollte sich erst im Laufe des 19. Jahrhunderts vollziehen.

Die Patienten

Wer waren die Patienten in der Charité? Wie wir schon gesehen haben, diente das Krankenhaus in erster Linie den Armen der Stadt, aber das bedeutete nicht, daß alle, die Hilfe notwendig hatten, sie auch erhielten. Im Gegenteil, das Armendirektorium

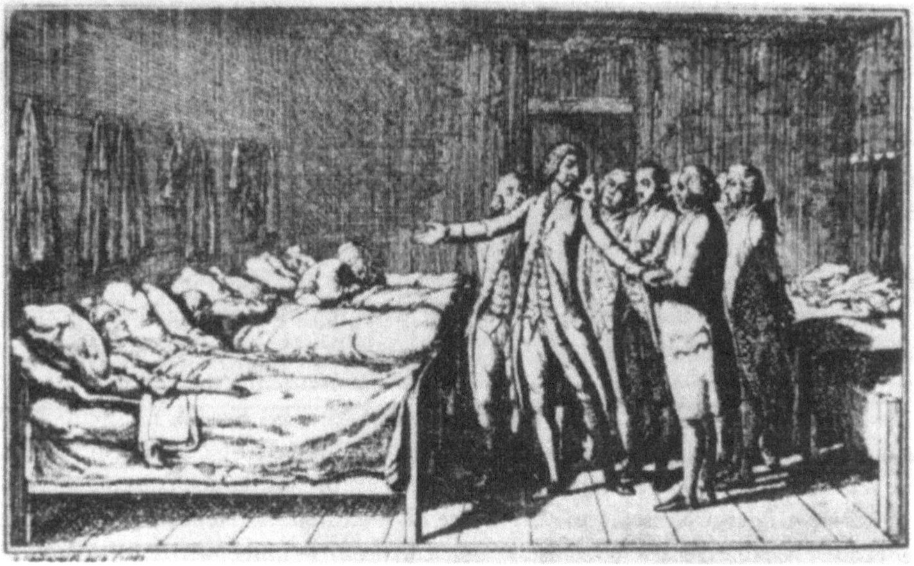

Abb. 40. Visite in der Charité, Kupferstich von D. Chodowiecki 1782.

behielt sich die letzte Entscheidung vor, welcher Bittsteller medizinische Hilfe erhalten sollte, und so konnten die städtischen Behörden eine Kontrolle über die arme Bevölkerung ausüben. In einem Protokoll der Charité aus dem Jahre 1728 wird das Ziel einer solchen Armenexamination deutlich: „Beim Examiniren der Armen ist nachzufragen, wie sie sich verhalten? und wodurch sie in Armuth gerathen? Und solches dem Protocoll zu inseriren und davon mit einem Gutachten zu berichten, ob sie würdig sind, in der Charité aufgenommen zu werden. Diejenige, welche durch Unglücks-Fälle ohne ihr Verschulden in Armuth gerathen, sollen in der Charité aufgenommen, die aber durch übles Leben in Armuth gekommen – in das Arbeitshaus in der Friedrichs-Stadt, oder nach Befinden nach Spandau gebracht werden." Diese Instruktionen, die in erster Linie für den Zugang zum Hospital dienten, wurden allerdings auch auf die Kranken angewendet. „Es wird niemand hieselbst angenommen", schrieb Eller 1730, „er habe sich denn zu vor gehörigen Orts gemeldet, und satsame Zeugniße seines Unvermögens, Dürfftigkeit und ehlenden Zustandes beygebracht." Nur der würdige Arme sollte Zuflucht in der Charité finden; die anderen wurden entweder abgewiesen oder angehalten, die dem Armendirektorium für die medizinische Hilfe entstandenen Kosten durch Arbeit im städtischen Armenhaus zu erstatten, nachdem sie geheilt worden waren.

Die Personen, die am meisten dieser moralischen Führung unterworfen waren, waren die Prostituierten der Stadt. Nach Eller war die Charité auch gegründet worden, um des schwerwiegenden Problems der Geschlechtskrankheiten Herr zu werden. Versuche einer Kontrolle der Prostituierten waren fehlgeschlagen, die Stadt hatte 1727 ein Reglement zur medizinischen Untersuchung aller Prostituierten erlassen; wer bei dieser Untersuchung als geschlechtskrank befunden wurde, wurde sofort zur Kur in die Charité eingewiesen. Aus den erhaltenen Zahlen ist es nicht möglich, einen genauen Prozentsatz der Prostituierten in der Charité zu errechnen, aber es ist bekannt, daß zwischen 1731 und 1772 die Mehrzahl der aufgenommenen Frauen ledig war und mehr als 30% wegen Schwangerschaft, mehr als 17% von ihnen wegen Geschlechtskrankheiten behandelt wurden. Von den 6111 schwangeren Frauen, die zwischen 1731 und 1752 in der Charité ihr Kind zur Welt brachten, waren 3581 unverheiratet, darüber hinaus 1079 Witwen. Gerade diese Frauen, die keine Alternative sahen, wählten die Charité, um dort ihr Kind zur Welt zu bringen.

So wurde die Charité gerade für die Frauen, die kein Zuhause und niemand hatten, an den sie sich wenden konnten, wenn sie krank oder schwanger wurden, zu einem Zufluchtsort. Neben diesen Frauen machten die Soldaten einen großen Prozentsatz der Patienten in der Charité aus. Von allen, die zwischen 1731 und 1772 Behandlung fanden, waren 40% Soldaten, und auch unter den Frauen kamen 40% aus Militärfamilien. Textilarbeiter und Tagelöhner waren ebenso unter den Charitépatienten zu finden. Alles in allem kann man feststellen, daß unter den würdigen Armen gerade die Gruppe derjenigen eine besondere Rolle spielte, die trotz eines Arbeitsplatzes am Existenzminimum lag, und die die Krankheit sonst in die absolute Armut gestürzt hätte. Untersuchungen aus den letzten Jahren haben versucht, Morbiditäts- und Mortalitätsstatistiken zu erstellen. Dabei muß auf die Schwierigkeit hingewiesen werden, Parallelen zwischen den Krankheitsbezeichnungen des 18. Jahrhunderts und modernen Diagnosen herzustellen. Die fünf häufigsten Diagnosen in der Zeit von 1731 bis 1772 sind in der folgenden Tabelle wiedergegeben:

Krankheit	männl. Patienten			weibl. Patienten		
	1731–42	43–52	54–72	1731–42	43–52	54–72
Infektionen	12,9	16,2	13,5	14,0	18,9	17,0
Unfälle	14,0	17,0	10,6	10,8	9,5	6,8
Fieber	10,5	12,1	19,0	9,0	4,9	12,7
Brustkrankheiten	12,4	17,4	10,1	4,2	5,3	3,8
Schwangerschaft	–	–	–	15,6	34,4	23,2

%-Angaben beziehen sich auf die jeweilige Gesamtzahl der Patienten.

‚Infektionen' bedeutet in diesem Sprachgebrauch fast ausschließlich die Infektion mit Geschlechtskrankheiten, die Gruppe Unfälle umfaßt sowohl Unfälle als auch offene Wunden, die Bezeichnung Fieber ist kaum mit einer modernen Diagnose vergleichbar, da sich dahinter die verschiedensten Infektionskrankheiten verstecken können, so z.B. auch die Malaria und die Tuberkulose. Diese 5 Krankheitsgruppen machen insgesamt 55% der männlichen Patienten und 63,5% der weiblichen Patienten aus. Die am meisten verbreiteten Krankheiten waren dennoch nicht die Haupttodesursachen. Die Mortalität in der Charité betrug zwischen 1731 und 1742

28,4%, sie fiel in der folgenden Periode auf 23,4% und stieg in der Zeit von 1754 bis 1772 wieder auf 31,5% an. Diese Mortalitätsraten sind typisch für ein Krankenhaus im 18. Jahrhundert, aber sie waren nichtsdestoweniger hoch. Die folgende Liste enthält die häufigsten Todesursachen:

Krankheit	männl. Patienten			weibl. Patienten		
	1731–42	43–52	54–72	1731–42	43–52	54–72
Brustkrankheiten	20,1	33,1	15,9	6,9	16,3	8,8
Unfälle	9,9	13,8	9,2	11,2	11,5	8,8
Fieber	8,9	6,2	19,4	9,5	5,3	18,0
Geschwülste	6,6	5,0	6,7	8,2	6,4	6,9
Infektionen	–	5,8	–	8,2	10,8	7,4
Schwangerschaft	–	–	–	–	6,2	6,8

Über 60% aller Todesfälle in der Charité resultierten von den oben genannten Krankheiten. Dennoch gibt diese Liste kein Bild von der Letalität der Krankheiten. Die in dieser Liste nicht aufgeführte Wassersucht macht nur 5% der Todesfälle aus, jedoch mit einer Letalität von 75%, d.h. 75% aller Kranken mit der Diagnose Wassersucht sterben in der Charité. Ähnliches gilt für die Diagnosen Schwindsucht, Tumoren und Brustkrankheiten. Auch der Unterschied in der Sterblichkeit im Wochenbett ist bemerkenswert. Während diese Zahl außerhalb des Krankenhauses relativ gering ist, ist innerhalb des Krankenhauses ein deutlich höherer Wert festzustellen. Wieweit hier die gefürchtetste Infektionskrankheit, der Hospitalbrand, eine Rolle spielte, läßt sich aus dem Zahlenmaterial nicht mit Sicherheit ablesen, sein Einfluß scheint jedoch deutlich zu sein.

Medizinische Behandlung

Zwischen den hochgesteckten medizinischen und chirurgischen Zielen der Charitéärzte einerseits und der Qualität der medizinischen Versorgung in der Charité andererseits bestand ein riesiger Unterschied. Für die Diskrepanz gibt es eine Reihe von Gründen. Vor allem standen die Ärzte des 18. Jahrhunderts Infektionskrankheiten praktisch hilflos gegenüber. Auch wenn man bei der Übertragung der Diagnosen des 18. Jahrhunderts in moderne Terminologie vorsichtig sein muß, ist es doch deutlich, daß ein großer Prozentsatz der Patienten an Infektionskrankheiten starb, die sich hinter den Begriffen Brustkrankheit, Fieber, Unfälle und Infektion verbergen. Für diese Krankheiten gab es im 18. Jahrhundert keinerlei Heilungschancen. Einzig und allein im Kampf um die Heilung der Geschlechtskrankheiten war eine klar definierte therapeutische Maßnahme bekannt, die Behandlung mit Quecksilber; bei aller Fragwürdigkeit dieser Behandlung hat sie sicher mit dazu beigetragen, daß die Todesrate an „Infektionen“ mit nur 13% relativ niedrig lag. Aber die

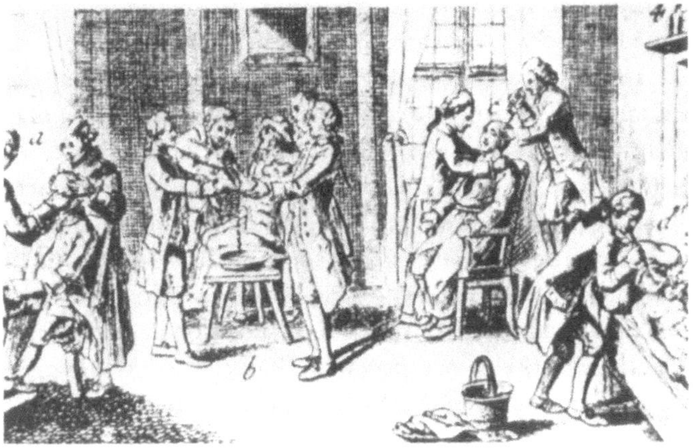

Abb. 41. Operationssaal in der Charité.

therapeutische Ineffizienz der Medizin des 18. Jahrhunderts war nicht allein der Grund für die hohe Mortalität. Ein weitaus größeres Problem bestand in dem relativ schlechten Gesundheitszustand der Patienten, wenn sie in der Charité ankamen. Die Entscheidung, in ein Krankenhaus zu gehen, war für viele die letzte Möglichkeit. In einem Brief von Pallas und Schaarschmidt an das Armendirektorium aus dem Jahre 1740 heißt es: „Solange ein Soldat heilbar ist, wird er beym Regiment tractirt, wenns da nicht fort will, kommt er erst unter die Hände alter Weiber, Pfuscher und Scharfrichter, und wenn denn auch diese nicht helfen können, wen Hopfen und Maltz verlohren, und der Kranke dem Regiment zur Last liegt, als denn wird er der Charité gelieffert, mehrentheils in keiner anderen Absicht, als das er darinnen soll zu Tode gefüttert werden. Es geht nicht allein mit denen Soldaten, sondern zum Theil mit bürgerlichen Kranken."

Aber es gab noch andere Schwierigkeiten in der Charité. Schon damals war sie gestraft mit einem sehr komplizierten administrativen System. Auch wenn die Ärzte letztendlich die Entscheidung in allen medizinischen Fragen hatten, die allerletzte Verantwortlichkeit für die Charité blieb in den Händen des Armendirektoriums. Dieses hatte 1725, also ein Jahr vor der Gründung der Charité, versucht, Friedrich Wilhelm zu überzeugen, das Gebäude in ein Hospital für die Armen „mit Beköstigung und Lager" umzuwandeln, mit dem Argument, daß es besser wäre, „die Armen zu speisen, als die Almosen an Gelde auszutheilen, weil durch das Letztere mehr böses als gutes gestiftet wird." Erbost hatte der König die Randnotiz geschrieben „dies Haus hört noch meinem Regiment, soll mit solchen Possen mir nit ärgern." Nichtsdestoweniger diente die Charité von 1727 bis 1798 nicht nur als Krankenhaus und medizinische Lehrstätte, sondern eben auch als Armenhaus, das Hunderten von Hospitaliten Obdach bot. 1727 waren noch auf 300 Hospitaliten in der Charité nur 70 Patienten gekommen, ein Verhältnis, das sich innerhalb weniger Jahre ins Gegenteil verkehren sollte.

Während des ersten Jahrhunderts des Bestehens kam es häufig zu Kontroversen zwischen dem medizinischen Personal und dem Armendirektorium. Das medizinische Personal klagte häufig über die fehlenden Medikamente, das Armendirektorium darüber, daß die Ärzte ihre Aufgaben vernachlässigten. Man darf annehmen, daß in den beiderseitigen Vorwürfen ein Körnchen Wahrheit steckte. Das Armendirektorium hatte ein relativ niedriges Budget und konnte nicht alle Wünsche nach der notwendigen Medikation erfüllen, die Ärzte auf der anderen Seite vernachlässigten ihre Pflichten durchaus, wenn sie ihre Zeit für die mehr lukrative private Praxis gebrauchten und die medizinische Versorgung in der Charité den Feldscherern überließen. Schaarschmidt z.B. verlor seine Position in der Charité, weil er seine Aufgaben dort gegenüber seiner privaten Praxis trotz Mahnungen immer wieder vernachlässigte. Dies mag aus der Sicht, vor allem der finanziellen Sicht der Ärzte zu verstehen gewesen sein, denn die Position im Krankenhaus wurde kaum honoriert, aber es hatte Konsequenzen für die Patienten, die nicht übersehen werden dürfen. Habermaass, der Inspektor der Charité, beklagte, daß eine Reihe von Patienten schon seit Wochen im Krankenhaus läge, ohne je einen Arzt gesehen zu haben. Andere würden nur nachlässig versorgt und wenn überhaupt, dann brutal und ohne Sachverstand durch die Feldscherer. Das Armendirektorium versuchte dieser Situation Herr zu werden, in dem es eine stärkere Kontrolle über die Ärzte anstrebte. Mehrere Male im Laufe des 18. Jahrhunderts publizierte es Reglements, die die Aufgaben der Ärzte regelten: So wurde ihnen vorgeschrieben, die Patienten zweimal in der Woche zu visitieren, die therapeutischen und diätetischen Maßnahmen der Pensionärchirurgen zu überwachen. Die Spannungen freilich konnten dadurch nicht beseitigt werden, und sie wurden noch verstärkt durch ein königliches Dekret vom Jahre 1741, das dem Armendirektorium das Recht zusprach, über die Aufnahme in die Charité alleine zu entscheiden. Bis zu dieser Zeit hatten die Krankenhausärzte die Kontrolle über diese Auswahl. Schon seit 1740 häuften sich die Klagen der Ärzte darüber, daß die Mehrzahl der Patienten unkurierbar sei, entweder chronisch krank oder dem Tode nahe, und so uninteressant für den Unterricht und kaum ärztlicher Hilfe zugängig.

Die Klagen über die Charité erreichten einen Höhepunkt in den 1780er Jahren. Überfüllung, sanitäre Mißstände, hohe Mortalität und eine Vernachlässigung der Patienten waren die allgemein geäußerten Kritikpunkte. Die Charité bedurfte dringender Reparaturen am Gebäude und struktureller Veränderung. Seit ihrer Konstruktion im Jahre 1710 waren keine baulichen Veränderungen erfolgt. Schon im Jahre 1730 war das Haus weit über seine Kapazität belegt. Das Armendirektorium hatte deshalb konsequenterweise den Vorschlag gemacht, die Charité zu erweitern und mit einem Irren- und Arbeitshaus zu verbinden, aber seine Vorschläge fanden keinen Zuspruch. Das Fehlen von Stiftungen wurde als allgemeines Hindernis für eine notwendige Renovierung angegeben. Die Charité war in der Tat fast ganz von der Armenkasse und von gelegentlichen öffentlichen Sammlungen zugunsten ihrer Finanzen abhängig, und diese waren nicht allzu einträglich. Seit 1755, als ein neuer Ofen installiert wurde, waren keinerlei Investitionen mehr gemacht worden. Die Schwierigkeiten steigerten sich, vornehmlich für die schwangeren Frauen und die mit venerischen Krankheiten. Henckel kritisierte im Jahre 1770 lauthals den miserablen Zustand der Abteilung für venerische Kranke und sprach den Zweifel daran aus, daß die „Unreinen Kranken" unter solchen Bedingungen je gesund werden könnten. Seine Forderung nach mehr medizinischem Hilfspersonal als einem Schritt auf dem Wege zur Besserung der Situation wurde von der Armendirektion ernst genommen. Die Zahl der Pensionärchirurgen wurde von einem auf zwei, die der Feldscherer von vier auf sechs erhöht. Das Direktorium selber hatte weniger Glück in seinen Versuchen, den König davon zu überzeugen, daß eine Vergrößerung der Charité, „worin soviel ehlende Kranken, die sonst umkommen müssen untergebracht seien," notwendig sei. In einem Brief an den König vom Jahre 1771 setzte das Direktorium auseinander, daß die Zahl der „inficirten" und „accouchirenden" Frauen in der Zeit von 1764 bis 1771 von knapp 850 auf knapp 1700 pro Jahr angestiegen sei, wodurch die Kapazität der Charité weit mehr als ausgelastet sei. Und man vergaß auch nicht darauf hinzuweisen, welchen Vorteil die Erweiterung der Charité für die Ausbildung der „Chirurgii für Allerhöchst dero Armee und Weh-Mütter für das Land" haben würde. Auch wenn Friedrich II. die Ernsthaftigkeit der Probleme anerkannte, so legte er das Schreiben doch mit der Bemerkung zu den Akten, daß für derartige Dinge kein Geld vorhanden sei.

Wiederholte Vorstöße von seiten des Armendirektoriums bewirkten schließlich doch, daß der König seine Zustimmung zur Erweiterung gab. Im Jahre 1785 begann der Bau der sogenannten „Alten Charité", und drei Jahre später war der erste Flügel bezugsfertig. 1794 folgte der zweite Flügel, und im Jahre 1800 konnte das Zentralgebäude, das die beiden Flügel miteinander verband, beendet werden. 15 Jahre hatte es gedauert, bis der fast ein Jahrhundert alte Fachwerkbau durch einen neuen, steinernen Bau ersetzt war. Diese Jahre des Umbaus gehörten zu den schwierigsten der Charité. Als man Mitte der 90er Jahre begann, den Mittelteil zu errichten, mußten die Insassen des alten Hauses anderswo untergebracht werden. Viele wurden in die neuen Flügel verlegt, die dadurch sofort überbelegt waren, andere brachte man im Arbeitshaus unter. In diesen drei Jahren steigerten sich die Klagen über die Charité, und eine Anzahl von sehr kritischen Aufsätzen wurde publiziert.

Mißhelligkeiten

1796 hatte Formey in seiner Topographie den „Platzmangel, mangelnde Reinlichkeit und Pflege und die hohe Sterblichkeit der Patienten" beklagt. Zwei Jahre später sollte eine sehr viel drastischere Attacke folgen. In seinem „Taschenbuch für die Freunde des Scherzes und der Satire" klagte J. D. Falk die Charité an, sie würde mehr für die Dezimierung der Berliner Bevölkerung tun als die Guillotine in anderen Städten. Diese sicher harte und übertriebene Anschuldigung wurde indes

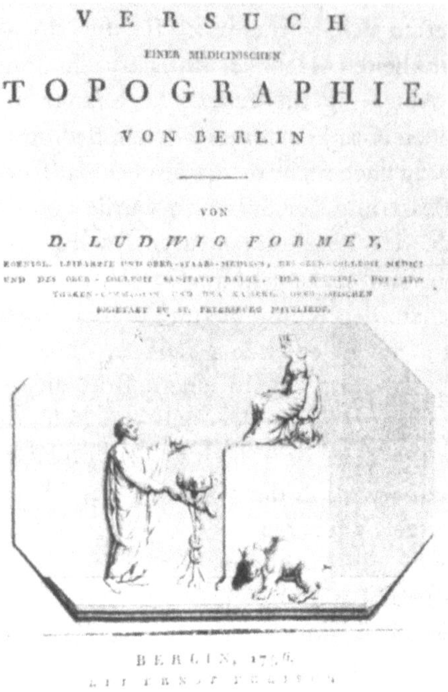
VERSUCH

EINER MEDICINISCHEN

TOPOGRAPHIE

VON BERLIN

VON

D. LUDWIG FORMEY,

Abb. 42. Ludwig Formey: Versuch einer medicinischen Topographie von Berlin, Berlin 1796, Titelblatt.

bestätigt in einem in seinen Ausdrücken gemäßigten Artikel von Wilhelm Prahmer, den er „Einige Worte über die Berlinische Charité" überschrieb. Als lutherischer Pfarrer in der Charité hatte Prahmer Informationen aus erster Hand über die Qualität der ärztlichen Versorgung in dem Krankenhaus. Er hatte vieles zu bemängeln: Die Pflege der Kranken sei deshalb so schlecht, weil als Wärter frühere Patienten der Charité, oft gebrechliche Personen, oder solche, die sonst auf keine andere Weise einen Lebensunterhalt finden könnten, angenommen und so erbärmlich schlecht bezahlt würden, daß es kein Wunder sei, wenn sie den Patienten das Essen wegäßen oder sie nicht gehörig betreuten. Zubereitet wird das Essen von den Küchenmädchen, die meist als Krätze- oder Geschlechtskranke in der Charité gelegen hätten und, da sie sich nicht in die Hurenklasse eingekauft hätten, jetzt ihre Zeit wieder abdienen müßten ... Der dritte Hauptfehler sei der Mangel an Sauberkeit, die Wäsche werde nicht sauber gewaschen und sei auch nicht in hinreichender Menge vorhanden. Das Haus sei voller Ungeziefer. Und viertens würde den Anordnungen der Ärzte entweder nicht gleich oder gar nicht genügend Folge geleistet... Die Viehställe in der Charité seien sauberer und besser als die Stuben des Hospitals.

Aufgrund dieser harten Kritik ordnete der König eine Untersuchung der Mißstände an. Das Untersuchungskomitee, dem unter anderen die Ärzte Heim und Formey angehörten, hatte keine andere Wahl, als die Beschuldigungen zu bestätigen. Die Antwort erfolgte sofort. Friedrich Wilhelm III. erhöhte das Budget, erhöhte die Zahl der Hausärzte auf zwei, die zweite Stelle wurde mit Fritze besetzt, der mit seinem klinischen Institut in die Räume der Charité einzog. 1790 hatte er seine Klinik aus den Mauern der Charité in die Heilig-Geist-Straße im Zentrum verlegt, um näher an seinen Patienten zu sein. Das hatte ihm und seinen Studenten die Möglichkeit geboten, die Klinik täglich zu besuchen statt einmal oder zweimal in der Woche. Die Entscheidung von 1798, die Klinik zurück in die Charité zu verlegen, hatte zuerst finanzielle Gründe. Das Armendirektorium führte im Detail die Verantwortlichkeiten des zweiten Hausarztes auf: Er hatte die klinischen Prüfungen zu überwachen, täglich alle Patienten der Inneren Station, einschließlich derer mit Skabies und Geschlechtskrankheiten, zu besuchen, die Pensionärchirurgen anzuweisen und über die verschiedenen Krankheitsfälle auf der Inneren Station ausführliche Krankengeschichten zu führen, ebenso über die Natur und den Verlauf der Infektionen und der epidemischen Krankheiten im Zusammenhang mit den Veränderungen des Wetters, das Erscheinen seltener Krankheiten zu dokumentieren und den Erfolg neuer therapeutischer Maßnahmen mitzuteilen. Dem ersten Arzt wurde so mehr oder weniger die Funktion eines Aufsichtsführenden zugeteilt, während der zweite Arzt die täglichen Geschäfte führte. In den späten 1790er Jahren hatte der Magistrat von Berlin eine Reihe von Entscheidungen getroffen, die die Charité in besonderer Weise betrafen. In erster Linie war dies der Entschluß, die psychiatrischen Patienten der Stadt in der Charité unterzubringen. Das war nicht das erste Mal, daß Patienten mit psychischen Krankheiten dort medizinisch versorgt wurden. Während des ganzen 18. Jahrhunderts waren psychiatrische Fälle immer wieder als inkurable Fälle an die Charité überwiesen worden. Selle hatte sogar einen frühen Versuch der Klassifikation der verschiedensten Geisteskrankheiten aufgrund psychologischer Kriterien versucht. Sein Schema differenzierte zwischen Amnesie, Melancholie, Manie, Hypochondrie und Hysterie, wobei anzumerken ist, daß diese Bezeichnungen nur wenig gemein haben mit unseren heutigen Diagnosen. Auch die Betonung der psychologischen Kriterien darf nicht zu der Annahme führen, daß er in Geisteskrankheiten Krankheiten der Seele gesehen habe, im Gegenteil, die Mehrzahl der Charité-Ärzte glaubte an eine innige Verbindung zwischen Körper und Seele und so an eine physikalische Basis der Geisteskrankheiten. Muzell, der ein besonderes Interesse für die psychiatrischen Fälle gezeigt hatte, ging davon aus, daß psychische Traumen in erster Linie und vor allem das Gehirn beeinträchtigten, das dann über die Nervenbahnen die Spannung der Körperfasern verändere. Die therapeutischen Maßnahmen, die er wie auch andere Charité-Ärzte gebrauchte, bezogen sich deshalb in erster Linie auf den Körper, und dies häufig in drastischer Form: Stärkste Purgationen, Aderlaß und Bäder in eiskaltem Wasser sind Beispiele hierfür.

Während des 18. Jahrhunderts waren die Geisteskranken zusammen mit anderen Patienten der Charité im gleichen Gebäude untergebracht. Als das städtische Irrenhaus im Jahre 1798 abbrannte und der Präsident des Armendirektoriums die Überführung der Insassen in die Charité anordnete, wurden Pläne gemacht, ein gesondertes Gebäude für die Geisteskranken auf dem Gelände der Charité zu errichten. Doch diese Pläne wurden nicht verwirklicht. Die Charité-Verwaltung errichtete zwar eine separate Abteilung, aber damit waren die Probleme nicht gelöst. Wenn dort auch in erster Linie Geisteskranke untergebracht waren, so fanden dort auch Aufnahme, die an Skabies und Geschlechtskrankheiten litten. Darüber hinaus war sie innerhalb kürzester Zeit völlig überbelegt, mehr als 200 Patienten mußten in dreißig kleinen Räumen untergebracht werden. Nicht vor 1835 fand die Stadt finanzielle Möglichkeiten zur Errichtung einer völlig getrennten Institution.

Eine andere wesentliche Veränderung wurde durch die Entscheidung herbeigeführt, die Hospitaliten aus der Charité in ein Haus in der Nähe der Inselbrücke zu verlegen. Wenn dies auch in erster Linie als Maßnahme gegen die Überfüllung der Charité gedacht war, um mehr Platz für Menschen mit medizinischen und chirurgischen Krankheiten zu schaffen, so führte es letzten Endes doch zu einem signifikanten Wandel in der Natur der Charité. Das Zusammenwohnen von Patienten und Hospitaliten war eines der Charakteristika der Charité des 18. Jahrhunderts, das auf die Ursprünge im mittelalterlichen Hospital zurückwies, ein Refugium für alle zu sein, die behindert, heimatlos, arm, alt oder krank waren. Die Trennung des Jahres 1798 markiert gleichzeitig den Bruch mit dieser Tradition. Mit der Beschränkung auf die Aufnahme von innerlich oder chirurgisch Kranken begann die Charité ihren Übergang zu einem modernen Krankenhaus, das sich nur noch der medizinischen Versorgung und der medizinischen Ausbildung widmete.

Die Pépinière

Eine andere wesentliche Entwicklung im letzten Jahrzehnt des 18. Jahrhunderts war die stärkere Integration der Charité in das Militärmedizinalwesen. Wie wir bereits gesehen haben, wurde der Grund für die Bedeutung des Hospitals als Lehrkrankenhaus für zukünftige Armeechirurgen bereits von Friedrich Wilhelm I. im Jahre 1726 gelegt. Die Zahl der Ausbildungsplätze war aber stets begrenzt, und die Mehrzahl der Wundärzte mußte ohne medizinische Ausbildung außer ihrer kurzen Lehrzeit bleiben. Mit der Vergrößerung der preußischen Armee wurde auch der Bedarf an gut ausgebildeten Armeechirurgen immer deutlicher, was schließlich dazu führte, daß Friedrich Wilhelm II. im Jahre 1795 der Errichtung einer medizinischen Schule speziell für das Militär zustimmte. In einer Denkschrift vom 6. Juni 1795 hatte der Generalarzt Johann Goercke die Errichtung einer chirurgischen Pépinière vorgeschlagen. Die Ausbildung von jährlich 16 Pensionärchirurgen, so hatte er darin ausgeführt, habe sich zahlenmäßig als völlig unzureichend erwiesen. Darüber hinaus habe die Erfahrung gelehrt, wie wichtig das medizinisch-chirurgische Personal für die Gesundheit des Heeres sei, und deshalb sei es Aufgabe des Staates, für eine ausreichende Anzahl gut ausgebildeter Chirurgen zu sorgen. Fürs

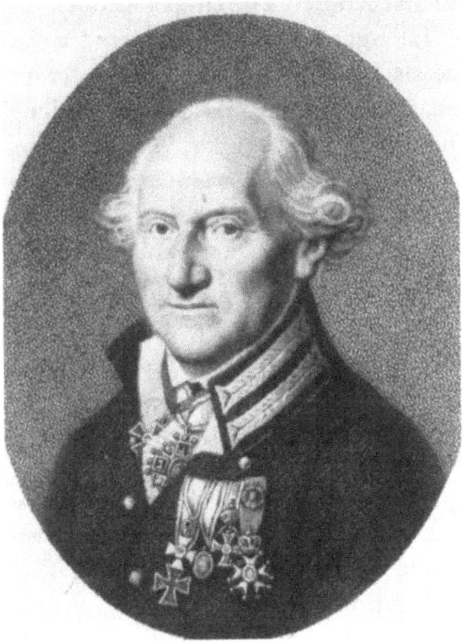

Abb. 43. Johann Goercke (1750–1822). Der Gründer der Pépinière erwarb sich auch Verdienste um die Errichtung der fliegenden Feldlazarette und um die Reorganisation des Militärwesens.

erste schlug er die Ausbildung von 50 Lazarettchirurgen vor, die, jeder mit einem Sold von sieben Talern monatlich, in einer medizinischen Schule zusammengefaßt werden sollten, wo sie unter Führung und Aufsicht von älteren Chirurgen neben ihrer praktischen Ausbildung eine theoretische erhalten sollten. Den Staat werde das ganze Unternehmen nicht mehr als 6000 Taler jährlich kosten. „Noch nie habe ich etwas für mich gebeten, auch jetzt bitte ich nicht für mich, ich bitte für die unglücklichen Blessirten und Kranken, denen noch niemand seine Theilnahme, sein Mitleid, seine Unterstützung versagte, sobald er ihre Noth erkannte, ich bitte für das Vaterland, für die Armee, für den Vortheil des Königs selbst," so schloß er seine Denkschrift ab. Das Oberkriegskollegium billigte den Plan, und schon am 2. August 1795 wurde die Pépinière durch Kabinettsorder gegründet und Goercke zu deren Direktor ernannt.

Goercke, der 1750 in Ostpreußen geboren war, hatte die Chirurgie handwerksmäßig gelernt, war dann Kompaniefeldscher zunächst in Königsberg und dann in Berlin geworden. Er hatte seine chirurgische Ausbildung durch eine medizinische am Collegium medico-chirurgicum ergänzt, eine Bildungsreise durch Europa gemacht und war dann zum 3. Generalchirurgen der Armee aufgestiegen. Mit seiner Erfindung der „Feldlazarettambulanz", der fliegenden Feldlazarette im Feldzug gegen Frankreich, hatte er einen wesentlichen Beitrag zur Verbesserung der Militärmedizin geleistet.

Schon einen Monat nach ihrer Gründung nahm die Pépinière ihre Arbeit auf. Neben den Vorlesungen am Collegium medico-chirurgicum erhielten die Eleven auch allgemeinbildenden und Lateinunterricht. Neben den Eleven gab es noch die Volontärs und die attachierten Chirurgen, die auf eigene Kosten in ähnlicher Weise ausgebildet wurden. Anspruch auf Aufnahme als Eleve hatte jeder gesunde junge Mann im Alter zwischen 17 und 19 Jahren, wenn er die nötige Schulbildung nachweisen konnte und einen guten Leumund besaß. Chirurgische Vorkenntnisse, in einer Lehre erworben, wurden gerne gesehen. Das Auswahlverfahren war streng, und der Eleve mußte sich verpflichten, nach der vierjährigen Ausbildung mindestens acht Jahre als Militärchirurg zu arbeiten. Alle anfallenden Kosten wurden vom Staat übernommen, die Eleven erhielten freie Unterkunft und darüber hinaus 6 Taler Sold.

Goercke hatte mit der Pépinière zum ersten Mal ein Instrument geschaffen, das es auch Kindern aus nicht begütertem Hause ermöglichte, eine medizinische Ausbildung zu erhalten, das bewußt die wissenschaftliche Bildung der Militärärzte anstrebte und das letztendlich auf eine Vereinigung von Medizin und Chirurgie hinzielte. Daß diese Einheitsbestrebungen ganz und gar nicht dem Zeitgeist entsprachen, dafür mag als Beispiel die Preisaufgabe der Akademie nützlicher Wissenschaften in Erfurt dienen, die für das Jahr 1797 lautete, „Ist es nothwendig und ist es möglich, beide Theile der Heilkunst, die Medicin und die Chirurgie, sowohl in ihrer Erlernung als Ausübung wieder zu vereinigen?“ und bei der unter 14 Einsendungen die einzige, die sich für eine strikte Trennung der beiden Disziplinen aussprach, für preiswürdig gehalten wurde. Das Regiment in der Pépinière war streng. Sein Ziel war es, „neben systematischer wissenschaftlicher Ausbildung der Zöglinge auch auf eine bei Erfüllung ihres ernsten Berufes unbedingt erforderliche vernünftige Moral, ein reges Pflichtgefühl, auf Ordnung und Sauberkeit derselben hinzustreben und sie an Subordination und militärische Verhältnisse zu gewöhnen.“ Die Zeiten des Aufstehens und des Zubettgehens waren streng geregelt, das Rauchen war verboten. Die wissenschaftliche Ausbildung bestand aus dem allgemein wissenschaftlichen Unterricht an der Pépinière, dem fachwissenschaftlichen Unterricht am Collegium medico-chirurgicum und der praktischen Ausbildung in der Charité. Zum obligatorischen Unterricht gehörten nicht nur die medizinischen und naturwissenschaftlichen Fächer, sondern auch Deutsch, Französisch und Latein, Geschichte und Geographie, Mathematik und Philosophie. Zu Beginn des 19. Jahrhunderts sah der Stundenplan der Eleven wie folgt aus:

Erstes Jahr

Winter:	Sommer:
1. Osteologie	1. Osteologie
2. Splanchnologie	2. Botanik
3. Physik	3. Chemie
4. reine Mathematik	4. angewandte Mathematik
5. Logik	5. deutsche Sprache
6. deutsche Sprache	6. lateinische Sprache
7. lateinische Sprache	7. Naturbeschreibung

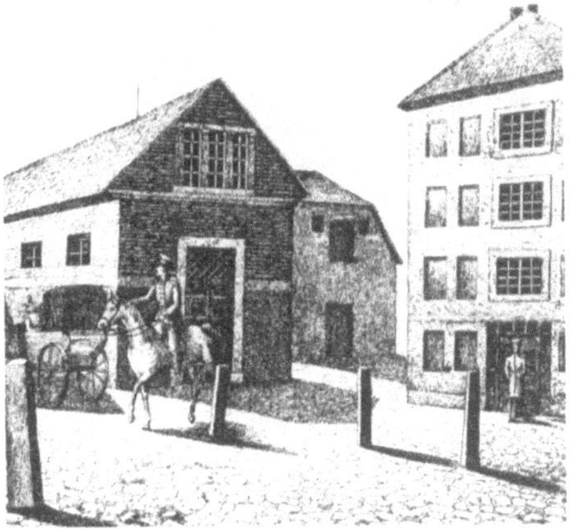

Abb. 44. Die Artillerie-Kaserne am Kupfergraben, re. der der Pépinière 1799 überwiesene Flügel.

Zweites Jahr

Winter:
1. praktische Anatomie
2. Physiologie
3. Anatomie, öffentlich
4. Moral
5. lateinische Sprache
6. französische Sprache

Sommer:
1. Allgemeine Pathologie
2. Pharmacie
3. Logik, wiederholt
4. Geographie
5. französische Sprache
6. polnische Sprache
7. lateinische Sprache

Drittes Jahr

Winter:
1. Semiotik
2. Materia medica, einschließlich allgemeiner Therapie
3. Bandagenlehre
4. Angiologie
5. Syndesmologie
6. Geschichte
7. polnische Sprache
8. französische Sprache

Sommer:
1. Materia medica, wiederholt
2. Spezielle Therapie
3. Accouchement
4. Chirurgie
5. polnische Sprache

Viertes Jahr

Winter:
1. Frakturen, Luxationen
2. Chirurgischer Operationskurs
3. Accouchement, wiederholt
4. Staatsarzneikunde
5. Chirurgie, wiederholt
6. praktische Anleitung zum Accouchement in der Charité

Sommer:
1. Formulare
2. Spezielle Therapie
3. Klinik

Dadurch, daß die Zöglinge die medizinisch-naturwissenschaftlichen Vorlesungen am Collegium medico-chirurgicum hörten und den dortigen Professoren die Aufnahme der Zöglinge in ihre Kollegien zur Pflicht gemacht worden war, kam es, spätestens seit 1798, zu einer festen Verzahnung von Collegium und Pépinière. Ebenso wurde die Charité durch die Abordnung von neuen Eleven, die ihre theoretischen Studien absolviert hatten, für ein halbes, später für ein ganzes Jahr, fest mit der Pépinière verbunden.

Von Anfang an gehörten zum Unterrichtsrepertoire der Pépinière auch die Repetitionen, die regelmäßigen Vortragsübungen und die wissenschaftlichen Sammlungen. Untergebracht war die Pépinière zunächst in einem angemieteten Haus, in dem der hilfswissenschaftliche Unterricht und die Repetitionen ebenso stattfanden wie das gemeinsame Mittagessen der Eleven, und wo Platz war für die Sammlungen. Seit 1797 wurde ein Flügel der Kaserne des 4. Artillerieregiments für die Eleven

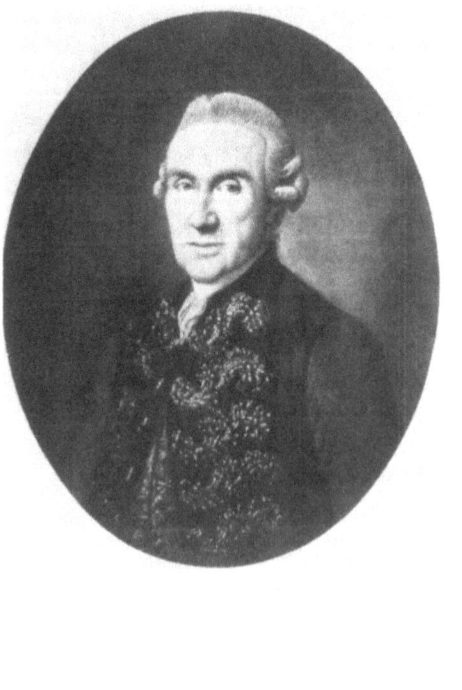

Abb. 45. Johann Anton Christian Theden (1714–1797), Generalchirurgus der preußischen Armee, auf dessen Betreiben der Name Feldscher durch Chirurg ersetzt wurde.

der Pépinière hergerichtet, wo sie unter Aufsicht wohnten. In einem Festgedicht zum 1. Stiftungstag im Jahre 1796 hatte der greise Generalchirurg Theden ein Gedicht verfaßt, was einerseits Johann Goerckes Leistung anerkannte, andererseits klarmachte, wie sehr die junge Anstalt noch um ihre Daseinsberechtigung und um ihren Ruf kämpfen mußte:

Nicht mehr vom fernen Seine-Strande
erhält die deutsche Chirurgie
der Wahrheit Licht, das fremde Kunst ihr lieh;
jetzt schimmert sie im theuren Vaterlande,
der Menschheit segensreiche Kunst,
durch weiser Männer thätiges Bestreben,
und edler Fürsten milde Gunst,
und schützt voll Klugheit Menschenleben.

Sie heilt die Wunden, die das Schwerdt
des Krieges schlägt, übt Menschenliebe,
und ihre Priester sind geehrt,
wenn sie, wie Görcke, voll mitleidsreicher Triebe,
sich ihrer Kunst mit heißem Eifer weyhn,
und sich des süßen Lohnes freun,
auch für die künftge Welt noch Schüler zu erziehen,
die sich mit strengem Fleiß bemühen,
ganz ihres Lehrers wert zu sein.

Ihr aber, die ihr jetzt der Lehren
des besten Mannes euch erfreut
o widmet eure ganze Lebenszeit
dem Fleiß, der Menschenlieb und Thätigkeit,
die Kunst, der ihr euch jetzo weyht,
durch tausend gute Werke hoch zu ehren,
und trocknet spät der Menschheit Jammerzähren
durch Eifer und Geschicklichkeit,
das unsre Wissenschaft stets hoch und höher steige,
und ich, ein Greis von drei und achtzig Jahr,
dann meines Hauptes silbergraues Haar
mit frohem Muth zu Grabe neige.

1802 erhielt Goercke durch Kabinettsorder die Erlaubnis, sein Haus, das er sich in der späteren Dorotheenstraße bauen ließ, so einzurichten, daß die Unterrichts-, Sammlungs- und Gemeinschaftsräume dorthin verlegt werden konnten. Nach der räumlichen Konsolidierung, nach der Abwehr der Angriffe, die sich vor allen Dingen gegen die von ihm angestrebte Vereinigung von Medizin und Chirurgie richteten, schien dem weiteren Aufbau der Pépinière nichts mehr im Wege zu stehen.

Doch neue Bedrohungen wurden schnell sichtbar, einerseits aus der politischen Entwicklung der folgenden Jahre, andererseits aber auch aus der wissenschaftlichen Entwicklung und der Gründung der Berliner Universität.

Berliner Ärzte im 18. Jahrhundert

Über die Wissenschaftler hinaus, die in den letzten Kapiteln erwähnt wurden, gab es im 18. Jahrhundert eine ganze Reihe von bedeutenden Medizinern in Berlin. Johann Gottlieb Gleditsch (1714–1786) war nicht nur Direktor des Botanischen Gartens, sondern hat als hervorragender Botaniker auch bedeutende Arbeiten zur Sexualtheorie der Pflanzen geschrieben und durch praktische Versuche die Richtigkeit seiner Theorien bewiesen. Johann Nathanael Lieberkühn (1711–1756) war einer der begabtesten Anatomen seiner Zeit. Als Sohn eines Berliner Goldschmiedes hatte er zunächst Theologie studiert, war aber bald in Leyden zur Medizin überge-

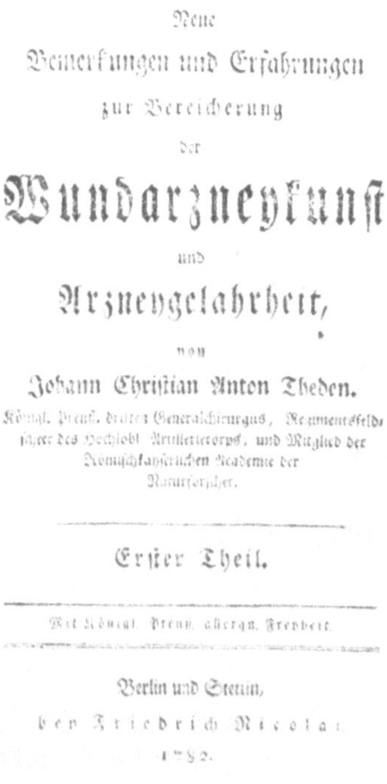

Neue
Bemerkungen und Erfahrungen
zur Bereicherung
der
Wundarzneykunst
und
Arzneygelahrheit,
von
Johann Christian Anton Theden.
Königl. Preuß. dritten Generalchirurgus, Regimentsfeldscheer des Hochlobl. Artilleriecorps, und Mitglied der Römischkayserlichen Academie der Naturforscher.
Erster Theil.
Mit Königl. Preuß. allergn. Freyheit.
Berlin und Stettin,
bey Friedrich Nicolai.
1782.

Abb. 46. Johann Anton Christian Theden: Neue Bemerkungen und Erfahrungen zur Bereicherung der Wundarzneykunst und Arzneygelahrtheit, Berlin u. Stettin 1782.

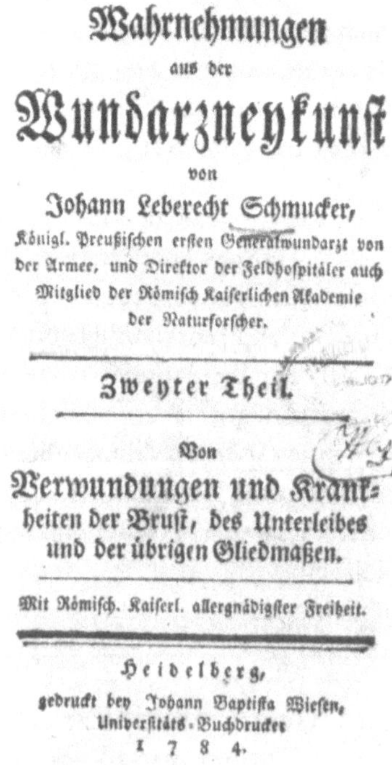

Wahrnehmungen
aus der
Wundarzneykunst
von
Johann Leberecht Schmucker,
Königl. Preußischen ersten Generalwundarzt von der Armee, und Direktor der Feldhospitäler auch Mitglied der Römisch Kaiserlichen Akademie der Naturforscher.
Zweyter Theil.
Von
Verwundungen und Krankheiten der Brust, des Unterleibes und der übrigen Gliedmaßen.
Mit Römisch. Kaiserl. allergnädigster Freiheit.
Heidelberg,
gedruckt bey Johann Baptista Wiesen,
Universitäts-Buchdrucker
1 7 8 4.

Abb. 47. „Wahrnehmungen aus der Wundarzneikunst" von Johann Leberecht Schmukker, Heidelberg 1784.

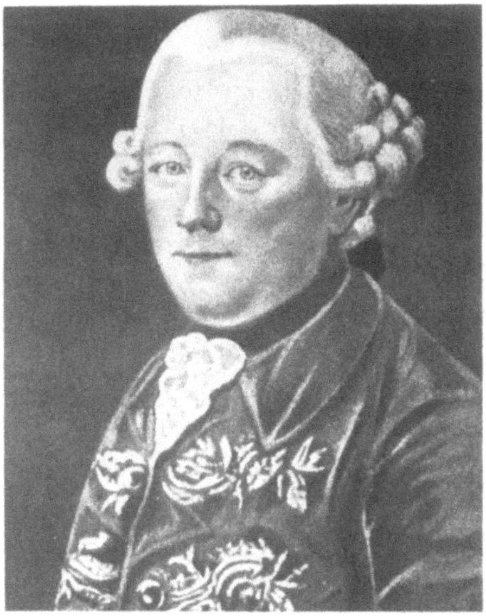

Abb. 48. Johann Leberecht Schmucker (1712–1786) erhöhte die Zahl der Pensionärchirurgen in der Charité und schuf damit einer größeren Zahl von Chirurgen Ausbildungsmöglichkeiten.

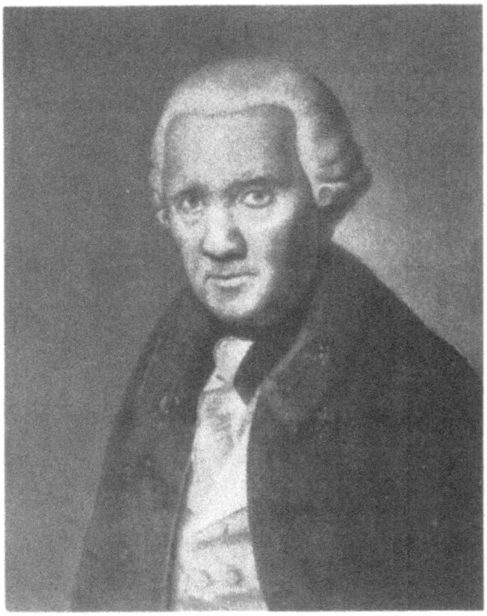

Abb. 49. Johann Ulrich von Bilguer (1710–1796), der seinen Adelstitel, der eigentlich Johann Goercke zugedacht war, einer Verwechslung verdankt.

wechselt, hatte in Paris und London gearbeitet, ehe er 1740 nach Berlin zurückkehrte. Er hat die von dem Niederländer Frederik Ruysch erfundene Injektionsmethode zur Herstellung anatomischer Präparate ganz wesentlich weiterentwickelt und dabei eine Reihe bedeutender Entdeckungen gemacht. Lieberkühn war ein von seiner Wissenschaft Besessener. Friedrich der Große, sein Gönner, hat zwei Jahre nach seinem frühen Tod über ihn gesagt: „Um meine therapeutischen, pathologischen, diätetischen Kenntnisse zu vervollkommnen, habe ich mich häufig mit Lieberkühn unterhalten, der einer unserer großen Ärzte und ein sehr berühmter Anatom ist. Als ich jedoch bemerkte, daß er immer mit Därmen, Magen und Lungen in den Taschen zu mir kam, da wurde ich dieses Arztes und seiner Vorträge überdrüssig. Bei einer seiner Sitzungen bei mir wurde ich von einem Stück Hirn, daß er aus der Tasche zog angeekelt, daß ich eine zeitlang nicht einmal den Anblick von Fleisch ertragen konnte.“ Da Lieberkühn keine bezahlte Stellung in Berlin erhielt, verdiente er sich seinen Lebensunterhalt als praktischer Arzt in einer ausgedehnten Praxis. Bedeutende Anatomen waren auch Johann Friedrich Meckel (1714–1774), der als Professor am Collegium medico-chirurgicum sich besonders mit der Präparation der Nerven beschäftigte, aber auch erster Direktor der 1751 errichteten Hebammenschule wurde, sein Schüler und Nachfolger Johann Gottlieb Walter, der ältere (1734–1818), dessen bedeutendes anatomisches Museum 1803

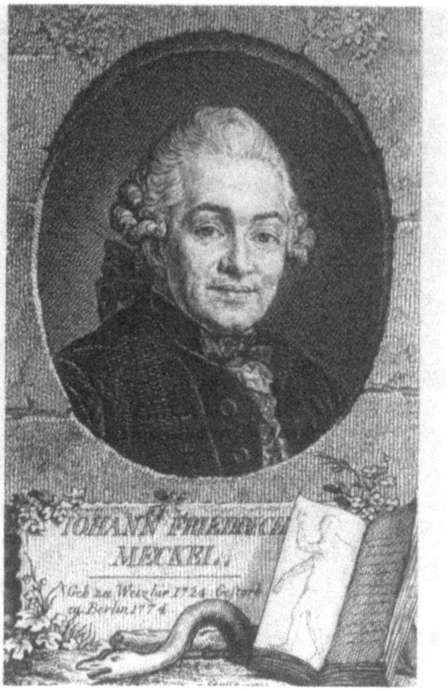

Abb. 50. Johann Friedrich Meckel (1714–1774), Anatom am Collegium medico-chirurgicum und erster Direktor der 1751 errichteten Hebammenschule.

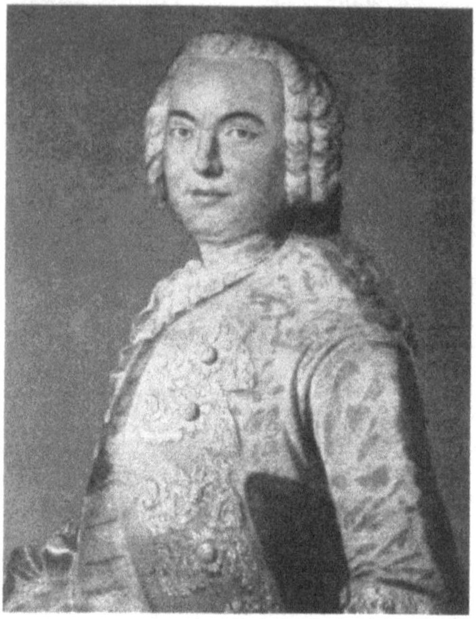

Abb. 51. Christian Andreas Cothenius (1708–1789), einer der wenigen Ärzte, zu denen Friedrich d. Gr. Vertrauen hatte.

vom Staat angekauft wurde, und Caspar Friedrich Wolff (1733–1794), dessen „Theoria generationis" ein neues Zeitalter der Embryologie eröffnete.

In der Chirurgie waren es neben Johann Theodor Eller und Johann Goercke vor allem Johann Leberecht Schmucker (1712–1786), Johann Christian Theden (1714–1797) und Johann Ullrich von Bilguer (1710–1796), die sich neben ihren praktischen Leistungen vor allem durch die Bestrebungen zur Verwissenschaftlichung der Chirurgie verdient gemacht haben.

Als Lehrer der Geburtshilfe sind vor allen Dingen Friedrich Wilhelm Henckel (1712–1779) und Johann Philip Hagen (1734–1792) zu nennen. Im Gegensatz zu Meckel sind sie Praktiker der Geburtshilfe und haben zur Hebung dieses Faches und der Hebammenausbildung Wesentliches beigetragen. Den beschwerlichen Weg vom Barbierlehrling zum Lehrer der Geburtshilfe hat Hagen in seiner Autobiographie anschaulich geschildert.

Wissenschaftlich weniger bedeutend war der Leibarzt Friedrich des Großen, Christian Andreas Cothenius (1708–1789). Neben seiner ärztlichen Tätigkeit hatte er eine Reihe von Verwaltungsfunktionen innegehabt. Nachdem er 1748 den König von einer langwierigen Erkrankung heilen konnte, genoß er dessen uneingeschränktes Vertrauen und damit eine Sonderstellung, die bei der kritischen Haltung des

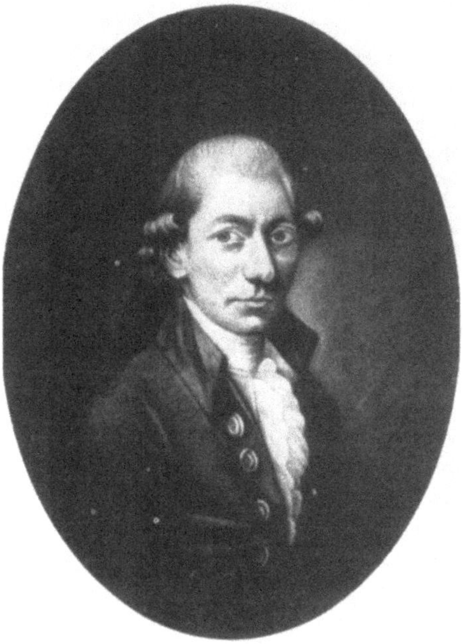

Abb. 52. Christian Gottlieb Selle (1748–1800), den zeitgenössische Ärzte für einen ausgezeichneten Philosophen hielten, während die Philosophen in ihm einen hervorragenden Arzt sahen.

Königs den Ärzten gegenüber ganz ungewöhnlich war. Dennoch mischte sich Friedrich auch in seine Therapievorschläge ein, auch wenn sie ihn nicht selber betrafen, sondern Mitglieder seiner Familie oder seiner Dienerschaft. So schrieb er im Jahre 1768: „Ich habe Euren Bericht von dem Meiner Niece der Prinzessin von Preußen Liebten gestern zugestoßenen besonderen Zufall erhalten und ob zwar dabey wie Ihr der Meynung seyd, ein Aderlas allerdings zuträglich sein möchte, so werdet Ihr nunmehro gleichwohl mit großer Behutsamkeit, und daß solches nicht frühzeitig vorgenommen werde, um so mehr zu verfahren haben, da ihr selber gesteht, daß bei deren dermaligen Anzeigen bey der Prinzessin die Möglichkeit einer vorhandenen Schwangerschaft nicht zu leugnen ist."

Und an seinen kranken Leibdiener Fredersdorf schrieb er: „Der Duvergé [ein damals erfolgreicher Scharlatan], der hatte dir die ersten 8 Tage gesundt gemacht, das nahm aber ein besem Ende. Es wirdt mit diesen nicht besser getan, und, was zu beklagen ist, daß Du Dihr von freien Stücken umbs Leben bringst! Ich bitte Dihr, Traue Dihr, doch nicht einem Jeden zu und Schaffe doch den Schurken ab, der Dihr hitzige Balsam und welches Zeuch geben wirdt, daß Dihr ein brandt im leibe machen wirdt, bleibe doch bei Cothenius, habe doch ein-Mahl 6 Wochen gedult und lasse Cothenium und Mihr Wirtschaften, es wird guht gehen... Ich sage es Dihr rein-heraus, würstu Dihr jetzunder nicht von allen Deinen Idioten-Docters, alte Weiber etc. loßschlagen, so werde ich Cothenius verbihten, den fus in Deinen hause zu setzen und werde Mihr nicht weiter um Dihr bekümern."

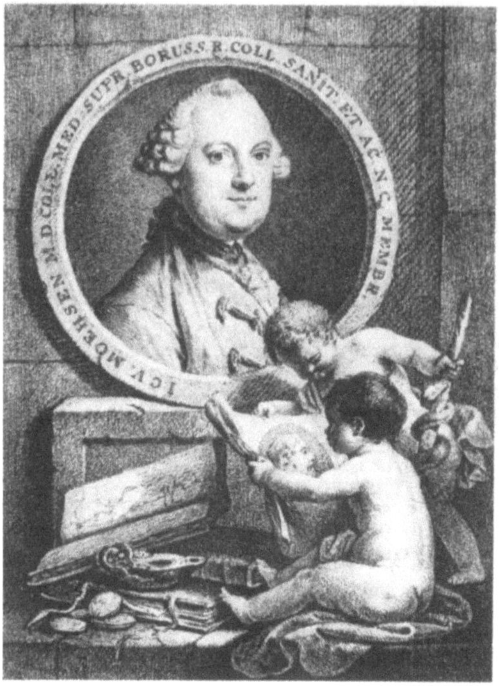

Abb. 53. Johann Carl Wilhelm Moehsen (1722–1795), der erste Historiograph der Wissenschaften in Berlin und in der Mark Brandenburg.

Leibarzt Friedrichs des Großen war auch Christian Gottlieb Selle (1748–1800), der nach Studien in Berlin, Göttingen und Halle, wo er 1770 promoviert wurde, sich als Praktiker in Berlin niederließ und neben seiner praktischen Arbeit Zeit fand zu schriftstellerischer Tätigkeit und philosophischem Gespräch. Nach ausgedehnten Reisen wurde er 1777 Arzt an der Charité, gegen den Widerstand Cothenius', später auch Vizedirektor des Collegium medico-chirurgicum und Direktor der philosophischen Klasse der Akademie der Wissenschaften. Die boshafte zeitgenössische Bemerkung, die Ärzte hielten ihn für einen ausgezeichneten Philosophen, während die Philosophen in ihm einen ausgezeichneten Arzt sähen, wird seiner Persönlichkeit sicher nicht gerecht. In seiner „Krankheitsgeschichte des höchstseligen Königs von Preußen Friedrichs II. Majestät" hat er einen nüchternen und pragmatischen Bericht von den Krankheiten und dem Tod des Preußenkönigs gegeben. Dort heißt es unter anderem: „Gegenwärtige Krankheitsgeschichte des größten Königs unserer Zeit ist zwar keine pragmatische Geschichte des Physischen diesen großen Mannes; aber wie schon alles was ihn betrifft merkwürdig ist, so wird auch dieser kleine Beitrag seinen künftigen Biographen nicht unwillkommen sein... Die Natur des Königs war so wirksam und sein medizinisches Verhalten so einfach, daß man die Bewegungen der Natur sehr deutlich von denjenigen unterscheiden konnte, die man bei zu häufigem Gebrauch von Arzneimitteln

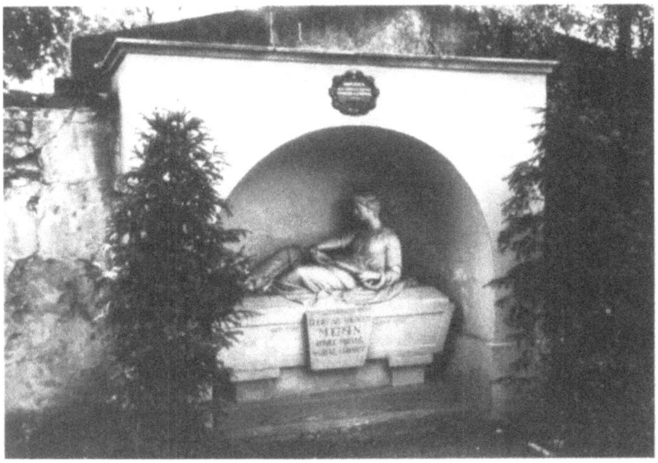

Abb. 54. Moehsens Grab auf dem Friedhof vor dem Halleschen Tor.

entweder stört oder fälschlich als eine Wirkung derselben ansieht ... Der Tod des Königs war wie sein Leben. Furchtlos und gleichmühtig blieb er bis zum letzten Zuge seines Odems ... Er verschied also ruhig und sanft und seine ganz unverstellten Gesichtszüge, sein ruhiger ernster Blick zeigten noch im Sarge, daß er mit keinem besorgten und quälenden Gedanken aus der Welt gegangen war, ob er gleich noch einige Minuten vor dem Tode Bewußtsein hatte." Vieles von dem, was im 18. Jahrhundert und davor in Berlin geschehen ist, wüßten wir nicht, wenn nicht ein zeitgenössischer Arzt es überliefert hätte. Johann Karl Wilhelm Moehsen (1722–1795) hat durch seine bedeutenden Arbeiten zur Geschichte der Wissenschaften, zur Geschichte der Medizin, aber auch zur Allgemeinen und Kunstgeschichte Berlins und der Mark Brandenburg Bedeutendes geleistet.

Schon sehr früh erschien in Berlin eine medizinische wissenschaftliche Zeitschrift, die „Acta medicorum Berolinensium", die zwischen 1717 und 1730 herauskamen und in ihrem Untertitel zu erkennen gaben, daß sie der Vermehrung der ärztlichen Kunst und Wissenschaft dienen wollten. Sie sind aus der Praxis gewachsen, enthalten viele kasuistische Beiträge, aber auch Beschreibungen von Sektionen, die weniger der anatomischen Kenntnis, sondern vielmehr der Krankheitsbeschreibung dienen sollten, also anatomisch-pathologische Beiträge darstellen. Im Jahr 1718 hatte es 24 solcher Sektionen gegeben, in den Militärlazaretten, im Großen Friedrichs-Hospital oder in den Wohnungen der Verstorbenen vorgenommen. Unter der Redaktion von Johann Daniel Gohl (1665–1731) wurde hier über Fälle von Nierensteinen, Herzerkrankungen, ja selbst Phantomschmerzen nach Amputation, aber auch über astrologische Konstellationen berichtet, wurden auch erste medizinstatistische Tabellen veröffentlicht. 1730 folgten Ellers „Medizinische und chirurgische Anmerkungen" und ab 1738 Schaarschmidts „Medicinische und chirurgische Berlinische wöchentliche Nachrichten".

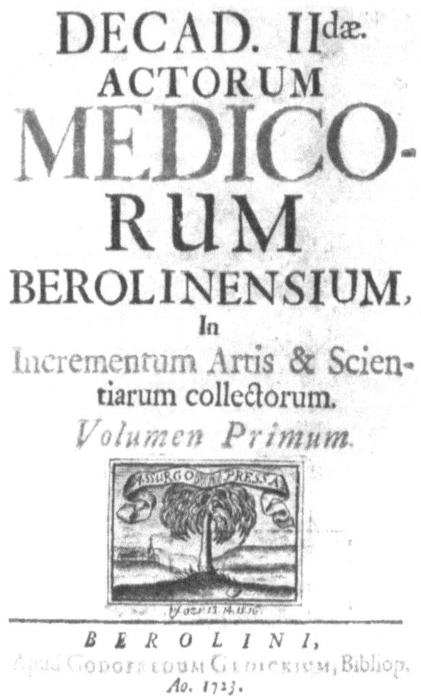
DECAD. IIdæ.
ACTORUM
MEDICO-
RUM
BEROLINENSIUM,
In
Incrementum Artis & Scien-
tiarum collectorum.
Volumen Primum.

BEROLINI,
Apud GODOFREDUM GEDICKIUM, Bibliop.
Ao. 1723.

Abb. 55. Titelblatt des ersten Bandes der zweiten Decurie der Acta Medicorum Berolinensium von 1723.

Neben wissenschaftlich ausgebildeten, philosophisch denkenden und praktisch handelnden Ärzten gab es im Berlin des 18. Jahrhunderts noch eine ganze Reihe von Heilern, auf die diese Attribute nicht zutrafen. Neben Scharfrichtern, Schäfern und Schmieden gehörte dazu das Heer der fahrenden Bruch- und Steinschneider, der Starstecher und Zahnbrecher. Zu ihnen gehörte auch der berühmte Dr. Eisenbarth, der 1717 sogar preußischer Hofarzt wurde, nachdem er die geforderten 200 Taler erlegt hatte. 1724 heißt es in der Vossischen Zeitung über ihn: „Das der Königl. Preuß. Rath Eisenbarth von Magdeburg annoch zum Trost vieler bedrängten Patienten allhier seyn, wird hierdurch zu wissen gethan; er hat die kurtze Zeit viele Menschen an aller Hand theils gefährlichen Krankheiten rühmlichst curiret, in specie hat er den 11. Sept. currentis von einem 25-jährigen Menschen mit geschwinder Behändigkeit und in presence vieler Leute, doch ohne grosse Schmertzen dergleichen Stein wie beygehende Figur zeiget, aus der Blase geschnitten. Dieser Mensch ist Gottlob frisch und gesund, auch die Blase vollkommen heil: er logirte in der Heil.Geist Strasse in der Wittwe Neumeisterin Hause, allwo in seinem Quartier das Original kann gesehen werden. Dergleichen wichtige Operationes wird der Rath Eysen-Barth noch mehrere vornehmen. Was an Augen-Curen, Brüchen, Leibs-Gewächsen, Hasenscharten von ihm verrichtet werden, achtet er gering. Hierbey wird dessen unvergleichlicher balsamischer Haubt-Augen- und Gedächtniß-Spiritus de melliori recommendiret, wovon sehr viele Proben erwiesen an denen, so vom Schlag gerühret, Schwindel, Ohrensausen, Kopffwehe und

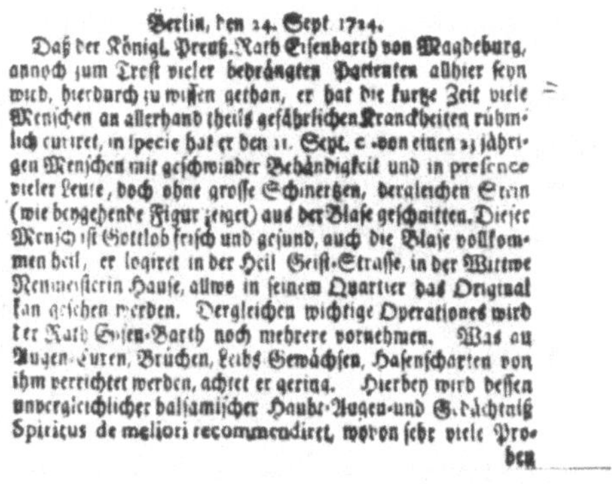

Berlin, den 24. Sept. 1724.

Daß der Königl. Preuß. Rath Eisenbarth von Magdeburg, annoch zum Trost vieler bedrängten Patienten allhier seyn wird, hierdurch zu wissen gethan, er hat die kurtze Zeit viele Menschen an allerhand theils gefährlichen Kranckheiten rühmlich curiret, in specie hat er den 11. Sept. c. von einen 23 jährigen Menschen mit geschwinder Behändigkeit und in presence vieler Leute, doch ohne grosse Schmertzen, dergleichen Stein (wie beygehende Figur zeiget) aus der Blase geschnitten. Dieser Mensch ist Gottlob frisch und gesund, auch die Blase vollkommen heil, er logiret in der Heil. Geist-Strasse, in der Wittwe Nennmeisterin Hause, allwo in seinem Quartier das Original kan gesehen werden. Dergleichen wichtige Operationes wird der Rath Eisen-Barth noch mehrere vornehmen. Was an Augen-Curen, Brüchen, Leibs-Gewächsen, Hasenscharten von ihm verrichtet werden, achtet er gering. Hierbey wird dessen unvergleichlicher balsamischer Haubt-Augen-und Gedächtniß Spiritus de meliori recommendiret, woron sehr viele Proben

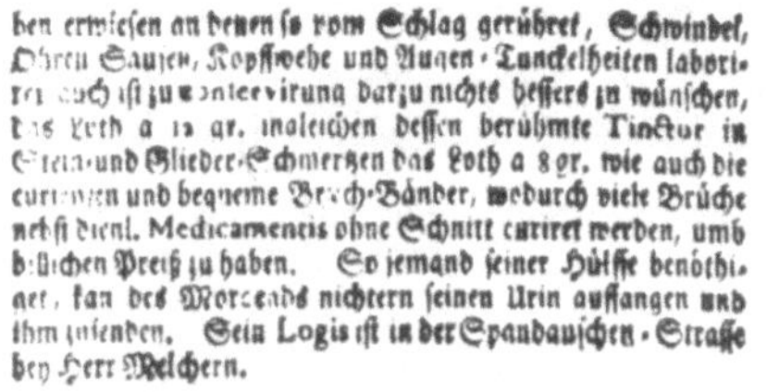

ben erwiesen an denen so vom Schlag gerühret, Schwindel, Ohren Sausen, Kopffwehe und Augen-Tunckelheiten laboriren, auch ist zu conservirung darzu nichts bessers zu wünschen, das Loth a 12 gr. ingleichen dessen berühmte Tinctur in Steins-und Glieder-Schmertzen das Loth a 8 gr. wie auch die curieusen und bequeme Brüch-Bänder, wodurch viele Brüche nebst dienl. Medicamentis ohne Schnitt curiret werden, umb billichen Preiß zu haben. So jemand seiner Hülffe benöthiget, kan des Morgends nichtern seinen Urin auffangen und ihm zusenden. Sein Logis ist in der Spandauschen-Strasse bey Herr Melchern.

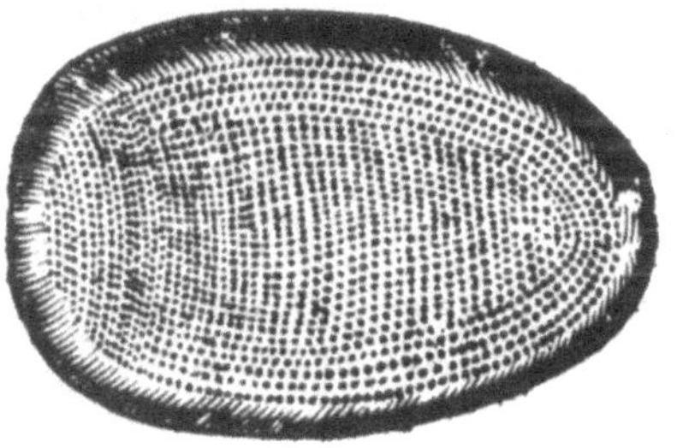

Abb. 56 und 57. Bericht in der Vossischen Zeitung aus dem Jahr 1724 über den Doktor Eisenbarth.

Augentunckelheiten laboriret, auch ist zu conservirung darzu nichts bessers zu wünschen... So jemand seiner Hülffe benöthiget, kann des Morgens nichtern seinen Urin auffangen und ihm zusenden. Sein Logis ist in der Spandauschen-Strasse bey Herrn Melchern."

Solche und ähnliche Anzeigen finden sich immer wieder in den Berliner Zeitungen.

Wahre Tumulte löste 1780 der Berliner Monddoktor aus. Der ehemalige Strumpfwirker Weisleder heilte dadurch, daß er die erkrankten Körperpartien dem Mondlicht aussetzte. Der Mond mußte dazu im ersten Viertel sein, und der Monddoktor unterstützte dessen heilende Strahlen durch Handauflegen und gemurmelte Sprüche.

So zeigt die Medizin in Berlin im 18. Jahrhundert ein Doppelgesicht. Auf der einen Seite entwickelt sie sich durchaus zur wissenschaftlichen Höhe, die

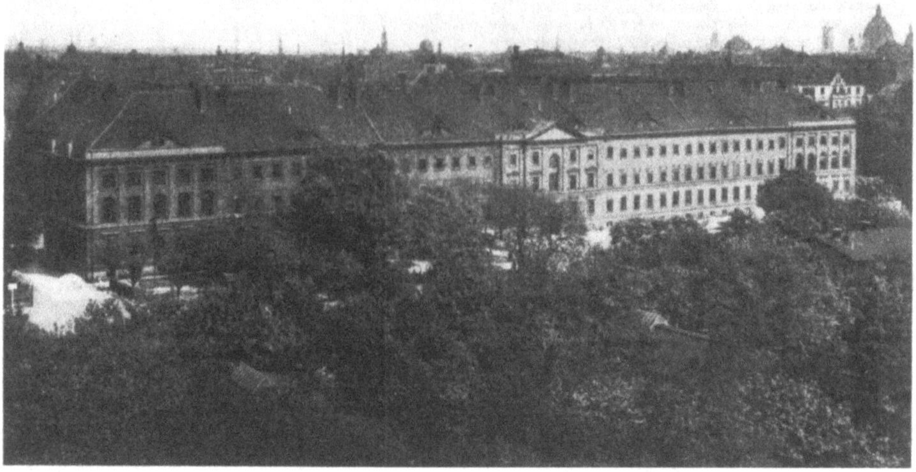

Abb. 58. Die „alte Charité“, die nach 1785 den baufällig gewordenen Fachwerkbau von 1710 ersetzte.

Ausbildungsmöglichkeiten sind vorbildlich und weitaus besser als an manchen deutschen Universitäten, die Chirurgie ist auf dem Weg, eine medizinische Wissenschaft zu werden. Daneben aber haben gerade zum Ende des Jahrhunderts Scharlatane auch in Berlin ein leichtes Geschäft.

Berlin war am Ende des Jahrhunderts längst Großstadt geworden. Neben 175 000 Einwohnern lebten noch ungefähr 25 000 Soldaten mit ihren Angehörigen in der Stadt. Ludwig Formey hat in seinem „Versuch einer medizinischen Topographie von Berlin“ von 1796 die Stadt und ihre Einwohner ausführlich beschrieben. 40 bis 50 Ärzte gab es, daneben 10 Regimentschirurgen, die das Recht hatten, auch ärztlich zu behandeln, neun deutsche und vier französische Apotheken beherbergte die Stadt. Und wenn Formey auch in der Einleitung die Stadt Berlin preist, sie habe „so schöne Gebäude in so großer Anzahl wie vielleicht keine Stadt in Europa“, muß er doch zugeben, daß die hygienischen Verhältnisse zu wünschen übrig lassen. Die Straßen seien ungepflastert und verwandelten sich bei Regen in unwegsamen Schlamm. Viele Wohnungen seien so, daß sie die Krankheiten geradezu herausforderten. Auch der Lebenswandel der Berliner, ihr vieles Tabakrauchen und ihr Kaffeetrinken, sei der Gesundheit nicht gerade förderlich.

Der alte Heim

Die Medizin in Berlin in der zweiten Hälfte des 18. und in der ersten Hälfte des 19. Jahrhunderts wird aber nicht nur durch die großen akademischen Lehrer geprägt, nicht nur durch die Gründung und den Aufstieg der Universität, sondern auch durch die Vertreter der praktischen Medizin.

Alle guten Eigenschaften des praktischen Arztes verkörpern sich bis heute in einem Namen: Ernst Ludwig Heim, der alte Heim, wie er gleichzeitig leutselig und respektvoll genannt wurde.

Heim war 1747 als Pfarrerssohn in Solz im Herzogtum Sachsen-Meiningen geboren, hatte nach dem Besuch des Gymnasiums in Meiningen in Halle Medizin studiert und war dort 1772 zum Doktor der Medizin promoviert worden. In Halle lernte er Werner Muzell kennen, den Sohn des Charitéarztes, der ihm sein Leben lang ein treuer Freund werden sollte. Drei Jahre sind die beiden Freunde durch Europa gereist; zuerst hatten sie in Aachen die Pockenbekämpfung durch Inokulation kennengelernt. Um die immer wieder aufflackernden Pockenepidemien mit ihrer hohen Sterblichkeit zu bekämpfen, hatte man in Europa die aus dem vorderen Orient kommende Methode übernommen, den Inhalt von in Abheilung begriffenen Pockenpusteln für die Impfung in die Schleimhaut zu benutzen. Dies konnte zwar Immunität erzeugen, konnte aber auch zum Ausbruch der Krankheit beim Geimpften führen, eine höchst gefährliche Prozedur also. Aber in den 70er Jahren des 18. Jahrhunderts war es die einzige Chance, sich gegen die Pocken zu wehren. Man durfte nicht hoffen, daß ein Kind von den Pocken verschont blieb.

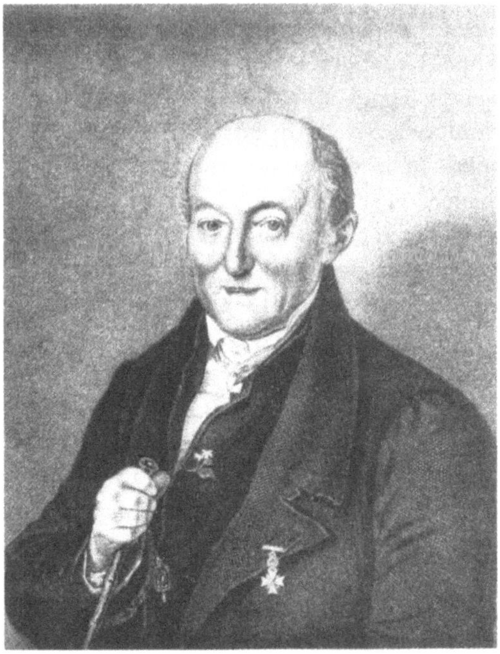

Abb. 59. Ernst Ludwig Heim (1747–1834), der als der „alte Heim" einer der populärsten Ärzte Berlins wurde.

Die beiden jungen Ärzte besuchten Leyden, noch immer die medizinische Hochburg, von dort gingen sie über England nach Paris, wo sie den Berliner Chirurgen Voitus trafen, den Heim später seinen „treuen Freund“ und einen „guten Lehrer und hellen Kopf“ nennen sollte. In Genf besuchten sie Jean-Jacques Rousseau, in Straßburg erkletterte Heim in weinseliger Stimmung die höchste Spitze des Münsterturmes, ehe es nach Berlin ging, wo sich die beiden Freunde auf das Examen vor dem Collegium medicum vorbereiteten, um in Preußen als Ärzte tätig sein zu können.

Schon 1776 übernahm Heim in Spandau, zunächst vertretungsweise, das Stadtphysikat und war nach dem Tod seines Bekannten aus der Halleschen Zeit, des Doktors Jetzke, der einzige promovierte Arzt am Ort. Obwohl noch ein junger Mann von nicht einmal 30 Jahren, erwarb er sich schnell das Vertrauen seiner Patienten, die in einem weiten Gebiet zwischen Berlin, Potsdam und Oranienburg lebten. Schon in dieser Zeit begann er, arme Patienten umsonst zu behandeln. Vielleicht spielte aber auch der Gedanke mit, gerade diese für etwas zu gewinnen, was im Havelland ganz ungewöhnlich war. Heim gelang es, Hinterbliebene davon zu überzeugen, daß die Sektion von Verstorbenen für die Medizin von großem Nutzen sein könnte. Schon hier zeigt sich eine ganz ungewöhnliche Begabung im Umgang mit einfachen Menschen. Heim nahm diese Sektionen nicht hinter verschlossenen Türen vor, sondern ließ Männer und vor allem alte Frauen zusehen, und er sparte nicht mit erklärenden Worten, um ihnen die Wichtigkeit der Sektion klarzumachen. Heims psychologisches Vorgehen hatte Erfolg. Schon bald hatte er keine Schwierigkeiten mehr, wenn er eine Sektion für notwendig hielt. Einen großen Teil seiner medizinischen Erfahrungen hat er diesen Sektionen zu verdanken.

Aber nicht nur auf diese Weise erweiterte Heim sein Wissen. Er scheute sich nicht, auch die Erfahrungen von Quacksalbern, Schäfern, Hirten, Scharfrichtern, von alten Frauen und Krankenwärterinnen mit in seinen Wissensschatz aufzunehmen. Es ist überliefert, daß er einen havelländischen Bauern, der wegen seiner Heilerfolge bekannt und berühmt geworden war, nicht nur zum Gespräch aufsuchte, sondern ihn auch auf seine Visiten mitnahm, um von ihm zu lernen. Aus dieser Zeit stammt auch die folgende Geschichte: „Er hatte einen Bauer an einem äusserlich stark geschwollenen Halse zu behandeln. Die unerträglichen Schmerzen des Kranken ließen den Arzt vermuthen, daß sich in der Nähe der Halswirbelbeine eine kranke Materie abgelagert habe. Er wollte einen länglichen Einschnitt in den hinteren Theil des Halses gemacht haben. Der Stadtchirurgus und ein Compagnie-Chirurgus schlugen aber die Operation ab, weil sie Heim's Meinungen nicht beitreten konnten. Da der Kranke des folgenden Tages vor Schmerzen fast in Verzweiflung war, so machte Heim selbst mit dem Bistoure einen langen, über 2 Zoll tiefen Einschnitt in den Hals. Aber keine Materie zeigte sich; die Blutung dabei war sehr stark, so stark wol als Heim's Verlegenheit. Dieser stopfte die Wunde mit Charpie zu und verließ traurig den Kranken. Der Dorfschmied war bei dieser Operation zugegen gewesen. Nach Heim's Entfernung sagte er zum Bauer: ‚Ich habe noch nicht gesehen, daß sich unser Herr Doctor geirrt hätte, gewiß hat

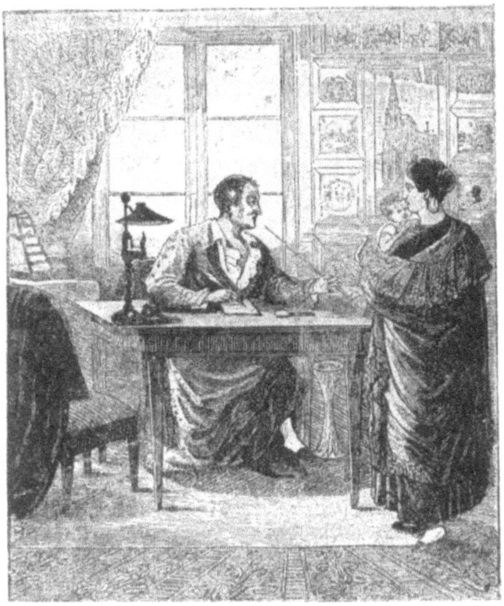

Abb. 60. Ernst Ludwig Heim in seiner Wohnung.

er auch hier Recht. Aber das habe ich gemerkt, daß er sich mit dem Schneiden noch nicht viel abgegeben haben muß. Ich werde nun noch etwas tiefer schneiden.' — das tuth er; eine ganze Obertasse voll Either kommt zum Vorschein, der Kranke ist seine Schmerzen los und geheilt."

Diese Geschichte beleuchtet schlaglichtartig die medizinische Situation und die Situation Heims. Die Erkrankung wird ganz im Sinne der herrschenden Säftelehre als Ansammlung von Krankheitsmaterie interpretiert. Der Eiter, der sich nach dem Einschnitt entleert, ist die Krankheitsmaterie, die sich im Körper gebildet hat und nach außen entleert werden muß. Der akademisch gebildete Arzt kann zwar den Ort des Abszesses angeben, ihn öffnen aber darf er und kann er nicht. Fürs Schneiden ist der Chirurg zuständig. Erst als dieser und auch ein zweiter sich weigern, versucht der Arzt es selber. Er tut dies aber so zögernd, daß der handwerklich in diesen Dingen offensichtlich weitaus versiertere Hufschmied dies sofort erkennt und helfend eingreifen kann. Zwar überliefert die Quelle nicht Heims Reaktion auf diese Hilfe, aber wir dürfen annehmen, daß er sie vollends akzeptiert hat.

Heim war ein frommer Mann, aber eine Bemerkung in seinem Tagebuch zeigt schon in dieser frühen Zeit seine Überbeschäftigung: „But as I seldom understand or rather can hear what the preacher is speaking, I spend the time during the sermon rather in sleeping than thinking."

Und ein andermal bemerkt er: „Den Herrn Inspektor Freyer über das Gericht und die Ewigkeit predigen gehört. Großer Gott! sollen denn Diejenigen, so hier deine Vorschriften nicht befolget haben, ewig unglücklich sein? Ich kann es kaum glauben; du mußt es mir verzeihen, wenn ich irre."

Schon im Juni 1776 hatte er an seinen Bruder Ludwig geschrieben: „Mein Aufenthalt in Spandau gefällt mir immer mehr und mehr. Die Leute sind wohl mit mir zufrieden, besonders die Frauenzimmer, bei denen ich mich sehr insinuirt habe. In meiner Praxi bin ich glücklich, sodaß man mich für geschickt hält. Ich wünsche nun schon hier zu bleiben." So wohl fühlte er sich bald, daß er einen Ruf an die Universität Halle ausschlug. Dort sollte er Anatomie und Botanik lehren, denn auch auf diesem Gebiet galt er als Autorität, vor allem galt er als Kenner der Sporenpflanzen und hat sich selber scherzhaft einen Kryptogamisten genannt.

Heim wurde in Spandau ein begehrter Junggeselle. Dem Bruder vertraute er an: „To marry or not to marry that is the question ... Hier in Spandau sind ungefähr 8 Mädchen, die ich heirathen könnte und wovon eine jede gern meine Frau werden möchte. Indessen glaube ich, mein Glück und meinen guten Ruf hier besser befestigen zu können, wenn ich mich noch ein oder zwei Jahre mit dem Heirathen gedulde. In jedem Hause, wo es ein Mädchen zum freien gibt, werde ich gelobt, bald mit, bald ohne Grund. In Berlin könnte ich reiche Mädchen finden, allein die hiesigen gefallen mir besser. Sie sind fromm, fleißig, geschickt, halten untereinander gut Freundschaft, sprechen von Niemandem Übel, und sind nicht gelehrt, haben einen gesunden Körper und vollen Busen, sind mehr natürlich als künstlich erzogen, kurz Mädchen so recht nach meinem Sinn."

Im Frühling des Jahres 1778 starb der Freund Werner Muzell, der in Berlin in der väterlichen Praxis arbeitete. Heim hat dessen Tod nie verwunden, wenn auch die Selbstbezichtigungen, an diesem Tod eine Mitschuld zu haben, nicht lange vorhielten.

Muzell senior suchte nun Heim nach Berlin zu holen. Doch dieser wollte sich nicht von dem ihm liebgewordenen Spandau trennen. In Berlin, so rechnete er aus, sei alles teurer, er könne nicht mehr zu seinen Patienten reiten, sondern müsse mit der Equipage fahren. Was ihn aber am stärksten verunsicherte, war die Aussicht, dort französisch sprechen zu müssen, eine Sprache, die er im Gegensatz zur englischen weder liebte noch beherrschte. Auch seine Umgangsformen seien eher für die ländliche Gegend als für den Hof geeignet, vermutete er. Seine einseitige Schwerhörigkeit mache ihn dazu ungeeignet für große Gesellschaften, da er wenig von dem, was dort geredet würde, verstehe.

1779 verlobte sich Heim mit einem Spandauer Mädchen, mit Charlotte, der 15-jährigen Tochter des Schiffsmaklers Maeker, die Hochzeit mußte jedoch verschoben werden, wegen einer heftigen Ruhrerkrankung des Bräutigams, und konnte erst im März 1780 gefeiert werden.

1783 hatte sich Heim doch endlich entschlossen, Spandau zu verlassen und nach Berlin überzusiedeln. In seinem Tagebuch hatte er die Gründe, die für oder gegen die Entscheidung sprachen, sorgfältig gegeneinander abgewogen. Als Argumente für eine Veränderung werden angeführt:

„1. Solange ich noch jährlich 500—600 Meilen reiten kann, wird es mir an Einkommen nicht fehlen. Leider aber fühle ich schon, daß mir das Reiten oft sauer wird. In den 7 Jahren meines hierseins bin ich über dreißig Mal mit dem Pferde unglücklich gewesen [verunglückt]. Wie leicht kann ich einmal so stürtzen, daß ich nicht wieder aufzustehen vermag, oder doch an meinen Gliedern Schaden leide?

2. Bei den vielen Reisen wird der Geist sehr zerstreut, sodaß ich oft zu ernstem Nachdenken und zum Studiren untüchtig bin ...
3. Fehlt mir hier der Umgang und auch die Zeit, meine Kenntnisse zu vermehren.
4. In Berlin kann ich fahren, meinen Körper schonen, der Geist wird weniger zerstreut, und durch den Umgang mit dem Geheimrath Muzel kann ich meine praktischen Kenntnisse vermehren.'

Gegen einen Umzug nach Berlin sprechen:

„1. In Berlin werden sich viele Ärzte gegen mich auflehnen und mich als einen Brotdieb ansehen.
2. Ich bin ein Homo naturalis und die Berliner sind meistens Hominis artificialis.
3. Berlin ist ein theurer Ort, und die Leute sollen zum Theil schlecht bezahlen, weil der Luxus da selbst groß und die Zeiten schlecht sind."

Am 1. April 1783 bezog die Familie Heim eine Wohnung auf dem Gendarmenmarkt. Die Praxis entwickelte sich bald sehr gut, und Heim wurde auch zur Behandlung der könglichen Familie herangezogen, nicht immer zu seinem Vergnügen. Die Zahl der täglichen Krankenbesuche stieg bald über 50, dazu kamen die Patienten, die Heim in seinem Hause aufsuchten, und immer wieder Besuche weit vor den Toren der Stadt. Ein typischer Tagesablauf ist etwa der des 13. Februar 1787: „Heute um 6 Uhr aufgestanden, vor 7 Uhr ausgefahren, um Kranke zu besuchen. Gleich nach 9 Uhr saß ich zu Pferde, ritt nach Spandau, da selbst fand ich einen Wagen, um mit 2 Relais nach Königshorst zu fahren. Herr Vater begleitete mich. Nach 2 Stunden fuhren wir wieder zurück und gelangten gegen 7 Uhr nach Spandau. Bis gegen 8 Uhr ritt ich in stockfinsterer Nacht nach Berlin zurück. Das Wetter war außerordentlich schön, die Wege aber waren wegen des Kothes, des Wassers und des Eises desto schlimmer. Ich danke Gott von Herzen, daß ich diese Reise so schnell und so glücklich zurückgelegt habe. Von 8 bis 10 Uhr abends noch Kranke besucht, wobei mich meine Frau begleitete."

In seinem Tagebuch hat Heim über jeden Krankenbesuch genau berichtet, ab 1794 erscheinen in einer besonderen Rubrik auch die jeweiligen Todesfälle mit einer kurzen Krankengeschichte und einer Bewertung der vorgenommenen Therapie. Dieses Tagebuch führte Heim mit großer Regelmäßigkeit und Sorgfalt an jedem Abend, so daß für den Schlaf regelmäßig kaum 5 Stunden blieben.

Schon bald zählten auch die Spitzen von Hof und Politik zu seinen Patienten, seine Praxis wuchs immer stärker; allein sechs Pferde mußte er halten. Auch seine Familie vergrößerte sich durch die Geburt weiterer Kinder. So nahm er eine neue Wohnung, in der er bis zu seinem Tode bleiben sollte, in der Kronenstraße. „Ich habe als Arzt mehr zu thun, als irgendeiner meiner Collegen in Berlin. Allen

Vergnügungen des Lebens muß ich fast entsagen um nur meine Patienten abwarten zu können. Da aber in diesem Geschäft meine Seele die größte Ruhe findet, so liegt auch keine eigentliche Aufopferung darin. Komödien, Bälle, Concerte, Spiel, Spazierfahrten, Abendgesellschaften – zu allen diesen Genüssen bleibt mir schlechterdings keine Zeit. Von Morgens 6 bis Abends 11 Uhr wird fast an nichts als an Patienten gedacht und für diese gehandelt."

Auf einer Reise in seine Heimatstadt im Sommer 1726 hatte er in Jena Christoph Wilhelm Hufeland kennen- und schätzen gelernt. Aber die beiden gewöhnten sich, nach Hufelands Übersiedelung nach Berlin, nur langsam aneinander. Heim in seiner Spontaneität und Lebhaftigkeit empfand Hufelands Distanziertheit zwar imponierend, aber auch arrogant. Von seinen praktischen Fähigkeiten hielt er nicht viel, sein gewandtes Auftreten aber prädestiniere ihn zum Leibarzt. Erst nach Schicksalsschlägen schlossen sich beide freundschaftlich enger aneinander: Hufeland, als er das Scheitern seiner Ehe erleben mußte, Heim, als zwei seiner Töchter als junge Frauen starben.

Heim galt nun als der bedeutendste Praktiker in Berlin, er wurde Leibarzt des Königs Friedrich Wilhelm III. In seinem Tagebuch notierte er: „Heute zum ersten Mal einem König nach dem Puls gefühlt." Er war am Sterbebett der Königin Luise „in der fürchterlichsten Nacht, die ich je gehabt habe." Heim war kein Mann der Feder, aber stets auf der Höhe der Wissenschaft seiner Zeit. Seine ungeheure Erfahrung ließ ihn Diagnosen mit einer Sicherheit stellen, die junge Ärzte häufig verblüffte. Seine große Praxis zwang ihn zu raschem Handeln, das auch einmal in Grobheit und Derbheit münden konnte. Diese Derbheit, auch gegenüber Standespersonen, wurde zu seinem Markenzeichen. Die Anekdoten um ihn und über ihn begannen sich zu mehren. Sie zeugen aber auch von der Sicherheit seines ärztlichen Blickes, auch vom Unkonventionellen seiner Therapie.

Als Heim sein goldenes Doktorjubiläum feierte, konnte Hufeland die Verse schreiben:

„Heim darf Jedem Wahrheit sagen,
Groß und Kleinen, Alt und Jung,
Niemand fällt es ein zu klagen,
Heim sprach's, damit ist's genung."

Zu Heims Praxis gehörte auch seine Behandlung der Armen, die er schon in den ersten Jahren seiner Berliner Tätigkeit, wie in Spandau, aufgenommen hatte und die stetig angewachsen war. Erst in den zwanziger Jahren hat er auch über diese Patienten Buch geführt. „Seit vierzig Jahren", so schreibt er 1822, „haben Arme Kranke freien Zutritt bei mir gehabt und womöglich Rath und Hülfe von mir erhalten. Ihre Zahl belief sich monatlich auf 5 bis 900, sodaß ich, wenngleich mehrere junge Ärzte mich unterstützten, des Morgens um 8 Uhr wo ich auszufahren pflege, schon wie gekocht und ganz ermattet bin."

Diese Armenpraxis morgens zwischen 6 und 8 Uhr erledigte Heim, während er ungeniert seine Morgentoilette machte und sein Frühstück einnahm.

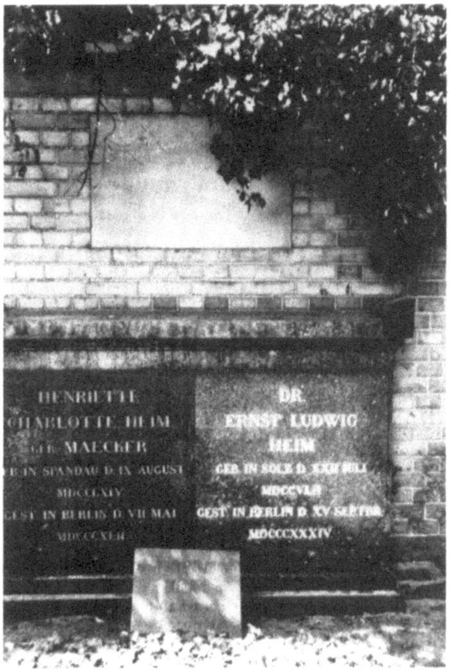

Abb. 61. Grabmal Heims auf dem Friedhof vor dem Halleschen Tor: Kein Ort der Trauer für die Familie Heim.

Seine Praxis hat Heim bis wenige Tage vor seinem Tod ausgeübt. In den Mittagsstunden des 15. September 1834 ist er in seinem Haus in der Kronenstraße gestorben „wie ein Hauch und ohne den geringsten inneren Kampf".

Seine Grabstätte auf dem Friedhof vor dem Halleschen Tor hatte er schon Jahre zuvor ausgesucht und das Motto bestimmt: Kein Ort der Trauer für die Familie Heim. Zwölf Ärzte trugen ihn zu Grabe. Sie hatten sich vier Jahre zuvor zu einem Ärzteverein zu Ehren des berühmten Wiener Arztes van Swieten zusammengeschlossen. Nun beschlossen sie, ihren Kreis künftig Heimia zu nennen. Hufeland sagte in seiner Trauerrede: „Er war nicht nur ein trefflicher Arzt, er war einer der edelsten Menschen." Und Ernst Horn hat ihn im Oktober 1834 aus der eigenen Anschauung so charakterisiert: „Von Charakter war Heim einer der edelsten Menschen. Von früher Jugend an dem Studium der Natur eifrig ergeben, hatte er die Allmacht Gottes überall in dessen Werken zu erkennen gelernt, und der fromme Sinn seines Vaters hatte nicht minder dazu beigetragen, eine wahrhaft christliche Religiosität in dem Sohne zu erwecken ... Dabei hatte ihm die Vorsehung einen heitern, lebensfrohen Sinn gegeben; er war, wie er sich selbst auszudrücken versuchte, in seinem Gott vergnügt, und so wie ihm hieraus die schönsten Genüsse erwachsen mußten, so wirkte er auch durch seine Heiterkeit nicht weniger wohlthätig als durch seine Wissenschaft auf die Leidenden, die bei ihm Hülfe suchten. Seine glückliche Organisation, mit seiner Heiterkeit, Frische und Kraft war ihm angeboren, ein herrliches Geschenk des Himmels! ...

In seinem Berufe erschien Heim vorzugsweise ausgezeichnet durch seine Uneigennützigkeit, durch die thätige Liebe, welche er den Armen bewiese, die er aufsuchte, statt sich von ihnen aufsuchen zu lassen, mit welchen er gern verkehrte und denen er Hülfte brachte, wo sie nöthig war. Daher genoß er auch die Segnungen der Liebe und des Vertrauens, von den Armen wohl in dem Maße verdient, in welchem andern braven Ärzten es nicht gelingt, Liebe zu gewinnen und Vertrauen zu erwecken. – Die Gewalt seiner Persönlichkeit und ihres ganzen Ausdrucks auf Kranke aller Stände, Alter, Bildung usw. war von unbeschreiblicher Wirkung. Sprache, Ton, Miene und sein ganzes Wesen, bei steter Heiterkeit und Fröhlichkeit, verfehlten ihre große Wirkung nie. Ohne es zu wollen, ganz von selbst, durch seine Art zu erscheinen, zu reden, ohne viele Worte und Erklärungen, leistete er physisch unendlich viel.

In seinem collegialischen Benehmen zeichnete er sich aus durch Schonung, Entschuldigung und Toleranz gegen Andersdenkende, Junge und Unerfahrene. Entschiedene Mißbilligung und lauten Tadel hörte man von ihm nur sehr selten und nur in der Eile und im Eifer des Gesprächs. Immer war er höchst billig, milde und, selbst bei großer Verschiedenheit der Ansicht, ohne Streit und bald sich einigend, doch stets gewissenhaft, und fest auf Alles haltend was unentbehrlich war.

Was ihn ferner als Arzt vor Allen auszeichnete, war die Unbefangenheit und Schärfe der Beobachtung, die daraus hervorgehende Sicherheit in der Erkenntnis und Beurteilung der Krankheiten und die in der Medicin unerläßliche Skepsis, die nichts auf blinden Glauben annehmen läßt, sondern es erst der eigenen Untersuchung und Prüfung zu unterwerfen begehrt. Sein bestes ärztliches Wissen war aber seine Diagnostik, das schnelle Finden der Hauptsache, mit verhältnismäßig geringen Mitteln. Ein scharfes Fixieren des neuen Kranken, ein sorgfältiges, bedachtsames, stilles Würdigen der der Beobachtung sich darbietenden Persönlichkeit desselben, ein paar den Ausschlag gebende Fragen daneben, und er wußte, was überhaupt hier zu wissen und zu wissen nöthig war. Bei seiner Beobachtungsgabe waren oft nur einige wenige Fragen ihm genügender als stundenlanges examinieren mancher Ärzte. Immer waren ihm die objectiven Data viel entscheidender für die Erkenntniß als die subjectiven. Was er selbst sinnlich wahrnahm, und oft gleich bei der ersten persönlichen Berührung mit dem Kranken fand, war ihm viel wichtiger als breite und oft ermüdende Schilderungen und Beschreibungen der Kranken, ja nicht selten ihrer bisherigen Ärzte ...

Sein Verlangen, durch Sectionen seinen diagnostischen Bestimmungen Bestätigung und Berichtigung zu verschaffen, war ihm, nach Morgagni's Beispiel, während seiner ganzen praktischen Laufbahn eigen. Wenn Berlins Einwohner das Öffnen ihrer Todten eher als die Bewohner anderer großer Städte gestatten, so verdanken wir dies Heim's Einflusse, dem der Wunsch, den Verstorbenen nach dem Tode öffnen zu wollen, nur selten unerfüllt blieb. Diese Liebe zur Sache, die äußere Hindernisse nicht achtete, erhielt sich bis zum Greisenalter und bis zur merklichen Abnahme seiner Kräfte und der Schärfe seiner Sinne ...

Er war der Erste, welcher in Berlin die Kuh-Pocken einimpfte, welche ebenso wie die übrigen Hautkrankheiten ein Gegenstand von großem Interesse für ihn wurden ... Bekannt ist es, wie er auf die verschiedene Form der nach den verschiedenen Arten von Pocken zurückbleibenden Narben zuerst aufmerksam gemacht und darauf in diagnostischer Hinsicht ein großes Gewicht gelegt hat, und wie er mehrere der wichtigern hitzigen Hautkrankheiten lediglich nach ihrem verschiedenen Geruche zu unterscheiden vermochte. Große Verdienste erwarb er sich um die Erkenntniß der Schwangerschaft außerhalb der Gebärmutter, und um die Erkenntniß und Behandlung der ideopathischen Behandlung der Herzentzündung, sowie auch dadurch, daß er auf die Häufigkeit innerer Entzündungen überhaupt bei den Krankheiten der Kinder und die Nothwendigkeit dagegen anzuwendender Blutentziehungen aufmerksam machte... Dabei hatte er im Ganzen nur einen sehr bedingten Glauben an Arzneien. Er gab in der Regel wenig Arznei, oft gar keine, wechselte selten, machte oft lange Pausen. Von der Welt geachtet und geehrt, von Tausenden gesegnet, schied Heim zwar von hinnen; – doch sein Andenken lebt unter uns, tief eingeprägt jedem Herzen, das für wahre Menschenwürde schlägt, und bleibt unvergeßlich dem Freunde."

Das 19. Jahrhundert

Im frühen 19. Jahrhundert wurde in Preußen eine Reihe von Reformen wirksam, die keinen Zweig der Gesellschaft unberührt ließen. Die schwere Niederlage der Nation im Krieg gegen Frankreich bestimmte die Regierung, Änderungen im Bereich der Wirtschaft, der Verwaltung, des Militärs und der Erziehung anzustreben. Deren Ziel war es, die Mischung von furchtsamem Gehorsam und Unterordnung, die die preußischen Untertanen auszeichnete, aufzuheben. Diese charakteristischen Merkmale waren von den Herrschern des 18. Jahrhunderts durchaus gefördert worden, aber sie erwiesen sich als unangemessen, als sie sich mit der nationalistischen Glut der französischen Truppen konfrontiert sahen. Unentschlossenheit und Willfährigkeit waren die Antwort, und die Maschine Staat Friedrichs des Großen war zusammengebrochen. Es war das Ziel der preußischen Reformer, nur wenige von ihnen waren geborene Preußen, einen akzeptablen Ersatz zu finden. Sie setzten die Abschaffung der Leibeigenschaft durch, installierten städtische Selbstverwaltung, bewirkten das Verbot schwerer disziplinarischer Maßnahmen beim Militär und erwirkten weitgehende Änderungen im Erziehungssystem. Flexibilität anstelle von Starrheit war das Leitwort für die folgende Generation. Eine der wesentlichen Reformen in diesem Kontext war die Schaffung einer neuen Universität in Berlin. Da dieses Institut der höheren Bildung zu einem Zentrum der medizinischen Lehre und Forschung wurde, bildet es einen wesentlichen Teil von deren Geschichte.

Die Gründung der Universität

Die Idee, in Berlin eine „allgemeine Anstalt" zu errichten, war älter als die Reformen, die der französischen Besatzung folgten. Ihre allerweitesten Wurzeln gehen zurück auf die allgemeine Unzufriedenheit mit der Universität des 18. Jahrhunderts und auf den Wunsch, andere Formen der höheren Bildung zu organisieren. Bereits Friedrich Wilhelm I. hatte die Medizinerausbildung in Berlin außerhalb der Universität organisiert und die Professoren der preußischen Universität Frankfurt/Oder aus den staatlichen Medizinbehörden ausgeschlossen. Friedrichs des Großen Unzufriedenheit mit den Universitäten war nicht weniger groß. Er versuchte eine mehr pragmatisch orientierte Komponente in das universitäre Curriculum einzuführen. Das Ziel der Universität, so hatte er einst geschrieben, sollte es sein, Persönlichkeiten heranzubilden, die dem Staat und der Kirche dienen sollten. Solche Kritik an den Universitäten erreichte ihren Höhepunkt während der Regierungszeit Friedrich Wilhelms III. Der König selbst sah das Schulsystem „als einen Gegenstand, der alle Meine Aufmerksamkeit und Fürsorge verdient". Erziehungspolitik wurde zu einem der beherrschenden Themen um die Jahrhundertwende und daraus ragte die Diskussion um die Universitätsreform heraus.

Wie der Historiker Charles McClelland gezeigt hat, gab es in dieser Debatte drei grundsätzliche Positionen, die am besten zu beschreiben sind als die klerikale, die utilitaristische und die neohumanistische. Die erste suchte die traditionellen pädagogischen Techniken fortzusetzen, wie z. B. die lateinische Disputation, um so die Studenten mit dem „korrekten" System des Glaubens zu verbinden. Die zweite, beeinflußt durch die aufgeklärte Ideologie, legte größeren Wert auf die direkten Ansprüche des Staates und auf die Ausbildung der Studenten für ihren zukünftigen Beruf und ihre Karrieren. Und die dritte schließlich legte den Schwerpunkt auf die kreativen Aspekte der Erziehung und ihre Rolle in der Entfaltung der individuellen Persönlichkeit. Aber die Diskussion um das Ziel der höheren Erziehung war nur eine Seite der Münze. Die Frage war auch, wie dieses Ziel und in welcher Art von Institution es erreicht werden könne. In Preußen gab es nicht wenige Persönlichkeiten, die die Universitäten durch Spezialschulen ersetzt sehen wollten. Vertreter dieser Position waren häufig in der Staatsbürokratie vertreten. Einer ihrer eifrigsten Vertreter war Wilhelm Ernst von Massow, Minister der geistlichen Angelegenheiten, dem auch die Unterrichtsverwaltung unterstand. In seinen Augen waren die Universitäten nichts anderes als die Ruinen längst vergangener Institutionen. In seiner Vorstellung von der Reform des gesamten Schulsystems lag der Schwerpunkt auf den pragmatischen Aspekten der Erziehung. Die Bedürfnisse der Massen müßten befriedigt werden, so argumentierte er, nicht die Träume einer kleinen Elite. Folgerichtig setzte er sich für die Schaffung von „Industrie- und Realschulen" ein und engagierte sich für die Ablösung der Universitäten. „Aus der Fülle des Herzens", schrieb er 1797, „unterschreibe ich die Meinung, daß statt der Universitäten nur Gymnasien und Akademien für Ärzte, Juristen usw. sein sollen."

Die Zahl der Streitschriften und Artikel, die sich mit diesem Gegenstand beschäftigten, vervielfältigte sich um die Wende des Jahrhunderts, aber es bedurfte Napoleons Eingreifen, um die theoretische Debatte in eine praktische Aktion überzuführen. Im Herbst 1806 verlor Preußen Halle, die Stätte der bedeutendsten Universität. Der größte Schock aber kam mit dem Vertrag von Tilsit vom 9. Juli 1807. Preußen hatte alle Gebiete westlich der Elbe abzutreten und den größten Teil der Territorien, die es durch die Teilung Polens erhalten hatte. Das Resultat war, daß Territorium und Bevölkerung um 50 % reduziert wurden.

Einen Monat später, nachdem der Vertrag unterzeichnet war, schrieben die Mitglieder der Universität Halle an den König und forderten ihn auf, eine neue Universität in Berlin zu errichten. Die Antwort des Königs macht den neuen Geist deutlich, das verlorene Prestige zu ersetzen. „Das ist recht", antwortete er, „das ist brav. Der Staat muß durch geistige Kräfte ersetzen, was er an physischen verloren hat." Aber er widersetzte sich Plänen, die Universität Halle in ihrer alten Form einfach nach Berlin zu transferieren. Er fürchtete wohl auch, daß eine solche Geste den Ärger Frankreichs hervorrufen würde, und verfolgte konsequenterweise die Gründung einer neuen Universität in Berlin. In einer Kabinettsorder an den Geheimen Kabinettsrat Beyme vom 4. September 1807 begründete er seine Entscheidung, nicht eine der beiden existierenden Universitäten zu reformieren. Königsberg sei zu weit entfernt, und die Frankfurter Möglichkeiten seien zu sehr beschränkt. In Berlin andererseits seien bereits eine ganze Reihe von Institutionen der höheren Erziehung, nämlich die Akademie der Wissenschaften, das Collegium medico-chirurgicum, das Theatrum anatomicum, die Pépinière und die Charité, auf die man zurückgreifen könnte. Er glaubte, es müßte möglich sein, eine neue Universität mit relativ geringen Kosten zu errichten. Dies war ein ganz wichtiger Punkt. Die Universität, einst nicht mehr als eine kleine Gruppe von Professoren, miteinander beschäftigt, eine Handvoll Studenten zu unterrichten, war inzwischen zu einem teuren Unternehmen geworden, da umfangreiche Bibliotheken, wissenschaftliche Sammlungen und medizinische Institutionen nötig waren. In der Kabinettsorder forderte Friedrich Wilhelm III. Beyme auf, seine Pläne für die Errichtung einer neuen Bildungsanstalt zu entwickeln.

Beyme selbst war in die Diskussionen um die Reform des Erziehungssystems aktiv involviert. In seinen Schriften hatte er eindeutig für die utilitaristische Position Stellung bezogen. Als ein ausgesprochener Freund der aufgeklärten Philosophie tendierte er dazu, Institutionen des öffentlichen Wohles einzurichten. Beyme war ein erklärter Gegner der Universität des 18. Jahrhunderts, in seinen Reformschriften vermied er konsequenterweise den Gebrauch des Wortes Universität. Was er vorschlug, war die Etablierung von Erziehungsanstalten, die eine rasche und zielgerichtete Ausbildung von Staatsdienern, Doktoren, Rechtsanwälten und Klerikern zur Aufgabe hatten. Als er 1807 mit der Organisation einer neuen Universität begann, wandte er sich jedoch der neohumanistischen Position mehr und mehr zu. Hierbei spielte der Philosoph Johann Gottlieb Fichte eine entscheidende Rolle.

Fichte war 1762 geboren, hatte Theologie und Philosophie studiert, ehe er 1794 Professor in Jena wurde. Fünf Jahre später, nachdem er angeklagt worden war, atheistische Theorien vertreten zu haben, verließ er die Universität, verbrachte eine kurze Zeit in Erlangen und kam dann nach Berlin, wo er alsbald begann, Vorlesungen zu halten, zunächst in seinem Hause und später in der Akademie. Unter seinen prominenten Hörern war auch Beyme, dessen Bewunderung für den Philosophen mehr und mehr wuchs. Fichte träumte von einer Universität, die nicht von Bedürfnissen des Staates geprägt war, sondern von der freien Forschung. All denen, die sich für utilitaristische und berufsvorbereitende Ziele der Universität einsetzten, stand er äußerst kritisch gegenüber. „Wissenschaft“ sollte das Leitprinzip für die Organisation einer neuen Universität werden, und nicht die Beschäftigung mit einem „Brotstudium“. Das Lehren und Lernen von Fakten hatte in seinen Augen wenig zu tun mit wissenschaftlichem Lernen. Wie andere Neohumanisten definierte er Erziehung als einen Prozeß. Wissen war nicht etwas Fertiges, das schon zur Hand war und das nur an die nächste Generation weitergegeben zu werden brauchte, es war vielmehr selber eingebunden in einen dynamischen Prozeß. Der

Kern alles Lernens war die Suche nach Wissen. In diesem Kontext lag die Verantwortung des Lehrers darin, den Wissensdurst der Studenten anzuregen, sie mit dem notwendigen kritischen Geist auszustatten, um ihre neugefundenen Interessen weiterzuverfolgen. Die Betonung lag dabei auf der Entwicklung der eigenen Persönlichkeit, spezifische konkrete Leistungen waren von geringerer Wichtigkeit. Fichte ging soweit, den Ausschluß von all den Gegenständen zu fordern, die direkt mit dem Erwerb von praktischem Wissen verbunden waren. Folgerichtig vertrat er in der Diskussion die Position, daß die juristische und medizinische Fakultät, soweit sie praktische Ziele verfolgten, nicht länger in der Universität vertreten sein dürften, sondern daß die Ausbildung von Praktikern in Spezialschulen stattfinden sollte. Fichtes Ziel war es, die traditionelle Hierarchie der vier Fakultäten umzukehren. Philosophie, bis dahin als Hilfswissenschaft betrachtet, sollte nun zur führenden Wissenschaft werden, wenn nicht überhaupt zur einzigen Wissenschaft der neuen Universität, mit Fichte als ihrem Promotor.

Fichte war nicht der einzige, der Pläne für eine neue Universität in Berlin machte. Zu den vielen anderen, die solche Vorschläge unterbreiteten, gehörten Reil, Loder, Hufeland, Froriep, Wolff, Schleiermacher und Schulz. Sie alle machten wie Fichte ihre Vorschläge, um ihre eigene Idee und ihre eigenen Interessen durchzusetzen, aber kaum einer ging soweit wie der junge Philosoph. Denn keiner der Pläne verwarf die alte Universität mit ihren praktischen Bedürfnissen so völlig wie Fichte. Im Gegenteil, die Mehrheit suchte die Ziele der Universität in den Bedürfnissen des Staates und der Gesellschaft. Einer der einflußreichsten aus dieser Gruppe, der Theologe Schleiermacher, suchte einen Mittelweg zu finden, zwischen den pragmatischen und den ideologischen Zielen einer höheren Erziehung.

Fichte und Schleiermacher unterschieden sich vor allen Dingen in ihrer Einschätzung des Verhältnisses von Wissenschaft und Staat. Während Fichte das Verhältnis der beiden als organische Verbindung beschrieb, sah Schleiermacher in demselben eine essentielle Spannung. Die Wissenschaft, so argumentierte er, bedürfe der Freiheit und Unabhängigkeit; der Staat aber basiere auf Zwang und Macht. Die Suche nach Wissen, so fuhr er fort, dürfe keine Grenzen kennen, während der Staat notwendigerweise suchen müsse, die Forschung zu kontrollieren und das intellektuelle Leben in Bahnen zu lenken, die den Bedürfnissen der Nation entsprechen. Um den Staat in Schach zu halten, schlug deshalb Schleiermacher einen mehr pragmatischen Schritt vor und empfahl, das Weiterarbeiten in den existierenden Konstruktionen. Der Staat, so erklärte er, müsse einen Schritt zurücktreten und der Universität eine organische Entwicklung erlauben. Gymnasien, Universitäten und Akademien sollten erhalten bleiben, aber deren Verhältnis zueinander müsse neu definiert werden. Die Gymnasien sollten zu Vorbereitungsschulen für die Universität werden, an denen Grammatik und Mathematik, zwei Wissenschaften, die auf gleichen Grundprinzipien beruhten, einen besonderen Schwerpunkt bilden sollten. Die Akademien andererseits sollten zu Institutionen der reinen Forschung werden. Deren Mitglieder, so Schleiermacher, benötigten die Freiheit, alle Formen des Wissens ins Auge zu fassen, und die Möglichkeit, neue Entdeckungen zu machen. Um für dieses gerüstet zu sein, müßten sie versiert in philosophischen Prinzipien sein. Eine Ausbildung an den Universitäten würde sie dazu befähigen. Übereinstimmend mit Fichte sah Schleiermacher die philosophische Fakultät als das Herz und die Seele der neuen Universität. Hier und nur hier würden die wichtigsten Fragen, die sich mit dem Wesen und der Natur des Wissens beschäftigten, diskutiert und gelöst. Die Universitäten standen so zwischen den Gymnasien und den Akademien in einer Hierarchie der Erziehungsinstitutionen. Es war ihre Aufgabe, in den Studenten den Durst nach Wissen zu wecken und sie mit den Werkzeugen auszustatten, die diesen Durst löschen könnten. Schleiermachers Mißtrauen in den Staat und sein Wunsch, dessen Einfluß auf die universitäre Erziehung zu begrenzen, wurde von Wilhelm von Humboldt geteilt. Sicher ist kein anderer Name stärker mit der Gründung der Berliner Universität verbunden als der Wilhelm von Humboldts. Eingeladen nach Berlin, um dort 1808 Beyme zu ersetzen, der, angefeindet von seinen Kollegen wegen seiner bürgerlichen Herkunft und seines aufklärerischen Gedankenguts, im Juli dieses Jahres Justizminister geworden war, übernahm Humboldt die Leitung der neugeschaffenen Direktion für Kultus und Unterricht im Ministerium des Inneren. Zu seinen ersten Aufgaben gehörte die Realisierung der Gründung der Universität. Unter Beymes Federführung hatten diese Pläne zuletzt stagniert, wobei ihm nicht die Alleinschuld zuzuschieben ist. Solange französische Truppen in Berlin standen, war es für Friedrich Wilhelm III. nicht möglich, in die Stadt zurückzukehren, und dies hatte Beyme daran gehindert, konkrete Vorkehrungen zu treffen. Mit dem Abzug der Franzosen hatte Humboldt freie Hand, und im Oktober 1808 setzte er sein Werk in die Tat um.

Ähnlich wie Fichte und Schleiermacher wies Humboldt die Vorstellung einer zielorientierten Erziehung zurück und setzte an deren Stelle das Bild einer Universität als eines Ortes, wo Professoren und Studenten der Wissenschaft dienen konnten. In seiner Denkschrift „über die innere und äußere Organisation der wissenschaftlichen höheren Anstalten in Berlin" führte er seine neohumanistischen Vorstellungen vom Sinn der höheren Ausbildung aus. Zentralpunkt seiner These ist die Wichtigkeit der Entfaltung der kreativen Möglichkeiten der Persönlichkeit.

Der „Geist der Selbständigkeit" sollte gefördert werden. Nur auf diesem Weg, und nicht durch die direkte Ausbildung von Staatsdienern, könne der Staat hoffen, eine Elite zu erziehen, die in der Lage sei, die Staatsmaschinerie Friedrichs des Großen wieder mit Leben zu erfüllen.

Das Hauptaugenmerk lag damit auf dem Individuum und seinen eigentlichen Talenten und Stärken. „Einsamkeit und Freiheit" waren für Humboldt die beiden wichtigsten Prinzipien für den Erwerb von Wissen jedes einzelnen. Der Student benötige Freiheit und Unabhängigkeit, um so seine intellektuellen und geistigen Interessen erforschen zu können. Einsamkeit führe aber auch ins Extreme und habe damit ihre Nachteile. Um eine potentielle Stagnation zu verhindern, müsse das Individuum in die Lage versetzt werden, seine Ideen mit denen anderer zu vergleichen, andere zu inspirieren und, von ihnen inspiriert, zu neuen eigenen Anschauungen zu kommen. Die neue Universität müsse so organisiert werden, daß sie die

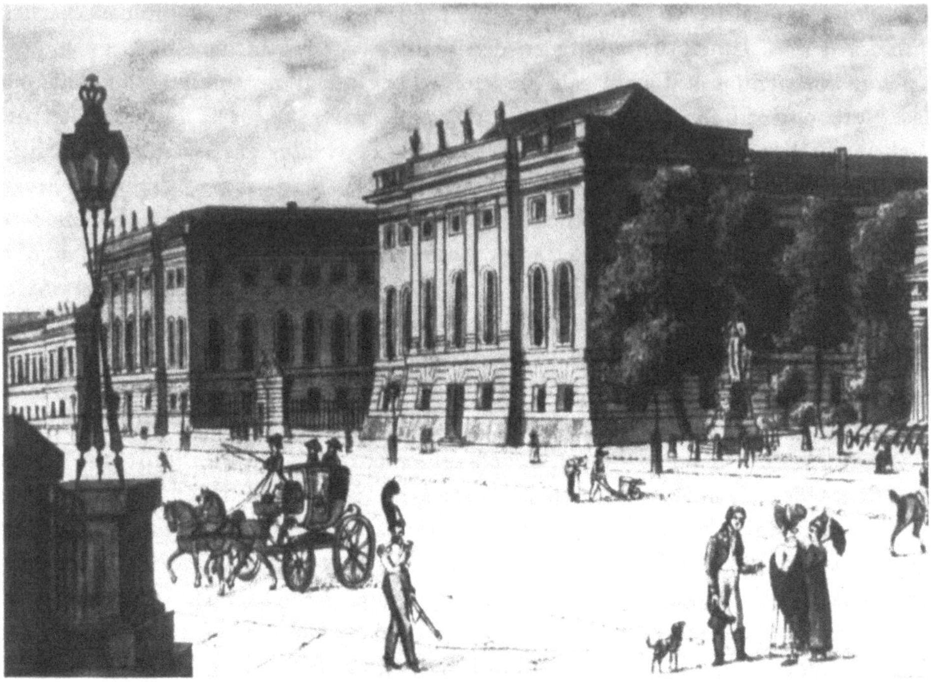

Abb. 62. Die Friedrich-Wilhelms-Universität unter den Linden 1820.

intellektuelle Kommunikation in ganz besonderer Weise befördere. Und in der besten aller Welten würde diese akademische Gemeinschaft von Lernenden und Lehrern völlig unabhängig vom Staat existieren. Humboldt glaubte nicht, daß das intellektuelle Leben in absoluter Freiheit blühen könnte. Menschen, so wie sie seien, benötigten bestimmte Strukturen. In absoluter Freiheit, so glaubte er, würde die wissenschaftliche Gesellschaft schnell degenerieren. Für Humboldt spielte deshalb der Staat im Gegensatz zu Schleiermacher eine wesentliche Rolle. Er wurde in die Verantwortung genommen, um die äußeren Bedingungen für eine funktionierende wissenschaftliche Gemeinschaft zu schaffen. Auf diesem gedanklichen Hintergrund verlangte Humboldt vom König eine jährliche Dotation von 60 000 Talern für die Universität.

Am 16. August 1809 stimmte der König Humboldts Plänen für die Errichtung einer Universität in Berlin zu. Über die von Humboldt geforderte finanzielle Ausstattung hinaus war er bereit, insgesamt 150 000 Taler für alle Akademien und wissenschaftlichen Institute in Berlin auszusetzen. Es wäre ein Fehler zu glauben, daß die Universität, als sie im Herbst 1810 eröffnet wurde, nur nach dem neohumanistischen Modell aufgebaut war, das von Fichte, Schleiermacher und Humboldt bestimmt war. Die absolute Abhängigkeit vom Staat, die durch die finanziellen Bindungen gegeben war, wie auch das dringende Bedürfnis des Staates für ausgebildete Staatsdiener, Ärzte und Lehrer garantierten, daß der utilitaristische Aspekt

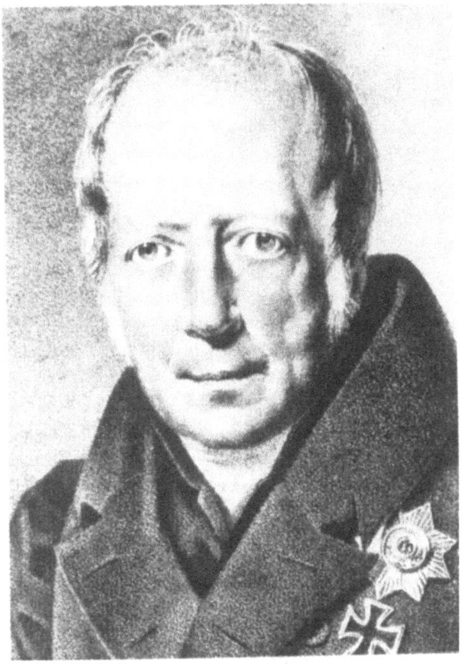

Abb. 63. Wilhelm von Humboldt (1767–1835), dessen Universitätspläne im Bereich der Medizin auch gewachsene Strukturen zu zerstören drohten.

in der universitären Erziehung nicht verlorenging gegenüber der Erforschung der reinen Wissenschaft. Diese überdauerte zwar in der Theorie das ganze 19. Jahrhundert, aber in der Praxis diente die Universität einer ganzen Reihe unterschiedlicher Funktionen, die die Neohumanisten in ihrer Vision nicht einkalkuliert hatten. Die Unmöglichkeit, diese Entwicklung zu beeinflussen, wird nirgends klarer als in den Schwierigkeiten, die sich ständig zwischen der Universität und den Staatsministerien ergaben. Schon Fichte, der erste Rektor der Universität, gab nach einem Semester sein Amt auf wegen des Konflikts mit Kollegen, die seine Sicht zu dogmatisch und utopisch fanden. Und Humboldt legte im Juni 1810 sein Amt nieder, als nach dem Abzug der Franzosen ein Großteil der führenden Leute in den Ministerien ihre Ämter aufgab, darunter Beyme, Stein und Scharnhorst. Er wurde ersetzt durch Friedrich von Schuckmann, der die bedeutendste politische Figur in der ersten Dekade der Berliner Universität wurde, und er war ein Mann, der, wie Humboldt später bemerkte, geprägt war durch den Utilitarismus der Aufklärung.

Medizinische Ausbildung 1800–1848

Der neohumanistische Ansatz, eine Universität ins Leben zu rufen, die einzig und allein dem Ideal der Wissenschaft gewidmet war, konnte in dieser Form nicht erfolgreich sein. Wissenschaftliche Forschung blieb den Aktivitäten einer kleinen

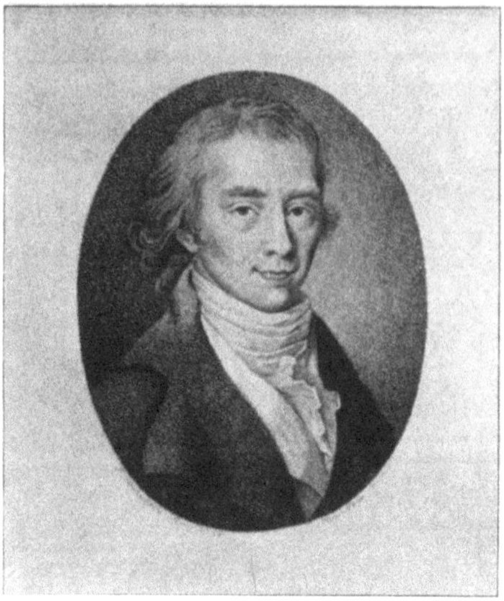

Abb. 64. Christoph Wilhelm Hufeland (1762–1836), Organisator und erster Dekan der Medizinischen Fakultät der Berliner Universität.

Gruppe vorbehalten. Die Masse der Studenten bezog die Universitäten, um sich dort für eine Karriere als Staatsmann, Lehrer, Priester oder Doktor vorzubereiten. Und als Institution, die eine solche Ausbildung garantierte, war die Berliner Universität in besonderem Maße beliebt. Dies galt besonders für die medizinischen Bereiche, die in den ersten Semestern die höchsten Einschreibungsziffern hatten. Diese Popularität entstammte verschiedenen Quellen. Bis zu einem gewissen Ausmaß ist hier eine Abwanderung von der theologischen Fakultät auszumachen, die bis dahin traditionell die Studenten für das Lehramt ausgebildet hatte. Dieser Umschwung kann an allen deutschen Universitäten nachgewiesen werden. Aber die Popularität Berlins bestätigt auch die Ausnahmestellung der preußischen Hauptstadt über alle anderen Universitätsstädte. Mit ihren ausgedehnten klinischen und wissenschaftlichen Möglichkeiten bot die medizinische Fakultät der Berliner Universität einen idealen Nährboden für theoretische und praktische Studien auf dem Gebiet der Medizin. Die Charité, das Anatomische Theater, der Botanische Garten, sie alle boten den Studenten die Möglichkeit, in die Praxis umzusetzen, was sie im Hörsaal gehört hatten. Aber Berlins Attraktivität kann nicht nur durch diese Vielfältigkeit erklärt werden. Der Lehrkörper, sei es in der Charité, sei es im Collegium medicochirurgicum oder in der neu gegründeten Universität, setzte sich aus bedeutenden Ärzten dieser Zeit zusammen. Zwei von ihnen spielten in der Entwicklung der medizinischen Ausbildung in Berlin eine ganz besondere Rolle: Christoph Wilhelm Hufeland und Johann Christian Reil. Hufeland ist eine der bedeutendsten Personen der deutschen Medizingeschichte. Geboren in Thüringen im Jahre 1762, aus einer Ärztefamilie stammend, wuchs er in Weimar auf, wo sein Vater und Großvater als Hofärzte medizinische Praxis betrieben. Nachdem er seine Studien in Jena und Göttingen betrieben hatte und hier 1783 promoviert worden war, kehrte Hufeland

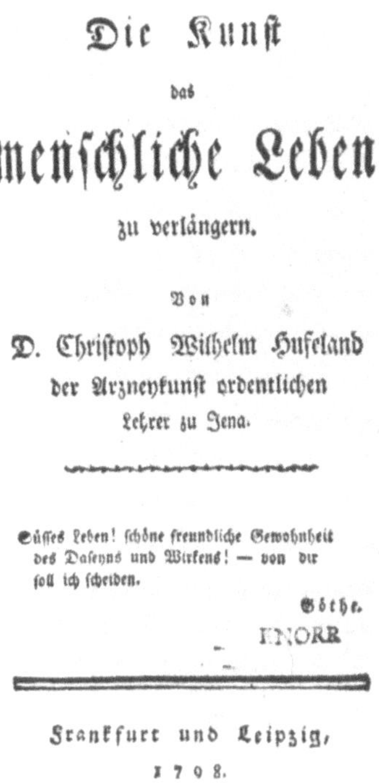
Die Kunst
das
menschliche Leben
zu verlängern.
Von
D. Christoph Wilhelm Hufeland
der Arzneykunst ordentlichen
Lehrer zu Jena.

Süßes Leben! schöne freundliche Gewohnheit
des Daseyns und Wirkens! — von dir
soll ich scheiden.
Göthe.

KNORR

Frankfurt und Leipzig,
1798.

Abb. 65. Christoph Wilhelm Hufelands bis heute bekanntestes und immer wieder aufgelegtes Buch, das in seiner ersten Auflage noch nicht den Titel Makrobiotik führt.

nach Weimar zurück, um dort die Position seines Vaters bei Hofe zu übernehmen. In den folgenden Jahren, von 1783 bis 1793, kam der junge Arzt in persönlichen Kontakt mit Deutschlands neuer intellektueller Elite, Goethe, Herder, Schiller, deren Arzt er nicht nur war, sondern mit denen er auch seine Ideen und Vorstellungen besprach. Hufeland beschränkte seine Aktivitäten nicht auf den Hof. 1793 berief ihn der Herzog, nachdem er einer Vorlesung in Goethes Freitagsgesellschaft beigewohnt hatte, als Professor an die Universität Jena, wo seine öffentlichen Vorlesungen bald ein großes Publikum nicht nur von Studenten, sondern auch von Honoratioren der Stadt fanden. Seine Vorlesung über die Makrobiotik, vielleicht die populärste von allen, die er je gehalten hat, wurde oft von mehr als 500 Hörern besucht.

Hufeland bekräftigte seine Bindungen auch zur Gemeinde, indem er eine Poliklinik in Jena organisierte, die die medizinische Versorgung der armen Bevölkerung ebenso als Aufgabe hatte, wie die medizinische Ausbildung der Studenten. Hier entwarf er ein Modell, das er später an der Berliner Universität einrichtete, die Poliklinik, in der er sich jeden Tag mit seinen Studenten traf, um den Armen medizinische Hilfe unentgeltlich anzubieten. Die Kranken wurden untersucht und die Diagnose gestellt, das beste therapeutische Vorgehen diskutiert, Medikamente verschrieben, und jeder einzelne Kranke wurde dann einem der Medizinstudenten zugeteilt, der für die Durchführung der Maßnahmen und die regelmäßige Beobachtung entweder in der Klinik oder im Hause des Kranken verantwortlich war.

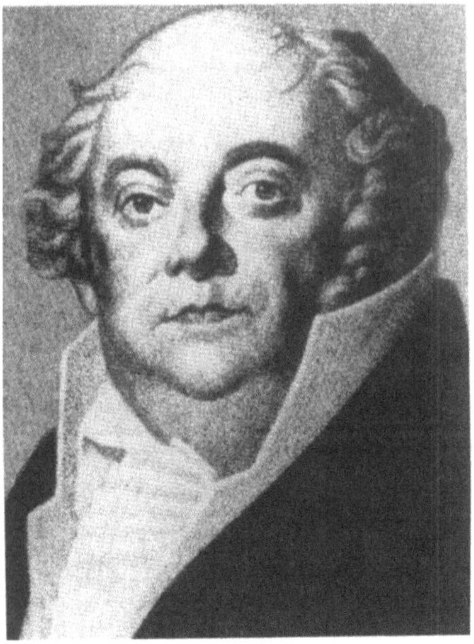

Abb. 66. Carl Asmund Rudolphi (1771–1832), der erste Anatom der Berliner Universität, der sich auch um die ärztlichen Vereine verdient gemacht hat.

Im Jahre 1810 hat Hufeland mit der Eröffnung der Berliner Universität eine solche Poliklinik auch in Berlin installiert. In dieser Zeit war er neun Jahre in Berlin. Im Jahre 1801 war er auf persönliche Einladung Friedrich Wilhelms III. nach Berlin gekommen, um dessen Leibarzt, Direktor des Collegium medico-chirurgicum und erster Direktor der Charité zu werden. Es ist nicht verwunderlich, daß er innerhalb kürzester Zeit einer der bedeutendsten und mächtigsten Ärzte im preußischen Medizinalwesen wurde. Hufeland hatte seine Macht, häufig höchst unwillig, mit Johann Christian Reil zu teilen. Geboren 1759 in Ostfriesland, hatte Reil Medizin in Göttingen und Halle studiert, wo er 1782 zum Doktor der Medizin promoviert worden war. Nachdem er einige Jahre als medizinischer Praktiker in seiner Heimatstadt gelebt hatte, kehrte er als Privatdozent an die medizinische Fakultät nach Halle zurück, wo er 1787 Extraordinarius und wenig später Ordinarius und Direktor des gerade zwei Jahre alten klinischen Instituts wurde. Reils Klinik wurde bald so berühmt, daß sie Studenten aus ganz Deutschland anzog. In seiner Klinik, ähnlich wie in der Hufelands, wurden die Studenten in die Verantwortung gezogen, die sie sich mit dem Professor teilten, in der Sorge für die armen Kranken. Auch sie hatten tägliche Visiten durchzuführen, in denen sie sich die notwendigen Kenntnisse und Erfahrungen für ihre zukünftige Position erwerben sollten.

Reil spielte eine zentrale Rolle in dem von Humboldt entwickelten Konzept der Universität. Seitdem es klar geworden war, daß das Staatsministerium und nicht der Universitätssenat die letzten Entscheidungen über die Berufung und Entlassung von Professoren haben würde, zog Humboldt drei Professoren ins Vertrauen, den

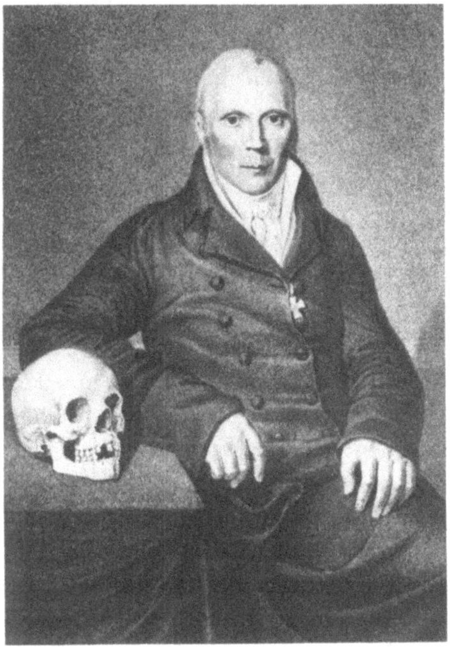

Abb. 67. Johann Christian Reil (1759–1813), der nur für drei Jahre Direktor der Medizinischen Universitätsklinik war.

Theologen Schmidt, den Juristen Savigny und den Mediziner Reil. Da in der Stadt bereits eine medizinische Ausbildungsstätte existierte, begann Humboldt die Organisation der Universität im Bereich der Medizin und der Naturwissenschaften. Sein erster Erfolg war, Reil zu überreden, Halle zu verlassen und nach Berlin zu kommen, um ihm dort bei der Vorbereitung, speziell der Suche nach Professoren, zu helfen.

Als die Universität im Herbst 1810 eröffnet wurde, hatte die medizinische Fakultät 14 Mitglieder, darunter 6 Ordinarien: Hufeland, Reil, den Chirurgen Carl Ferdinand von Graefe, den Physiologen Johann Horkel und die Anatomen Christoph Knape und Carl Asmund Rudolphi, einen Extraordinarius, Johann Christian Reich, und 7 Privatdozenten, den Anatomen Bernstein, den Vertreter der Naturphilosophie Karl Christian Wohlfahrt, den Geburtshelfer Nathan J. Friedländer, zwei Vertreter der Allgemeinen Medizin, Johann Heinrich Staberus und Johann Dietrich Reckleben, und die beiden Direktoren der Charité, den Chirurgen Heinrich Kohlrausch und den Internisten Ernst Horn.

Die Fakultät setzte sich so zusammen aus einer Mischung von naturphilosophisch beeinflußten Theoretikern und routinierten Praktikern. Die gesamte Breite der Philosophie war damit ebenso abgedeckt wie die der medizinischen Fächer. Schon im ersten Semester wurden 34 Vorlesungen und Kurse angekündigt, neben den Standardvorlesungen über Anatomie, Physiologie, Pathologie, Therapie usw. auch Vorlesungen in Psychologie (Reil), Fieberlehre (Reich und Horn), Forensischer

Medizin (Knape) und praktischer Therapeutik (Hufeland). Aber es blieb von Anfang an nicht bei der theoretischen Vorlesung der Dozenten allein, schon bei der Eröffnung der Universität waren neue Kliniken speziell für den Universitätsunterricht in Betrieb genommen worden.

Die Universitätskliniken und die Charité

Die beiden Hauptkliniken der Universität waren die für Innere Medizin und die Chirurgische Klinik. Untergebracht waren sie zunächst in einem angemieteten Gebäude in der Friedrichstraße 101, das sie aber schon bald verlassen mußten. Die Unruhe, die mit dem Kommen und Gehen der Patienten und Studenten notwendigerweise verbunden war, vor allen Dingen aber die Schreie, die in einer Zeit vor Einführung der Anästhesie die Operationen begleiteten, machten solche Kliniken bei der umwohnenden Bevölkerung höchst unpopulär. Erst im Jahre 1818 konnte die Universität das Problem lösen, indem sie zwei Fabrikgebäude in der Ziegelstraße für den Bedarf der Kliniken erwerben konnte. Die Medizinische Klinik mit 12 Betten blieb dort nur bis zum Jahre 1820, als sie endgültig in die Charité übersiedelte, die Chirurgische Klinik andererseits, zunächst ebenfalls mit nur 12 Betten, blieb als Universitätsklinik bis in die Mitte des 20. Jahrhunderts bestehen.

Die medizinischen Kliniken und ihre Direktoren

In der ersten Hälfte des 19. Jahrhunderts wanderte die Medizinische Klinik durch eine Reihe von Gebäuden und hatte eine Reihe von Direktoren: Reil von 1810 bis 1813, August Wilhelm Berends von 1815 bis 1826, Ernst D. A. Bartels von 1828 bis 1838 und Johann Lukas Schönlein von 1840 bis 1859. Reil konnte wegen seines vorzeitigen Todes kaum einen bemerkenswerten Einfluß auf die klinische Lehre in Berlin ausüben, zumal in den drei Jahren seiner Direktorenschaft die Klinik in drei unterschiedlichen Gebäuden untergebracht werden mußte. Die Versuche, einen Ersatz für Reil zu finden, waren nicht einfach, jedoch fiel schließlich die Wahl auf den 66 Jahre alten Berends, einen Mann, den Hufeland beschrieb als „klinischer Lehrer, wie mir jetzt keiner bekannt ist, ganz hippokratisch gebildet, bloß auf Erfahrung und gründliches Studium klassischer Literatur bauend, völlig frei von Systemsucht und Schwärmereien, dabei ein trefflicher Lateiner und von einem ganz vorzüglichen Lehrtalent."

Berends war nicht zuletzt wegen seiner klassischen Ausbildung gewählt worden und wegen seiner hervorragenden Kenntnisse des Lateins, Qualifikationen, die auch 13 Jahre später noch Gewicht hatten, als die Universität einen Nachfolger für

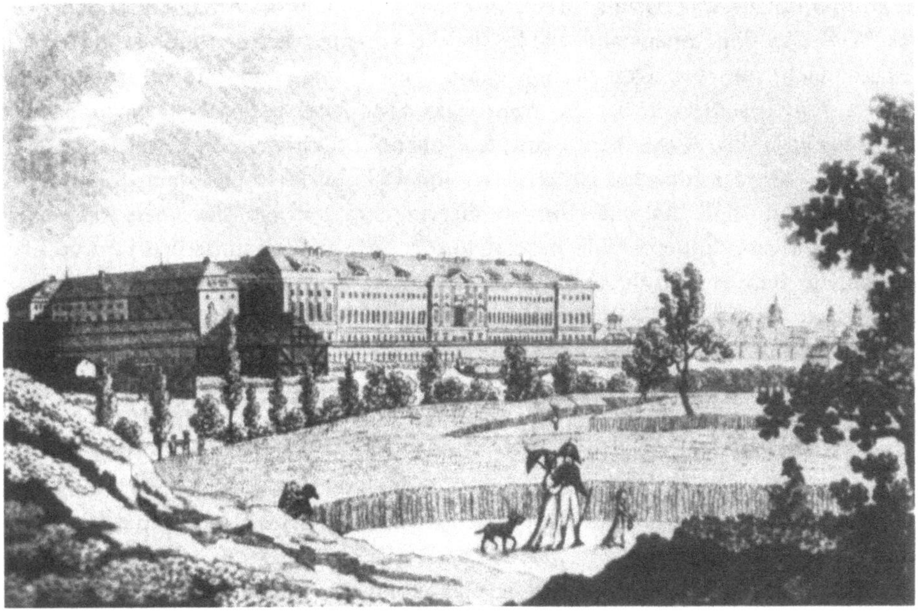

Abb. 68. Die „alte Charité" im Jahre 1815.

Berends suchte. Versuche, Clarus aus Dresden, Carus aus Leipzig oder Hildebrand aus Pavia für die Universität zu gewinnen, blieben erfolglos, und letzten Endes kam man auf einen früheren Studenten von Hufeland, den naturphilosophisch ausgerichteten Bartels, der zu dieser Zeit Professor der Pathologie und Direktor der Medizinischen Klinik in Marburg war.

Unter Bartels Direktorenzeit wurde die Universitätsklinik endgültig von der Ziegelstraße in die Charité verlegt. Der neue Professor hatte dieser Verlegung vehement widersprochen, obwohl er an dieser Verlegung nicht ganz unschuldig war. Als er in Berlin ankam, hatte er versucht, mehr Raum für seine Klinik zu beanspruchen, und sich dezidiert für eine völlige Trennung der internen Medizin und der Chirurgie ausgesprochen. Dabei hatte er, zumindest zunächst, nicht die Absicht, die Klinik in die Charité zu verlegen; dieser Vorschlag kam von Rust, dem Vorstand der Chirurgischen Klinik in der Charité, der den Minister Altenstein davon überzeugt hatte, daß die finanziellen Vorteile für eine solche Verlegung sprechen würden. Die neue Klinik, errichtet im Jahre 1828, war in der Tat weitaus größer als ihre Vorgänger, statt der 12 Betten hatte sie nun 35, aber die Universität hatte damit auch einen Teil ihres Einflusses verloren. Die Charitéverwaltung fällte nun die wesentlichen Entscheidungen, die die Versorgung der Patienten betrafen, und die klinischen Assistenten wurden nicht länger aus den zivilen Studenten der Universität ausgesucht, sondern einzig und allein aus dem Kreis der Stabsärzte und den Schülern der medizinisch-chirurgischen Akademie.

Darüber hinaus war Bartels' Medizinische Klinik nicht die einzige in der Charité. Das 1798 aus der Innenstadt wieder in die Charité verlegte Klinische Institut bestand nach wie vor. Der Besuch des Cursus Clinicus an diesem Institut war zwingend vorgeschrieben für die Approbation als Arzt in Preußen. Nachdem der erste Direktor des Klinischen Instituts, Johann Friedrich Fritze, im Jahre 1807 gestorben war, war zunächst Ernst Horn von 1807 bis 1818 und dann Karl Georg Neumann von 1818 bis 1820 ihm in diesem Amt gefolgt, das 1828 mit einem Schüler von Rust, Eduard Wolf, besetzt wurde. So war Wolf im selben Jahr berufen worden, in dem die Universitätsklinik für Innere Medizin in die Charité verlegt worden war. Bartels und Wolf teilten sich den zweiten Stock des Charité-Gebäudes, und jeder hatte dort 35 Betten zu seiner Verfügung. Zwar versuchte man durch sorgfältige Bestimmungen Interessenkollisionen zwischen den beiden zu vermeiden, aber die Spannungen blieben. Bartels versuchte, die Elite der Studenten der Universität an sich zu ziehen, und hielt seine Klinik in lateinischer Sprache, was ihr den Namen „Lateinische Klinik" einbrachte. Wolf andererseits las seine Vorlesungen in Deutsch, vor allen Dingen für die Chirurgen und die Schüler der Pépinière. Seine Klinik erhielt bald den Namen „Deutsche Klinik". Als Bartels 1838 starb, wurde die Frage seines Nachfolgers nicht nur eine Personalfrage, sondern gleichzeitig eine Frage der Reform der medizinischen Ausbildung an der Universität. Mitglieder der Fakultät waren im großen und ganzen in zwei Lager geteilt, auf der einen Seite die Jüngeren, auf der anderen Seite die Älteren. Die Debatte spitzte sich schließlich auf die Frage zu, ob eine praktische Medizin ohne eine theoretische Grundlage überhaupt möglich sei. Einer der wortstärksten Vertreter einer Reform war der Dekan der Fakultät, Karl Heinrich Schultz-Schultzenstein. „Dass in Wahrheit", so schrieb er, „die praktische Medizin nur eine angewandte Naturwissenschaft ist, wird hier ganz ignoriert..."

Diese Ansichten waren durchaus nicht ungewöhnlich zu dieser Zeit. Jüngere Ärzte in ganz Deutschland begannen ihre Forderungen nach einer wissenschaftlichen Medizin zu artikulieren. Dabei verstanden sie unter wissenschaftlicher Medizin eine Abkehr von dem bis dahin weitgehend empirischen Zugang und eine Hinwendung zur pathophysiologischen Beschreibung der Krankheiten als Grundlage der Krankheitserscheinungen. Dahinter stand die Hoffnung, in der Medizin, ähnlich wie in den Naturwissenschaften, vorhersehbare Abläufe zu entdecken, wie sie z. B. die Physiker in der anorganischen Natur beschrieben hatten. Daß dabei auch Probleme der Professionalisierung eine Rolle spielen, kann nicht übersehen werden. Schultz-Schultzenstein z. B. schuldigte den immer noch existenten Empirismus in der Medizin an, er sei mit daran schuld, daß so viele Pfuscher sich auf dem Gebiet der Heilkunst breitmachen könnten. „Dieses gewaltsame Stehenbleiben und Versteinern in den Flözschichten der Empirie", so rief er aus, „bringt eben die Kraftlosigkeit gegen das Aufwuchern der Wasserdoktoren, Homöopathen und anderer Quacksalber hervor, und bevor wir als bessere Früchte des klinischen Unterrichts keinen weiterstrebenden Geist in den Dissertationen sehen, glaube ich nicht, daß wir auf eine zeitgemäße Ausbildung unserer jungen Ärzte rechnen

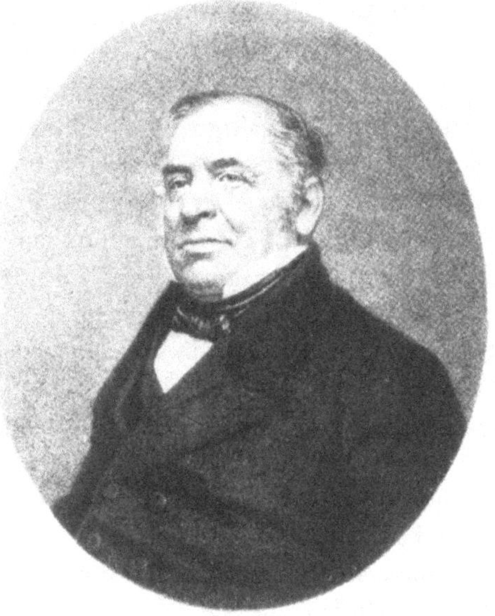

Abb. 69. Johann Lukas Schönlein (1793–1864), der Begründer der naturhistorischen Schule, um dessen Berufung nach Berlin es heftige Kontroversen gegeben hat.

dürfen." Schultz-Schultzenstein, unterstützt von Johannes Müller, Dieffenbach und einigen anderen Mitgliedern der Fakultät, die eine stärkere Bindung von Theorie und Praxis für notwendig hielten, versuchten Johann Lukas Schönlein an die Universität zu holen. Schönlein war zu dieser Zeit Professor in Zürich und hatte sich den Ruf eines der bedeutendsten deutschen Kliniker jener Tage erworben. Den meisten Medizinhistorikern ist er bekannt durch seine Entdeckung des sogenannten Achorion Schönleinii und vielleicht noch durch seine Begründung der naturhistori schen Schule. Wie Johanna Bleker gezeigt hat, basierte Schönleins Schule auf dem methodischen Ansatz, die Geschichte des einzelnen Krankheitsfalles mit den inneren Ursachen und den Krankheitseinheiten zu verbinden. Dies setzte voraus, daß man die charakteristischen Erscheinungsformen und Abläufe der Krankheiten ebenso kannte, wie die zugrundeliegenden physiologischen und pathologischen Prozesse. Klinik und Laboratorium wurden zu einander ergänzenden Arbeitsstätten des Arztes.

Schönleins Hauptbeitrag zu der naturhistorischen Schule war die spezifische Methode, die er vorschlug, um die Kluft zwischen Theorie und Praxis zu überwinden. Diese beiden zusammenzubringen war stets das Ziel der Medizin gewesen, aber nur in den seltensten Fällen war es erfolgreich erreicht worden. Das späte 18. und das frühe 19. Jahrhundert waren beherrscht von einander widersprechenden Theorien, von denen nur die wenigsten irgendeinen Wert für die Praxis hatten.

Dies rührte vor allen Dingen daher, daß theoretische Konzepte häufig an einem speziellen Fall entwickelt worden waren und nicht das Ergebnis sorgfältiger Studien waren. Schönlein kehrte diesen Trend um, legte Wert auf die Klinik und entwickelte eine eigene Methode der klinischen Forschung und Krankheitserkennung. Er übernahm die Techniken der Naturgeschichte, schuf sorgfältige Beschreibungen, vergleichende Studien und führte die neuen diagnostischen Methoden wie die Perkussion, Auskultation, die chemische und mikroskopische Analyse ebenso ein, wie die pathologische Anatomie, um so die Natur der Krankheiten beschreiben zu können. Diese Betonung des Methodischen hat Schönlein zusammen mit Johannes Müller den Ehrentitel eines Begründers der „Berliner Schule" eingetragen.

Die Versuche, Schönlein nach Berlin zu holen, blieben nicht unwidersprochen. Johann Nepomuk Rust, der Professor für Chirurgie und wichtigste Mann im Staatsapparat, widersetzte sich aufs Heftigste, und auch der Kronprinz hätte lieber den Leibarzt seiner Frau auf der freien Position gesehen. Aber der Einfluß der jungen Ärzte, daneben der des Ministers Altenstein, war so stark, daß Schönlein 1840 als Nachfolger Bartels in die preußische Hauptstadt berufen wurde.

Noch bevor er in Berlin ankam, hat Schönlein versucht, den Minister zu bewegen, die Universitätsklinik aus der Charité herauszunehmen und sie als unabhängiges Institut wieder zu errichten. Die meisten der Mitglieder der Medizinischen Fakultät standen hinter ihm, nur Rust widersprach heftig. Die Fakultät sprach von den Spannungen zwischen den Prioritäten, die die Hospitalverwaltung setzte, und denen der Professoren, und beklagte insbesondere, daß die Universitätsstudenten davon ausgeschlossen würden, in der Charité als Assistenten zu arbeiten, da die dortigen Stellen einzig für die Absolventen der Militärakademie vorgesehen seien. Das Ministerium ging zwar auf diese Vorstellungen ein, wies es jedoch weit von sich, die Klinik zu verlegen. Schönlein wurde versichert, daß seine Position in der Klinik keine untergeordnete sein würde, und ihm wurden zwei große Krankensäle, jeder für 40 bis 60 Patienten, zugesichert, wie auch der ungehinderte Zugang zu den übrigen Charitépatienten. Schließlich stimmte das Ministerium auch Schönleins Forderung zu, die klinische Vorlesung in Deutsch und nicht in Latein halten zu dürfen. Der Wert der klassischen Bildung, dem man bei der Berufung von Berends und Bartels noch so großes Gewicht beigemessen hatte, hatte schrittweise seine Bedeutung verloren. Ausgebildet zu sein in den neuen wissenschaftlichen Methoden galt nun mehr als eine gründliche Ausbildung in den klassischen Sprachen Latein und Griechisch.

Schönlein konnte schließlich durchsetzen, daß ihm ein Zivilassistent zur Verfügung stand. Im Jahre 1849 schuf er eine spezielle Abteilung für Brustkranke und betraute seinen Assistenten Ludwig Traube mit deren Betreuung. Traube führte die neuen Methoden der Auskultation und Perkussion in seinen Vorlesungen und praktischen Übungen ein. Dies wurde zum großen Erfolg.

Zwischen 1849 und 1856 vervierfachte sich die Zahl der Studenten, die seine Vorlesungen besuchten. Als im Jahre 1857 Eduard Wolff, der Direktor der Medizinischen Klinik in der Charité emeritiert wurde, entschied das Ministerium, die Klinik

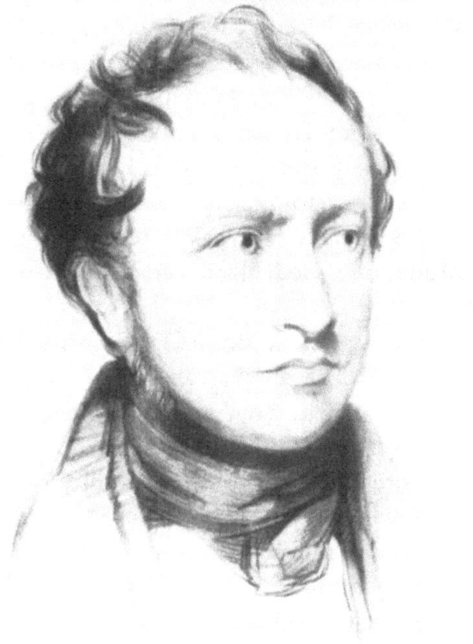

Abb. 70. Johannes Müller (1801–1858), Anatom und Physiologe, prägte durch seine Schüler das Bild der Berliner Medizin um die Mitte des 19. Jahrhunderts.

mit Traubes Abteilung zu verbinden. Sie erhielt den Namen Propädeutische Klinik und wurde 1885 zur Zweiten Medizinischen Klinik. Traube blieb ihr Direktor bis zum Jahre 1876, wurde freilich erst im Jahre 1872 zum Ordinarius ernannt. Er war der erste jüdische Ordinarius der Berliner Universität, und es ist mehr als wahrscheinlich, daß es sein Judentum war, das die Ernennung so lange verzögerte.

Die Berufung Schönleins war nicht der einzige herausragende Punkt in dem Kampf der Medizinischen Fakultät. In Wahrheit hatte dieser Kampf bereits in den frühen 1830er Jahren begonnen. Zu dieser Zeit suchte die Universität einen Nachfolger für Carl Asmund Rudolphi, der von 1810 bis 1832 Professor für Anatomie und Physiologie gewesen war. Rudolphi war ein hervorragender Anatom und ein begeisternder Lehrer gewesen, der seine talentierten Studenten dazu anzuhalten wußte, ihre eigenen Forschungen voranzutreiben. Als man daran ging, für ihn einen Ersatz zu suchen, gab es eine starke Gruppe, die einen Bewerber bevorzugte, der in den neuen experimentellen Techniken bewandert war. In einer Eingabe an das Ministerium hatte z. B. die Philosophische Fakultät geschrieben: „In der Anatomie und Physiologie ist in der letzten Zeit ein Weg zu höheren Zielen beschritten worden. Früher hat man sich damit zufrieden gegeben, die Phänomene zu beobachten. Jetzt aber versucht man, neue Phänomene zu schaffen, durch das

Experiment. Die Männer, die für diese neue Richtung verantwortlich sind, haben in ganz Europa Anerkennung gefunden. Wir haben bereits einen hervorragenden Beobachter. Was wir brauchen ist ein Experimentator, entweder Tiedemann oder Müller." Tiedemann und Müller hatten beide in den 1820er Jahren entscheidende experimentelle Arbeiten vorgelegt, der eine auf dem Gebiet der Verdauung, der andere auf dem der Respiration. Beide schienen die Gewähr dafür zu bieten, auch die allgemeinen Fragen der Anatomie und der Physiologie auf dem Wege des Experiments angehen zu können. In ihren anatomischen, mikroskopischen, chemischen und experimentellen Werken hatten Müller und Tiedemann sich als hervorragend ausgebildete Wissenschaftler erwiesen.

Die Universität entschied letztlich, Müller zu berufen, der 1833 als Mitglied der Medizinischen Fakultät nach Berlin kam. Daß er als Vertreter eines neuen Reformgeistes berufen worden war, geht auch aus einem Brief seines Schülers, des späteren Anatomen Jacob Henle hervor: „Die hohen Beamten hoffen von ihm eine kräftige Erschütterung im akademischen Leben und namentlichen Studium der Medizin, welches bisher hier so schläfrig und handwerksmäßig betrieben wurde. Seine Kollegen und besonders seine Rivalen fühlen seine Superiorität und bescheiden sich, wenigstens äußerlich. Seine Untergebenen und die jungen Dozenten, die zum Teil von ihm abhängen, können seine Anspruchslosigkeit, seine Freundlichkeit und Zuvorkommenheit nicht genug preisen."

Müller und Schönlein wurden so zu den Begründern der Berliner Schule, im Verein mit dem Chirurgen Dieffenbach und Henle, der die medizinische Theorie auf wissenschaftlichen Grundlagen begründete. Der neue methodologische Ansatz wurde nicht nur von einer Reihe von Mitgliedern der Fakultät begrüßt, sondern vor allen Dingen auch von vielen der fortgeschrittenen Studenten. In den 1840er Jahren studierten Emil Du Bois-Reymond, Hermann Helmholtz, Ernst Brücke, Rudolf Virchow, Robert Remak, Carl Reichert in Berlin Medizin. Sie bildeten eine Gruppe von hoch qualifizierten und hoch motivierten Studenten, die sich rund um Müllers Anatomisches Institut und Schönleins Innere Klinik scharten. Hier konnten sie ihre eigenen Forschungen ausführen, ihre Ideen miteinander diskutieren, und trugen so nicht unwesentlich dazu bei, eine eigene unabhängige Disziplin, die Physiologie zu begründen, sondern auch eine wissenschaftliche Medizin, die auf physiologischen und pathologischen Grundlagen beruhte. Der Geist der Reform, der die deutsche Medizin in den 40er Jahren beherrschte, hat seine Heimstätte in der Berliner Medizinischen Fakultät.

Die chirurgischen Kliniken und ihre Direktoren

Schönlein und Müller waren nicht die einzigen Mitglieder der Fakultät, die während der Reformperiode berufen wurden. Als Schönlein seinen Unterricht an der Berliner Universität begann, starben Karl Ferdinand von Graefe und Johann Nepomuk

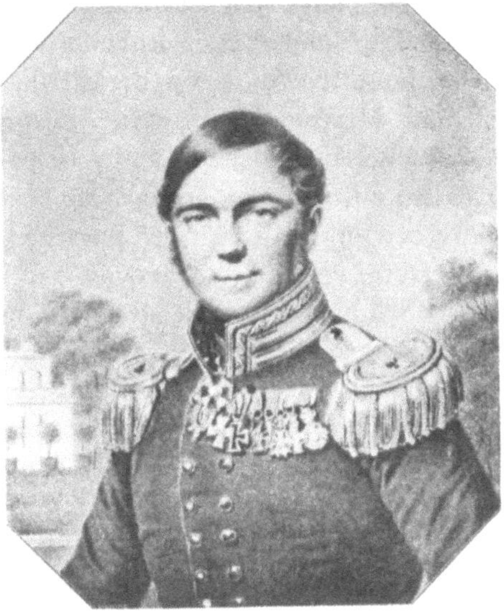

Abb. 71. Carl Ferdinand von Graefe (1787–1840), der erste Direktor der Chirurgischen Universitätsklinik, die zunächst in angemieteten Räumen in der Friedrichstraße untergebracht war.

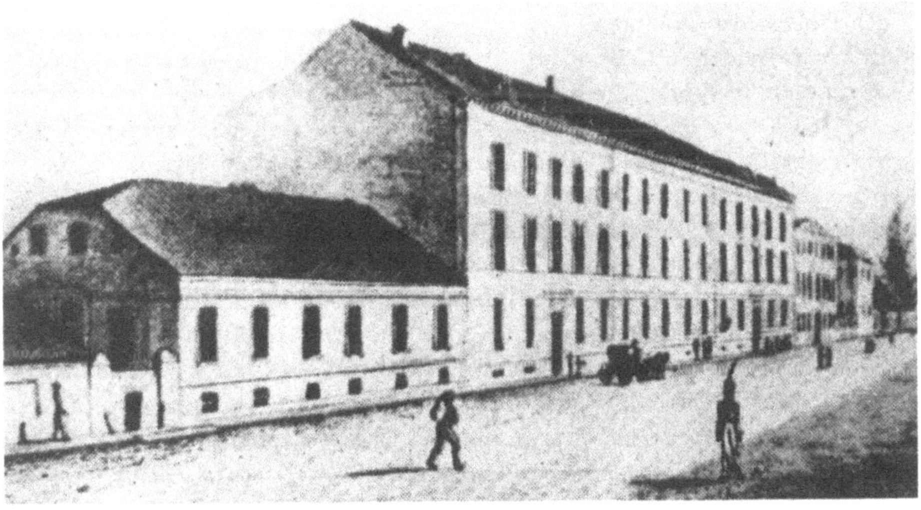

Abb. 72. Das „chirurgische Universitätsinstitut" in der Ziegelstraße um 1830, untergebracht in einem ehemaligen Fabrikgebäude.

Rust, und die Suche nach ihren Nachfolgern begann. Graefe war Professor der Chirurgie an der Universität seit ihrer Eröffnung im Jahre 1810 gewesen und hatte wesentlich an der Entwicklung des medizinischen Lehrplanes mitgearbeitet. Er war u. a. auch dafür verantwortlich, daß das Ministerium die Notwendigkeit einer unabhängigen Universitätsklinik für Lehrzwecke anerkannt hatte. Die Theorie in den empirischen Wissenschaften, so hatte er argumentiert, sei nur von Wert, wenn sie vom Allgemeinen ausgehend im Spezifischen angewandt werden könnte. Deshalb hatte er darauf gedrängt, daß die chirurgische Unterweisung als Unterricht am Krankenbett stattfinden müßte. Als Graefe im Jahre 1840 starb, war die Fakultät über seine Nachfolge in zwei Lager geteilt, eine Minorität favorisierte Johann Friedrich Dieffenbach, der unter Rust die Leitung einer kleinen chirurgischen Abteilung in der Charité innehatte, aber trotzdem zu den populärsten Ärzten in Berlin gehörte. An den Freiheitskämpfen aktiv beteiligt, Mitglied der Burschenschaften, war er auch in den Stadtvierteln zu Hause, wo er keine Bezahlung für seine ärztlichen Leistungen erwarten durfte. Seit 1830 hatte er die kleine Abteilung für äußerliche Kranke in der Charité zu betreuen, zwei Jahre später hatte ihm die Universität den Titel eines außerordentlichen Professors verliehen. Seine außerordentlichen Erfolge als Chirurg, insbesondere seine Erfolge in der Wiederherstellungschirurgie, der Rhinoplastik und der Erfindung einer höchst erfolgreichen Schieloperation, machten ihn nicht nur weltberühmt, sondern verhalfen ihm auch zu einer riesigen Klientel. Schon nach kurzer Zeit konnte er auf über 3000 erfolgreiche Operationen zurückblicken, die nicht zuletzt zu dem folgenden Vers Veranlassung gegeben haben:

Wer kennt nicht Dr. Dieffenbach,
den Doktor der Doktoren!
Er schneidet Arm und Beine ab,
macht neue Nas' und Ohren.

Dieffenbachs Popularität, verbunden mit seinen politischen Anschauungen, war letztendlich verantwortlich für die Spannungen, die es zwischen ihm und einigen anderen Mitgliedern der Fakultät gab. Vor allen Dingen sein direkter Vorgesetzter Rust, aber auch Graefe standen ihm reserviert gegenüber und taten alles, sein Fortkommen zu erschweren. Als Graefe starb, beschloß die Fakultät eine Liste, die Dieffenbach nicht berücksichtigte, und nominierte den Charité-Arzt Jüngken, Chelius aus Heidelberg und Walther aus München. Aber sie war mit dieser Liste nicht erfolgreich. Das Ministerium machte von seinem Recht Gebrauch, die Liste zu übergehen, und Altenstein, unterstützt durch den Kronprinzen, berief Dieffenbach als Ordentlichen Professor und Direktor der Chirurgischen Universitätsklinik.

Dieffenbach konnte nur sieben Jahre lang die Klinik leiten, der er in dieser Zeit dennoch entscheidende Impulse gegeben hat. Aus seinem erfüllten Leben ist er plötzlich abberufen worden. Während der Vorlesung hatte er sich auf ein Sofa gesetzt, einen Patienten entlassen und den nächsten erwartet. Als sich die Aufmerksamkeit der Studenten ihm wieder zuwandte, war sein Kopf zur Seite gesunken, er war tot. Es war der 11. November 1847.

Im Jahre 1840 war auch die Nachfolge von Johann Nepomuk Rust zu regeln. Rust war 1815 von Wien nach Berlin als Generaldivisionschirurg gekommen und war ein Jahr später Professor der Chirurgie und Ophthalmologie an der Militärärztlichen Akademie sowie Direktor der Chirurgischen Klinik der Charité

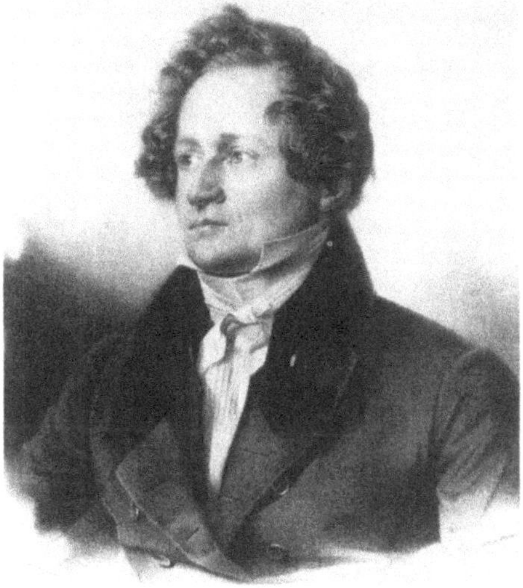
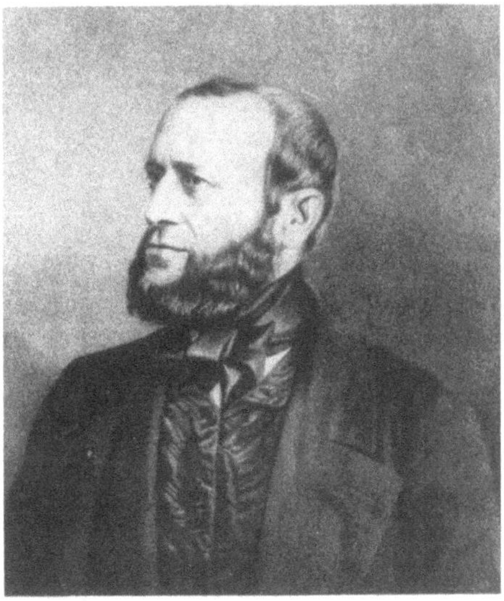

Abb. 73 und 74. Johann Friedrich Dieffenbach (1792–1847), der Schöpfer der plastischen Chirurgie, war zunächst Arzt an der Charité und wurde dann Direktor des Universitätsklinikums in der Ziegelstraße.

geworden. Rust war ausgebildeter Arzt und Chirurg und konnte auf eine erfolgreiche Lehrtätigkeit in Wien zurückblicken. 1818 wurde er zum Außerordentlichen, 1824 zum Ordentlichen Professor ernannt, einen Ruf nach Wien im Jahre 1836 lehnte er ab, nicht nur, weil er sich nicht von Berlin trennen wollte, sondern auch, weil seine Gesundheit mehr und mehr zu wünschen übrig ließ. Rust war vielleicht die bedeutendste und mächtigste Persönlichkeit im Preußischen Medizinalwesen dieser Jahre. 1819 war er zum Geheimen Obermedizinalrat ernannt worden und seit dieser Zeit Mitglied der Medizinischen Sektion des Kultusministeriums. Seine Verbindungen zur Universität, zur Armee, zur Pépinière und zur Charité ließen ihn seine Anstrengungen darauf konzentrieren, die Bande zwischen diesen Institutionen immer fester zu schlingen. In seiner Klinik bildete er nicht nur die Studenten der Pépinière aus, sondern auch die der Universität. Als er 1817 mit seinen Vorlesungen begann, hatten sich 56 Studenten eingeschrieben, im Jahre 1840 waren es über 200. Seine Klinik hatte in der Zwischenzeit ebenfalls Änderungen erfahren. 1828 war eine ophthalmologische Abteilung unter der Leitung von Johann Christian Jüngken abgetrennt worden, und von 1830 an hatte er begonnen, seine Vorlesungen und Operationen mit Dieffenbach zu teilen. Während er selber an vier Tagen der Woche las, führte Dieffenbach an den beiden anderen die Operationen durch.

Rust ist nicht nur als Operateur, als guter Lehrer und als erfolgreicher medizinischer Schriftsteller bekannt geworden. Mindestens ebenso wichtig wurde seine organisa-

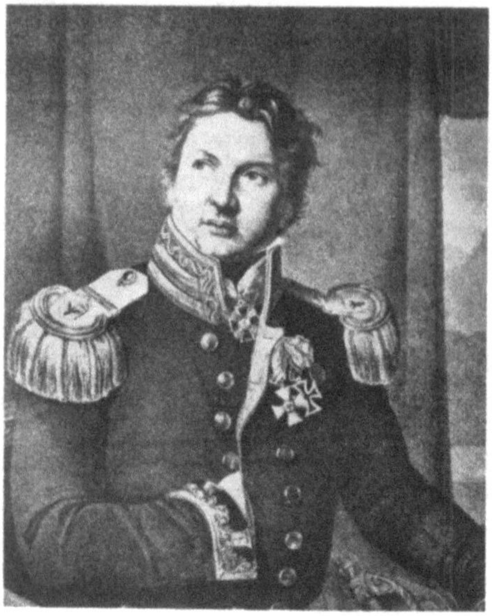 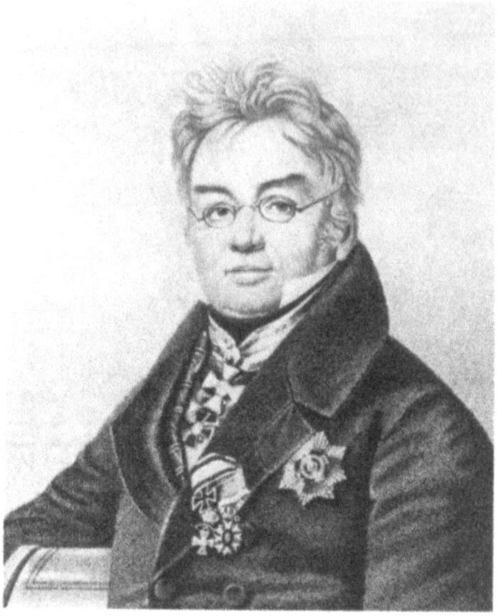

Abb. 75 und 76. Johann Nepomuk Rust (1775–1840), Direktor der chirurgischen Klinik der Charité und Reformer des preußischen Gesundheitswesens.

torische Tätigkeit. Auf ihn gehen die Veränderungen in den Prüfungsbestimmungen, die Schaffung von zwei Klassen von Wundärzten in Preußen, die Errichtung einer Krankenwärterschule und die Begründung einer Pathologischen Prosektur an der Charité zurück. Mit aller Energie kämpfte er um die Vereinigung von Medizin und Chirurgie. Sein Engagement in der Cholerabekämpfung, bei der er mittels eines Militärkordons entlang der russisch-preußischen Grenze das Eindringen der Seuche verhindern wollte, hat ihm mehr Feinde als Erfolge gebracht.

Als Rust starb, rückte Jüngken in seine Position auf, der nun in einer Hand die Chirurgische und die Ophthalmologische Klinik vereinigte. Die Chirurgische Station beanspruchte damals mit ihren 150 Betten fast den gesamten 2. Stock des Charité-Gebäudes. Die Ausstattung war durchaus modern zu nennen, die hölzernen Bettgestelle waren durch eiserne ersetzt, die Betten waren weiß bezogen, den Kranken wurde Anstaltskleidung zur Verfügung gestellt. Im Zentrum des Mittelbaus befand sich der Operationssaal, an den sich in zwei Chören das Auditorium mit über 200 Sitzplätzen anschloß.

Neben der Errichtung der vier bisher erwähnten Kliniken hatte Hufeland bereits bei der Gründung der Universität 1810 darauf gedrungen, auch eine Poliklinik zu errichten, um den Studenten Gelegenheit zu geben, ihre theoretischen Kenntnisse in die Praxis umzusetzen. Als Vorbild für diese Klinik diente ihm diejenige, die er in Jena errichtet hatte, in der er sich täglich mit seinen Studenten traf. Hufeland

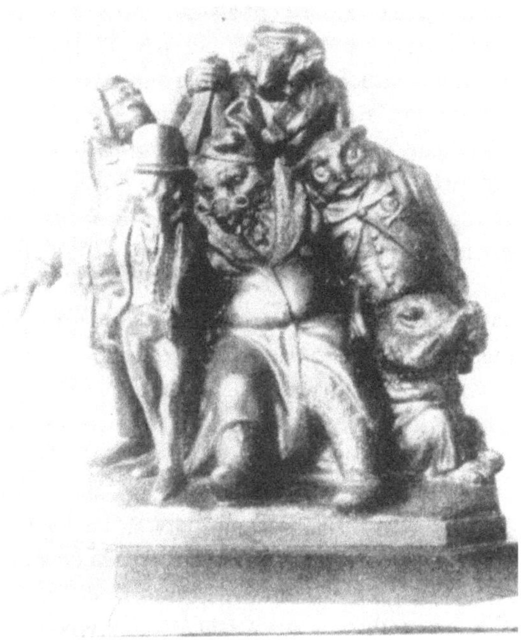

Abb. 77. Erste Chloroformnarkose in Berlin 1851 an einem Bären, der den Versuch nicht überlebte. Um den Bären (Schönlein) versammelt die Koryphäen der Fakultät in Tiermasken.

selbst blieb Direktor dieser Klinik bis zum Jahre 1833, in dem er seinem Assistenten Osann die Verantwortung übertrug. Nach dessen Tod im Jahre 1842 übernahm Romberg die Leitung. Diesem gelang es 1850 für die Klinik neue und größere Gebäude zu erwerben, die in unmittelbarer Nähe der Chirurgischen Klinik in der Ziegelstraße lagen.

Die Geschichte der Polikliniken im allgemeinen bedarf hier einer kurzen Darstellung, da die Motivationen zu ihrer Errichtung sehr komplex sind. Die Vorteile, die sie für das arme Publikum brachten, waren in der Tat vielfältig. Die Patienten erhielten freie medizinische Versorgung in ihren Häusern und konnten dadurch einen gefürchteten und zum Teil gefährlichen Aufenthalt in den städtischen Krankenhäusern vermeiden. Auf der anderen Seite war es nicht nur die Philanthropie, die die Ärzte dazu bewegte, diese Dienste anzubieten. Die Etablierung der Poliklinik im späten 18. und frühen 19. Jahrhundert stellt auch einen Faktor in der beginnenden Medikalisierung der unteren Schichten und der damit verbundenen Politisierung der Krankheit dar. In den letzten Jahren des 18. Jahrhunderts wurde das Problem des armen Kranken zu einem der häufig diskutierten nicht nur in der medizinischen Literatur. Zum ersten Mal begannen Ärzte darüber nachzudenken, daß es zwischen Armut und Krankheit innige Verbindungen gebe, und daß die Krankheit häufig eine Folge der Armut sei. Bessere Ernährung, wärmere Kleidung, sauberere und hygienischere Wohnungen waren nach Meinung vieler Ärzte von größerer Wichtigkeit für die Gesundheit jedes Einzelnen als der Arzt und die Medikamente. Dieser Ansatz mit seiner Kritik am Wert des eigenen Beitrags an der Volksgesundheit und der Betonung der staatlichen Verantwortung steht nur in einem scheinbaren Gegensatz zur Aufgabe des Arztes. Im Gegenteil, er half den Ärzten, ihren Anspruch über die rein ärztliche Behandlung hinaus auszudehnen auf Wohnung und Leben jedes einzelnen Menschen. Was die Armen aßen und tranken, wie sie sich wuschen und ihre Wohnungen säuberten, wie sie arbeiteten, all das wurde nun zu einem Objekt der ärztlichen Diskussion, und der Arzt wurde auch ein Experte in diesen Fragen.

Die Errichtung der Polikliniken läßt sich in diesem Zusammenhang sehr gut verstehen, weil sie nicht nur die Möglichkeit boten, die angeschnittenen Fragen zu diskutieren, sondern auch Lösungen in der Praxis zu suchen. Aber die Polikliniken dienten noch weiteren Zielen. Über die Möglichkeit der freien ärztlichen Versorgung für die ärmere Bevölkerung hinaus gaben sie auch jungen Ärzten die Gelegenheit, ihre theoretischen Kenntnisse in der Praxis zu vervollständigen, die sie für ihre spätere Berufsausbildung benötigten. Wie wir gesehen haben, wurden in Hufelands Klinik die armen Kranken von Medizinstudenten behandelt. Auch wenn es sich hier schon um fortgeschrittene Studenten handelte, so muß doch betont werden, daß sie durch diese Behandlung erst ihre medizinische Praxis erwarben. Ob dies immer für den behandelten Kranken eine Wohltat war, mag dahingestellt sein.

Weitere Kliniken

Die vier großen Kliniken und die Poliklinik bildeten die Hauptinstitutionen für die praktische Unterweisung in der Medizin in Berlin während der ersten Hälfte des 19. Jahrhunderts, aber es gab daneben eine Reihe anderer kleinerer Kliniken. 1817 errichtete die Universität eine Entbindungsanstalt und eine Poliklinik für Frauenkrankheiten. Zwar hatte Rust sich gegen die Schaffung solcher Kliniken gewehrt, aber das Ministerium hatte seinen Einspruch übergangen und Adam Elias von Siebold als Professor der Geburtshilfe an die Universität berufen. Die Klinik, die in der Oranienburger Str. 19 eröffnet wurde, hatte fünf Räume für Schwangere und Wöchnerinnen, einen Kreißsaal und eine Reihe kleinerer Räume für von Siebold und seine Assistenten. 1830 wurde die Klinik in die Dorotheenstr. 2, später Nr. 5, verlegt, wo sie bis 1882 blieb.

Rusts Intervention gegen die Schaffung einer besonderen Klinik scheint vor allen Dingen auf dem Hintergrund der Existenz einer geburtshilflichen Abteilung in der Charité geschehen zu sein. Wie auch sonst, so wehrte er sich hier gegen eine Verdopplung der Institutionen und ging davon aus, daß alle medizinischen Spezialitäten in der Charité zentralisiert sein sollten. Seit 1814 hatte Karl A. Kluge, ein Absolvent der Pépinière, an der Charité klinische Kurse in Geburtshilfe jedes

Semester angekündigt, in denen er sowohl Studenten als auch Hebammenschülerinnen unterrichtete. Die Situation war indessen keinesfalls ideal. Die Geburtshilfe war noch nicht zu einem eigenen Fach herangereift, Professoren der Chirurgie nahmen sich dieses Faches an, wenn sie eine Ausbildung als Geburtshelfer absolviert hatten. Wie wenig die Geburtshilfe in der ersten Hälfte des Jahrhunderts galt, zeigt sich auch dadurch, wie sie in der Charité behandelt wurde. Die geburtshilfliche Klinik hatte keine eigenen Räume im Krankenhaus, sondern partizipierte an der Chirurgischen Station. Erst im Jahre 1854 kam es zur Bildung einer separaten Abteilung für Geburtshilfe. So ist von Siebolds beharrlicher Wunsch, eine Universitätsklinik getrennt von der Charité zu erhalten, durchaus zu verstehen.

In der Charité liegen auch die Anfänge von zwei anderen Kliniken, der für Kinderkrankheiten und der Psychiatrischen Klinik. Für die Errichtung der ersten war Rust weitgehend verantwortlich. Anfangs hatte er unter der Leitung von Eduard Wolff eine Abteilung von 30 Betten in seiner Klinik geschaffen, an der ein Jahr später Stephan F. Barez mit dem klinischen Unterricht begann, indem er in zwei Stunden in der Woche den Gebrauch der neuen diagnostischen Techniken der Auskultation und der Perkussion lehrte. Von Anfang an war dieser Abteilung auch eine Poliklinik angeschlossen, die dringend notwendig war für den Unterricht, weil Säuglinge stationär nicht aufgenommen wurden. Trotz dieser vielversprechenden Anfänge wurde die Pädiatrie bis in die zweite Hälfte des Jahrhunderts nicht zu einem eigenen Fach, da sie teilweise als Zweig der Geburtshilfe, teilweise als Zweig der Inneren Medizin angesehen wurde. So blieb ihr Status für lange Zeit unsicher. Die Abteilung in der Charité z. B. war gezwungen, ständig ihre Räume zu wechseln, die Position des Direktors war häufig unbesetzt, und bis zum Jahre 1872, als Eduard Henoch als Ordinarius für Pädiatrie berufen wurde, war die Position des Direktors kaum höher einzustufen als die eines Privatdozenten.

Auch die Psychiatrie befand sich am Anfang des 19. Jahrhunderts in der Situation der Herausbildung als eigene Disziplin. Eine Psychiatrische Abteilung war an der Charité nach dem Brand des städtischen Irrenhauses im Jahre 1798 errichtet worden. Diese Maßnahme war nur als Interimslösung gedacht gewesen, da ein neues Irrenhaus im Bereich der Charité unverzüglich gebaut werden sollte, was jedoch niemals geschah. 20 Jahre später wurden wiederum Pläne entworfen, ein Irrenhaus im oberen Garten der Charité für ungefähr 220 Patienten zu bauen, aber wiederum geschah nichts, weil die Krankenhausverwaltung entschied, daß nicht nur ein Irrenhaus, sondern eine Gesamtrenovierung der Charité notwendig sei. Die Probleme der Überbelegung waren in diesen Jahren von besonderem Gewicht und zwangen zu einer sofortigen Lösung. Letztendlich aber führte die vom König stark geförderte Arbeitsbeschaffungsmaßnahme, um der immer stärker ansteigenden Zahl der Arbeitslosen Herr zu werden, zum Neubau eines neuen Charitégebäudes. 1831 begannen die Erneuerungsarbeiten an der Charité und vier Jahre später war das Gebäude der sogenannten „Neuen Charité" errichtet. Dort wurden die Geisteskranken, die Syphilitiker, die Krätzekranken und die kranken Gefangenen untergebracht. Mag dies auch auf den ersten Blick so scheinen, als ob hier die früheren

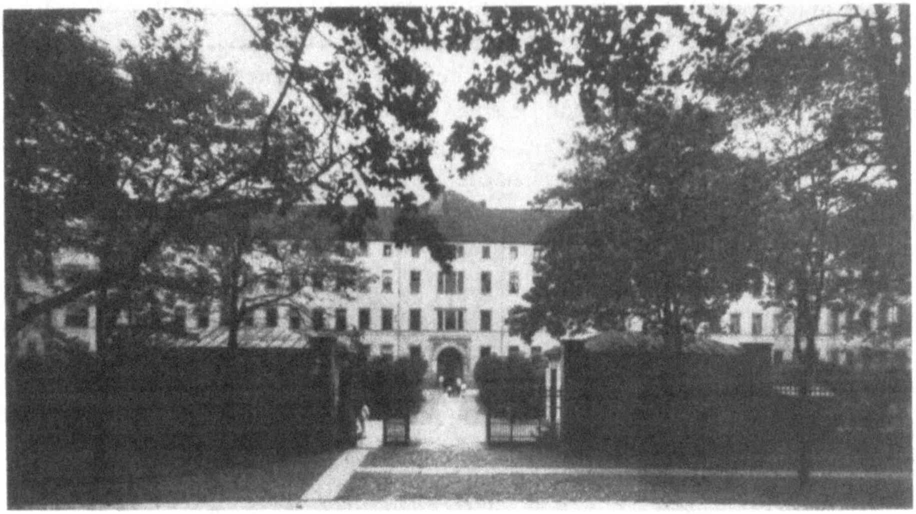

Abb. 78. Die „neue Charité", errichtet in den Jahren 1831–1835, in der Geisteskranke, Syphilitiker, Krätzekranke und kranke Polizeigefangene untergebracht wurden.

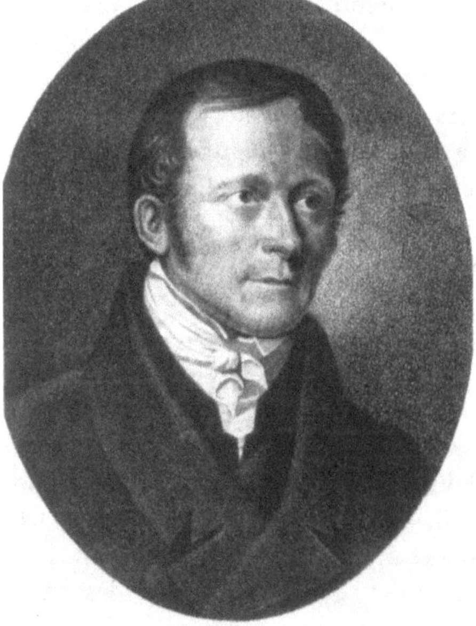

Abb. 79. Ernst Horn (1774–1848), der erste Psychiater der Charité.

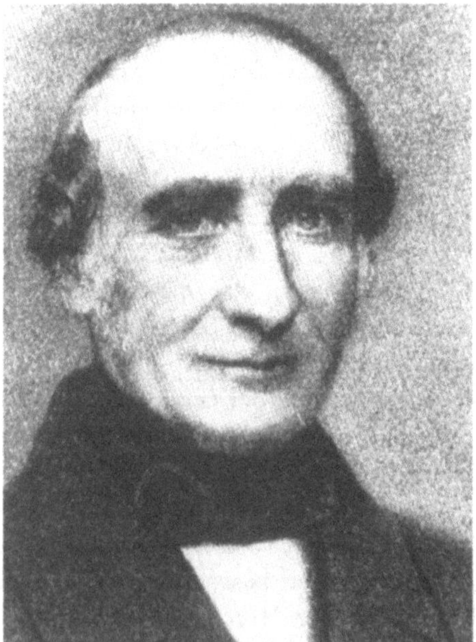

Abb. 80. Carl Wilhelm Ideler (1795–1860) leitete dreißig Jahre lang die psychiatrische Abteilung der Charité.

Tendenzen der Ausgrenzung einer bestimmten Gruppe von Personen zum Tragen kämen, so wird doch auch eine stärkere Differenzierung der einzelnen Krankheitstypen sichtbar. Zwar kann man die in dem neuen Gebäude untergebrachten Kranken jeweils als soziale Randexistenzen ansprechen, von größerer Bedeutung ist jedoch, daß sie räumlich von den Patienten mit sogenannten normalen chirurgischen oder inneren Krankheiten getrennt wurden. Im Jahre 1830 übernahm der Privatdozent Karl W. Ideler die Verantwortung für die psychiatrischen Patienten und blieb in dieser Position bis zu seinem Tode im Jahre 1860. Diese Zeit war nicht eine der fortschrittlichsten in der Geschichte der Psychiatrie. Ideler faßte Gesundheit auf als einen Ausfluß der moralischen Integrität, Krankheit als Zeichen der Immoralität. Er glaubte, daß Patienten dann von Geisteskrankheiten befallen würden, wenn sie in sündhafte Leidenschaften verstrickt seien. Konsequenterweise bezogen sich seine therapeutischen Maßnahmen auf moralische Erziehung und oft auf harte Bestrafung. Dies sollte sich erst ändern, als Wilhelm Griesinger im Jahre 1865 an die Universität berufen wurde.

Im ganzen gesehen waren die Möglichkeiten für eine medizinische Ausbildung an der Universität und an der Charité als hervorragend zu bezeichnen. Berlin übte vor allen Dingen auf Studenten in den letzten Studienjahren eine ungeheure Anziehung aus. Vergleichbare klinische Ausbildungsmöglichkeiten gab es nur in Paris oder in Wien. Wenn auch in der ersten Hälfte des Jahrhunderts der Schwerpunkt der Ausbildung auf der Inneren Medizin und der Chirurgie lag, so wird doch deutlich, daß die Herausbildung von Spezialdisziplinen nicht aufzuhalten war. Diese Spezialdisziplinen wurden zunächst meistens von Privatdozenten vertreten, ein Hinweis darauf, daß sie noch nicht voll anerkannt waren. Aber diese Situation ist auch ein Zeichen für die von vielen jungen Ärzten gewählte Strategie, für sich

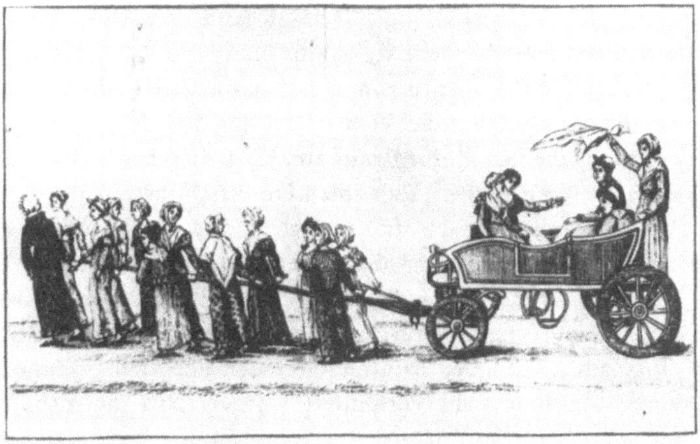

Abb. 81. Geisteskranke Frauen in der Charité. Aus Horns Bericht von 1818.

und ihre Wissenschaft eine Nische zu finden, um sich dem auf dem Feld der anerkannten Fächer stattfindenden Kampf zu entziehen.

In den 40er Jahren des Jahrhunderts erfuhr die medizinische Ausbildung einen weitgehenden Wandel. Dies wird besonders deutlich im Bereich der Medizinischen Klinik und der Entscheidung, dort als Direktor einen Mann zu berufen, der in der modernen diagnostischen Methodik erfahren war. Der Wechsel von Berends und Bartels zu Schönlein reflektiert diesen Wandel von den klassischen Sprachen als Zeichen der Kultur und der Gelehrsamkeit zu der neuen wissenschaftlichen Methode als bevorzugtes Werkzeug für die Ausbildung der kritischen Möglichkeiten des Geistes. In den 40ern konnten Studenten die Auskultation und Perkussion in der Klinik erlernen, sie fanden die Möglichkeit, chemische und mikroskopische Techniken gerade von ihren jüngeren Lehrern zu übernehmen. Die Popularität von Traubes Vorlesung und die des mikroskopischen Kurses von Henle sind ein deutlicher Hinweis für diese Einstellung. Henle hatte seinen Kurs der mikroskopischen Technik zum ersten Mal 1838 angeboten, und schon im ersten Semester hatten sich über 60 Studenten dafür eingeschrieben. Anstelle des Studiums des Lateinischen und Griechischen stand für diese Studenten im Vordergrund das Messen, das Wiegen, das Isolieren. Sie erweiterten damit ihre diagnostischen Möglichkeiten um ein Vielfaches, wobei der Fortschritt in der Therapie freilich nur sehr langsam vonstatten ging und erst am Ende des Jahrhunderts seinen großen Aufschwung erlebte.

Medizinische Ausbildung außerhalb der Universität

Die Gründung der Universität hatte einige tief einschneidende Konsequenzen für andere medizinische Ausbildungsstätten in der Stadt. Kurz nachdem der König im Jahre 1809 die Gründung der Universität angekündigt hatte, entschied er, das Collegium medico-chirurgicum zu schließen. Er folgte Humboldts Vorstellungen und übertrug die wissenschaftlichen Institute des Collegiums, den Botanischen Garten und das Anatomische Theater in die Verantwortung der Universität. Mit der Schließung des Collegium medico-chirurgicum am 13. Dezember 1809 wurde aber auch die Pépinière eines wesentlichen Teils ihres Unterrichtssystems beraubt. Die Pépinière hatte die schwere Zeit der französischen Besatzung relativ gut überstanden, Napoleon hatte durch eine persönliche Geldzuwendung das Weiterarbeiten der Anstalt garantiert, und der persönlichen Freundschaft von Johann Goercke und dem französischen Generalchirurgen Percy war es zu verdanken, daß der Abtransport der Bibliothek und der Sammlungen der Pépinière vermieden werden konnten. Dennoch konnte nicht verhindert werden, daß die Zahl der Eleven sich ständig verringert hatte, daß trotz deutscher und französischer privater Spenden die finanzielle Situation immer unerträglicher geworden war. Erst im Sommer 1809 hatte sich die Lage langsam konsolidiert, zum ersten Mal waren wieder neue Eleven aufgenommen worden, die Unterrichts- und Wohnräume waren instandgesetzt worden. Die neuernannten Universitätsprofessoren fühlten sich nicht verpflichtet, die Zöglinge der Pépinière zu ihrem Unterricht zuzulassen, von denen nicht alle über das von der Universität geforderte Abitur verfügten. So konnte die Universität kein Ersatz sein für eine Einrichtung, deren erstes Ziel die Ausbildung von Armeechirurgen war. Vorstöße Goerckes beim Staatsminister von Altenstein mit dem Ziel, die höheren Kolleghonorare der Universität von Staatsseite zu übernehmen, und bei Humboldt mit dem Ziel, die Professoren zur Zulassung der Eleven zu verpflichten, schlugen fehl. Humboldt war zudem der Ansicht, man solle die bisherige Trennung von Militär- und Zivilärzten aufheben, und an Stelle der Pépinière könne eine praktische Medizinschule treten, an der niedere Militärärzte und ländliche Zivilärzte ohne allzuviel Theorie das Notwendigste für ihren Beruf lernen könnten. Besonders begabte Absolventen dieser Anstalt könnten ja dann anschließend zu einem Universitätsstudium zugelassen werden.

Goerckes Versuche, die Zerstörung seines Lebenswerkes zu verhindern, erschienen zunächst erfolglos, zumal konkrete Pläne in die von Humboldt angegebene Richtung bereits diskutiert wurden. Erst als es Goercke gelang, eine Reihe von Ministerialbeamten von seinen Ansichten zu überzeugen, konnte er hoffen, daß der Fortbestand der Pépinière zu sichern sei. So kam es am 27. Juli 1811 zur Gründung der „Medizinisch-chirurgischen Akademie für das Militär", die die Funktion einer Unterrichtsanstalt für die Pépinière übernahm. Eine Reihe der früheren Professoren des Collegium medico-chirurgicum fanden hier Anstellung, die freie Nutzung des Anatomischen Theaters, des Botanischen Gartens und des Anatomischen Kabinetts wurden ebenso wieder gestattet, wie die praktische Ausbildung in der Charité. Um die Verbindung mit der Universität zu dokumentieren, erhielt die neue Akademie zwei Direktoren, einen aus dem wissenschaftlichen und einen aus dem militärischen Bereich. Es war ein genialer Schachzug Goerckes, als ersten wissenschaftlichen Direktor den Dekan der Medizinischen Fakultät Christoph Wilhelm Hufeland zu gewinnen, während er selber zweiter Direktor wurde. Daß nach Hufelands Tod 1836 kein wissenschaftlicher Direktor mehr ernannt wurde, beweist, daß es sich bei dessen Etablierung vor allen Dingen um einen politischen Akt gehandelt hatte. Auch die Professoren der Universität wurden in die Akademie mit einbezogen, indem sie verpflichtet wurden, für ein zusätzliches Jahresgehalt auch die 60 Zöglinge der Anstalt in ihren Vorlesungen zu unterrichten. Formal blieben Universität und Akademie unabhängig voneinander, die Universität unterstand dem neu errichteten Kultusministerium, während die Akademie dem Kriegsministerium unterstand.

Von besonderer Bedeutung war die Verbindung zwischen der Akademie und der Charité. Auch Friedrich Wilhelm III. betonte die notwendige Verbindung zwischen diesen beiden Institutionen. Einen Monat nach Gründung der Akademie schrieb er: „Die Charité bleibt auf alle Fälle als Klinikum vorzüglich für die Akademie bestimmt, und ebenso soll es unverändert dabei bleiben, daß ständig drei Pensionär-Chirurgen und ein Stabs-Chirurg aus der medizinisch-chirurgischen Pépinière nebst wenigstens 19 Zöglingen dieser Anstalt abwechselnd bei der Charité angestellt, und

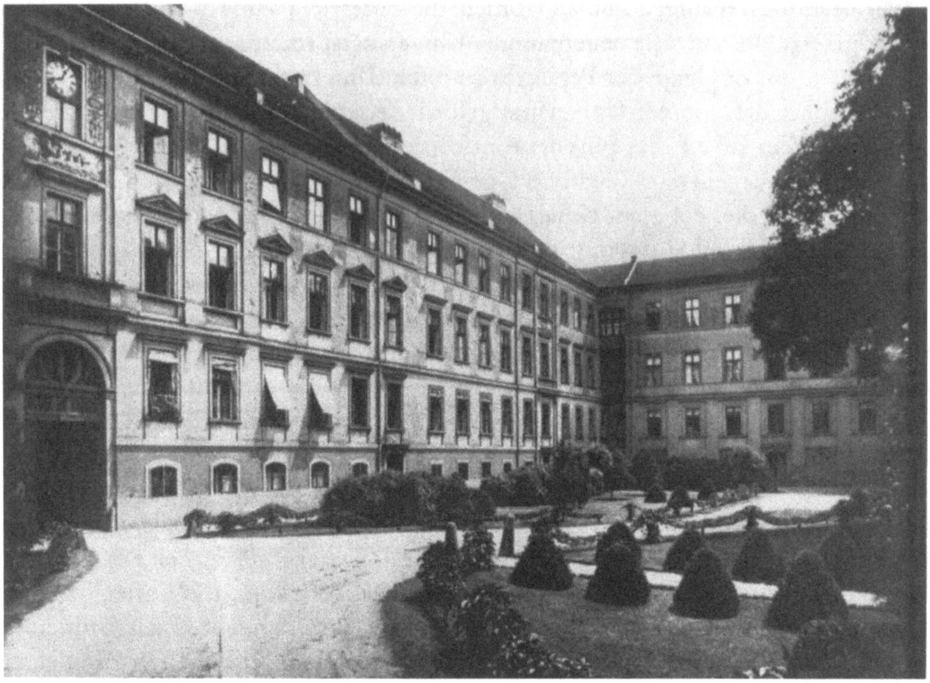

Abb. 82. Gebäude der Pépinière in der Friedrichstraße, wo sie von 1824 bis 1910 untergebracht war.

naturaliter, wie es bisher geschehen ist, verpflegt, auch so wie sonst lediglich vom General-Stabs-Chirurgus der Armee dazu kommandiert werden." Die damit ausgesprochene Bevorzugung der Studenten der Pépinière sollte über Jahre ein Streitpunkt zwischen der Universität und der Charité werden. Die Verlagerung von Universitätskliniken in den Bereich der Charité tat ein Übriges zur Verschärfung der Situation, da die Klinikdirektoren gehalten waren, ihre Assistenten aus dem Kreis der Eleven der Pépinière zu wählen und nicht aus dem der zivilen Studenten. Freilich löste sich das Problem in zunehmendem Maße mit der immer stärkeren Einbindung der Pépinière in die Universität, nach dem Tod der meisten Professoren des ehemaligen Collegium medico-chirurgicum übernahmen Universitätsprofessoren deren Funktion, auch die Unterschiede zwischen den Studenten der Universität und denen der Pépinière begannen sich mehr und mehr zu verwischen.

Im Jahre 1818, als die Pépinière den Namen „Medicinisch-chirurgisches Friedrich-Wilhelms-Institut" erhielt, wurde es den Eleven gestattet, nach vier Jahren zur Doktorpromotion zugelassen zu werden, und 1825 wurde das Abitur zur Aufnahmebedingung in die Pépinière gemacht. In den 40er Jahren waren gerade die besten Studenten der Universität, Virchow und Helmholtz z. B., Studenten des Friedrich-Wilhelms-Instituts. Die Differenzen zwischen den beiden Institutionen waren so gut wie verschwunden.

Die Verbindungen zwischen dem Friedrich-Wilhelms-Institut und der Charité blieben das ganze Jahrhundert über äußerst eng. Wie Friedrich Wilhelm III. in seiner Kabinettsorder von 1829 ausgedrückt hatte, war es Aufgabe der Akademieabsolventen, nach ihrer Approbation der Nation zu dienen, indem sie die kranken und verwundeten Soldaten nicht nur in Kriegszeiten, sondern auch im Frieden betreuten. Die zivilen Studenten der Universität andererseits konnten jederzeit das Land verlassen und haben häufig ihre medizinische Karriere im Ausland fortgesetzt. „In Erwägung dieser Verhältnisse“, so hatte Friedrich Wilhelm geschrieben, „welche selbst einen sehr bedeutenden Einfluß auf die Nation haben, muß ich mit der vorzugsweisen Ausbildung von Militärärzten in der Charité einverstanden sein.“ Auf der anderen Seite konnte die Pépinière nicht alle benötigten Militärchirurgen ausbilden. Die Studenten dieser Institution bildeten die Elite, die nach der Absolvierung ihrer Studien direkt in die Positionen als Regimentsärzte aufrückte, die unteren Ränge blieben ohne ausgebildete Chirurgen, was für den preußischen König und seine Militärverwaltung eine ständige Quelle der Sorge war. Hatte doch die Gründung der Akademie unter Goercke gerade diese Situation abstellen wollen. Zwar nahm die Akademie über die Schüler der Pépinière hinaus auch eigene Absolventen auf, die soviele Jahre, wie sie in der Akademie verbracht hatten, dann in der Armee zu dienen hatten, aber auch diese Maßnahmen reichten nicht aus. Deshalb entschied der Staat sich dafür, bei Ausbildung der Kompagnie- und Regimentschirurgen in den Jahren zwischen 1822 und 1830 Medico-chirurgische Schulen zu errichten, und zwar in Münster im Jahre 1822, in Breslau im Jahre 1823, in Magdeburg im Jahre 1827 und in Greifswald im Jahre 1831. Hier dauerte die Ausbildung nur zwei oder drei Jahre und bereitete die Schüler auf ihren Dienst als Kompagniechirurg vor.

Die Entscheidung, diese Schulen einzurichten, war nicht nur im Hinblick auf die Ausbildung der Militärchirurgen gefallen, sondern auch, um die Möglichkeit zu haben, die medizinische Versorgung der Landbevölkerung zu verbessern. Diese hatte kaum die Möglichkeit, einen approbierten Arzt zu Rate zu ziehen, einmal, weil sich die Ärzte in den Städten konzentrierten und kaum aufs flache Land gingen, zum anderen, weil der Arztbesuch noch immer eine relativ teure Angelegenheit war, und zum dritten, weil die Hinzuziehung eines Arztes bei Infektionskrankheiten wegen dessen offensichtlicher Machtlosigkeit von der Landbevölkerung kaum in Erwägung gezogen wurde. Daß daneben das Vertrauen in die von den Ärzten so genannten Pfuscher gerade auf dem Lande eine bedeutende Rolle spielte, sei hier nur angedeutet. Schon Reil hatte zu Beginn des Jahrhunderts versucht, die ländliche Bevölkerung von den Laienbehandlern abzuziehen und sie in die staatliche medizinische Versorgung zu integrieren. Stand dahinter auch der Versuch, die ärztliche Versorgung zu zentralisieren und so eine staatliche Domäne des Gesundheitswesens aufzubauen, so war doch auch der Anspruch nicht zu übersehen, die gesundheitlichen Verhältnisse der Gesamtbevölkerung zu verbessern. 1804 hatte Reil die Errichtung von Ausbildungsschulen für „ärztliche Routiniers“ vorgeschlagen, auf denen nicht allzuviel theoretische Ausbildung betrieben werden sollte, sondern die sich in erster Linie der praktischen Ausbildung von Praktikern widmen sollte, die auf diese Weise ärztliche Versorgung der unteren ländlichen Klassen sicherstellen sollten.

Vor allen Dingen Hufeland hatte diesen Plänen widersprochen, weil er befürchtete, daß solche Schulen lediglich staatlich approbierte Pfuscher ausbilden wollten, und hatte seinerseits vorgeschlagen, statt dieser Ausbildung die Landgeistlichen einer medizinischen Grundausbildung zu unterziehen, damit diese nicht nur der Bevölkerung medizinisch zur Seite stehen könnten, sondern auch die staatliche Kontrolle ausüben sollten. Aber erst mit der Errichtung der Medico-chirurgischen Schulen wurde ein erster konkreter Schritt in diese Richtung getan. 25 Jahre später wurden die Schulen allerdings wieder geschlossen in Verfolgung einer ärztlichen Politik, die nun die Vereinheitlichung der medizinischen Berufe in einem ärztlichen Stand auf ihre Fahnen geschrieben hatte. In den 20er Jahren aber schienen sie die Pläne des Staates und die der Universitäten zur Versorgung der breiten Schichten des Volkes erfüllen zu können.

Die medizinische Gesetzgebung von 1825

Im Jahre 1825 wurde eine Reihe von medizinischen Gesetzen erlassen, die die beschriebene Teilung in vollapprobierte und weniger gut ausgebildete Ärzte festschrieben. Hinter diesen Änderungen stand als treibende Kraft Johann Nepomuk Rust, der die Standardisierung der Ansprüche, die an jede einzelne Klasse der Heilpersonen zu richten waren, formulierte. Die neuen Regeln spezifizierten z. B., daß Chirurgen der 2. Klasse nur kleine Chirurgie betreiben durften, wie z. B. das Aderlassen, das Blutegelsetzen und das Anlegen von Verbänden. Chirurgen der 1. Klasse durften, obwohl sie eine medizinische Ausbildung erhalten hatten, keine inneren Krankheiten kurieren, wenn in ihrer Region ein Arzt praktizierte. Dort hatten sie sich einzig und allein auf chirurgische Fälle zu beschränken. Wenn diese Regeln auch eine Einteilung der Ärzte in drei Klassen beibehielten, ist es doch nicht zu übersehen, daß sie lediglich eine Durchgangsstation im Zusammenbruch der Unterscheidung der vielfältigen chirurgischen und medizinischen Berufe bildeten. Alle Universitätsstudenten z. B. mußten ein Studium der Chirurgie absolvieren und wurden in diesem Fach auch geprüft. Sie konnten danach entscheiden, ob sie als Ärzte (Medici puri) oder als Ärzte und Chirurgen (Medico-Chirurgen) sich niederlassen wollten. Im letzten Falle hatten sie alle fünf Teile des gerade neu organisierten Staatsexamens zu absolvieren, das auch eine anatomische Sektion, die Chirurgie, einen klinischen Kurs in der Medizin, einen in der Chirurgie und eine abschließende mündliche Prüfung umfaßte. Im ersten Fall konnten sie die meisten Gegenstände, die sich mit der Chirurgie befaßten, vergessen.

Die vorliegenden Zahlen beweisen, daß in den folgenden Jahren die Mehrheit der Medizinstudenten sich dafür entschied, Medizin und Chirurgie auszuüben, und damit schon im Vorfeld einer Änderung der bis dahin andauernden Trennung zwischen der Chirurgie und der Medizin in ihrer Person auslösten. Am Ende der 40er Jahre war die Forderung nach einer Aufhebung der Trennung zwischen Chirurgen und Medizinern eine allgemeingültige Forderung der Ärzte geworden. Der preußische Minister Friedrich Drustedt z. B. argumentierte, daß eine große Zahl von Medico-Chirurgen ihre spezielle Ausbildung als Wundärzte erster Klasse völlig unnötig betrieben hätten, er wurde in diesem Argument unterstützt durch den Arzt Joseph Hermann Schmidt, der eine Aufhebung der unterschiedlichsten Unterkategorien der ärztlichen Personen gefordert und einen einheitlichen medizinischen Stand gefordert hatte.

Aber erst 1852 sollten die Ärzte ihr Ziel erreichen. Die Ansätze zu dieser Vereinigung aber gehen bis in die 20er Jahre zurück. Fortschritte in den Naturwissenschaften, in der Physik, der Physiologie und der Chemie ließen viele Ärzte glauben, daß die Anwendung der experimentellen Methode in der Medizin zwangsläufig zu einer Herausbildung einer kausalen medizinischen Wissenschaft führen würde. Bis in die 1840er Jahre hinein war jedoch wenig Hoffnung, dieses in die Tat umzusetzen. Zu hilflos waren die Ärzte der ersten Hälfte des 19. Jahrhunderts, wenn sie sich den Infektionskrankheiten gegenüber sahen. Epidemische Krankheiten wie Typhus, Grippe, Scharlach oder Tuberkulose und die Cholera hatten noch immer die höchsten Todeszahlen. Die Wahl der therapeutischen Mittel war so unsicher wie ineffektiv. In Wollheims „Versuch einer medicinischen Topographie und Statistik von Berlin" findet sich ein deutlicher Beleg für diese Auffassung, wobei es sich hier um die Therapie der Tuberkulose handelt. „Die ärztliche Behandlung der Lungenschwindsucht bewegt sich hier gewöhnlich in der Anwendung innerlicher Mittel; die Einathmung heilsamer Dämpfe wird sehr wenig verordnet, auch das Schlafen in Ställen ist aus der Mode gekommen, dagegen sind die Mineralquellen und Seebäder sehr beliebt. Infolge hat man viel Vertrauen zu den Fetteinreibungen, die sich bisweilen auch eine zeitlang augenscheinlich hülfreich zeigen." Besonders deutlich wurde das therapeutische Chaos, als es darum ging, die Cholera zu bekämpfen. Berlin wurde in den 30er Jahren dreimal besonders hart betroffen, 1831, 1832 und 1837. Obwohl die Stadt fünf separate Heilanstalten errichtete, um dort die Kranken zu isolieren und zu kurieren, lagen die Letalitätsraten zwischen 61 und 67 %. 1831 starben von 2335 Cholerakranken 1426, 1837 starben von 3561 Kranken 2174. Wollheim, der seine Beobachtungen im Jahre 1844 niederschrieb, konnte lediglich seiner Hoffnung Ausdruck geben, daß die Cholera den Kontinent für immer verlassen habe. Nur wenige Jahre später wurde er durch das Wiederaufleben der Cholera bitter enttäuscht. Wollheim hatte festgestellt, daß, wenn auch die Cholera keinen Unterschied des Alters und der sozialen Schichten machte, die unteren Klassen doch härter getroffen waren. Dies galt nicht nur für die Cholera, sondern auch für die meisten der epidemischen Krankheiten. Wer nicht genug zu essen hatte, keine warme Kleidung, keine trockene Wohnung, insgesamt von schwächerer Konstitution, war leichter ein Opfer dieser Krankheiten. Der Zusammenhang zwischen Armut und Krankheit wurde immer deutlicher.

Berlin hatte 1846 6000 staatlich anerkannte Arme. Darüber hinaus gab es 6000 arme Kranke und 3500 Waisen, die in städtischen Anstalten untergebracht wurden. Eine zeitgenössische Quelle führt aus, daß mindestens 25 % der städtischen Bevölkerung an der Grenze zur Armut lebte. Schon eine leichte Erkrankung oder ein Unfall konnte sie über diese Grenze stoßen, und die Stadt hatte zu dieser Zeit nur begrenzte Möglichkeiten, den unverschuldet Armen zu helfen.

Die ersten privaten Krankenhäuser

Bis zum Ende des 19. Jahrhunderts blieb die Charité das bedeutendste Krankenhaus der Stadt. Vor allen Dingen nach ihrer Erweiterung im Jahre 1835 konnte sie eine große Zahl von Patienten aufnehmen. Aber die Ärzte füllten die Betten des Hauses nur unwillig mit Kranken, die an chronischen oder allgemeinen Krankheiten litten. In dem Glauben, daß die Charité vor allen Dingen als Lehrkrankenhaus mehr unterschiedliche Fälle bieten müsse, bestanden sie auf ihrem Recht, passende Patienten auszuwählen. Die Berliner Kommune, die dringend ein Krankenhaus zur Versorgung brauchte, schloß schließlich mit der Charité ein Abkommen: Als Gegenleistung für eine festgesetzte Vergütung verpflichtete sich die Charité, der Stadt jährlich 100 000 tägliche Verpflegungsportionen zur Verfügung zu stellen. Dieses Übereinkommen garantierte der Stadt eine feste Anzahl von Betten pro Jahr, trotzdem aber blieben eine ganze Reihe von Menschen, meistens die der unteren Klassen, ohne medizinische Hilfe und ohne finanzielle Unterstützung während ihrer Krankheit. In den späten 30er und 40er Jahren versuchte man dieser Situation vor allen Dingen aus privater Hand Herr zu werden, in erster Linie von Seiten der Kirchen. So entstanden in diesen Jahren die ersten privaten Krankenhäuser: das Elisabeth-Krankenhaus im Jahre 1837, das St. Hedwigs-Krankenhaus im Jahre 1846 und das Krankenhaus Bethanien im Jahre 1847.

Das St. Elisabeth-Krankenhaus verdankt sein Entstehen dem Engagement des evangelischen Geistlichen Johann Gosner. Seine häufigen Besuche in den Häusern armer Kranker hatten ihm die tiefe Armut und das Elend vor Augen geführt, in dem diese lebten. Anfänglich zielten seine Pläne nicht darauf ab, ein Krankenhaus zu errichten, sondern vielmehr darauf, Freiwillige zu finden, die ihm bei seiner Hilfe für die armen Kranken in deren Wohnungen behilflich sein sollten. So entstand 1833 der „Frauen-Kranken-Verein", in dem sich Frauen meist aus den oberen Schichten zusammenfanden, um unentgeltlich Hilfe zu leisten. Innerhalb weniger Jahre war die Mitgliederzahl des Vereins auf über 600 gewachsen, und ein großer Teil von ihnen forderte die Errichtung eines eigenen Krankenhauses. Hauptargument für ihre Forderung war, daß nur außerhalb der Wohnungen eine zweckmäßige und erfolgversprechende Hilfe möglich sei. Erste Pläne, ein Haus für diesen Zweck anzumieten, scheiterten im Jahre 1836 am Widerstand der Nachbarn

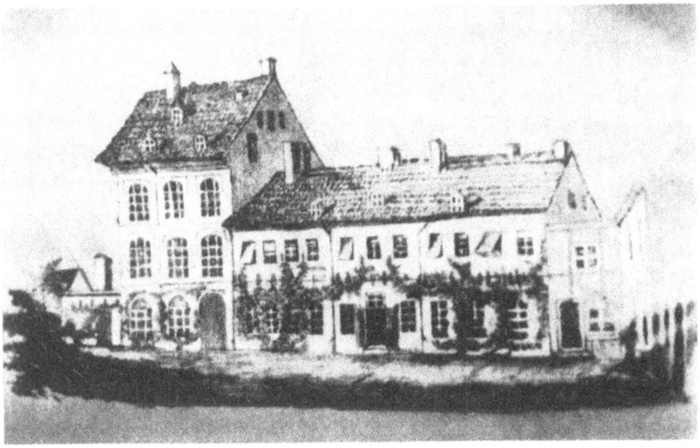

Abb. 83. St. Elisabeth-Krankenhaus in der Potsdamer Straße um 1840.

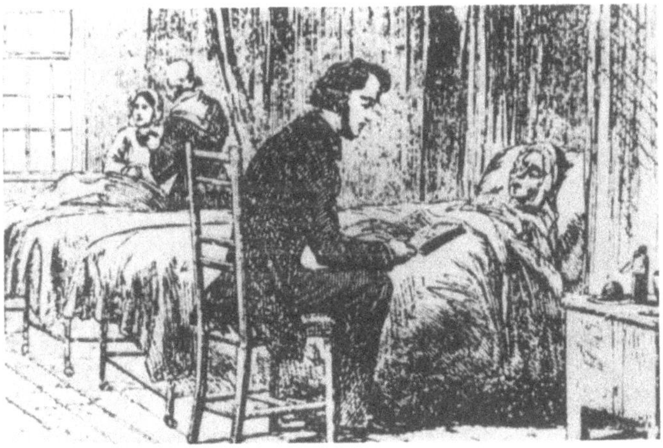

Abb. 84. Krankenzimmer im Elisabeth-Krankenhaus.

und auch des Hausbesitzers, die sich von der dadurch entstehenden Unruhe belästigt fühlten. Deshalb wurde im Jahre 1837 in der Potsdamer Straße 31 in unmittelbarer Nähe des Potsdamer Tores ein eigenes Gebäude erworben. Der König, unterstützt durch seine Frau Elisabeth, hatte zum Erwerb 6000 Taler beigesteuert, der Rest wurde durch Spenden aufgebracht. Als das Krankenhaus 1837 seine Pforten öffnete, hatte es Platz für 30 bis 40 Patienten. In erster Linie war es für die Aufnahme von armen jungen Frauen gedacht. Zwischen 1837 und 1857 z. B. konnten über zwei Drittel der Patienten nicht für ihre Aufnahme bezahlen. Die meisten von ihnen kamen mit Infektionskrankheiten ins Krankenhaus, vor allen Dingen Typhus und Tuberkulose, und ein Viertel von ihnen konnte das Krankenhaus nicht mehr lebend verlassen. Trotz dieser hohen Mortalitätsrate stieg die Popularität des

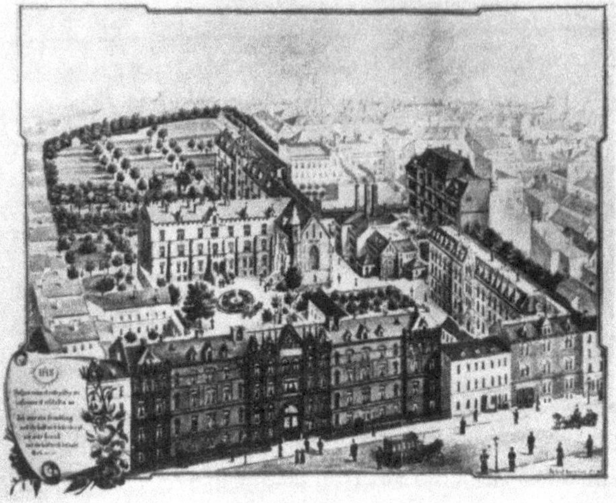

Abb. 85. St. Hedwig-Hospital. Aus einem kleinen Haus mit 9 Betten entwickelte sich innerhalb weniger Jahre ein großes Krankenhaus.

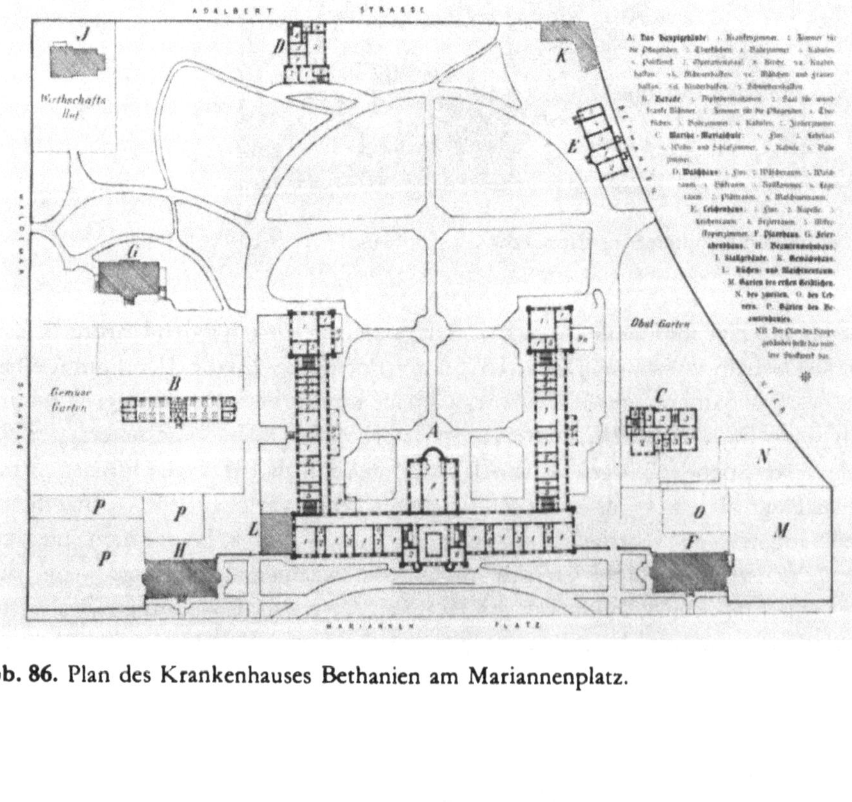

Abb. 86. Plan des Krankenhauses Bethanien am Mariannenplatz.

Krankenhauses sehr schnell. Zwischen 1838 und 1843 erhöhte sich die Zahl der Kranken pro Jahr von 139 auf 516, und im Jahre 1858 waren dort insgesamt über 7000 Patienten aufgenommen worden. Der Zuspruch blieb unvermindert hoch, und das Gebäude in der Potsdamer Straße erwies sich als bei weitem zu klein. Zwischen 1865 und 1867 wurde deshalb ein Neubau in der Lützowstr. 24—26 aufgeführt.

Das St. Hedwigs-Krankenhaus war aus einem Hospital hervorgegangen, das im Jahre 1780 errichtet worden war, um als Altenheim für katholische Frauen zu dienen. In den 40er Jahren war das Hospital baulich in einen äußerst schlechten Zustand geraten, und die Königin Elisabeth machte es sich zur Aufgabe, es in ein katholisches Krankenhaus zu verwandeln, das mit dem protestantischen Elisabeth-Krankenhaus zu vergleichen war. Auch das St. Hedwigs-Krankenhaus begann klein: als es 1846 eröffnet wurde, hatte es lediglich 9 Betten, aber auch es wuchs mit erstaunlicher Geschwindigkeit. Schon 1847 hatte es 40 Betten, und 1850 konnte es nach einem Umzug in neue Gebäude 250 Patienten aufnehmen.

Schon bevor das St. Hedwigs-Hospital eröffnet worden war, hatten Pläne für ein anderes privates Krankenhaus bestanden. Diese waren von König Friedrich Wilhelm IV. ausgegangen. Im Alter von 25 Jahren hatte er von einem Orden des 15. Jahrhunderts erfahren, der sich der christlichen Nächstenliebe gewidmet hatte. Diese „ehrwürdige Gesellschaft unserer lieben Frauen auf dem Berge Brandenburg" hatte als Symbol neben der Jungfrau Maria einen Schwan. Friedrich Wilhelm nahm die Symbole und Ziele des Ordens auf und stiftete 1843 den Schwanenorden. Aber die Intentionen des Königs blieben zunächst ziemlich vage. Er hoffte lediglich, daß sich eine Gruppe formieren würde, „die das große, heilsame, tatkräftige in den Richtungen dieser Zeit, mächtig erfassen und fördern, allem verderblichen darin aber ritterlich widerstehen wird, nicht durch Kampf und Streit, nicht durch heimliches Treiben, wohl aber durch das, worin allein alle christlichen Bekenntnisse sich vereinigen können und sollen, durch tätiges Üben des göttlichen Willens, in Siegesgewißheit der göttlichen Liebe".

Eichhorn, dem Kultusminister, gelang es, die vagen Pläne des Königs in konkrete Ziele umzuformen, insbesondere die Gründung eines Instituts für die Ausbildung von evangelischen barmherzigen Schwestern zu fördern.

Die Errichtung eines Krankenhauses neben diesem Institut sollte anfangs nur den Schwestern die Möglichkeit bieten, ihre Fertigkeiten zu üben. Das Krankenhaus Bethanien auf dem Köpenicker Feld wurde für eine Summe von 258 800 Talern errichtet, und wie die anderen privaten Krankenhäuser kam es zu schneller Blüte. Sehr bald dominierte die Funktion als Krankenhaus über die Funktion als Ausbildungsstätte. 1855 hatte das Krankenhaus bereits 355 Betten.

Die Schaffung dieser Krankenhäuser stellt den Versuch dar, das Problem von Krankheit und Armut, das immer deutlicher sichtbar wurde, mit privaten Mitteln anzugehen. Aber die finanziellen Möglichkeiten dieser Institutionen waren natürlich begrenzt und reichten bei weitem nicht aus, das gesamte Problem zu lösen. Dies wurde vor allen Dingen in den späten 40er Jahren deutlich, als die Preise für

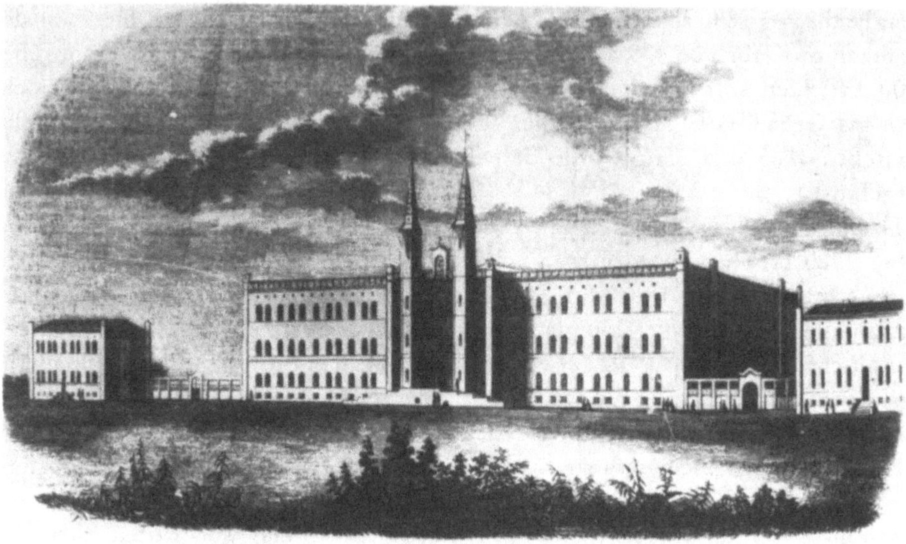

Abb. 87. Krankenhaus Bethanien.

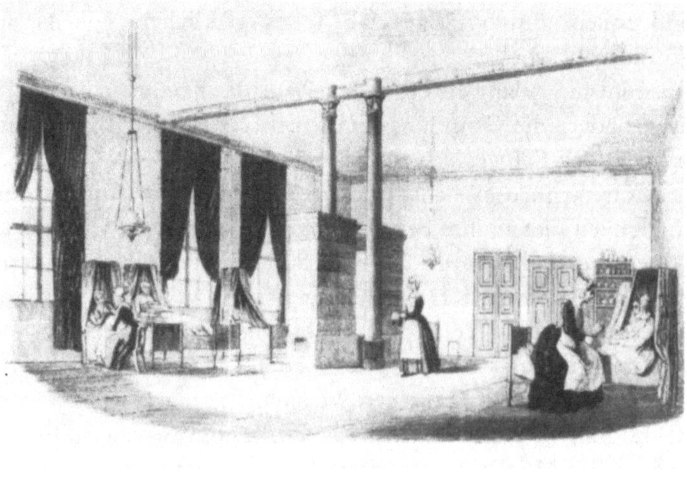

Abb. 88. Krankenzimmer in Bethanien um 1850.

Nahrungsmittel stiegen, die Arbeitslosigkeit zunahm und epidemische Krankheiten immer wieder aufflackerten. Auch diese Geschehnisse trugen dazu bei, die Revolution von 1848 heraufzubeschwören, „die soziale Lage war eines der zentralen Themen dieser Bewegung". Noch nie vorher war der Zusammenhang zwischen Armut und Krankheit so deutlich vor Augen getreten, wie in diesen Jahren der Industrialisierung. In der Front derer, die einen Wandel forderten, waren zahllose Ärzte, unter ihnen vor allen Dingen Rudolf Virchow und Salomon Neumann. Ihre Forderungen nach sozialer und politischer Reform, die die Lebensbedingungen und damit die Gesundheit der unteren Klassen bessern sollten, waren untrennbar verbunden mit Forderungen nach einer Reform der medizinischen Ausbildung und des medizinischen Standes.

Die medizinische Reform

Im Februar 1848 hatte sich das Pariser Proletariat gegen das Bürgerkönigtum erhoben. Der revolutionäre Gedanke ergriff bald ganz Europa. Noch im Februar revoltierte das Volk in Württemberg, im März in Wien, und am 18. und 19. März kam es in Berlin zur Errichtung der Barrikaden. An dieser Revolution war eine Reihe junger Ärzte beteiligt. Dies kam nicht von ungefähr.

In Preußen hatte es seit der Regelung von 1825 drei Klassen von Ärzten gegeben, promovierte Ärzte, Wundärzte 1. und 2. Klasse. 1845 waren die Ärzte unter die Gewerbetreibenden eingereiht worden. Für die Ärzte war diese Einreihung, die dem sich durchsetzenden wirtschaftlichen Liberalismus entsprach, durchaus nicht von Vorteil. Vielen von ihnen ging es schlecht. Zwar glaubte man vordergründig, das liege an der zu großen Zahl der Ärzte, jedoch entsprach dieser wachsenden Zahl auch eine wachsende Bevölkerung in Preußen. Das Verhältnis von einem Arzt auf etwa 6000 Einwohner blieb in der ersten Hälfte des 19. Jahrhunderts fast unverändert. Auch wenn sich die Verhältnisse für die Hauptstadt Berlin günstiger darstellten, hier waren 1849 bei 420000 Einwohnern 515 Ärzte und Wundärzte tätig, so ändert dies nichts an der Aussage eines zeitgenössischen Arztes, daß die soziale Notlage der meisten Ärzte „das Participiren an der Allgemeinen Not im gewerbefreien Preußen sei". Versuche, die wirtschaftliche Not der Ärzte durch eine Begrenzung der Niederlassungszahlen zu steuern, mußten an der konkreten Situation scheitern. „Das ist die begründete Klage der Gewerbetreibenden – denn der Arbeit gibt es in Hülle und Fülle, aber Geld gibt es wenig, und die Gewerbetreibenden sind darauf angewiesen, auf die wohlhabende Mittelklasse, und die wird dazu alle Tage geiziger." So wurde die Stellung eines staatlich besoldeten Arztes, sei es als Kreisphysikus oder als schlecht bezahlter Armenarzt, die Wunschvorstellung für viele junge Ärzte. Gerade aber die Armenärzte waren es, die sehr bald merkten, daß das Prinzip der Gewerbefreiheit in der Medizin nicht nur für sie problematisch war, sondern vor allen Dingen für diejenigen, die nicht in der

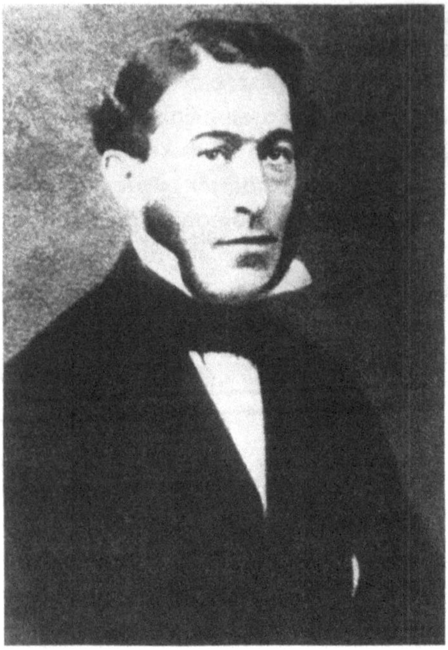

Abb. 89. Salomon Neumann (1819–1908), Medizinischer Reformer, Armenarzt, Begründer der medizinischen Statistik in Berlin, Ehrenbürger von Berlin.

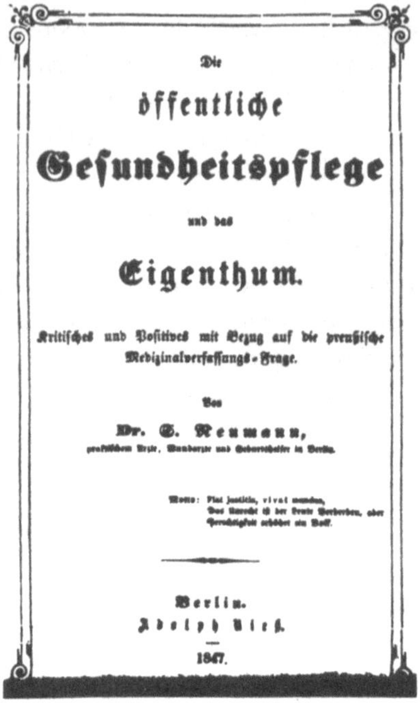

Die

öffentliche

Gesundheitspflege

und das

Eigenthum.

Kritisches und Positives mit Bezug auf die preußische Medizinalverfassungs-Frage.

Von

Dr. S. Neumann,

praktischem Arzte, Wundarzte und Geburtshelfer in Berlin.

Motto: Fiat justitia, vivat mundus,
Das Unrecht ist der Leute Verderben, aber Gerechtigkeit erhöhet ein Volk.

Berlin.
Adolph Rieß.
1847.

Abb. 90. Salomon Neumann: Die öffentliche Gesundheitspflege und das Eigenthum, Berlin 1847, Titelblatt.

Lage waren, Ärzte zu bezahlen. Zwar kannte der preußische Staat den Kurierzwang, d. h. der Arzt durfte unter Androhung von Strafe keinen Hilfesuchenden abweisen, und die Armengesundheitspflege, doch gerade diese erwies sich als problematisch. Voraussetzung für eine Behandlung durch die Armenärzte, von denen es 1848 in Berlin 32 gab, war die Ausstellung eines Armenscheines. Mit der Ausstellung eines solchen Scheines durch die Armenbehörde aber ging der Antragsteller seiner bürgerlichen Rechte verlustig. So scheuten viele den Weg zur Armendirektion und brachten sich damit um den Genuß dieser ärztlichen Hilfe. Arbeiter und Handwerker, die erst durch ihre Krankheit verarmten, hatten praktisch keinen Anspruch auf ärztliche Hilfe. Junge Ärzte waren es vor allem, die eben hier am stärksten betroffen waren. Sie waren es auch, die die radikalsten Folgerungen daraus zogen. Hermann Eberhard Richter hat 1846 von der Medizin in einem neuen Staat gefordert: „Im Namen und im Auftrag der Gesamtheit, im Interesse und auf Kosten aller, soll sie allen von staatswegen die Gesundheit erhalten, verschaffen, und als Staatspflicht auferlegen, nicht aber ein Gewerbe sein, die Menschen für Geld gesund zu machen.“ In Berlin waren es vor allen Dingen Salomon Neumann, der sich in seinem Buch „Die öffentliche Gesundheitspflege und das Eigentum“ von 1847 ebenso für eine medizinische Reform eingesetzt hatte wie Rudolf Virchow, der mit Rudolph Leubuscher im Jahr der Revolution eine Zeitschrift mit dem bezeichnenden Titel „Die Medizinische Reform" herausgab. Salomon Neumann war 1819 als Sohn eines jüdischen Kleinhändlers geboren, hatte 1838 in Berlin das Abitur gemacht und danach in Berlin und Halle Medizin studiert. 1842 machte er das Staatsexamen und legte seine Promotionsarbeit vor, daran schloß sich ein Aufenthalt in Wien und Paris an. 1845 ließ er sich als praktischer Arzt, Wundarzt und Geburtsarzt in Berlin nieder und war gleichzeitig als Armenarzt tätig. Mit seiner 1847 erschienenen Schrift griff er in die Debatte um die preußische Medizinalverfassung in vehementer Weise ein. Er beklagt, daß der Staat den Arzt, dadurch daß er ihn zum Gewerbetreibenden gemacht habe, an den Gewinn, den Kranken aber an den Besitz des Geldes gewiesen habe. Neumann schlug nicht wie viele andere die Verstaatlichung des Gesundheitswesens vor, sondern er forderte eine Assoziation der Ärzte, die dadurch in der Lage wären, ihre allgemeinen Ziele dem Staat gegenüber zu vertreten. Eine solche Assoziation garantiere in gleicher Weise Freiheit und Ordnung. Diese Verbesserungen sollten nicht um der gewerbetreibenden Ärzte willen geschehen, sondern im Interesse der Gesamtheit der Bevölkerung. Nicht die Standesinteressen von 5000 Gewerbetreibenden stünden auf dem Spiel, sondern „das theuerste Gut des Menschen, seine Gesundheit, sein leibliches und geistiges Wohl." Die Erhaltung oder Wiederherstellung der Gesundheit erklärt er als höchste Aufgabe des Staates. Dies sei um so wichtiger, da die Gesundheit in „unserer heutigen Gesellschaft in der That auf eine unnatürliche Weise alteriert ist, das der größte Theil der Krankheiten nicht auf natürlichen, sondern auf künstlich erzeugten gesellschaftlichen Verhältnissen" beruht. Deshalb sei die medizinische Wissenschaft ganz besonders gefordert, sie „ist in ihrem innersten Kern und Wesen eine sociale Wissenschaft. ...Aber weder die distriktärztliche Einrichtung, ob nach berlinischem, ob nach rheinischem Maaßstabe, noch die übrigen Almosen einer geizigen Barmherzigkeit, weit entfernt, den grellen Unterschied in der Pflege armer und reicher Kranker zu mildern, vermögen nicht, die Consequenzen eines falschen Princips zu heben und die Armen aus der allgemein-gefährlichen wie unmenschlichen Hilflosigkeit zu retten." Salomon Neumann entwickelte ein eigenes Konzept, das sich am Eigentumsrecht orientierte. Es dürfe, so forderte er, im preußischen Staate keinen Besitzlosen geben. Da die Kraft und die Gesundheit das einzige Eigentum der Arbeiter sei, so müsse ihnen ein Recht auf diese Gesundheit zugesprochen werden. Dieses Recht auf Gesundheit verpflichtet den Staat, erfordert eine wirksame öffentliche Gesundheitspflege. Die „Rechtlosigkeit der Besitzlosen im Staate des Eigenthumrechts ist der Inhalt der furchtbaren Frage, welche unsere Welt bewegt; Armenwesen, Pauperismus, Proletariat sind Ausdrucksweisen dieser inhaltschweren Frage, deren Beantwortung über die sociale Zukunft der Welt entscheidet."

Salomon Neumann stand mit dieser Reformschrift aus dem Jahre 1847 nicht allein; Hermann Eberhard Richter, der spätere Gründer des allgemeinen Ärztevereinsbundes, hatte ähnliche Gedanken geäußert, und Rudolf Virchow hatte Neumanns Satz: „Die Medizin ist ihrem innersten Kern und Wesen nach eine sociale

Wissenschaft" aufgenommen und bei der Berliner Gesellschaft für wissenschaftliche Medizin mit Nachdruck darauf hingewiesen.

In der Generalversammlung der Berliner Ärzte, die am 9. Juni 1848 zum ersten Mal tagte, hat Salomon Neumann entscheidend mitgewirkt. Als Vorsitzender einer Kommission zur Vorbereitung gesetzlicher Regelungen der Medizinalreform schrieb er: „Das Medicinaldepartement ignorirt den 18. März. Wir aber erwarten die allgemeine Zustimmung, wenn wir die demokratische Grundlage fortan für die einzig gesetzliche und allein mögliche in unserm Staatsleben erachten. Wie in allen Zweigen des staatlichen Lebens, werden wir auch in der medicinischen Gesetzgebung und Verwaltung das Selfgovernment anstreben — und erlangen."

Wenn Salomon Neumann in vielem der Motor der Reformideen war, so war Rudolf Virchow deren Kopf. Geboren 1821 in Schievelbein in Pommern, war er nach Berlin zum Medizinstudium als Zögling der Pépinière gekommen, da die finanziellen Verhältnisse seines Elternhauses ein reguläres Medizinstudium nicht möglich machten.

Am 1. April 1843 wurde er Assistent in der Charité. 1845 wurde ihm die Ehre zuteil, anläßlich des alljährlich stattfindenden Geburtstagsfestes des Gründers der Pépinière seine erste öffentliche Rede zu halten. Als Thema wählte er „über das Bedürfnis und die Richtigkeit einer Medizin vom mechanischen Standpunkt". In dieser Rede forderte er die exakte klinische Beobachtung, das Tierexperiment und die Leichenöffnung, um so einen direkten Zugriff auf die Krankheitsursachen zu haben. Im Frühjahr 1846 bestand er die medizinischen Staatsexamina, nachdem er schon 1843 seine Dissertation vorgelegt hatte. Schon im Mai dieses Jahres wurde er zum Professor ernannt und gab von April 1847 an die heute noch bestehende Zeitschrift „Archiv für pathologische Anatomie und Physiologie und für klinische Medizin" heraus. Mit dieser Zeitschrift hatte er ein Organ für die sich etablierende neue naturwissenschaftliche Medizin geschaffen. 1847 war er auf seinen Antrag hin aus dem militärärztlichen Dienst entlassen worden und hatte sich am 6. November dieses Jahres habilitiert. Gleichzeitig wurde er als Privatdozent zugelassen, wozu man in der damaligen Zeit eigentlich drei Jahre brauchte. Im Februar des Jahres 1848 betraute ihn der Minister der geistlichen Unterrichts- und Medicinalangelegenheiten mit einer für Preußen sehr heiklen Mission. Zusammen mit dem Geheimen Obermedizinalrat Dr. Barez wurde er nach Oberschlesien geschickt, um die dort herrschende Flecktyphusepidemie zu klären. Diese Reise nach Oberschlesien sollte für ihn zum entscheidenden Ereignis seines Lebens werden. Seine Untersuchung der Verhältnisse geht weit über die ihm gestellte Aufgabe hinaus. Er vertiefte sich in alle Einzelheiten der Zustände in Oberschlesien, studierte nicht nur die geologische Beschaffenheit des Bodens, ging die Nationalitätenfrage an, examinierte die Wohnverhältnisse, die sprachlichen Verhältnisse, den Einfluß der Kirche und schließlich die Krankheit selber, die an Hand von Fallberichten und Sektionsprotokollen genau beschrieben wird. Als Ursachen für die Epidemie gibt er nicht klimatische Faktoren an, sondern vor allen Dingen die schlechten Wohnverhältnisse, den Hunger, die gesamte soziale Situation. Hier greift er auf Arbeiten zurück, wie sie im Frankreich

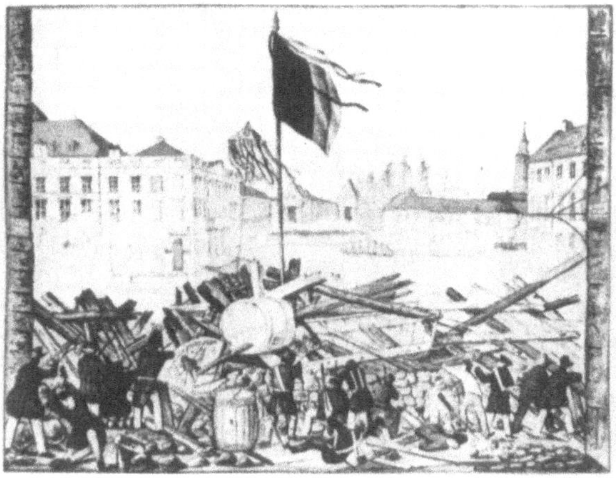

Abb. 91. Barrikade an der neuen Königstraße im März 1848.

der 20er Jahre zuerst formuliert worden waren. Dort hatten François Emanuel Foderé und Louis-René Villermé eine soziologische Epidemiologie begründet. Die Mittel zur Behandlung sind bei Virchow folgerichtig nicht nur medizinischer Art. Wenn die Krankheit ursächlich behandelt werden soll, dann müssen allgemeine Maßnahmen ergriffen werden: so fordert er die volle und unumschränkte Demokratie, nationale Autonomie, neue Straßen, Verbesserungen in Landwirtschaft und Industrie, aber auch „Bildung mit ihren Töchtern, Freiheit und Wohlstand".

Und er schließt seinen Bericht mit den Worten: „Die Medicin hat uns unmerklich in das sociale Gebiet geführt und uns in die Lage gebracht, jetzt selbst an die großen Fragen unserer Zeit zu stoßen. Bedenke wohl, es handelt sich für uns nicht mehr um die Behandlung dieses oder jenes Typhuskranken, durch Arzneimittel und Regulirung der Nahrung, Wohnung und Kleidung, nein, die Cultur von 1 1/2 Millionen unserer Mitbürger, die sich auf der untersten Stufe moralischer und physischer Gesundheit befinden, ist unsere Aufgabe geworden."

Am 10. März 48 kehrte Virchow vorzeitig aus Oberschlesien zurück, um „an den Bewegungen der Hauptstadt teilzunehmen". Am 15. März hatte er über seine Erfahrungen in Oberschlesien vor der Gesellschaft für wissenschaftliche Medizin berichtet, am 18. März nahm er an den Barrikadenkämpfen teil. „Meine Beteiligung an dem Aufstande war eine relativ unbedeutende. Ich habe einige Barrikaden bauen helfen, dann aber, da ich nur ein Pistol bekommen hatte, nicht wesentlich mehr nützen können, da die Soldaten meist in zu großer Entfernung schossen und ein Handgemenge bei der geringen Zahl der Bürger, wenigstens an meiner Barrikade nicht möglich war", schrieb er an den Vater in Schievelbein. In den folgenden Tagen ging es nicht mehr um Barrikadenkämpfe, sondern um die Etablierung einer Medizinalreform und um das Streben nach einer demokratischen Medizin. Publizistisches Organ dieser Medizin sollte die von Rudolf Virchow und Rudolph Leubuscher herausgegebene Wochenschrift „Die Medicinische Reform" werden,

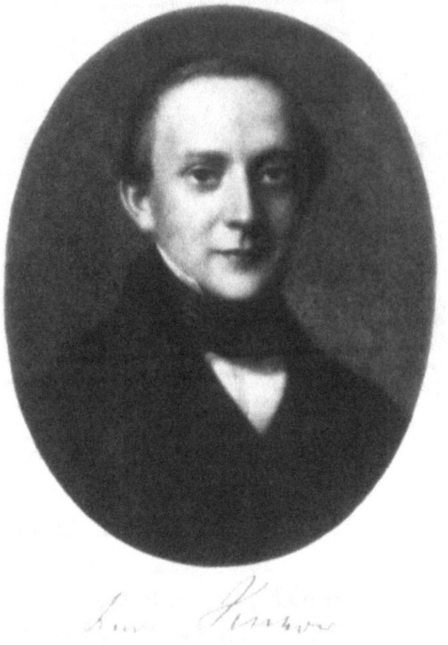

Abb. 92. Rudolf Virchow (1821–1902) im Jahr 1848.

die zum ersten Mal am 10. Juli 1848 erschien. In der ersten Nummer schrieb Virchow „jetzt, wo die Macht des Volkswillens die breitesten Grundlagen, das demokratische Prinzip, zur Anerkennung gebracht hat, ist es an der Zeit, daß die Ärzte ihre Angelegenheiten selbst in Acht nehmen... Doch die Medicinal-Reform soll doch nicht sowohl der Ärzte, als der Kranken Willen geschehen; ihre Stellung gegenüber der Frage von der öffentlichen Gesundheitspflege ist eine andere nur insofern, als die Ärzte unabhängiger und daher mehr berechtigt sind, gehört zu werden. Die Ärzte sind die natürlichen Anwälte der Armen und die sociale Frage fällt zu einem erheblichen Teil in ihre Jurisdiktion." Virchow legt Wert darauf, daß es sich um eine soziale, nicht um eine sozialistische Medizin handele, die er fordert; für den liberalen Rudolf Virchow war der Sozialismus unvereinbar mit der für ihn grundlegenden Forderung nach Freiheit. Deshalb wendet er sich entschieden dagegen, die Gesundheit zur Sache des Staates zu erklären, ebenso gegen eine Verstaatlichung des gesamten Gesundheitswesens. Nicht in einer Verstaatlichung sieht er das Heilmittel, sondern in einer allgemeinen Demokratie, die auch für das Gesundheitssystem die größten Fortschritte bringen könne, „der demokratische Staat will das Wohlsein aller Staatsbürger, denn er erkennt die gleiche Berechtigung aller an. Indem er die allgemeine gleiche Berechtigung zur Selbstregierung führt, so hat der Staat auch das Recht zu hoffen, daß jedermann innerhalb der Schranken der vom Volk selbst errichteten Gesetze sich einen Zustand des Wohlseins durch eigene Arbeit zu erringen und begründen wissen werde. Die Bedingungen des

Wohlseins sind aber Gesundheit und Bildung und die Aufgabe des Staates ist es daher, die Mittel zur Erhaltung und Vermehrung von Gesundheit und Bildung in möglichst großem Umfang durch die Herstellung von öffentlicher Gesundheitspflege und öffentlichem Unterricht zu gewähren." Deshalb waren für Virchow die standespolitischen Forderungen, die zu einer Realisierung des Einheitsstandes, zu ärztlichen Regionalvereinen, zu einer Demokratisierung des öffentlichen Gesundheitswesens, zur Kurierfreiheit, zur Niederlassungsfreiheit in ganz Deutschland und zur Lern- und Lehrfreiheit an den Universitäten führen sollten, nicht ausreichend. Für ihn ging es auch darum, die Verwaltung der Medizinalangelegenheiten aus dem Ministerium für geistliche und Unterrichtsangelegenheiten herauszulösen, das bisherige Philosophikum durch ein Physikum zu ersetzen und das Armenarztwesen völlig neu zu regeln.

Wenn uns die Forderung einer Veränderung in der Ministerialzuständigkeit nicht so recht einleuchten mag, so wird die Ernsthaftigkeit dieser Forderung deutlich, wenn man sich eine von Virchow mitgeteilte Aussage eines hohen Medizinalbeamten vor Augen hält: „Die Combination des Medicinal-Ministeriums mit den Ministerien des Cultus- und des öffentlichen Unterrichts bedeutet eine doppelte Garantie: 1. dass das Licht des Christenthums in der medizinischen Wissenschaft niemals einen rohen Empirismus und todten Materialismus aufkommen lassen und 2., dass die Wärme des Christenthums den armen kranken Landmann in seiner einsamen Hütte nicht erfrieren lassen wird." Der rohe Empirismus und tote Materialismus, sie waren für den Herrn des Ministeriums in der auch an der Berliner Universität sich etablierenden Naturwissenschaftlichkeit der Mediziner zu erkennen. Für die Ärzte der medizinischen Reform sind demokratische Medizin und naturwissenschaftliche Medizin identisch. Für Virchow ist es ganz selbstverständlich, daß ein Naturforscher nur Demokrat sein kann. Und so ist für ihn auch die Märzrevolution der Kampf der Kritik gegen die Autorität, der Naturwissenschaft gegen das Dogma des ewigen Rechts, gegen die Satzungen menschlicher Willkür. „Die medicinische Reform, die wir gemeint haben", so bemerkt er abschließend, „war eine Reform der Wissenschaft und der Gesellschaft."

Dort freilich, wo die Reform sich konkreten Dingen widmen sollte, zeigte sich die eigentliche Schwierigkeit: Dies gilt für die Diskussion um den Abbau der Standesprivilegien, der Niederlassungsfreiheit, der beruflichen Autonomie ebenso wie für die Einstellung zur Kurpfuscherei; während Rudolf Virchow aus seiner konsequenten liberalen Haltung heraus für die Abschaffung der Gesetze gegen die Kurpfuscherei kämpfte, waren andere Vertreter, unter ihnen z. B. Rudolph Leu-
seines Lebens seine Geburtstage weltweiten Festtagen glichen. So wurden sein
die Frage der Armenärzte diskutiert. Virchow verlangte die Beseitigung aller Armenärzte, um auch den Armen die freie Auswahl zu garantieren, weniger dogmatische Ärzte verwiesen darauf, daß der Staat, solange der Arzt als freier Gewerbetreibender betrachtet werde, nicht auf die Armenärzte verzichten könne. Als konkreter Ausfluß all dieser Diskussionen wurde am 1. Mai 1849 der Berliner Gesundheitspflegeverein der Deutschen Arbeiterverbrüderung gegründet. Salomon

Neumann war der 1. Vorsitzende seines Ärztekollegiums. Der Gesundheitspflegeverein knüpfte an die Tradition der Jahrzehnte zuvor entstandenen Kranken- und Sterbekassen ebenso an wie an die Vorstellungen der demokratischen Medizin. „Welche Arbeit", so heißt es in den Statuten, „kann uns ein lohnenderes Bewußtsein geben, als daß, jene traurigen Zustände beseitigen zu helfen, in denen der Arzt vom Unglück des Kranken lebt, und wo der doppelt Unglückliche Hab' und Gut opfert, um sich, vielleicht vergebens, auf kurze Frist vom Elend loszukaufen, wenn wir statt dessen die ersten Pfade socialen Lebens durch bessere gesellschaftliche Gesundheitspflege anbahnen?!" „Die Aufgabe des Vereins, soweit sie von den Ärzten abhängt, soll nicht bloss durch eine ausgedehnte persönliche Thätigkeit jedes einzelnen, der Vereinigung dienenden Arztes erfüllt werden, sondern die sämtlichen Aerzte sollen demselben gemeinschaftlich dienen; sie sollen im Interesse der Gesamtheit sich gegenseitig unterstützen und kontrolliren, um so sich selbst, wie dem Verein die Garantie der nothwendigen Leistungen zu verschaffen. Die Mitgliedschaft berechtigt ein für alle Mal, Rath und That des Arztes in Anspruch zu nehmen." Im Rahmen dieser Selbsthilfeorganisation sollten die sozialmedizinischen Vorstellungen, vom Recht auf Erhaltung der Gesundheit bis hin zur Assoziation der Ärzte, in die Tat umgesetzt werden. Die Aufgabe der Ärzte, die ihre Sprechstunden für den Verein in den frühen Morgenstunden hielten, sollte nicht nur in therapeutischen Maßnahmen bestehen, sondern sie sollten auch Prophylaxe treiben. Die Ärzte waren zur Führung eines Krankenjournals und zu regelmäßigen Berichten über die Krankheitsverhältnisse verpflichtet, um so Grundlagen zu einer medizinischen Gewerbestatistik zu schaffen.

Die Zahl der Mitglieder wuchs bis zum August 1850 auf über 7000. Der Magistrat sah diese Entwicklung mit Mißtrauen, da er im Gesundheitspflegeverein nicht nur eine Konkurrenz zum Gewerkskrankenverein des Magistrates sah, sondern auch die Befürchtung hegte, „daß sich hinter der Scheinthätigkeit für die Gesundheitspflege die Propaganda für die rote Republik verberge".

Als am 31. August 1850 die Arbeiterverbrüderung verboten wurde, gelang es durch eine organisatorische Trennung das Fortbestehen des Gesundheitspflegevereins zu sichern. Am 2. April 1853 aber wurde auch dieser durch die Polizeibehörden im Gefolge der sogenannten Pulververschwörung verboten. Im Dekret des Berliner Polizeidirektors Hinckeldey heißt es: „Der Gesundheitspflege-Verein hat schon längst den Verdacht erregt, daß derselbe unter dem Deckmantel der Gesundheitspflege lediglich verbrecherische Tendenzen verfolgt. Dieser Verdacht hat sich darauf gestützt, daß der Verein größtentheils Personen der demokratischen Partei in sich vereinigt, ... um der demokratisch-communistischen Propaganda in Berlin eine feste Organisation zu verleihen und der demokratischen Propaganda unter dem Deckmantel der ärztlichen Pflege fortwährend ein fruchtbares Feld zu eröffnen." Damit hatte der erste Versuch der Errichtung einer gesundheitspolitischen Solidargemeinschaft ein Ende gefunden.

Salomon Neumann hat sich jedoch darüber hinaus vor allen Dingen um sozialmedizinische Probleme gekümmert. Schon 1852 hatte er in seiner Schrift „Die Berliner

Syphilisfrage“ auf die sozialen Bedingungen dieser Krankheit hingewiesen und dabei auch die katastrophalen Zustände der Wohnverhältnisse, aber auch der Hospitäler kritisiert und eine Förderung der Hauskrankenpflege gefordert. 1856 schloß er sich als Gewerksarzt dem Gewerkskrankenverein an, um so sein soziales Engagement weiterführen zu können. Ausgehend von der grundlegenden Feststellung, daß die Medizin eine soziale Wissenschaft sei, galt sein Interesse nicht nur den natürlichen, sondern auch den gesellschaftlichen Epidemien, für deren Erforschung nach seiner Meinung die medizinische Statistik der einzige Ansatz sei. So wurde Salomon Neumann zum Begründer der Medizinstatistik in Berlin. Als Statistiker hat Salomon Neumann bald auch volle Anerkennung gefunden. So wurde er Mitherausgeber des „Monatsblatt für Medizinische Statistik und öffentliche Gesundheitspflege“, als Stadtverordneter trieb er die Bildung eines statistischen Büros voran, unter seiner maßgeblichen Beteiligung wurden die Volkszählungen von 1861 und 1864 durchgeführt. Ziel aller dieser Aktivitäten war es, mit Hilfe der Statistik auf die katastrophale Wohnungs- und Hausstandsstatistik des Proletariats hinzuweisen und Vorschläge zur Verbesserung im Sinne einer Sozialprophylaxe zu machen. Dem Berliner Stadtparlament gehörte Salomon Neuman bis 1905 an. Seine Arbeit galt dort der öffentlichen Gesundheitspflege, der Kommunalhygiene, vor allen Dingen den Bau-, Krankenhaus- und Schulangelegenheiten. Die Stadt Berlin machte ihn wegen seiner Verdienste um die Einführung der Kanalisation und der Straßenreinigung, um die Verbesserungen der öffentlichen Beleuchtung und um neue Parkanlagen, um den Bau der Markthallen und von Schulen und Krankenhäusern zu ihrem Ehrenbürger. Hochbetagt und vielseitig geehrt ist Salomon Neumann am 20. September 1908 gestorben.

Rudolf Virchow hatte schon in der Mitte des Jahres 1849 das Scheitern all seiner Bemühungen erkannt. An den Vater schrieb er: „Meine literarische Tätigkeit habe ich bedeutend eingeschränkt. Die ‚Reform‘ ist seit einem Monat geschlossen, da die Realisierung der demokratischen Forderungen auch in der Medizin noch lange ausstehen wird, und die ewige Opposition jetzt meine Stellung nur erschweren würde.“ Schon zu Ostern des Jahres war er aus seiner Stelle als Prosektor an der Charité entlassen worden und nur auf die dringlichen Vorstellungen der medizinischen Vereine Berlins wieder in sein Amt eingesetzt worden, und die Zurücknahme der Entlassung, die Wiederanstellung fand nur auf Widerruf statt und gleichzeitig unter Entziehung der ihm bis dahin gewährten freien Unterkunft und Verpflegung. So zog es Virchow vor, den Ruf auf den neugeschaffenen Lehrstuhl für Pathologische Anatomie in Würzburg anzunehmen, der ihm freilich nur erteilt worden war unter der Auflage, sich seiner früher kundgegebenen radikalen Tendenzen zu enthalten. Zähneknirschend mußte Virchow unterschreiben, er habe die Absicht gefaßt, eine gesicherte wissenschaftliche Stellung und nicht einen Tummelplatz für radikale Tendenzen zu erwerben. Virchow verließ Berlin außerordentlich widerstrebend, gerne hätte er die von dem Berliner Minister von Ladenberg diskutierte außerordentliche Professur mit dem bescheidenen Gehalt von nur 800 Talern jährlich angenommen, aber dort hieß es: „Ich kann sie leichter zurückrufen, als gegenwärtig anstellen." Noch vor seiner endgültigen Übersiedlung nach Würzburg verlobte sich Virchow mit Rose Mayer, der Tochter des Sanitätsrates Karl Mayer, und wurde im Jahre 1850 nach seiner Hochzeit aus Berlin ausgewiesen. In der Würzburger Zeit entwickelte Virchow seine Zellularpathologie; sozialmedizinische Fragestellungen hat er nur einmal berührt. In seinem Bericht über „Die Noth im Spessart", die er im Auftrag der bayerischen Regierung untersucht hatte, heißt es am Ende: „Bildung, Wohlstand und Freiheit sind die einzigen Garantien für die dauerhafte Gesundheit eines Volkes."

Die Universität in der zweiten Jahrhunderthälfte

Während der Revolution war Johannes Müller Rektor der Universität gewesen. Er hatte versucht, als Makler zwischen den demokratischen Professoren und Studenten und dem Ministerium zu vermitteln. Diese Position wurde ihm von beiden Seiten verübelt, während die Revolutionäre von ihm weitergehende Unterstützung erwarteten, sah das Ministerium in seinem oft zögernden Vorgehen eine bewußte Taktik. Es spricht für Müller, daß er in all den politischen Wirren die Wissenschaft nicht untergehen lassen wollte. So gelang es ihm, die vom Ministerium geforderte Schließung der Universität zu vermeiden, am 3. August 1848 sprach er in seiner Rektoratsrede über das Verhältnis der neuen Richtung der Naturforschung zu

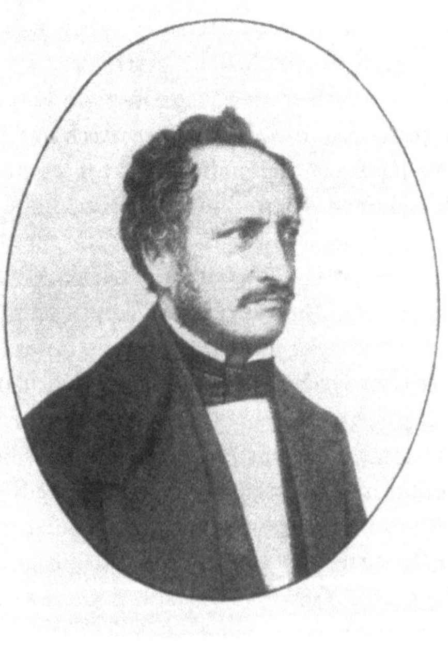

Abb. 93. Johannes Müller im Jahr 1848.

Philosophie und Empirismus der abgelaufenen Epoche und setzte damit ein deutliches Zeichen. Auch den Vertretern der Extraordinarien und Privatdozenten gegenüber, die eine Universitätsreform und ein Mitspracherecht in der akademischen Verwaltung gefordert hatten, war Müller konzessionsbereit gewesen. Aber der Sieg der Restauration machte alle Vorstellungen einer solchen Universitätsreform zunichte. Die Medizinische Fakultät hatte sich in den vierziger Jahren merkwürdig passiv verhalten. Von fünf Ordinariaten, die in diesem Jahrzehnt freigeworden waren, wurde nur eines in kurzer Zeit wieder besetzt, das der Chirurgie im Universitätsklinikum in der Ziegelstraße. Die Geburtshilfe hatte Joseph Hermann Schmidt übernommen, jedoch nur als Extraordinarius und im Nebenamt. Sein Hauptamt war das eines Vortragenden Rates im Kultusministerium. Mit seiner Schrift über die Reform der Medizinalverfassung Preußens von 1846 hatte er nicht unwesentlich zum Aufkommen der medizinischen Reform beigetragen. Die Berufung Schmidts war ohne Zutun der Fakultät erfolgt, die sich, wohl oder übel, fügen mußte. Als das Ministerium jedoch die Berufung Daltons als Anatom nach Berlin wieder an der Fakultät vorbei betrieb, setzte sie sich zur Wehr. Dalton war 1824 nach Berlin gekommen, er hatte schon 1827 eine Professur an der Akademie der Künste erhalten, wo er den Bildhauer Christian Rauch kennenlernte und dessen Schwiegersohn wurde. 1830 war er Prosektor unter Rudolphi geworden und 1835 nach Halle berufen worden.

Der König selbst war es, der seinen Minister Eichhorn bestimmte, Dalton von dort zurückzuholen. Es sollte ein Geburtstagsgeschenk zum 70. Geburtstag von Rauch sein, dem der König das Alter durch die Anwesenheit von Kindern und Enkeln verschönern wollte. Dalton war in Halle nicht sehr erfolgreich gewesen und hatte sich in keiner Weise für ein Ordinariat in Berlin qualifiziert. Unter Führung ihres Dekans, wieder war es Johannes Müller, wurde die Fakultät direkt beim König vorstellig, um ihren Protest deutlich zu machen: „Eingedenk der erhabenen Aufgabe, zu welcher die Universität bei ihrer Stiftung berufen worden, der Veredlung der Nation durch die Wissenschaft, beklagen wir von unserem alleruntertänigsten Standpunkte eine Vermehrung des Personals, welche nicht auf die um die Wissenschaft erworbenen Verdienste begründet ist, und welche den kräftigen und gesunden Trieben des wissenschaftlichen Körpers ihre Nahrungskräfte entzieht."

Dalton bat daraufhin den König, seine schon erfolgte Ernennung rückgängig zu machen. Dies wiederum erboste den Minister, der den Protest der Fakultät als Anmaßung empfand.

Auch die Wiederbesetzung der Stelle Dieffenbachs war nicht ohne Schwierigkeiten erfolgt. Die Fakultät hatte eine Dreierliste erstellt, die die Namen Langenbeck, Böhm und Stromeyer enthielt. Unter der Führung des Sanitätsrates von Arnim, des Leibarztes des Prinzen Albrecht, formierte sich jedoch eine Gruppe um den Kabinettsrat St. Illaire, die einen anderen Kandidaten, Baum aus Greifswald, lancieren wollte. Dieses Mal reagierte die Fakultät härter. Am 12. April 1848, inmitten des revolutionären Geschehens, schrieb sie: „Die Fakultät muß sich,

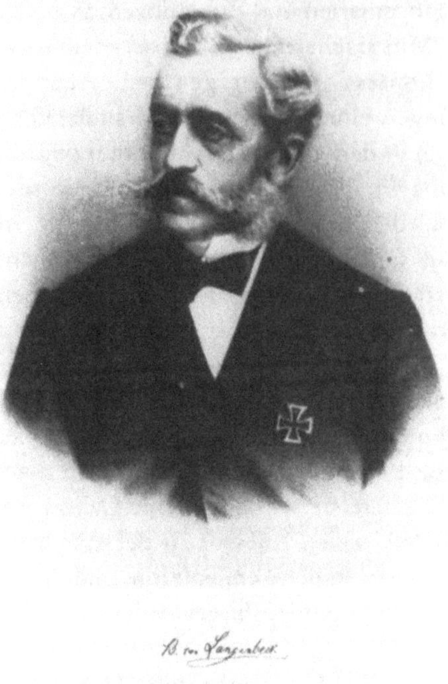

Abb. 94. Bernhard von Langenbeck (1810–1887) trat 1847 die Nachfolge Dieffenbachs an und machte die Klinik in der Ziegelstraße zum Zentrum der europäischen Chirurgie.

gestützt auf das ihr durch § 45 der Fakultätsstatuten zustehende Recht, und sich berufend auf den seit dem Bestehen der Universität beobachteten Usus, gegen ein solches Verfahren auf das feierlichste verwahren und Ew. Exzellenz, als verantwortlichen Minister der Krone, ebenso dringend als gehorsamst ersuchen, es nicht dulden zu wollen, daß sich zwischen Ew. Exzellenz künftigen Vorschlag und Seiner Majestät allerhöchste Entscheidung durch die Dazwischenkunft des Geheimen Kabinettsrates Illaire ein ungesetzlicher Einfluß eindringe. Ew. Exzellenz darf die gehorsamst unterzeichnete Fakultät nicht auf die Gefahr der Konsequenz eines solchen illoyalen Verfahrens besonders aufmerksam machen, und bittet dieselbe demnach, bei der bevorstehenden Wiederbesetzung der fraglichen Stelle auf die von ihr vorgeschlagenen drei Kandidaten, nämlich:

1. den Professor Langenbeck in Kiel,
2. den Professor Böhm in Berlin,
3. den Professor Stromeyer in Freiburg,

und ausschließlich nur auf diese, hochgeneigtest Rücksicht nehmen zu wollen". Schon am 20. April forderte die Fakultät erneut eine Entscheidung in ihrem Sinne, gestützt auch auf eine Eingabe, die von 75 Medizinstudenten unterzeichnet worden war. Aber schon drei Tage zuvor war der Ruf an Langenbeck ergangen. Der Vorfall aber wurde für die Zukunft von großer Bedeutung. In einem Bericht vom 3. Mai

1848 nahm der neue Minister, Schwerin, den Vorfall zum Anlaß, die Mitwirkung der Fakultät bei Berufungen zu sichern: „Wenn für die fragliche Stelle ein Mann gewählt werden soll, der außerhalb der Grenzen der Fakultätsvorschläge steht, so wird diese Wahl nach meinem ehrerbietigen Dafürhalten über alle Zweifel erhaben sein müssen, und wenn der § 45 der Statuten der Medizinischen Fakultät, welcher dahin lautet:

> Ist ein Ordinariat erledigt, so ist der Fakultät gestattet, drei für dasselbe geeignete Männer mittels eines motivierten Gutachtens dem Ministerium vorzuschlagen

auch nicht buchstäblich bestimmt, daß einer der drei Fakultätskandidaten gewählt werden muß, so liegt es doch im Geiste des Gesetzes, nicht ohne sehr erhebliche Gründe mit Umgehung der Fakultätsvorschläge gegen die beteiligte Fakultät den rechten Mann zu suchen, so lange die Fakultät anerkannt achtungswerte Männer vorschlägt".

Und noch eine andere Entscheidung dieser Jahre ist von großer Bedeutung geworden. Im Januar 1843 hatte sich Robert Remak mit einem Gesuch um Habilitation an die Fakultät und an das Ministerium gewandt. Remak war als Schüler von Johannes Müller Assistent von Schönlein geworden, hatte schon 1837 eine preisgekrönte Arbeit vorgelegt, die ihn in die Diskussion um die Besetzung der Professur der Physiologie in Wilna gebracht hatte. Aber dort hatte man ihn nicht haben wollen, „aus religiöser und christlicher Intoleranz", denn Remak war Jude. Er stammte aus einem orthodoxen Elternhaus in Posen und hatte es abgelehnt, sich aus Karrieregründen taufen zu lassen. Auch jetzt war seine Konfession das entscheidende Hindernis für seine akademische Laufbahn. Dabei berief sich der Minister auf ein Edikt von 1822, das den Zugang zum Lehramt für jüdische Bürger unmöglich gemacht hatte. Erst im März 1847 ermächtigte Friedrich Wilhelm IV. auf eindringliche Vorstellungen Wilhelm von Humboldts, der von Johannes Müller und Johann Lukas Schönlein unterstützt wurde, den Minister, die Habilitation zu gestatten.

Der Fall Remak scheint den Ausschlag dafür gegeben zu haben, daß die Regierung dem Vereinigten Landtag einen Gesetzentwurf vorlegte, der in Zukunft den Zugang zur Habilitation und zum Extraordinariat auch jüdischen Gelehrten öffnen sollte, freilich nur in der Medizinischen Fakultät und in den naturwissenschaftlichen Fächern der Philosophischen Fakultät.

Rudolf Virchow — die Zellularpathologie

Die Medizinische Fakultät ist in der zweiten Jahrhunderthälfte geprägt durch die sich durchsetzende naturwissenschaftliche Medizin. Sie war nun in der Lage, der Medizin ein neues, tragfähiges Konzept zu liefern. Dieses Konzept ist verknüpft mit dem Namen Rudolf Virchow. Ihm, der zum ungekrönten König der Berliner,

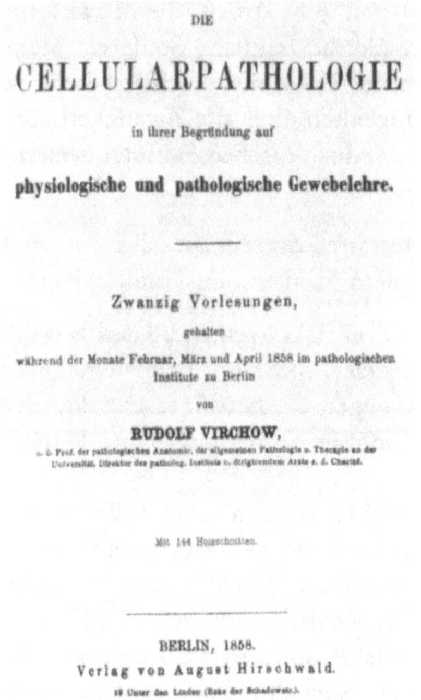

DIE

CELLULARPATHOLOGIE

in ihrer Begründung auf

physiologische und pathologische Gewebelehre.

Zwanzig Vorlesungen,

gehalten

während der Monate Februar, März und April 1858 im pathologischen Institute zu Berlin

von

RUDOLF VIRCHOW,

o. ö. Prof. der pathologischen Anatomie, der allgemeinen Pathologie u. Therapie an der Universität, Direktor des patholog. Instituts u. dirigirendem Arzte a. d. Charité.

Mit 144 Holzschnitten.

BERLIN, 1858.

Verlag von August Hirschwald.

69 Unter den Linden (Ecke der Schadowstr.).

Abb. 95. Rudolf Virchow: Die Cellularpathologie. Titelblatt der ersten Auflage Berlin 1858.

der deutschen, ja der europäischen Medizin werden sollte, gelang es, dem umfassenden Konzept der Humoralpathologie ein ebenso umfassendes der neuen naturwissenschaftlichen Medizin entgegenzusetzen: die Zellularpathologie. Schon 1852 hatte er mit dem Satz „Es gibt nur Leben durch direkte Nachfolge" die Aufmerksamkeit auf die Bedeutung der von den Müller-Schülern Schleiden und Schwann entdeckten Zellen hingewiesen. Wenig später erweiterte er diesen Satz zu der schlagkräftigen Formulierung „Omnis cellula e cellula". Jede Zelle stammt immer direkt von einer anderen Zelle ab, sie bildet die letzte Einheit des Lebens. Virchow griff damit Vorstellungen auf, die zuerst von Giovanni Battista Morgagni geäußert worden waren, der in der zweiten Hälfte des 18. Jahrhunderts ein organpathologisches Konzept entwickelt hatte, das zu Beginn des 19. Jahrhunderts von dem französischen Arzt François Xavier Bichat zu einer Gewebepathologie verfeinert worden war. Gemeinsam war diesen Vorstellungen, daß sie die Ursache der Erkrankungen nicht mehr in einer Disharmonie des Säftegleichgewichtes sahen, sondern in Störungen in den festen Bestandteilen des Körpers, seien es die Organe, seien es die Gewebe. Virchow wies nach, daß nicht Organe, nicht Gewebe, sondern letztlich immer einzelne Zellen Träger der krankhaften Veränderungen sind. Alle Krankheiten lösen sich im Konzept der Zellularpathologie zuletzt auf in aktive oder passive Störungen größerer oder kleinerer Summen von Zellen, deren Leistungsfähigkeit je nach dem Zustand ihrer molekularen Zusammensetzung sich ändert, also von physikalischen und chemischen Veränderungen ihres Inhalts abhängig ist. Deshalb haben physikalische und chemische Untersuchungsmethoden für die Medizin die allergrößte Bedeutung. Es ist bemerkenswert, daß ein anderer bedeutender Pathologe der Zeit, Carl Rokitansky in Wien, dem ebensolches Material zur Verfügung stand wie Virchow, zu einer völlig anderen Annahme kam, daß es nämlich durchaus eine Art von Krankheiten gebe, die nicht an den solida, sondern an den humores festzumachen sei. Sie hatte ihn zu einer neuen Art Humoralpathologie geführt. Der Streit mit Virchow war heftig und polemisch, die Mehrzahl der Kollegen schlug sich auf Virchows Seite. Sein Konzept war in seiner Naturwissenschaftlichkeit, in seiner Wahrheit so überzeugend, daß es bis heute die Basis medizinischen Denkens geblieben ist.

Die Konsequenzen aus diesem Konzept für die allgemeine Medizin sind weitreichend: Es gibt im Körper keine vitalen Kräfte, keine Lebenskraft. Allgemeinkrankheiten darf es strenggenommen nicht mehr geben, sondern nur noch kranke Zellen oder bestenfalls Zellgruppen. Krankheit muß immer lokalisierbar sein, Universalkrankheiten gibt es nicht. Wenn aber krank immer nur einige wenige Zellen sind, dann interessiert den Arzt der übrige gesunde Körper nicht. Virchow hat seinen Ansatz konsequent durchdacht: Wenn es keinen kranken Körper mehr gibt, sondern nur noch kranke Zellen, dann ist auch jede Allgemeintherapie sinnlos. Einer lokalen Pathologie muß zwangsläufig eine Lokaltherapie folgen. Es ist Virchow allerdings nie gelungen, diese Lokaltherapie genauer zu definieren und zu beschreiben. Dennoch hat seine Lehre nicht nur für die Innere Medizin, sondern vor allen Dingen für die Chirurgie und für die sich entwickelnde Psychiatrie eine grundlegende Bedeutung gehabt. Als „die Cellularpathologie in ihrer Begründung auf physiologische und pathologische Gewebelehre" 1858 erschien, war Virchow wieder in Berlin. Während seiner Würzburger Zeit hatte er mehrere Berufungen an andere Universitäten abgelehnt, als jedoch 1856 die Stelle des Prosektors an der Berliner Charité durch den Tod von Heinrich Meckel von Hemsbach frei wurde und die Fakultät auf eine Berufung von Virchow drängte, nahm dieser ohne Umstände an, freilich konnte er jetzt Bedingungen für seine Rückkehr stellen.

An der Charité hatte es seit Anfang des Jahrhunderts das Leichenhaus gegeben, und seit Mitte der 30er Jahre war die selbständige Stellung eines Prosektors begründet worden, eine Stelle, die Virchow schon einmal von 1846 bis 1849 bekleidet hatte. Ihm waren sein Freund Benno Reinhard und diesem Meckel gefolgt. Virchow verlangte, daß aus der Prosektur eine selbständige Ordentliche Professur für Pathologische Anatomie und Allgemeine Pathologie würde, daß aus dem Leichenhaus ein besonderes Institut für Pathologische Anatomie werde, das insbesondere für praktische Arbeiten in der theoretischen Medizin eingerichtet würde, und daß dieses Institut in engster Beziehung zur Krankenversorgung gestaltet werden müsse. So entstand das Pathologische Institut an der Universität in engster Beziehung zur Charité, die auch darin ihren Ausdruck fand, daß die Direktion des Instituts und die Prosektur der Charité in Personaleinheit verbunden wurden. Vor allen Dingen Johannes Müller war es, der die Berufung Virchows nach Berlin vorangetrieben hatte. Von 1856 bis zu seinem Tod hat Virchow in der Charité gearbeitet, erst zum Ende seines Lebens wurde das umgebaute Leichenhaus durch einen Neubau ersetzt, dessen Fertigstellung Virchow nicht mehr erlebte. In dem alten Gebäude hatte er ganze Generationen von Ärzten und Wissenschaftlern ausgebildet, die selber zum Begründer neuer Wissenschaftszweige in der Medizin werden sollten. Auch für zahlreiche ausländische Studenten wurden Virchow und die Berliner Pathologie zu einem Anziehungspunkt. Obwohl Virchow die meisten deutschen Pathologen der zweiten Jahrhunderthälfte ausgebildet hatte, blieb es nicht dabei, auch viele Kliniker und Chirurgen fühlten sich als seine Schüler. Virchow selbst leitete bis in die 70er Jahre hinein eine Klinische Abteilung in der Charité. Durch seine zahlreichen Entdeckungen und die seiner Schüler begründete er den Weltruhm der Berliner Medizin, die Deutschland in der 2. Hälfte des 19. Jahrhunderts zur führenden Nation auf diesem Gebiet gemacht hatte.

Unmittelbar nach seiner Rückkehr nach Berlin hat Rudolf Virchow auch die beiden Gebiete in den Blick genommen, die seine Lebensarbeit neben der Medizin bestimmen sollten. Schon im Jahre 1859 wurde er zum Berliner Stadtverordneten gewählt, 1861 gründete er zusammen mit Theodor Mommsen, Max von Forckenbeck, Paul Langerhans und anderen die Liberale Deutsche Fortschrittspartei, 1862 zog er für den Wahlkreis Saarbrücken in das Preußische Abgeordnetenhaus ein. Virchow war sein Leben lang stolz darauf, daß er neben all seinen parlamentarischen Verpflichtungen weder seine Lehraufgaben noch die Arbeit auf dem Sektionssaal vernachlässigt hat. Im Preußischen Abgeordnetenhaus sah sich die Mehrheitsfraktion der Fortschrittspartei, die von der Regierung stets verdächtigt wurde, eine demokratische oder verkappt-republikanische Partei zu sein, einem Verfassungskonflikt ausgesetzt. Dabei handelte es sich um eine schon jahrelange Auseinandersetzung über die Frage des Budgetrechtes. Die Frage hatte sich zugespitzt auf die Formulierung „Königliches Heer“ oder „Parlamentsheer“, d. h. auf die Frage, ob das Parlament für die Budgetierung des Heeres letztendlich verantwortlich sei. Zwar schien sich zunächst ein Kompromiß anzubahnen, da jedoch der König auf seiner Auffassung beharrte, wurde das Heeresbudget im September mit 308 gegen 11 Stimmen durch das Abgeordnetenhaus verweigert. In dieser Situation formulierte Virchow: „Die Verfassung läßt der Regierung zwei Möglichkeiten, wenn ein derartiger Konflikt eintritt, ein Gesetz, welches notwendigerweise zustandekommen muß, mit ihr nicht zustandekommt. Die eine Möglichkeit ist die Auflösung des Hauses und die Appellation an das Volk, die andere der Abtritt des Ministeriums und der Eintritt eines Ministeriums, welches das Budgetgesetz erwirken kann.“ Der König freilich wählte eine dritte Möglichkeit, nämlich die unkonstitutionelle Herrschaft ohne die Verabschiedung eines Budgetgesetzes. Dabei ließ er sich wohl von der Vorstellung leiten, daß das Parlament schließlich nachgeben und die Heeresreform sanktionieren würde. Diesen Weg aber konnte der König nur mit einem neuen Premierminister durchsetzen, er wählte dazu den damaligen preußischen Gesandten in Paris, Otto von Bismarck. Die Jahre zwischen 1862 und 1865 sind von scharfen Auseinandersetzungen zwischen Bismarck und Virchow geprägt, die schließlich in die sogenannte Duellaffäre mündeten. Am 2. Juni 1865 hatte

Virchow den Ministerpräsidenten wieder einmal scharf angegriffen und ihm dabei auch Unwahrhaftigkeit vorgeworfen. Bismarck benutzte dies, um Virchow zum Duell zu fordern. Ein Brief Bismarcks vom 8. Juni 1865 an Virchow ist erhalten.

„Euer Hochwohlgeboren
haben in der Sitzung vom 2. d. M. eine persönliche Beleidigung gegen mich ausgesprochen, in dem Sie meine Wahrheitsliebe in Zweifel zogen. Ich habe Sie am folgenden Tage durch Herrn von Puttkamer ersuchen lassen, mir hierfür die Genugthuung zu gewähren, zu welcher ich mich berechtigt halte. Nach Ihrer damaligen Rückäußerung durfte ich hoffen, daß Sie die Angelegenheit im Wege einer Ehrenerklärung erledigen würden; die durch Ihre Abwesenheit unterbrochenen Verhandlungen darüber haben dieses Resultat nicht ergeben.
Ich bin daher in der Nothwendigkeit die am 3. c. verlangte Genugthuung wiederholt von Ihnen zu fordern und erbitte Ihre Erklärung, ob Sie bereit sind, meinem durch Herrn von Puttkamer an Sie gestellten Verlangen zu entsprechen. In diesem Falle ersuche ich Sie, einen Ihrer Freunde zu bezeichnen, der mit dem Herrn Kriegsminister, welcher die Güte haben will, mir als Zeuge zu dienen, die näheren Verabredungen wegen Ort und Stunde trifft.
Ihrer gefälligen Antwort entgegensehend bin ich
Euer Hochwohlgeboren
ergebener Diener."

Bismarck war ein nicht unerfahrener Duellant, Virchow lehnte das Duell aus prinzipiellen Gründen ab. Schließlich erklärte er sich bereit, die geforderte Ehrenerklärung für Bismarck abzugeben. Er hat sich daraufhin eine Flut von Schmähungen als Feigling gefallen lassen müssen, war jedoch nicht von seiner Überzeugung von der Falschheit der Austragung politischer Auseinandersetzungen durch Waffen abzubringen. Die Ovationen, die ihm die Mitglieder der Versammlung Deutscher Naturforscher und Ärzte in diesem Jahr in Hannover entgegenbrachten, waren sicher in gleicher Weise an den Politiker wie an den Wissenschaftler gerichtet. Bismarck wußte seine Vorstellungen von der Einigung Deutschlands durch Blut und Eisen durchzusetzen, Rudolf Virchow mußte erkennen, daß seine politischen Vorstellungen von einem großdeutschen Staat nicht durchzusetzen waren. Die Resignation in diesem Punkt mag ihn zu verstärkten Aktivitäten auf gesundheitspolitischem, hygienischem und wissenschaftspolitischem Gebiet geführt haben.

So war denn sein Verhältnis zu den Kriegen von 1866 und 1870 sehr zwiespältig, mußte er doch anerkennen, daß die Siege auch die Siege Bismarcks und seiner Machtpolitik waren. So wie er sich im Kriege um medizinisch-humanitäre Aufgaben gekümmert hatte, so versuchte er nach dem Sieg von 1871 die Einigung Deutschlands als einen Schritt zur Einigung der Menschheit zu deuten. In seiner Rede vor der Naturforscherversammlung dieses Jahres in Rostock, der er den Titel „Die Aufgaben der Wissenschaften in Deutschlands neuer nationaler Existenz" gegeben hatte, beschrieb er die besondere Rolle, die den Wissenschaftlern und Ärzten in seiner Vision einer geeinten Menschheit zukommen sollte. Die großen internationa-

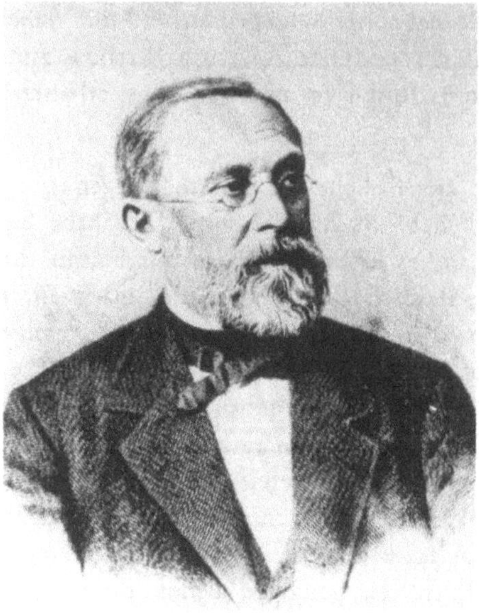

Abb. 96. Rudolf Virchow im Jahr 1883.

len medizinischen Kongresse könnten durch die Möglichkeiten des persönlichen Kontaktes wesentliche Beiträge zur internationalen Versöhnung liefern. Virchows Interesse war insgesamt auf eine friedliche Entwicklung gerichtet, deswegen lehnte er auch die Kolonialpläne des Reiches entschieden ab, da sie nach seiner Meinung nur zu teuren, riskanten und letztlich nutzlosen Auseinandersetzungen der Völker führen müßten.

Wenn Virchow Bismarcks Gegner bis zuletzt blieb, so verbündete er sich doch in einem Punkt mit ihm. Die Unfehlbarkeitserklärung von Papst Pius IX. im Jahre 1871 hatte Bismarck die Gelegenheit gegeben, gegen das Zentrum als Deutschlands Feind vorzugehen. Von 1871 an war er immer rigoroser gegen die katholische Kirche vorgegangen. Reichstag und Landtag waren ihm in der Verabschiedung einer Reihe von Gesetzen, die die Kirche einengten, immer stärker gefolgt. Nicht nur die Nationalliberalen folgten Bismarcks Politik, sondern auch die Fortschrittspartei unter der Führung Virchows. Von Virchow stammt sogar der Name, der diese Phase der Kulturpolitik geprägt hat: Kulturkampf. Für Virchow ging es dabei jedoch nicht um eine politische Auseinandersetzung, sondern um eine grundsätzliche. In seinem Verständnis von Liberalismus mußte es eine strikte Trennung von Kirche und Staat geben. Jahre später hat Virchow seinen Irrtum eingesehen und offen zugegeben.

Während er sich im Kulturkampf auf die Seite Bismarcks geschlagen hatte, blieb er ein erklärter Gegner der Politik Bismarcks gegen die Sozialdemokraten. Auch wenn er den Sozialismus und die Sozialdemokraten ablehnte, so hielt er doch Bismarcks Sozialistengesetz für einen entscheidenden Fehler und hat es stets bekämpft.

Schon als junger Mann hatte Virchow Bildung für die niederen Schichten gefordert und diese Forderung stets als politische Forderung begriffen. Die „Sammlung gemeinverständlicher wissenschaftlicher Vorträge", die er 1868 mit Holtzendorff begründet hatte, verstand er als ein Instrument dieser Bildung, ebenso wie seine Vorträge über medizinische Themen vor dem Handwerkerverein. In den 70er Jahren wandte sich Virchows Interesse mehr und mehr der Anthropologie zu. Er gilt als der Begründer der deutschen anthropologischen und prähistorischen Forschung, deren Organisationen, die „Berliner Gesellschaft für Anthropologie, Ethnologie und Kulturgeschichte" er ebenso mitbegründete wie die „Deutsche Gesellschaft für Anthropologie, Ethnologie und Urgeschichte". Hier wie in der Medizin war ihm alles Spekulieren fremd, vorschnelle Schlüsse scheute er ebenso wie vorzeitige Theorienbildung. Diese drei Gebiete bildeten seiner Meinung nach ein unteilbares Ganzes, und so betrachtete er auch die Ausgrabungen seines Freundes Heinrich Schliemann in diesem Zusammenhang. Ihm ist es ganz wesentlich zu danken, daß Schliemanns gewaltige Sammlungen nach Berlin kamen.

In der Medizin wurde seine Hauptrolle nach und nach die des großen alten Mannes. Er war nicht nur die führende Gestalt der deutschen Medizin, sondern auch auf internationalen Kongressen.

Dabei kamen ihm vor allen Dingen seine sprachlichen Fähigkeiten zustatten, denn er kannte nicht nur die klassischen Sprachen Latein, Griechisch, Hebräisch und Alt-Arabisch, sondern er sprach auch fließend Englisch, Französisch, Italienisch und Holländisch. Den beiden großen wissenschaftlichen Bewegungen der 70er und 80er Jahre, der Bakteriologie und dem Darwinismus, stand Virchow skeptisch gegenüber, doch darf das durch den Robert-Koch-Film aus dem Jahre 1939 verzerrt dargestellte Verhältnis zwischen Koch und Virchow nicht für die Wirklichkeit gehalten werden.

Im Jahre 1882 übernahm Virchow den Vorsitz der Berliner Medizinischen Gesellschaft. Dies war als Provisorium gedacht, blieb aber bis zu Virchows Tod so. Erst im Jahre 1893, im Alter von 71 Jahren, wurde Virchow zum ersten Mal zum Rektor der Berliner Universität gewählt, offensichtlich herrschte noch immer ein gewisses Mißtrauen gegen ihn. Tragisch ist die Rolle, die Virchow im Falle der Erkrankung Friedrichs III. spielte, mit dem und dessen Frau Victoria ihn freundschaftliche Beziehungen verbanden. Als der Kronprinz die ersten Anzeichen einer Kehlkopferkrankung zeigte, war unter den behandelnden Ärzten eine heftige Diskussion über die Frage der Bösartigkeit ausgebrochen. Während die deutschen Ärzte an einen bösartigen Tumor glaubten, lehnte der englische Konsiliarius diese Diagnose rundweg ab. Das bei einer Probeexcision gewonnene Material aus dem Stimmband wurde Rudolf Virchow zur Begutachtung vorgelegt und zeigte keine Zeichen von Bösartigkeit. Virchows Stellungnahme hat so vielleicht eine rechtzeitige Operation verhindert.

In dem Maße, in dem sein allgemeinpolitisches Engagement abnahm, wuchsen seine Aktivitäten auf gesundheitspolitischem und hygienischem Gebiet, vor allen Dingen was die Situation in Berlin anging. Die von seinem Freund Salomon

Neumann übernommene Unterscheidung in natürliche und künstliche Krankheiten bildete dabei die Grundlage seiner Vorstellungen. Dabei war Virchows Epidemiologie sehr stark durch seine Lehrer Schönlein und Hecker im Sinne einer historischen Epidemiologie beeinflußt. Von Hecker hatte geschrieben: „An allen Volkskrankheiten hat der Kulturstand der Völker, d. h. ihre Lebensweise und ihre Krankenbehandlung einen entschiedenen Anteil und wiederum wirken die Volkskrankheiten auf beide zurück." Obwohl er der Keimtheorie, wie sie um die Mitte des Jahrhunderts sich ausbildete, zunächst skeptisch gegenüberstand, konnte er jedoch auch der Grundwassertheorie, wie sie Pettenkofer aufgestellt hatte, nicht folgen. Sein Konzept war weitaus umfassender, Boden, Luft, Ernährung, soziale Verhältnisse, Wohnung und Beschäftigung, diese alle waren für ihn mögliche Erreger der Krankheit: „Das Wetter allein erzeugt keinen Typhus."

In den 60er und 70er Jahren war die Mortalitätsrate in Berlin ständig gewachsen. Dies beruhte zunehmend auf einer Erhöhung der Säuglingssterblichkeit, die in den Jahren vor 1870 auf 38,3 % der Gesamtmortalität wieder angewachsen war. Dabei unterschieden sich die Zahlen nicht von denen der großen nordamerikanischen Städte. Virchow nahm dies als Anzeichen dafür, daß hier wie dort ähnliche soziale Situationen herrschten. Vor allen Dingen müsse die hohe Säuglingssterblichkeit mit einem sehr schnellen Wachstum der Städte durch Zuzug von außen erklärt werden. Dabei war die sanitäre Situation in der neuen Reichshauptstadt denkbar schlecht. In einer Stadt von fast 1 Million Einwohnern gab es durchweg nur Aborte mit Senkgrube, nur ein Viertel der Häuser hatte Wasserklosetts, diese entleerten sich in die Gossen, durch die alle Abfälle und das Regenwasser letztendlich in die Kanäle und in die Spree befördert wurden. Die Mehrzahl der Berliner Haushalte hatte zudem keine zentrale Wasserversorgung, sie wurden aus knapp 1000 öffentlichen und 14 000 privaten Brunnen mit Trinkwasser versorgt. Virchow führte die erhöhte Säuglingssterblichkeit auf die Verunreinigung dieses Brunnenwassers durch die aus den Senkgruben austretenden Keime zurück. So kämpfte er folgerichtig dafür, daß Senkgruben und Brunnen abgeschafft würden und durch ein ausgedehntes Kanalsystem und eine Wasserversorgung ersetzt würden. Doch es gab eine starke Partei, die die Fäkalien auf andere Weise entsorgt sehen wollte, nämlich durch ein gesondertes Tonnensystem, bei dem diese nachts abgeholt und für die Landwirtschaft zur Verfügung gestellt würden. Der Streit im Stadtrat war so heftig, daß eine Kommission zur Entscheidung eingesetzt wurde, der Rudolf Virchow vorstand. Aus seinem Studium der Einrichtungen in deutschen und anderen europäischen Städten entstand die große Arbeit „Kanalisation oder Abfuhr?", in der er die finanziellen, technischen und wissenschaftlichen Aspekte des Problems ausführlich abhandelte und für Berlin die allgemeine Einführung des Kanalisationssystems sowohl vom hygienischen als auch vom finanziellen Standpunkt aus befürwortete. Dabei betonte er immer wieder, daß alleine die Verbesserung der Kanalisation nicht ausreichend sei, um den Gesundheitszustand der Bevölkerung grundlegend zu bessern. So war auch die Frage zu klären, wohin die Kanalisation geführt werden sollte. Virchow war von vornherein klar, daß eine Einleitung in die Spree nicht in

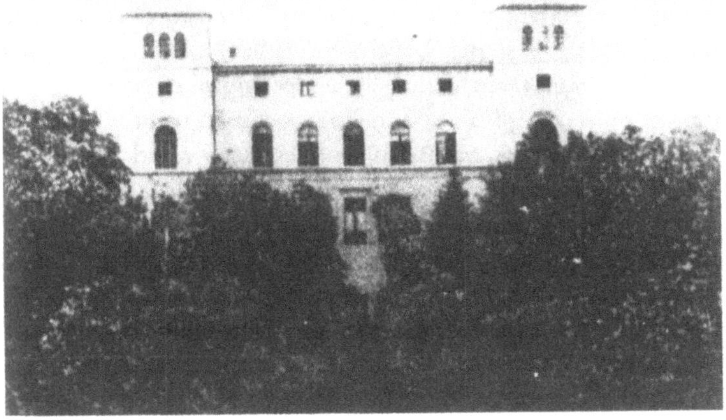

Abb. 97. Das Institut für Pathologie der Charité, das 1856 nach Virchows Vorstellungen errichtet wurde.

Frage kam, und er empfahl die Anlage von Rieselfeldern. Sein Generalbericht, den er 1874 dem Stadtrat vorlegte, wurde angenommen und das Kanalisationssystem in Angriff genommen. Das Berliner Kanalisationssystem ist für viele Städte zum mustergültigen Beispiel geworden.

Ein zweites Problem, dem sich der Politiker Virchow zuwandte, war die Errichtung von städtischen Krankenhäusern im Zuge einer Krankenhausreform. Die Errichtung der Berliner städtischen Krankenhäuser Moabit, Friedrichshain, Urban und schließlich auch die Planung des später nach ihm benannten Rudolf-Virchow-Krankenhauses gehen auf seine Initiativen zurück. Innerhalb kurzer Zeit hatte er sich zu einem anerkannten Sachverständigen in Sachen des Krankenhauses entwikkelt, der weit über die deutschen Grenzen hinaus gesucht war. Auch die Errichtung von städtischen Krankenpflegeschulen geht auf Rudolf Virchow zurück. Neben von ihm geschaffenen Einrichtungen, wie den Markthallen und Schlachthöfen, auf denen er die obligatorische Fleischbeschau durchsetzte, den Armenasylen und öffentlichen Parks galt sein besonderes Interesse den Schulen. Auf ihn geht die Umwandlung der Armenschulen in Volksschulen zurück, er beschäftigte sich mit der Wirkung der Schulräume auf den Unterricht, auf die Entstehung von Haltungsschäden und Tuberkulose, er entwickelte Systeme zur besseren Belüftung und Heizung der Schulen, wirkte als Berater beim Bau vieler öffentlicher Schulen in Berlin mit und diskutierte bereits in den 80er Jahren die Überlastung der Schulkinder durch die Schulen. Viele der von Virchow inaugurierten Maßnahmen der Gesundheitspflege waren so wichtig und so durchschlagend, daß sie noch heute in unser tägliches Leben eingreifen.

Rudolf Virchows weltweite Anerkennung war so groß geworden, daß gegen Ende seines Lebens seine Geburtstage weltweiten Festtagen glichen. So wurden sein siebzigster Geburtstag 1891, sein fünfzigstes Doktorjubiläum 1893 und sein achtzigster Geburtstag 1901 weltweit mit Festen und Feiern begangen. Virchow nahm diesen letzten Geburtstag zum Anlaß, in seinem „Archiv" für alle Gratulationen zu danken und dabei ein Resümee seines Lebens zu geben: „Die Summe der telegraphischen Depeschen beträgt allein gegen 800. Der Inhalt derselben ist so verschiedenartig, dass sie mir ein Spiegelbild meines ganzen, recht unruhigen Lebens vorgeführt haben und dass sie für jeden anderen verwirrend erscheinen mögen. Das kommt daher, dass ich im Laufe der Zeit recht verschiedene Richtungen der Forschung und der Thätigkeit eingeschlagen habe, und dass nicht bloss der Ort meines Amtssitzes gewechselt hat, sondern dass ich auch auf grösseren Reisen ganz Europa und wichtige Theile von Africa und Asien besucht habe... So hat der Gang meiner Forschungen nicht nur die Länder und deren Bewohner in den Kreis meiner Darstellung gebracht, sondern ich hab je nach Umständen sowohl die Medicin und die Naturwissenschaften, als auch die Anthropologie und die Archäologie gelegentlich auch die Literatur, die Philosophie, die Politik und die socialen Zustände zum Gegenstand meiner Studien gemacht." Er schildert seine Beschreibung des Hungertyphus in Oberschlesien, seine „Medizinische Reform" und kommt dann auf seine Tätigkeit in Berlin zu sprechen. „Es war auch die Vermischung von Medicin und Socialpolitik, die mich auf dasjenige Feld führte, auf dem es mir durch glückliche Umstände gelungen ist, die Wohnungsverhältnisse in Berlin gründlich zu ändern. Ich verdanke die Möglichkeit, bei einer so grossen Veränderung bestimmend mitzuwirken, in erster Linie dem Umstand, dass ich Stadtverordneter von Berlin geworden war und demnächst dem grossen und dauernden Vertrauen, welches ich durch fast 50 Jahre bei meinen Mitbürgern gefunden habe. Wenn sie mir später das Ehrenbürgerrecht ertheilten, so darf ich auch darauf hinweisen, das seit meiner Mitarbeit die ganze Physiognomie der deutschen Hauptstadt sich verändert hat. Denn die Städtereinigung erfordert nicht bloss eine umfassende Wasserzuleitung, eine durchgreifende Canalisation und weit ausgedehnte Rieselfelder, sondern auch eine entsprechende Regulirung und Nivellirung sämmtlicher Strassen und einen Umbau in jedem Haus... Diese halbpolitische Tätigkeit beruht überall auf ernsthaften wissenschaftlichen Vorarbeiten... Der so oft hervorgetretene Gegensatz zwischen der Praxis und der forschenden (nicht bloss theoretischen) Wissenschaft setzt grosse Kaltblühtigkeit und Umsicht, aber auch grosse Ehrlichkeit und Zuverlässigkeit voraus, wie sie ohne die Controlle der Wissenschaft kaum jemals in die Gebräuche des täglichen Lebens übergeführt werden. Am schlimmsten sind dabei die Halbwisser, die in dem Hochmut der gewöhnlichen Laien glauben, sich über die strengen Forderungen des gelehrten Forschers hinwegsetzen zu dürfen." Er blickt dann zurück auf alle Ehrungen, die ihm zuteil geworden sind, erwähnt die Ehrenbürgerschaft der Stadt Berlin und anderer europäischer Städte, die Straßenbenennungen nach seinem Namen, „dabei muss ich mit grosser Genugthuung bemerken, dass die städtischen Behörden Berlins das neue, von ihnen erbaute Krankenhaus, das grösste unserer Stadt, mit meinem Namen versehen haben". Die Aufzählung der Geschenke und Ehrenerweise füllt mehr als 5 Seiten.

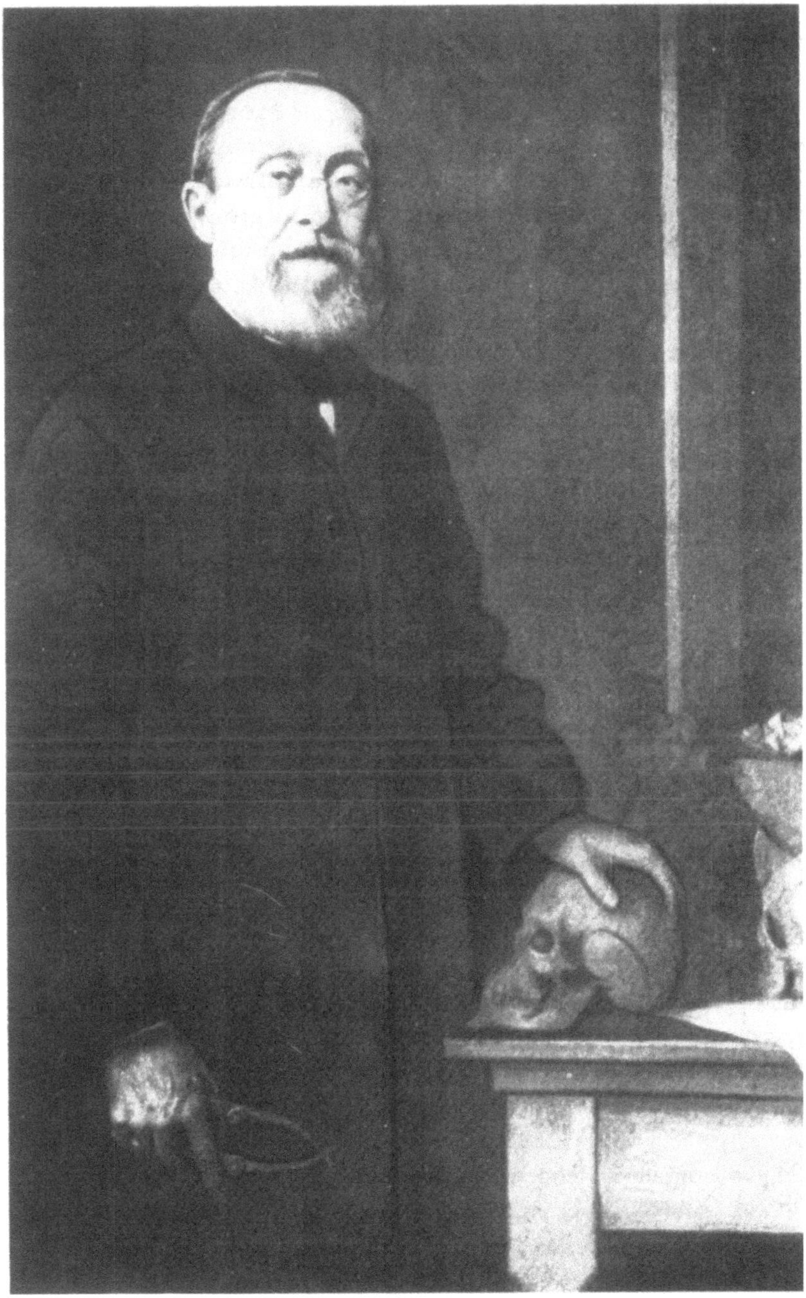

Abb. 98. Rudolf Virchow, Anthropologe, Politiker, Arzt.

„Alles, was an kostbaren Ehrengaben und an künstlerisch ausgestatteten Adressen an mich gelangt war, habe ich seiner Zeit Herrn Professor Lessing auf seinen Wunsch zur öffentlichen Ausstellung überlassen. Dieselbe hat in dem schönen Lichthofe des Kunstgewerbemuseums stattgefunden. Sie hat allgemeine Bewunderung erregt... Den ganz ungewöhnlichen Ehrungen gegenüber, die mir zutheil geworden sind, kann ich nichts weiter thun, als meinen wärmsten und herzlichsten Dank wiederholen. Das Gefühl der Verpflichtung ist so gross, als dass ich ihm Worte verleihen könnte, die meine Empfindungen ganz ausdrücken. Auch bin ich zu alt geworden, um neue Leistungen in Aussicht stellen zu können, welche würdig genug wären, um als Gegengabe betrachtet zu werden. Ich werde nicht müde werden, so lange zu arbeiten, als meine Kräfte ausreichen. Aber ich kann nicht mehr versprechen, als dass ich versuchen werde, eine Reihe grösserer Arbeiten, die ich in jungen Jahren begonnen habe zu einem auch für die grosse Welt brauchbaren Abschluss zu bringen. Im Uebrigen kann ich nur bitten, meinen etwa noch kommenden Arbeiten die selbe gütige und nachsichtige Beurtheilung zutheil werden zu lassen, die ich in so reichem Maasse, weit über alles Erwarten hinaus bisher genossen habe." Besonders genossen hat er die Teilnahme auch der Menschen in seiner Straße, und vor allen Dingen des Berliner Handwerkervereins. „Vertraut dem Volke und arbeitet für dasselbe, dann wird auch Euch der Lohn nicht fehlen, wenngleich der Abbruch zahlreicher Einrichtungen, das Verschwinden vieler Menschen, die völlige Umgestaltung des öffentlichen Lebens, den Gedanken unserer Vergänglichkeit ganz nahe bringt. Das ist mein Glaubensbekenntnis, und mit diesem hoffe ich, solange ich lebe auskommen zu können", so schließt Rudolf Virchow seinen Dank.

Virchow war von Natur nicht nur mit überragender Intelligenz, sondern auch mit einer hervorragenden Gesundheit ausgestattet, bis zu seinem 80sten Lebensjahr war er nie ernstlich krank, seine enorme Arbeitsleistung ist auch dadurch zu erklären, daß er mit sehr wenig Schlaf auskam. Virchow war auch ein stolzer Mann – den Adelstitel hat er sein Leben lang abgelehnt –, und eine gewisse Kälte in seinem Umgang mit seinen Schülern, seinen Assistenten und Kollegen ist nicht zu verkennen, aber vielleicht ist auch sie eine Säule seines umfassenden Werkes.

Auch nach seinem 80sten Geburtstag blieb er aktiv. Am 4. Januar 1902 zog er sich einen Oberschenkelhalsbruch zu, als er auf dem Weg zu einer wissenschaftlichen Sitzung aus einem langsam fahrenden Straßenbahnwagen stieg. Der Bruch verheilte zwar, jedoch war Virchows Gesundheit gebrochen. Auch Kuraufenthalte in Bad Teplitz und Bad Harzburg konnten sie nicht wiederherstellen. So starb er am 5. September 1902 an Herzschwäche.

„Tiefe Trauer durchzieht in diesen Tagen die Herzen in Deutschland, in Europa, in der ganzen gebildeten Welt. Rudolf Virchow ist uns genommen, der Führer der Medizin des 19. Jahrhunderts, der Reformator der Pathologie, ein Herrscher zugleich auf den Gebieten der Biologie und der Anthropologie", so begann Friedrich von Recklinghausen seinen Nachruf, in dem er noch einmal die großen Leistungen

Virchows Revue passieren läßt und am Ende fragt: „Worin lagen denn die starken Wurzeln seiner Kraft? Nicht allein in den großen wissenschaftlichen Leistungen, nicht allein in seinem ungewöhnlichen scharfen kritischen Sinn oder in der unermüdlichen Bereitschaft zu Rat und Tat, – meines Erachtens vertraute man ihm wegen der großen Überzeugungstreue und der ausgesprochenen Festigkeit des Glaubens an sich selbst, die bei allen seinen Aktionen, so leuchtend zu Tage traten."

Emil Du Bois-Reymond

Neben Rudolf Virchow war Emil Du Bois-Reymond in der zweiten Hälfte des vergangenen Jahrhunderts eine ebenso gefeierte wie bekämpfte Figur auf der Berliner wissenschaftlichen Szene. Emil Du Bois-Reymond wurde 1818 in Berlin geboren, sein Vater stammte aus dem damals zu Preußen gehörenden Neuenburg, wohin er auch als preußischer Staatsbeamter zurückkehrte. So ging Du Bois-Reymond dort zur Schule, kehrte aber 1837 zum Studium an die Berliner Universität zurück. Dort studierte er zunächst Philosophie und Geologie, schließlich ab 1839 Medizin und wurde Schüler von Johannes Müller, der ihn schon 1840 zu seinem Assistenten machte, noch ehe Du Bois-Reymond promoviert und approbiert worden war. Den Doktortitel hatte er mit einer wissenschaftsgeschichtlichen Abhandlung erworben: Quae acut veteris de piscibus electricis extant argumenta (was die Alten über die elektrischen Fische wußten). Weitere Abhandlungen über die tierische Elektrizität erregten die Aufmerksamkeit Alexander von Humboldts, der bald neben Johannes Müller zu einem seiner Förderer wurde. Nachdem er sich im Jahre 1846 habilitiert hatte, widmete er sich ganz seiner experimentellen Forschung, vor allen Dingen den weiteren Untersuchungen der tierischen Elektrizität, deren Ergebnisse er in einem ersten umfangreichen Bande bereits im Jahre 1848 vorlegte. Diese Untersuchungen machten ihn weit über die deutschen Grenzen hinaus bekannt; 1850 führte er seine Experimente in der französischen Akademie der Wissenschaften vor, zwei Jahre später wurde er in die Royal Institution nach London eingeladen. So konnten Alexander von Humboldt und Johannes Müller den 32jährigen zur Aufnahme in die mathematisch-naturwissenschaftliche Klasse der Preußischen Akademie der Wissenschaften vorschlagen. In ihrem Vorschlag heißt es, Du Bois-Reymonds Untersuchungen hätten ihn „an die Spitze dieses Teils der organischen Physik gestellt" und die „verborgenen Erscheinungen des tierischen Körpers der messenden Physik und der Berechnung zugängig gemacht". In seiner Antrittsrede in der Akademie erklärte Du Bois-Reymond es zu seiner Aufgabe, „die Physiologie und sei es auch nur um ein Differential, ihrem Ziele näher zu rücken, die Physik und Chemie der sogenannten Lebensvorgänge zu sein." 1855 wurde er zum außerordentlichen Professor für Physiologie ernannt und, als nach Müllers Tod im Jahre 1858 dessen Lehrstuhl geteilt wurde, wurde er ordentlicher Professor der Physiologie. 1867 wurde er zum Sekretär der physikalisch-mathematischen Klasse der Akademie der Wissenschaften gewählt, 1896 ist er in Berlin gestorben.

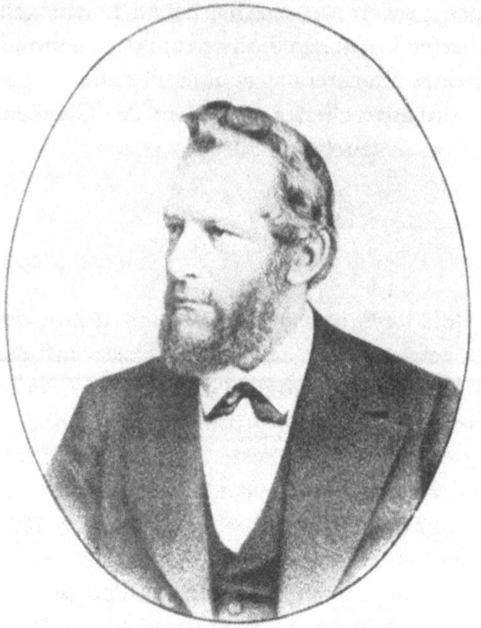

Abb. 99. Emil Du Bois-Reymond (1818–1896), Physiologe und Sekretar der naturwissenschaftlich-mathematischen Klasse der Akademie der Wissenschaften.

Schon 1845 hatte Du Bois-Reymond mit seinen Freunden, darunter Ernst Brücke, der bald darauf Professor in Königsberg und dann in Wien werden sollte, die Berliner Physikalische Gesellschaft gegründet, in der 1847 Hermann von Helmholtz seine Arbeit „Über die Erhaltung der Kraft" vorgetragen hatte. Du Bois-Reymond hatte darüber geurteilt: „Helmholtz hat eine Schrift geschrieben, die gar nicht genug zu rühmen ist: Die Erhaltung der Kraft. Es ist eine Auseinandersetzung des großen Prinzips von der Konstanz der Kraft, nebst Anwendung auf verschiedene Punkte der Naturwissenschaft; wenn ich frei meine Meinung sagen soll, so ist es diese, daß erst durch die tiefsinnige Arbeit Helmholtz's – so sehr viel Ausstellungen und Abänderungen auch dabei für die Einzelheiten übrig bleiben mögen – die Physik zur Wissenschaft geworden, ein Ziel erhalten hat." Mit Brücke und Helmholtz sind zwei der drei Freunde genannt, die sein Leben und seine Wissenschaft ganz wesentlich beeinflußt haben. Der vierte im Bunde war der Marburger Physiologe Carl Ludwig. In seiner Gedächtnisrede für Johannes Müller hat Du Bois-Reymond den Übergang von der Physiologie Müllers zu der neuen Physiologie beschrieben: „Und so hat Müller's Physiologie Epoche gemacht, weil damals eine Periode ablief, und eine andere begann, die sich im Voraus darin abspiegelte; eine Periode skeptischen Rüttelns an allem mit Recht oder Unrecht längst sicher

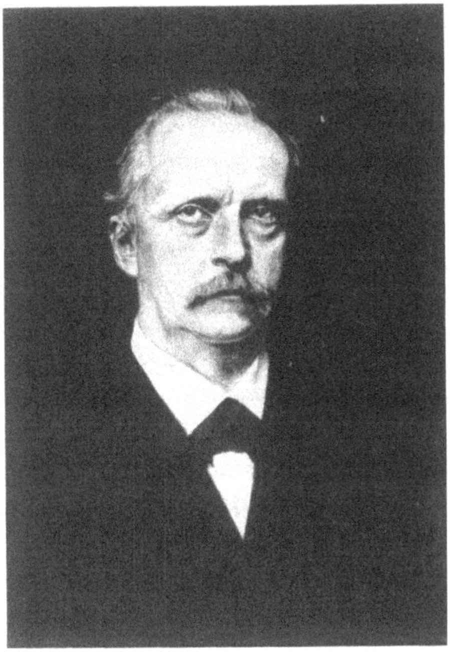

Abb. 100. Hermann von Helmholtz (1821–1894), Physiologe und Physiker, Erfinder des Augenspiegels.

Geglaubten; erneuten Versuchen nach allen Richtungen; des Angreifens altehrwürdiger Probleme mittels bisher ungeahnter Künste des Versuches, vor denen sie fallen wie mittelalterliche Burgen vor den neuen Kriegsmaschinen; eine Periode endlich so unverhoffter Siege und so rascher Fortschritte, daß Müller selbst bald davon überholt wurde, und daß es nach kaum 20 Jahren nicht überflüssig erscheint zu untersuchen, worin das Geheimnis der Wirkung seines schon veralteten Buches einst lag."

Emil Du Bois-Reymond war in seinem Denken antimetaphysisch. Er verurteilte jedes deduktive Denken, jede Systemphilosophie und vertrat den Primat des induktiven Denkens in den Naturwissenschaften. Auf diesem Boden war er Anhänger einer physikalischen Anthropologie und ein früher Anhänger des Darwinismus. Aus seiner antimetaphysischen Grundhaltung erwuchs seine antivitalistische Haltung. Du Bois leugnete die Existenz spezifischer Lebenskräfte und damit auch jede Zielgerichtetheit des Lebens. Die physikalischen und chemischen Naturgesetze hatten für ihn universelle Geltung. Allem Praktischen gegenüber war Du Bois' Einstellung wenn nicht negativ so doch gleichgültig. So reizte ihn die praktische Medizin genausowenig wie die Anatomie. Sie betrachtete er als notwendiges Übel für seine Untersuchungen. Politische, gesellschaftliche und soziale Probleme scheinen ihn wenig berührt zu haben. Die Revolution von 1848 trieb ihn nicht aus seiner Studierstube. Wenn er sich um Politik kümmerte, dann allenfalls, wenn es darum ging, mehr naturwissenschaftliche Bildung zu fordern. So hatte er „Kegelschnitte, kein griechisches Skriptum mehr" gefordert, hatte statt der ausgedehnten „mittelalterlichen Zänkereien zwischen Kaiser und Papst" die Behandlung der Verbrennungswärme des Kohlenstoffs und eine Vermehrung der naturwissenschaftlichen Lehrstunden auf Kosten der Religionsstunden gefordert. Ebenso förderte er das Schulturnen und sprach sich auch für die Zulassung der Frauen zum Medizinstudium aus. Der Frau eines seiner Schüler hatte er gestattet, hinter einem Vorhang verborgen, seine Vorlesung zu hören.

Emil Du Bois-Reymond war rhetorisch ausgezeichnet begabt, seine Reden als Dekan, als Rektor, als Sekretar der Akademie der Wissenschaften, waren bekannt und gefürchtet. Mag uns sein Pathos heute auch manchmal abstoßen, wenn er etwa in seiner Rektoratsrede von 1870 die Berliner Universität, „dem Palaste des Königs gegenüber einquartiert, durch ihre Stiftungsurkunde das geistige Leibregiment des Hauses Hohenzollern" nennt, so zeugen die Reden trotz allem von hohem Sprach- und Stilgefühl.

Als Emil Du Bois-Reymond zum Ordinarius für Physiologie an der Berliner Universität ernannt worden war, gab es noch lange kein physiologisches Institut. Noch unter seinem Lehrer Johannes Müller hatte er im 2. Stock des Universitätsgebäudes über dem Anatomischen Museum ein eigenes Laboratorium erhalten, das er als physiologisches Laboratorium bezeichnete. „Solange der Lehrstuhl der Physiologie hier selbst mit dem der anatomischen Wissenschaften vereinigt war, d. h. bis zum Tode Johannes Müllers, bis zur Ernennung seiner Nachfolger Reichert und Du Bois-Reymond, bildete das physiologische Laboratorium mit dem dazugehörigen Apparaten einen Teil des anatomischen Museums. Es stand unter demselben Direktor, hatte keine getrennten Fonds, kein eigenes Personal, und seine Räumlichkeiten waren mit denen des Museums durchaus verschmolzen. Der Apparat (wenn man Mikroskope und anatomische Werkzeuge als zum anatomischen Lehr- und Forschungsmaterial gehörig rechnet), beschränkte sich auf das Notwendigste, Waage, Luftpumpe, Gasometer, Galvanische Säule und dergleichen mehr; nur für die Physiologie der Sinne und der Stimme und Sprache war derselbe, von Johannes Müllers Studien über diese Gegenstände her, etwas vollständiger. Seit dem Beginn der vierziger Jahre war der physiologische Apparat überhaupt nicht mehr wesentlich vermehrt worden." Erst im Jahre 1877 konnte das neuerbaute Physiologische Institut in der Dorotheenstraße bezogen werden, das sich in vier Abteilungen nun ganz der Physiologie widmen konnte. Emil Du Bois-Reymond hat es ganz im Sinne seiner naturwissenschaftlichen Prinzipien aufgebaut, mit einer physikalischen, einer chemischen, einer mikroskopisch-biologischen und einer vivisektorischen Abteilung. Damit war auch das Programm einer naturwissenschaftlich-experimentellen Medizin umrissen, deren hervorragender Vertreter Emil Du Bois-Reymond war.

Wie aber verträgt sich mit dieser Einschätzung sein berühmtes „Ignorabimus" – wir werden es nicht wissen? Anläßlich der 45. Jahresversammlung Deutscher Naturforscher und Ärzte in Leipzig hatte Emil Du Bois-Reymond 1872 seinen Vortrag „über die Grenzen des Naturerkennens" gehalten. Darin hatte er ausgeführt, daß, obwohl die mechanistische Weltauffassung die einzig wissenschaftliche sei, es dennoch für sie Grenzen gebe, die sie nicht überschreiten könne; dies gelte vor allen Dingen für die Fragen nach dem Wesen von Materie und Kraft, nach dem Ursprung der Bewegung und nach der Entstehung des Bewußtseins. Beide Fragen seien aus materiellen Bedingungen nicht erklärbar, die Menschheit werde niemals wissen „wie Materie denkt". „Die ‚Grenzen des Naturerkennens' sowie die ‚Die 7 Welträtsel', und alles, was ich sonst in diesem Sinne geschrieben habe, gehen aus von dem Grundbestreben, die Welt mechanisch zu begreifen, und sofern das nicht gelingt, den unlösbaren Rest des Exempels bestimmt und klar auszusprechen. Dies glaube ich für meinen Teil befriedigend geleistet zu haben und komme damit zu einem Ruhepunkt des Denkens, ähnlich dem eines Mathematikers, welcher die Unmöglichkeit der Lösung einer Aufgabe bewiesen hat." Die Öffentlichkeit deutete jedoch das Ignorabimus sehr bald um in das Eingeständnis, daß die Naturwissenschaft nichts entscheiden könne über Fragen des geistigen Lebens. Wohl selten ist ein Wissenschaftler von Freunden und Feinden so gründlich mißverstanden worden.

Die theoretischen Institute

Nachfolger Johannes Müllers auf dem Ordinariat für Anatomie wurde Carl Bogislaus Reichert, dem im Jahre 1883 Wilhelm Waldeyer folgte. Waldeyer war aus Straßburg nach Berlin gekommen, beschäftigte sich nicht nur mit der Morphologie, sondern auch mit pathologischen Arbeiten. Waldeyer war ein glänzender Redner, der seine Vorträge durch geradezu künstlerische Zeichnungen zu beleben wußte. Als Nachfolger von Du Bois-Reymond als Sekretar der naturwissenschaftlich-mathematischen Klasse der Akademie der Wissenschaften eiferte er diesem in seinen geschliffeneren, stilistisch glänzenden Reden nach. Unter Reichert und Waldeyer wurde vor allen Dingen die anatomische Sammlung weiter ausgebaut, nicht nur mit menschlichen, sondern auch mit tierischen Präparaten; ein Walfischskelett war ebenso zu sehen wie das eines Rhinozeros oder eines Orang-Utans. 1883 wurden diese an das Zoologische Museum abgegeben. Bis zum Jahre 1868 war das Anatomische Institut in seinem alten Gebäude hinter der Garnisonkirche untergebracht. In diesem Jahr konnte ein neues Gebäude im Garten der Tierärztlichen Hochschule zwischen Luisen- und Friedrichstraße bezogen werden.

Noch vor dem Tode Reicherts war die Teilung der Anatomie in zwei Ordinariate beschlossen worden. Erst im Jahre 1880 wurde auf das 2. Ordinariat Oscar Hertwig berufen, der die mikroskopische Anatomie, die Entwicklungsgeschichte und die vergleichende Anatomie vertreten sollte. Das zweite Anatomische Institut wurde zunächst in Räumen der Universität untergebracht, zog dann in das Privathaus des verstorbenen Professors der Chirurgie, Jüngken, um und erhielt erst 1892 in unmittelbarer Nähe des ersten Anatomischen Instituts seine feste Bleibe. Das Pharmakologische Institut der Universität ist aus der pharmakologischen Sammlung hervorgegangen, die schon seit 1832 Bestandteil der Universität war. Carl Gustav Mitscherlich, der die Arzneimittellehre seit 1851 vertrat, war es nicht gelungen, ein

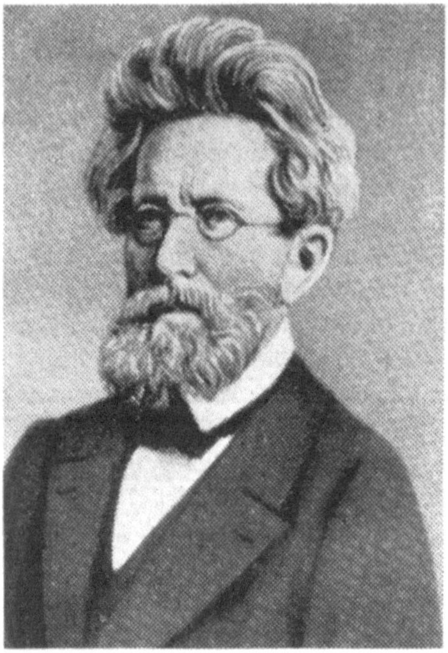

Abb. 101. Carl Reichert (1811–1883), Nachfolger Johannes Müllers als Anatom.

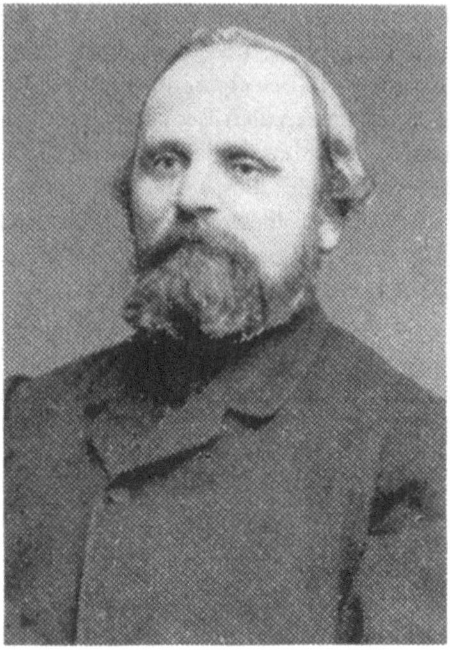

Abb. 102. Robert Remak (1815–1865), der sich 1847 als erster Jude an der Medizinischen Fakultät habilitieren konnte.

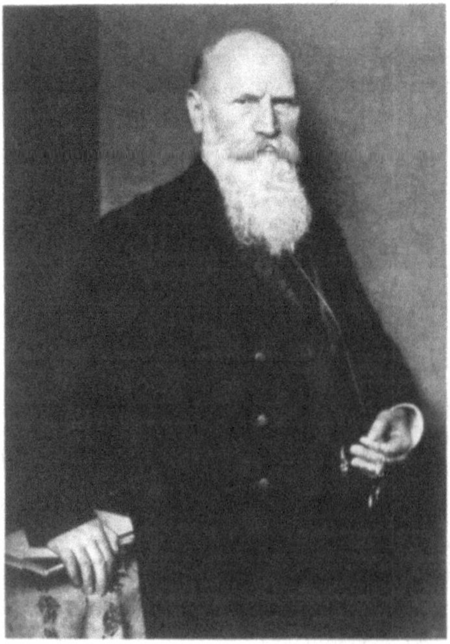

Abb. 103. Wilhelm Waldeyer (1836–1921), Direktor des I. Anatomischen Instituts.

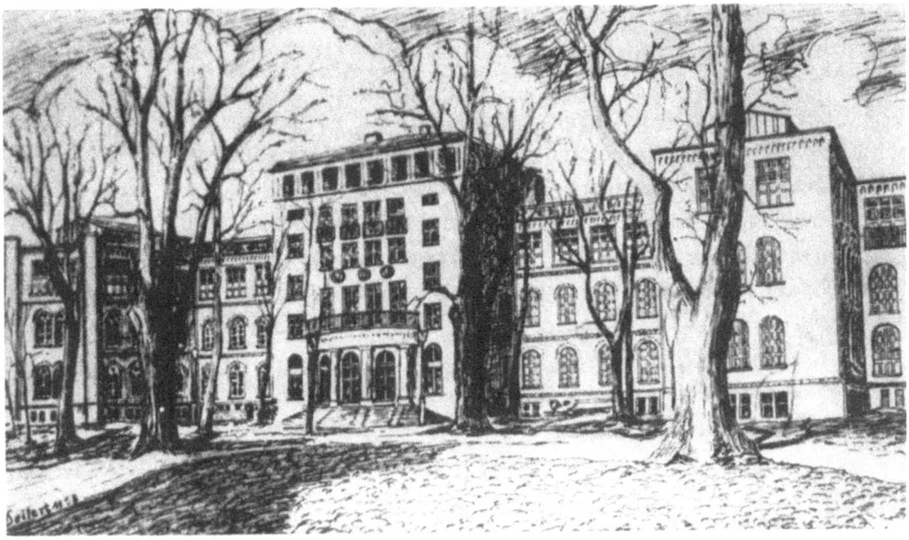

Abb. 104. Das I. Anatomische Institut im Garten der Tierarzneischule 1868.

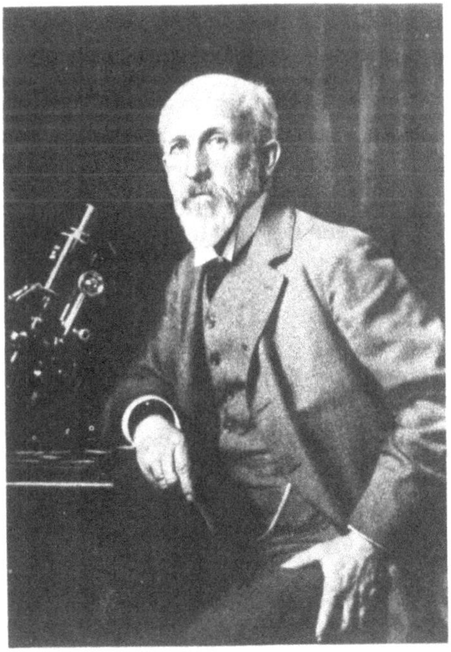

Abb. 105. Oscar Hertwig (1849–1922), Direktor des II. Anatomischen Instituts, der vor allem durch seine Auseinandersetzung mit dem Darwinismus bekannt wurde.

Pharmakologisches Institut zu errichten, obwohl er einer der Hauptvertreter der Richtung war, die das Fach als experimentelle Naturwissenschaft ansahen, und der deshalb in seiner Wohnung mit eigenen Mitteln ein pharmakologisches Laboratorium errichtet hatte. Erst seinem Nachfolger Oskar Liebreich, der schon durch seine experimentelle Arbeitsrichtung bekannt war, wurde die Errichtung eines eigenen Instituts zugestanden, das schließlich im Jahre 1883 bezogen werden konnte.

Die Unterrichtsanstalt für Staatsarzneikunde, die Vorgängerin des Instituts für Gerichtliche Medizin, war zunächst in der Pathologie, dann in der Anatomie untergebracht und wurde durch Wilhelm Wagner vertreten; nach dessen Tod wurden seine Aufgaben unter Carl Liman und Carl Skrzeczka geteilt. Beide waren außerordentliche Professoren und gerichtliche Stadtphysici. Erst 1886 konnte ein eigenes Gebäude auf dem Gebiet des alten Charité-Kirchhofs in der Hannoverschen Straße bezogen werden, 1894 wurde Fritz Straßmann außerordentlicher Professor der Gerichtlichen Medizin.

Eine ganz besondere Stellung nimmt das Hygieneinstitut ein, weil sein erster Direktor ein damals schon weltbekannter Wissenschaftler war, Robert Koch. Obwohl von staatlicher wie von ärztlicher Seite schon seit längerer Zeit die Errichtung eines eigenen Hygieneinstituts gefordert worden war, war dies von seiten der Universität immer wieder abgelehnt worden. Besonders Rudolf Virchow war es, der der Errichtung eines eigenen Hygieneinstitus vehement entgegentrat. „Nach unserer Meinung", so erklärte er, „sind sowohl die Hygiene als die gerichtliche Medizin angewandte Wissenschaften, welche weder selbständige Methoden, noch selbständige Objekte in der Untersuchung haben." Es sei Aufgabe der wissenschaftlichen Institute, „welche wirklich wissenschaftlichen Disziplinen dienten", die Studenten auch in der Hygiene zu unterweisen. Hygieneinstitute seien um so weniger notwendig, je mehr diese Institute ausgebaut würden. In Berlin war am 10. Mai 1883 am Lehrter Bahnhof die Hygieneausstellung eröffnet worden und hatte

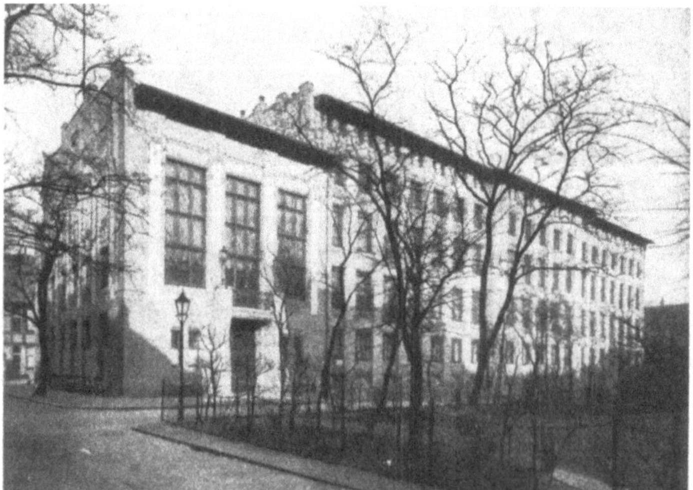

Abb. 106. Hygienisches Institut, dessen erster Direktor Robert Koch war.

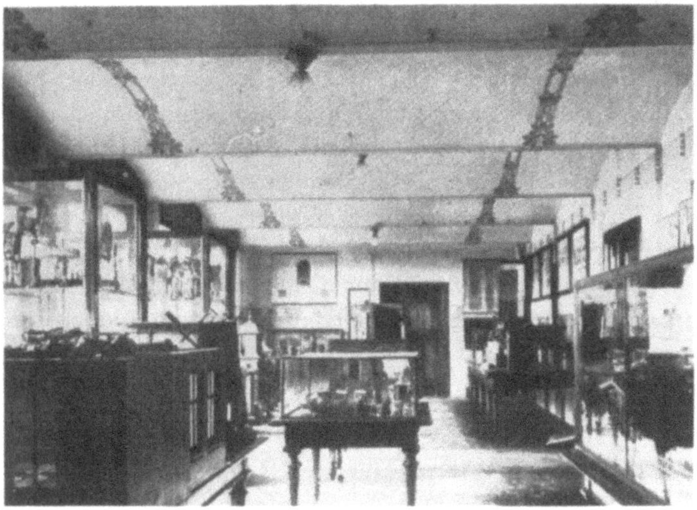

Abb. 107. Sammlungsraum des Hygieneinstituts, ca. 1900.

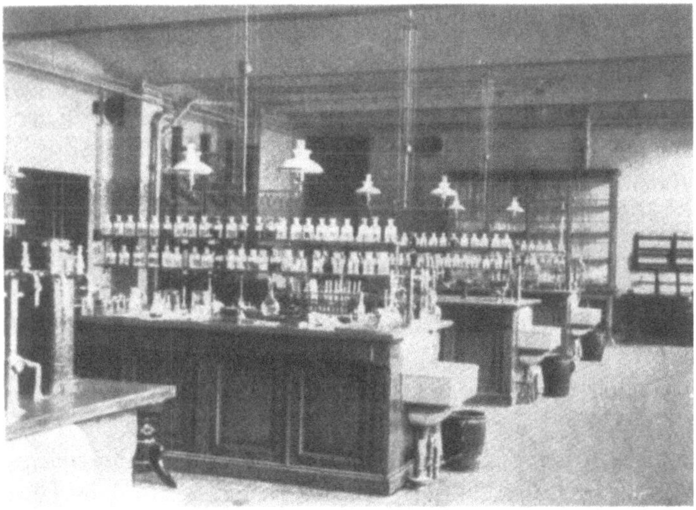

Abb. 108. Arbeitssaal des Hygieneinstituts, ca. 1900.

allgemeines Interesse geweckt. Daraus entwickelte sich die Vorstellung, daß es notwendig wäre, die in der Ausstellung gezeigten Gegenstände dauernd in einer hygienischen Sammlung zu vereinigen. Das Gebäude der alten Gewerbeakademie in der Klosterstraße wurde für ein zu errichtendes Hygienemuseum in Aussicht genommen, in das auch die Hygienesammlung des Kaiserlichen Gesundheitsamtes eingehen sollte. Im Zusammenhang mit diesem Hygienemuseum wird zum ersten Mal von der Errichtung eines Universitätsinstituts für Hygiene gesprochen. Noch immer protestierte die Universität gegen die Errichtung eines Institutes, da von einer „exakten hygienischen Wissenschaft, die bestimmte eigene Forschungsmethode und feste Grenzen ihres Umfanges" habe, nicht die Rede sein könne. Die Wahl von Robert Koch zum ersten Ordinarius und Direktor dieses Institutes sollte dazu dienen, den Widerstand der Universität zu brechen. Auch als die Errichtung des Hygieneinstitutes neben einem Hygienemuseum von seiten des Staates beschlossene Sache war, versuchte Virchow noch einmal, es wenigstens von der Universität fern zu halten und an der Technischen Hochschule Charlottenburg zu etablieren. Die Wahl Kochs als Universitätsprofessor erwies sich nicht als besonders glücklich. Koch war weitaus mehr an seinen Untersuchungen im Laboratorium als am Unterricht für Studenten interessiert und ließ sich schon ab 1890 durch seinen Kustos von Esmarch in der Direktion des Institutes vertreten und gab diese 1891 gänzlich ab. Sein Nachfolger wurde Max Rubner, der bis dahin in Marburg gewesen war.

Die Charité

Erster Vertreter der Universitätschirurgie in der Charité war Johann Nepomuk Rust gewesen, ihm war im Jahre 1840 Johann Christian Jüngken gefolgt, der schon seit 1828 eine eigene Augenabteilung in der Charité geführt hatte. Jüngken, ein Wundarzt der alten Schule, war als Mensch und Lehrer eine anziehende Persönlichkeit, auch als Augenarzt genoß er einen guten Ruf, sein chirurgisches Ansehen verblaßte jedoch neben dem der gleichzeitig in Berlin wirkenden Dieffenbach und von Langenbeck.

Jüngkens Nachfolger im Jahre 1868 wurde Adolf von Bardeleben. Er hatte in Heidelberg, Paris und Berlin studiert, zusammen mit Traube, Virchow, Du Bois-Reymond und Helmholtz. 1843 war er Assistent von Bischof in Gießen geworden, hatte sich dort für das Fach Anatomie habilitiert und war bald außerordentlicher Professor geworden. Er hielt nicht nur anatomische, sondern auch allgemein-naturwissenschaftliche Vorlesungen und übte eine umfangreiche chirurgische Tätigkeit aus. So nimmt es nicht wunder, daß der 30jährige 1849 auf die ordentliche Professur für Chirurgie in Greifswald berufen wurde. Seine Greifswalder Jahre sind geprägt durch den Ausbau der Klinik und durch eine umfangreiche klinische und poliklinische Tätigkeit. Daneben erschien sein „Lehrbuch der Chirurgie und Operationslehre", zunächst eine freie Bearbeitung von Vidals „Traité de pathologie externe et de médecine opératoire". Die drei ersten Auflagen waren vergriffen, ehe sie ganz erschienen waren. Über dreißig Jahre lang, mit über acht Auflagen war es das führende Lehrbuch der Chirurgie in deutscher Sprache. Seit 1851 war Bardeleben auch Mitarbeiter der Canstattschen Jahresberichte, für die er 44 Jahre lang die Fortschritte der allgemeinen, der Gefäß- und der Nervenchirurgie redigierte.

1867 war Joseph Listers erste Mitteilung über seine antiseptische Wundbehandlung mittels Karbolspray erschienen. Bardeleben gehörte zu den ersten, die das

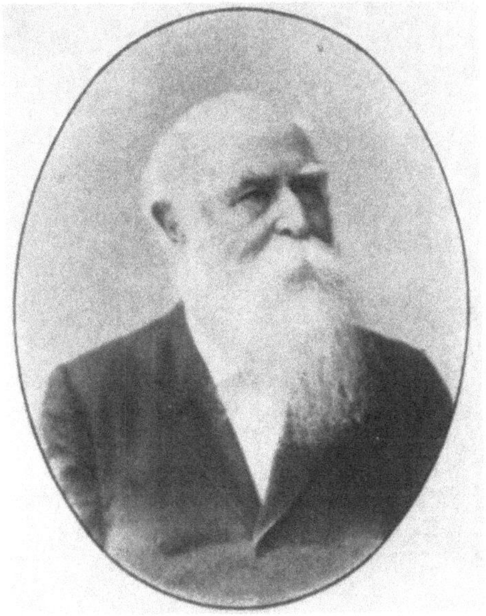

Abb. 109. Adolf von Bardeleben (1819–1895), Direktor der Chirurgischen Klinik der Charité, wo er die Listersche Antisepsis einführte.

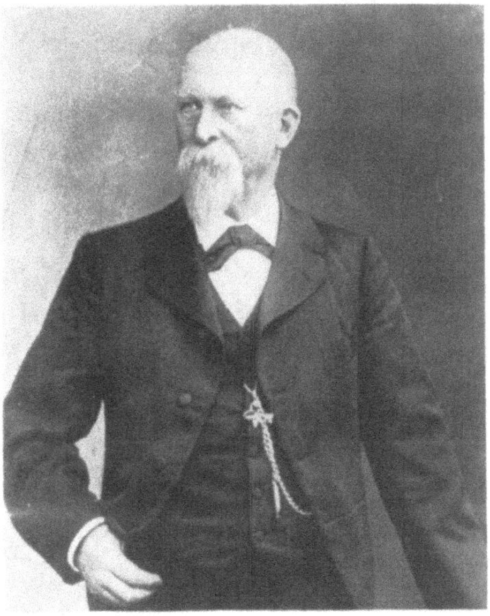

Abb. 110. Franz König (1832–1910), Nachfolger von Bardelebens in der Chirurgischen Klinik der Charité.

neue Verfahren akzeptierten. Schon in den Osterferien des Jahres 1868 reiste er nach Edinburgh, um Lister und sein Verfahren kennenzulernen. Als begeisterter Anhänger der Antiseptik kehrte er nach Greifswald zurück, wo ihn im Herbst des Jahres der Ruf auf den Lehrstuhl für Chirurgie an der Charité erreichte. Seine Versuche, die Antiseptik dort zu installieren, scheiterten zunächst am fehlenden Geld. Erst als es ihm gelang, billigere Materialien einzusetzen, Chlor, Zink, Sublimat, Karbollösung und Jute statt der teuren Gaze, fand die Antiseptik Eingang in die Charité. Seine weitergehenden Forderungen, wie Schaffung einer Chirurgischen Poliklinik, Umbau des Operationssaales, Errichtung von Assistentenwohnungen, scheiterten indes wie so vieles am fehlenden Geld und an der Uneinsichtigkeit der Klinikverwaltung, die nicht nur sparen wollte, sondern sogar Überschüsse zu erwirtschaften hoffte. Zur Feier seines 50jährigen Doktorjubiläums wurde ihm 1891 der erbliche Adel verliehen. Bardeleben, nun schon 72jährig, dachte nicht daran aufzuhören. Im Jahre 1892 wurde er zum Vorsitzenden der Deutschen Gesellschaft für Chirurgie gewählt. Bis zum Sommersemester 1895 hielt er seine Vorlesungen, am 24. September dieses Jahres ist er an einem seit Jahren bestehenden Nierenleiden gestorben. Bardeleben gehört zu denen, die am Aufbau der modernen Chirurgie beteiligt waren. Neuerungen stand er kritisch gegenüber, war er aber einmal von ihrem Wert überzeugt, dann setzte er sich vehement für sie ein. Nicht nur die

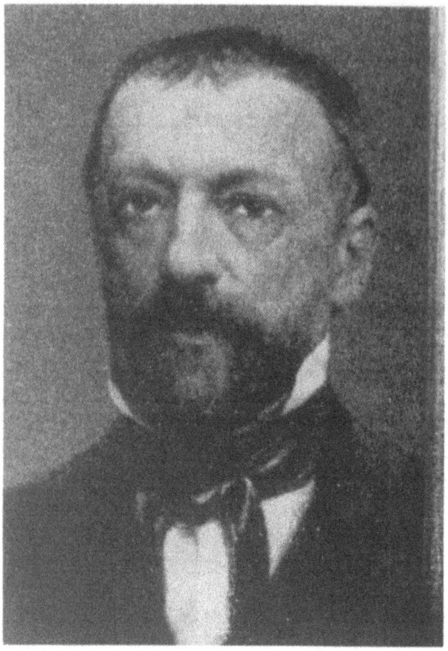

Abb. 111. Ludwig Traube (1818–1876) leitete die Abteilung für Brustkranke der Charité, die 1857 in eine Propädeutische Klinik umgewandelt wurde.

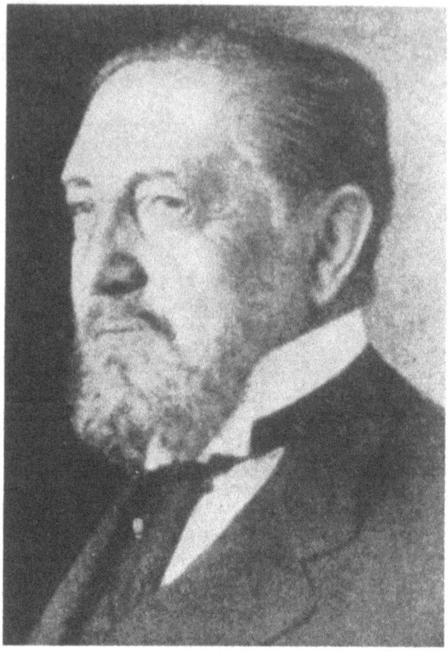

Abb. 112. Ernst von Leyden (1832–1910), Direktor der I. Medizinischen Klinik, bemühte sich vor allem um eine wissenschaftlich begründete Therapie.

Listersche Antisepsis hat er so gefördert, sondern auch die Esmarchsche Blutleere. Bardeleben galt als „kühner Operateur"; er selber hörte dieses Wort nicht gern, kühn sei man als Chirurg nur auf Gefahr und auf Kosten seiner Patienten, hat er einmal gesagt.

Bardelebens Nachfolger in der Charité wurde Franz König, der zuvor Ordinarius in Göttingen gewesen war. In Berlin hat König die Errichtung einer Chirurgischen Poliklinik durchgesetzt, hat den Ausbau des alten Sommerlazaretts zu einer chirurgischen Station geleitet und die Pläne für den Neubau der Chirurgie miterarbeitet, die im Mai 1904 eingeweiht wurde, kurz ehe König aus seinem Amt schied. König galt als spezieller Kenner der Chirurgie der Knochenerkrankungen, wegen seiner scharfen Kritik war er vor allem von jüngeren Kollegen auf Tagungen und Kongressen gefürchtet.

Noch unter Schönlein war in der Medizinischen Klinik für Ludwig Traube eine Abteilung für Brustkranke errichtet worden, die nach dessen Ruf nach Heidelberg im Jahre 1857 in eine Propädeutische Klinik umgewandelt wurde. Nach Schönleins Ausscheiden wurde Theodor Frerichs auf das Ordinariat für Innere Medizin berufen. Frerichs stammte aus Aurich und hatte in Göttingen studiert, wo er auch Privatdozent und Extraordinarius wurde. Er war Direktor der Universitätskliniken in Kiel und in Breslau gewesen ehe er nach Berlin kam. Von der Physiologie ausgehend, hatte er ganz im Sinne Schönleins die Innere Medizin ausgebaut, das Experiment auch in die Klinik eingeführt und galt als hervorragender klinischer Lehrer. Als Traube 1876 starb, erhielt Ernst von Leyden in Straßburg den Ruf als dessen Nachfolger und wechselte nach Frerichs Tod neun Jahre später in die Leitung der nun Erste Medizinische Klinik genannten Klinik. Ernst von Leyden, 1832 geboren, war Ordinarius in Königsberg und Straßburg gewesen. Ganz besonders hatte er sich mit den Krankheiten des Rückenmarks und des Nervensystems beschäftigt. Schon unter Frerichs war ein besonderes Zimmer für chemische und mikroskopische Arbeiten eingerichtet worden, aber erst unter Leyden wurde daraus ein wissenschaftliches Laboratorium. Aber Leydens Hauptinteresse galt der Therapie. Er wandte sich energisch gegen den von der Zweiten Wiener Schule ausgehenden therapeutischen Nihilismus, der die Möglichkeiten einer medikamentösen Therapie vernachlässigte und sich völlig auf die Diagnosestellung konzentrierte. Die zusammen mit Theodor Frerichs 1879 gegründete „Zeitschrift für Klinische Medizin" und der „Verein für Innere Medizin" waren Podien, auf denen Leyden seine positive Einschätzung der internen Therapie vorstellen konnte. Dabei war es sein Bestreben, auch die therapeutischen Ansätze einer strengen wissenschaftlichen Kritik zu unterziehen, die den Kriterien der Pathologie und Diagnostik standhielt. Da es in der zweiten Hälfte des vorigen Jahrhunderts kaum spezifisch wirksame Medikamente gab, setzte Leyden seine Hoffnungen auch auf die in dieser Zeit stark aufkommenden naturgemäßen Heilmethoden. In seiner Klinik wurde deshalb neben Medikamenten auch mit hygienisch-diätetischen Behandlungen geheilt. In seinen Vorlesungen ging es Leyden nicht nur darum, medizinisches Wissen zu vermitteln, sondern auch, junge Ärzte auszubilden, sie in der Patientenbeobachtung und in der Diagnosestellung zu schulen, wobei das Wohlergehen des Patienten alle ärztlichen

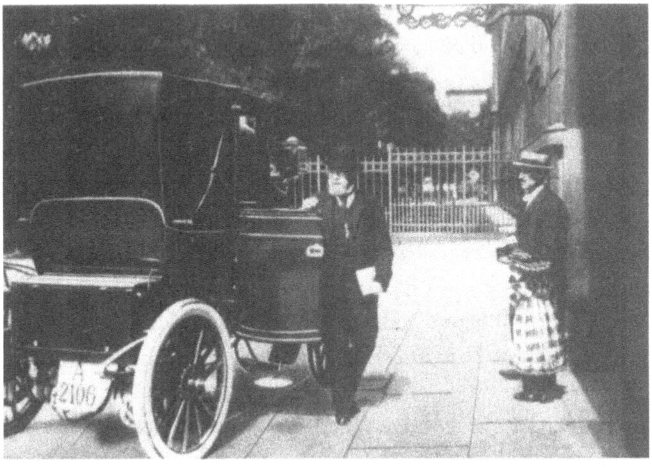

Abb. 113. Ernst von Leyden vor der Charité.

Vorgehensweisen bestimmte. Leyden legte großen Wert auf das Äußere. Er selber kam stets in Gehrock und Zylinder zur Vorlesung, verlangte dieses auch von seinen Assistenten und bestand darauf, daß zum Examen die Kandidaten im Frack zu erscheinen hätten. Dennoch wirkte er, auch gegenüber einfachen Patienten, nicht einschüchternd, sondern vertrauenerweckend. Sein 70. Geburtstag im April 1902 wurde, ähnlich wie der 80. von Rudolf Virchow, für ganz Berlin, ja für ganz Deutschland ein Festtag.

Als Leyden die I. Medizinische Klinik übernahm, wurde als sein Nachfolger Carl Gerhardt berufen, der als Professor und Leiter der Inneren Klinik in Jena und in Würzburg gewirkt hatte. Mit seiner Berufung wurde aus der Propädeutischen Klinik die II. Medizinische Klinik. Gerhardts wissenschaftliche Verdienste liegen vor allen Dingen auf dem Gebiet der physikalischen Diagnostik, aber auch auf dem Gebiet der Pädiatrie und der Laryngologie galt er als Autorität. Er hatte als erster die richtige Diagnose beim damaligen Kronprinzen Friedrich gestellt. Theodor Brugsch, der zu Ende des Jahrhunderts in Berlin studierte, hat die Gerhardtsche Vorlesung sehr anschaulich beschrieben. „Im ersten Geschoß des Charitéhauptgebäudes war die II. Medizinische Klinik untergebracht. Der Chef war Gerhardt, ein exakter, naturwissenschaftlich orientierter Kliniker, der die Tradition von Traube fortsetzte und Auskultation und Perkussion, ja auch die Laryngologie zu den wichtigsten diagnostischen Methoden der Inneren Medizin erklärte und ebenso die Laboratoriumsmethoden in den Vordergrund stellte. Weder seine Stabsärzte und Oberärzte (so hießen die etatmäßigen Assistenten der Klinik, deren Gehalt monatlich 80 Mark betrug) noch auch die Praktikanten in der klinischen Vorlesung hatten es leicht bei Prof. Gerhardt. Denn er kontrollierte auskultatorische Befunde beim Kranken nach und verlangte zum Beispiel, daß man eine Kaverne durch den verschiedenen Schallwechsel und so weiter richtig nach Lage, Größe und Spannung der Wand diagnostizierte. Die Assistenten waren bei diesen Nachprüfungen seitens des Chefs oft sehr 'im Druck'. Wir hörten als Studenten gern die Vorlesung. Wenn Gerhardt klar und einfach z. B. die Leberzirrhose besprach, so verließ man den Hörsaal mit dem Gefühl: Wenn du das weißt, was der Professor da auseinandergesetzt hat, dann kannst du die Medizin. Aus der Gerhardtschen Klinik sind große Kliniker hervorgegangen, die später ihrem Lehrer höchste Ehre machten: Ich nenne Friedrich Müller und von Noorden.

Gerhardt hielt seine Vorlesungen morgens von 8 bis 9 Uhr. Sein Vorlesungsraum war stets stark besucht. Sein Hörsaal besaß eine Galerie, die von den Studierenden besucht war, die nicht zu praktizieren brauchten. Um das Parkett herum, in dem Gerhardt an den Krankenbetten in der Vorlesung stand, saßen die Assistenten getrennt secundum ordinem. Volontärärzte saßen im Hintergrunde, die Assistenten mußten regelmäßig der Vorlesung beiwohnen. Gerhardt hielt sehr auf Pünktlichkeit."

Zu den Kliniken innerhalb der Charité gehörte auch die Gynäkologische Klinik, die 1858 von der Chirurgischen Klinik abgetrennt und unter die Leitung Eduard Martins gestellt worden war. Wie im 18. Jahrhundert zwischen den Geburtshelfern

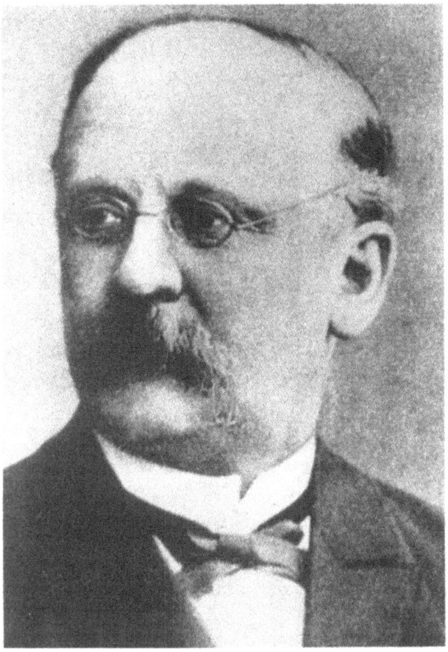

Abb. 114. Adolf Gusserow (1836–1906) vereinigte 1882 die verschiedenen gynäkologischen und geburtshilflichen Abteilungen der Charité zu einer Klinik.

und den Chirurgen, so kam es auch jetzt zwischen dem Gynäkologen und dem Professor der Chirurgie Jüngken zum Streit. Jüngken berief sich darauf, daß er alleine in der Charité Operationen ausführen dürfe, und verweigerte Martin die Instrumente für seine Operationen. Da die Gynäkologische Klinik noch keine eigenen Instrumente besaß, war ministerielles Eingreifen notwendig. Der Minister entschied, „daß der Professor Martin alle chirurgischen Operationen an den Sexualorganen selbst auszuführen oder durch den jedesmaligen Assistenzarzt ausführen zu lassen mit der Maßgabe berechtigt sei, daß er bei den Operationen an den Brüsten der auf seiner Klinik befindlichen Kranken mit dem Dirigenten der chirurgischen Klinik alterniert." Daß aber auch diese Anweisung die Probleme nicht lösen konnte, zeigte sich wenige Jahre später, als ein Kaiserschnitt zur Beendigung einer Schwangerschaft notwendig war und Jüngken sich weigerte diese Operation vorzunehmen, weil sie Sache der Gynäkologen sei. Neben der Gynäkologischen Klinik hatten an der Charité weiterhin eine Geburtshilfliche Klinik und die Hebammenschule bestanden, die erst im Jahre 1882 unter Adolf Gusserow zu einer Klinik vereinigt wurden. Ein Jahr später konnte die Gynäkologische Klinik ein eigens für sie errichtetes Gebäude beziehen.

Eine besondere Rolle spielte in der Charité die Klinik für Haut- und Geschlechtskrankheiten, die aus den schon 1825/26 errichteten Abteilungen für syphilitische Männer und Weiber hervorgegangen war. Zur gleichen Zeit bestand eine weitere Abteilung für Krätze- und Pockenkranke, die 1854 unter Felix von Baerensprung mit der Klinik für Haut- und Geschlechtskrankheiten vereinigt wurde. Als freilich

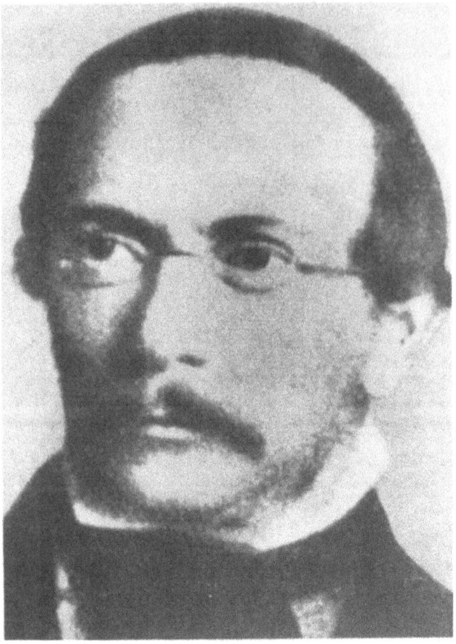

Abb. 115. Felix von Baerensprung (1822–1864), dessen Lebenswerk der Erforschung der Syphilis galt, starb selbst an dieser Krankheit.

1884 Bismarck seinem Leibarzt Schweninger eine außerordentliche Professur für Dermatologie verschafft hatte, wurde die Klinik wieder auseinandergerissen und erst nach seinem Ausscheiden 1902 endgültig vereinigt. Unter den Charitéärzten der zweiten Hälfte des 19. Jahrhunderts ist Felix von Baerensprung wohl die tragischste Gestalt. Er stammte aus einer der angesehensten Patrizierfamilien Berlins, hatte dort und in Halle Medizin studiert, sich der Inneren Medizin zugewandt, wo er, fast gleichzeitig mit Ludwig Traube in Berlin die regelmäßige Temperaturmessung bei Infektionskranken einführte, beschäftigte sich daneben mit Haut- und Geschlechtskrankheiten, so daß er auf Veranlassung Schönleins 1853 als 31jähriger einen Ruf für dieses Gebiet an die Charité erhielt. Die Syphilis sollte sein Schicksal werden. Um die Mitte des Jahrhunderts war die Erforschung der Syphilis in ein neues Stadium getreten. Philippe Ricord hatte 1831 in Paris nachgewiesen, daß die Gonorrhoe und die Syphilis zwei unterschiedliche Krankheiten waren, und hatte die drei Stadien der Syphilis erkannt. Versuche, eine Impfung ähnlich der gegen die Pocken gegen die Syphilis zu finden, waren trotz aller angeblichen Erfolge immer wieder gescheitert. Baerensprung hatte eine eigene Therapie der Syphilis entwickelt, die sich im wesentlichen auf eine diätetische Behandlung, auf tägliche Spülungen mit kaltem Wasser und auf einen Tee aus Sarsaparilla-Wurzeln beschränkte. Die Behandlung mit Quecksilber, für Jahrhunderte die Behandlung der Syphilis schlechthin, lehnte er ab, er war sogar der Überzeugung, daß das dritte Stadium der Syphilis, die progressive Paralyse, nicht eine Wirkung des Krankheitserregers, sondern des Quecksilbers sei. Im Mai 1866 kam es vor der Gesellschaft für Wissenschaftliche Medizin zu einem erregten Streitgespräch zwischen Felix von Baerensprung und Rudolf Virchow. Nachdem von Baerensprung seine Therapie erläutert hatte, stolz darauf, daß seit zwei Jahren in seiner Klinik kein Quecksilber mehr benutzt wurde, schloß er seinen Vortrag mit einem persönlichen Affront gegen Rudolf Virchow, dem er vorwarf, sein Wissen nur aus Büchern oder vom Leichentisch zu beziehen. Rudolf Virchow nahm den Fehdehandschuh auf. Ironisch erklärte er seinem Vorredner, er könne ihm erklären, wo seine fehlenden Rückfälle geblieben seien: bei ihm auf dem Seziertisch. Aber von Baerensprung ließ sich in seiner Forschungsarbeit nicht beirren, es gelang ihm durch Übertragungsversuche nachzuweisen, daß der harte und der weiche Schanker verschiedene venerische Krankheiten sind, daß die Gonorrhoe und die Frühsyphilis ebenfalls ansteckende venerische Leiden sind. Von Baerensprung hat die entscheidenden Versuche zur Übertragung der Syphilis an Gesunden vorgenommen, er befand sich damit nicht im Widerspruch zu den in der Wissenschaft gültigen Maximen. Bis ans Ende des 19. Jahrhunderts sind solche Versuche immer wieder durchgeführt worden. Erst dann hat sich die Frage nach der Vereinbarkeit solchen Vorgehens mit der ärztlichen Ethik gestellt. Aber von Baerensprung war nicht nur Syphilidologe, die klinische und experimentelle Mykologie, die Lehre von den Pilzkrankheiten, wurden durch ihn wesentlich gefördert. Baerensprung hatte sich, wohl schon in früher Jugend, eine syphilitische Infektion zugezogen, die sehr früh bei ihm eine progressive Paralyse auslöste, die gerade von dem Kieler Psychiater Willers Jessen als Endstadium der Syphilis beschrieben worden war. Baerensprung begab sich zur Behandlung in Jessens Klinik Hornheim, genannt nach den beiden Berliner Ärzten Ernst Horn und Ernst Ludwig Heim, wo er sich in einem Wahnanfall bei einem Spaziergang durch einen Sprung ins Wasser selbst tötete.

Auch die Anfänge der wissenschaftlichen Augenheilkunde in Berlin liegen in der Charité. Seit 1828 hatte Jüngken dort eine selbständige Abteilung als Augenklinik geführt. 1868 wurde diese Albrecht von Graefe übertragen. Damit kam ein Mann zu akademischen Ehren, der schon längst zum Führer der europäischen Augenheilkunde geworden war. Albrecht von Graefe war 1822 als Sohn des Chirurgen Carl Ferdinand von Graefe geboren, bestand mit 15 Jahren am Französischen Gymnasium das Abitur, studierte in Berlin Medizin und wurde mit 19 Jahren zum Doktor promoviert. Das Revolutionsjahr 1848 hat den jungen Doktor wenig berührt. Zusammen mit seinem Freund Schuft trat er noch 1848 die obligatorische Bildungsreise an, die ihm den Zugang zur Augenheilkunde öffnete. Von Hause aus war Albrecht von Graefe finanziell so unabhängig, daß er sich die Ausbildung bei den führenden Ophthalmologen Europas leisten konnte. 1851 eröffnete er eine ophthalmologische Praxis in einer kleinen, dem väterlichen Haus benachbarten Wohnung in der Behrenstraße, die zunächst als reine Armenpraxis betrieben wurde. Innerhalb weniger Jahre jedoch wurde aus dieser Armenpraxis nicht nur eine wohleingerichtete Praxis im Hause Karlstraße 46, sondern auch durch die Mitbenutzung von zwei Nachbarhäusern eine große Privatklinik mit 120 Betten, die zum Mekka der Augenkranken der ganzen Welt wurde. Graefe führte den von Hermann

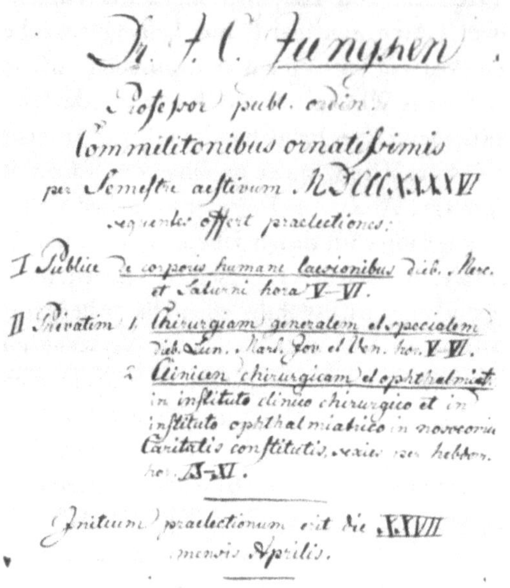

Dr. J. C. Jüngken.
Professor publ. ordin.
Commilitonibus ornatissimis
per Semestre aestivum MDCCCXXXXVI
sequentes offert praelectiones:

I Publice de corporis humani laesionibus dieb. Merc. et Saturni hora V–VI.

II Privatim 1. Chirurgiam generalem et specialem dieb. Lun., Mart., Jov. et Ven. hor. V–VI.

2. Clinicen chirurgicam et ophthalmiatr. in instituto clinico chirurgico et in instituto ophthalmiatrico in nosocomio Caritatis constitutis, sexies per hebdom. hor. IX–XI.

Initium praelectionum erit die XXVII mensis Aprilis.

Abb. 116. Vorlesungsankündigung von J. C. Jüngken für das Sommersemester 1846: Unter den Privatvorlesungen erscheint auch die chirurgische und ophthalmologische Klinik.

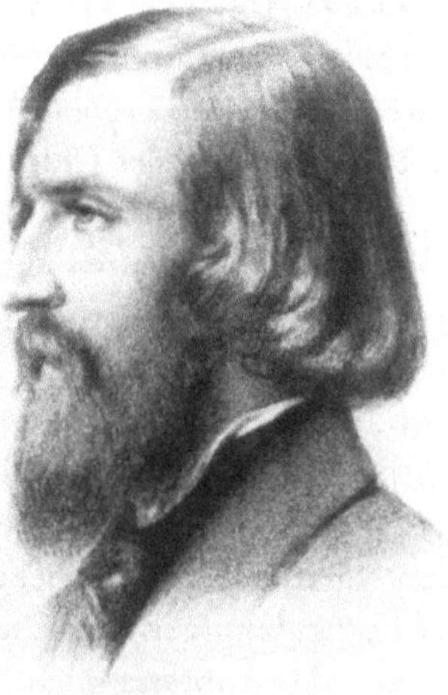

Abb. 117. Albrecht von Graefe (1822–1870), Begründer der Ophthalmologie als selbständiges Fach.

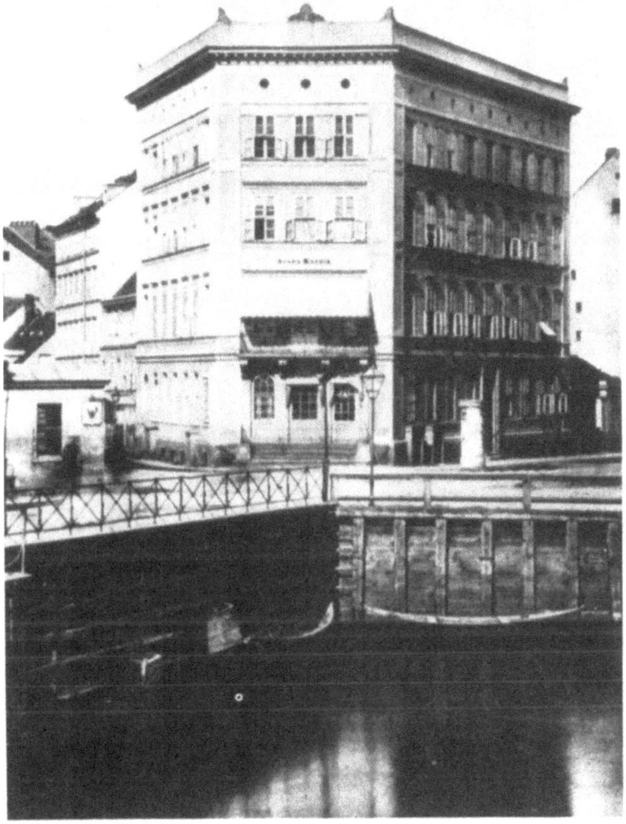

Abb. 118. Albrecht von Graefes private Augenklinik in der Karlstraße.

von Helmholtz entdeckten Augenspiegel in die Praxis ein und stieß damit bei der Erforschung des Augenhintergrundes in völliges Neuland vor. Er führte eine neue Methode der Schieloperation ein und wagte sich als erster an die operative Behandlung des grünen Star. 1854 begründete er das „Archiv für Ophthalmologie", 1857 schuf er das erste Ophthalmologentreffen, aus dem sich die Deutsche Ophthalmologische Gesellschaft entwickelt hat. Er wurde der erste Vorsitzende der 1860 gegründeten Berliner Medizinischen Gesellschaft. Der Charitéchirurg Jüngken sah diese Entwicklung jedoch mit Mißtrauen. In der Charité war die Augenheilkunde offiziell noch immer ein Teilgebiet der Chirurgie. Zwar konnte sich Graefe mit einer Arbeit „Über die Wirkung der Augenmuskeln" habilitieren, zwar wurde er 1857 zum außerordentlichen Professor ernannt, doch erst nach Jüngkens Emeritie-

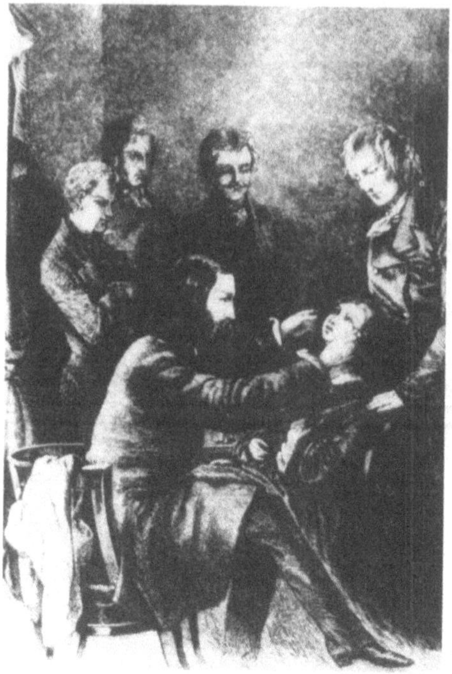

Abb. 119. Albrecht von Graefe bei einer Operation.

rung erhielt er auch Betten in der Charité und schließlich das Recht, seine Studenten zu prüfen. Solange Graefe keine Prüfungen abhalten durfte, waren seine Vorlesungen und Kurse kaum von Studenten, dafür aber um so mehr von Ärzten aus aller Welt besucht. 1861 machte sich bei ihm eine Lungentuberkulose bemerkbar, die einen Kuraufenthalt an der Mittelmeerküste erforderlich machte. Aber auch dort gab er sich bald wieder seiner ärztlichen Tätigkeit hin. Nach einer Remission der Krankheit konnte er seine Berliner Tätigkeit wieder aufnehmen, doch seit dem November 1868 trat die Krankheit um so härter auf; wieder sollte eine Reise in den Süden helfen, die nach Nizza, Pisa und Rom führte. Der Ruf auf das Ordinariat für Augenheilkunde an der Charité brachte ihn nach Berlin zurück. Dort versuchte er mit aller Macht, die Charitéklinik in eine moderne Augenklinik umzuwandeln, jedoch seine Kräfte verließen ihn nach und nach. Am 17. Juni 1870 mußte er die praktische Tätigkeit aufgeben. Am 20. Juli 1870, einen Tag nach der französischen Kriegserklärung ist er gestorben. Im Nachruf von Hermann von Helmholtz heißt es: „Sein Verlust für die Wissenschaft ist geradezu unersetzlich, denn Männer, die im Gewühl der aufreibenden Praxis noch große Ideen verfolgen können, kehren nur nach Jahrhunderten zurück."

Albrecht von Graefe war es nicht vergönnt gewesen, die Augenklinik in der Charité zu einer modernen Klinik zu entwickeln. So entschloß man sich unter seinem Nachfolger Schweigger zu einer Verlegung der Augenklinik in die Ziegelstraße.

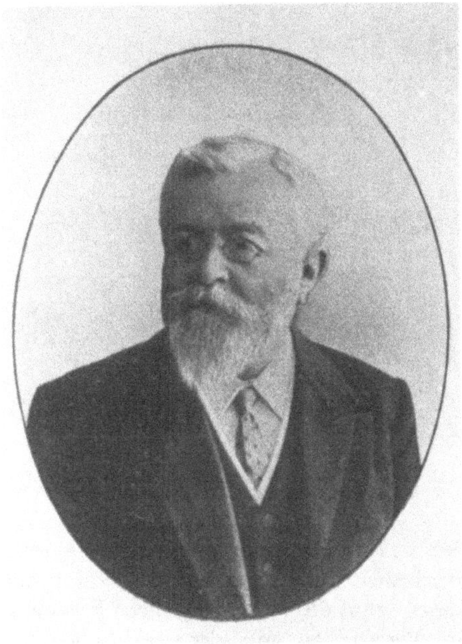

Abb. 120. Otto Heubner (1843–1926) wurde 1894 Direktor der Kinderklinik.

Eine Abteilung für kranke Kinder hatte es schon seit dem Jahre 1830 gegeben, aber erst mit der Berufung Eduard Henochs im Jahre 1872 konnte sich diese zu einer eigenen Klinik entwickeln. Henochs Vorgänger hatte im Jahre 1874 immerhin erreicht, daß ihm ein besonderes Infektionskrankenzimmer eingeräumt wurde, aber von einer wirklichen Klinik kann noch nicht gesprochen werden. Henoch war lange Jahre Assistent an der Medizinischen Poliklinik gewesen, deren Klientel vom poliklinischen Arzt, der gleichzeitig Armenarzt war, auch in ihren Wohnungen besucht wurde. So hatte Henoch sich eine umfangreiche Erfahrung auch in der Behandlung von Kinderkrankheiten angeeignet. Er hatte sich durch zahlreiche Arbeiten über die Krankheiten des Kindesalters einen Namen gemacht. Schon seit 1850, dem Jahr, in dem er sich habilitiert hatte, hatte er praktische Übungen über Kinderkrankheiten gelesen, die die Grundlage für sein in mehreren Auflagen gedrucktes „Lehrbuch der Kinderheilkunde in Form von Vorlesungen" wurden.

Seinem unablässigen Bemühen ist die Errichtung einer eigenen Kinderklinik in der Charité zu verdanken, auch wenn es sich dabei zunächst nur um einige Baracken handelte. Henoch wurde im Frühjahr 1894 durch Otto Heubner abgelöst, der bis dahin ordentlicher Honorarprofessor und Direktor der Universitätskinderklinik in Leipzig gewesen war. Auch er kam von der Inneren Medizin her, er war Leiter der Distriktspoliklinik in Leipzig gewesen und hatte dort sich mehr und mehr der Kinderheilkunde zugewandt. Ihm gelang es, endlich einen festen Bau für die Kinderklinik auf dem Gelände der Charité zu errichten.

Bedeutendster Vertreter der Psychiatrie in der Charité war Wilhelm Griesinger. Er hatte nach Ernst Horn, nach Karl Georg Neumann und Karl Wilhelm Ideler

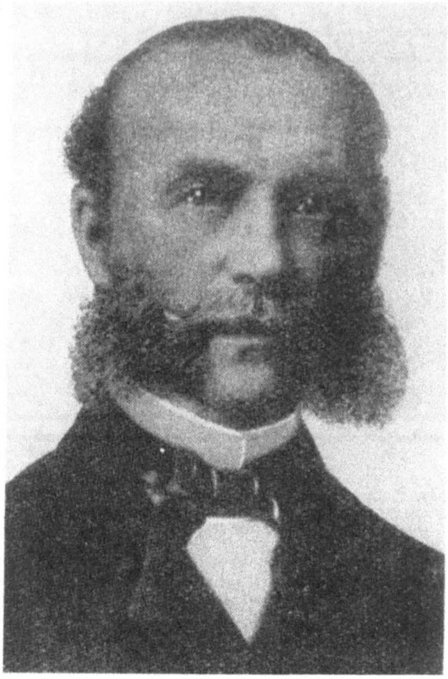

Abb. 121. Wilhelm Griesinger (1817–1868), der bedeutendste Psychiater des 19. Jahrhunderts, schuf die wissenschaftliche Psychiatrie in Verbindung mit der Neurologie und kämpfte für eine Reform des Irrenwesens.

1865 die Irrenabteilung in der Königlichen Charité übernommen. Ideler war als psychiatrischer Schriftsteller sehr bekannt geworden; seine Auffassung der Geisteskrankheiten war wesentlich psychologisch orientiert; er führte die Geisteskrankheiten auf Unordnungen der Affekte und der Leidenschaften zurück, trat für eine psychische Therapie ein und lehnte eine moralische Beurteilung psychischer Krankheiten ab. Die psychisch Kranken waren immer noch in den beiden unteren Geschossen der neuen Charité untergebracht, zusammen mit den Krätzekranken, den Syphilitikern und den Polizeigefangenen.

Griesinger ist es gewesen, der in den kurzen Jahren seiner Wirkungsmöglichkeiten in Berlin die grundlegenden Reformen in der Behandlung der Kranken, aber auch im Unterricht einführte.

Griesinger stammte aus dem Schwäbischen, hatte in Tübingen und Zürich Medizin studiert, wo Johann Lukas Schönlein sein Lehrer war. Nach einem kurzen Intermezzo als praktischer Arzt wurde er Assistent an der Irrenanstalt Klingenthal unter dem Psychiater Ernst Albert Zeller. In Deutschland war die Psychiatrie in dieser Zeit in zwei Lager geteilt. Die „Psychiker" sahen in den Geisteskrankheiten vor allen Dingen die Unordnung der Seele, die durch moralische Ansprüche oder auch durch rigorose Zwangsmaßnahmen in Ordnung zu bringen sei, die „Somatiker" mühten sich um eine medizinische Begründung der Geisteskrankheiten. Nach seiner Zeit in Windheim hatte Griesinger Wien besucht, sich in Stuttgart als praktischer Arzt niedergelassen und wurde Assistent in der Medizinischen Klinik der Universität Tübingen unter Wunderlich. In dieser Zeit entwickelte Griesinger seine psychiatrischen Vorstellungen, die er 1845 in seinem „Lehrbuch der Pathologie und Therapie der psychischen Krankheiten" veröffentlichte.

Griesingers Grundkonzeption war die, daß Irresein wie jede psychische Störung letztendlich auf eine Störung des Gehirns zurückgehe, organischer Natur sei und deshalb in die Hand des Arztes gehöre. Dabei ging er nicht soweit, bestimmte anatomische Veränderungen mit bestimmten Krankheitssymptomen zu korrelieren, sondern beschränkte sich auf eine allgemeine Lokalisation der psychischen Krankheiten im Gehirn. Abgrenzbare Krankheitsgruppen seien solange notwendig, wie die Hirnpathologie genaue Zuordnungen noch nicht erlaube. Diese hirnpathologisch-lokalistische Theorie hinderte ihn jedoch nicht, eine sehr humanitäre Therapie vorzuschlagen. Diese Humanität ergibt sich nach seinen Vorstellungen aus der Verbindung von empirischer Anschauung und theoretischer Einsicht. Deshalb müsse jede Therapie auf jeden einzelnen Kranken zugeschnitten sein. Zu seinen Behandlungsmaßnahmen gehören deshalb Diät und Regulierung der Lebensführung, aber auch Blutentziehung bei vermehrter Hirndurchblutung und Beeinflussung des Patienten durch Kälte oder Hitze. Während er sich in der ersten Auflage seines Lehrbuches zwar von den gebräuchlichen Zwangsmaßnahmen wie Dauerduschen, Drehstuhl, Schläge oder Zwangsstehen distanzierte, betrachtete er das in England entwickelte System des No-Restraint, das eine völlige Abschaffung der Therapie mit Zwangsmaßnahmen forderte, mit einiger Skepsis. In der zweiten Auflage seines Buches aus dem Jahre 1861 hat sich seine Einstellung zu diesem System gewandelt, das er jetzt als neu und sehr positiv bewertete. Die deutschen Psychiater standen Griesingers Ideen skeptisch gegenüber, zumal man in seiner Verbindung zu Wunderlich ihn als einen Vertreter der physiologischen, der naturwissenschaftlichen Medizin sah.

Seit 1847 war Griesinger Professor für Pathologie, Materia medica und Geschichte der Medizin und folgte 1849 einem Ruf an die Universität Kiel. Eine Einladung des Vizekönigs von Ägypten nahm er an und wurde Direktor der Medizinschule in Kairo, Präsident des gesamten Medizinalwesens in Ägypten und Leibarzt des Vizekönigs. Nach seiner Rückkehr war er zunächst in Tübingen, dann in Zürich tätig.

In Berlin war der Lehrstuhl nach dem Tode Idelers zunächst nicht besetzt, sondern nur kommissarisch verwaltet worden. Die Fakultät hatte auf ihre Dreierliste die Namen August von Solbrig aus München, Heinrich Wilhelm Neumann, der seit 1852 eine private Irrenanstalt bei Breslau leitete, und Heinrich Laehr, der Direktor der Anstalt „Schweizerhof" in Zehlendorf war, gesetzt. Die Charitédirektion hingegen hatte den langjährigen Assistenten Idelers Carl Westphal benannt. Nachdem Solbrig den Ruf abgelehnt hatte, entschied sich das Ministerium dafür, weder einen der beiden Anstaltsdirektoren, noch Westphal zu berufen, sondern sich um Griesinger, der auch das Wohlwollen des damaligen Dekans Theodor von Frerichs hatte, zu bemühen.

In dieser Situation konnte Griesinger Forderungen stellen: Zusätzlich zu der bestehenden Abteilung für Geisteskranke sollte eine zweite Abteilung für Nervenkranke geschaffen werden, die beide unter seiner Direktion stehen sollten. Pflege, Behandlung und Beschäftigung der Irren sollten nach modernen Gesichtspunkten eingerichtet werden, und er erbat sich zusätzlich die Direktion einer Medizinischen Poliklinik, um so den Kontakt mit der Inneren Medizin nicht zu verlieren. Später gab er indes diese Position auf. 1867 gründete er das „Archiv für Psychiatrie und Nervenkrankheiten", das ebenso wie seine Berliner Klinik schon im Titel seinen Anspruch dokumentierte. Im selben Jahr schuf er auch die „Berliner Medicinisch-psychologische Gesellschaft", aus der 1879 die „Berliner Gesellschaft für Psychiatrie und Nervenkrankheiten" hervorging.

In der Berliner Zeit vollendete Griesinger sein Konzept der Psychiatrie und Neurologie, das weit über seinen Tod hinaus zu heftigen Kontroversen unter den deutschen Irrenärzten führte. Nun forderte Griesinger die vollständige Gleichstellung der Irren mit den körperlich Erkrankten und stellte die Asylierung in Anstalten in Frage. Dem Irren müßte eine möglichst große Freiheit zugestanden werden. Aus dieser Grundposition kritisierte er die bisherigen Anstalten, die darauf abgestellt waren, aus einer Aussage über Heilbarkeit oder Unheilbarkeit der Erkrankung die Asylierung zu betreiben. Er schlug eine andere Differenzierung vor, nämlich die in akute und chronische Krankheiten, um daraus zwei grundsätzlich unterschiedliche Anstaltstypen abzuleiten, einen für vorübergehenden, einen anderen für einen länger dauernden Aufenthalt der Kranken. Während er für die akuten Fälle neuzuschaffende „Stadt-Asyle" forderte, die eine schnelle Aufnahme der Erkrankten garantierten, könnten für die chronischen Kranken die bisher bestehenden Großanstalten herangezogen werden. In beiden Fällen komme es darauf an, die Zeit der Unterbringung möglichst kurz zu halten. Nach der Entlassung aus dem Stadt-Asyl sollte durch die Ärzte eine nachgehende Behandlung in der Wohnung des Kranken stattfinden, damit dieser möglichst nicht seinem sozialen Milieu entrissen würde. Darüber hinaus könnten diese Anstalten für den psychiatrischen Universitätsunterricht hervorragend benutzt werden.

Auch für die Anstalten auf dem Lande schlug Griesinger weitgehende Reformen vor. Auch hier müsse man von der reinen Verwahrung wegkommen. Sein Vorschlag einer „agricolen Colonie" sah vor, die Kranken mit leichter Landarbeit zu beschäftigen und sie, wenn möglich, in Familien der dörflichen Umgebung unterzubringen. Dies gewähre dem Kranken „was die prachtvollste und bestgeleitete Anstalt der Welt niemals gewähren kann, die volle Existenz unter Gesunden, die Rückkehr aus einem künstlichen und monotonen in ein natürliches und sociales Milieu, die Wohltat des Familienlebens".

Griesingers Vorstoß stieß auf heftige Resonanz. Einhellig lehnten die Anstaltspsychiater seine Vorstellungen ab, ein vehementer fachlicher Streit bahnte sich an. Den konnte Griesinger jedoch nicht mehr durchstehen, am 25. Oktober 1868 starb er 51jährig an den Folgen einer Blinddarmentzündung.

Griesinger wird heute als der Vater der hirnorganisch bestimmten Psychiatrie gesehen. Diese Einschätzung bezieht sich jedoch nur auf einen Teil seines Konzeptes. Psychische Krankheiten werden zwar von ihm als Gehirnkrankheiten angese-

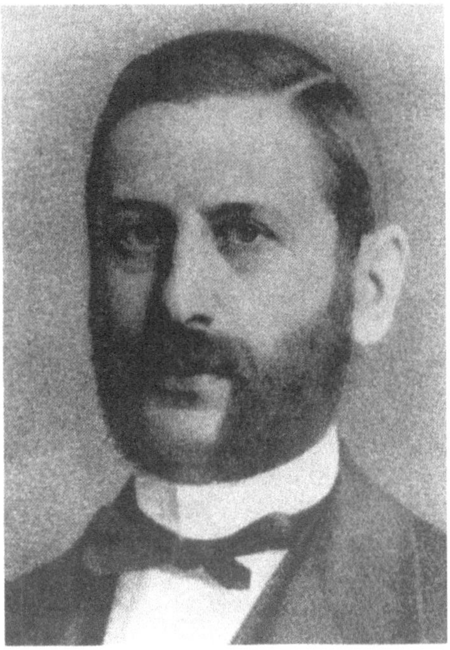

Abb. 122. Carl Westphal (1833–1890) betonte stärker als Griesinger den naturwissenschaftlichen Aspekt der Geisteskrankheiten.

hen, dadurch hat er aber auch wesentlich dazu beigetragen, den psychisch Kranken mit dem körperlich Kranken gleichzustellen. Seine Forderung, die Psychiatrie und die Neurologie zu einem Fach zu verbinden, und sein Versuch, gleichzeitig Psychiater und Internist zu sein, belegen diese Auffassung deutlich. Aber er entwickelte aus demselben Ansatz auch die Vorstellung von einer humanen und möglichst offenen Therapie. Griesinger schuf so die Psychiatrie als medizinische Fachdisziplin und gab andererseits entscheidende Anstöße für eine Reform des Irrenwesens in Deutschland. Unter seinem Nachfolger Carl Westphal hat sich die Berliner Psychiatrie sehr viel stärker in die somatisch-experimentelle Richtung entwickelt, indem er Griesingers Konzept einseitig betonte und für Jahrzehnte den Patienten auf ein Objekt ohne eigene Subjektivität reduzierte.

Die Entwicklung einer so differenzierten Medizin führte natürlich zu erheblichen baulichen Veränderungen. Dies traf vor allen Dingen für die Errichtung von chirurgischen Nebenabteilungen, die Errichtung eines Geburtshilflichen und eines Gynäkologischen Pavillons und die Erweiterung der Psychiatrischen Klinik zu. Nachdem die Zahl der in die Charité eingelieferten Kinder immer stärker zugenommen hatte, wurde ein eigenes Kinderhospital errichtet. Das Pathologische Institut wurde um einen bakteriologischen Pavillon erweitert. Aber diese Baumaßnahmen konnten nicht darüber hinwegtäuschen, daß die Gebäude der alten und der neuen Charité längst nicht mehr den Anforderungen an ein modernes Krankenhaus genügten. Zu Beginn der 90er Jahre wurden erste konkrete Pläne zu einer baulichen Umgestaltung der Charité diskutiert, die zunächst davon ausgingen, die vorhandene

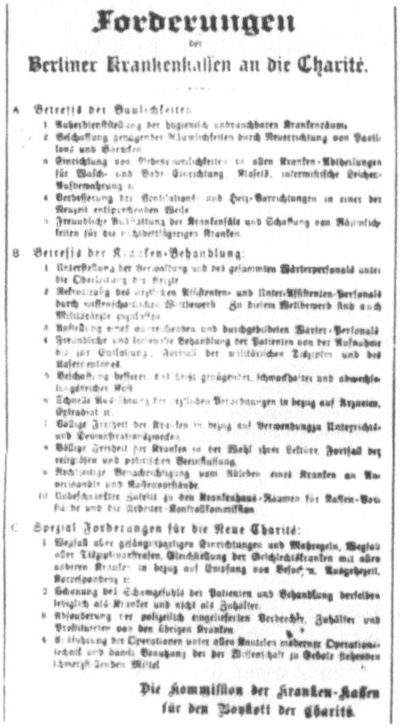

Forderungen
der
Berliner Krankenkassen an die Charité.

A. Betreffs der Baulichkeiten:
1. Außerdienststellung der hygienisch unbrauchbaren Krankenräume.
2. Beschaffung genügender Räumlichkeiten durch Neuerrichtung von Pavillons und Baracken.
3. Einrichtung von Nebenräumlichkeiten in allen Kranken-Abtheilungen für Wasch- und Bade-Einrichtung, Klosets, intermistische Leichen-Aufbewahrung u.
4. Verbesserung der Ventilations- und Heiz-Vorrichtungen in einer der Neuzeit entsprechenden Weise.
5. Freundliche Ausstattung der Krankensäle und Schaffung von Räumlichkeiten für die nichtbettlägerigen Kranken.

B. Betreffs der Kranken-Behandlung:
1. Unterstellung der Verwaltung und des gesammten Wärterpersonals unter die Oberleitung der Aerzte.
2. Rekrutirung des ärztlichen Assistenten- und Unter-Assistenten-Personals durch [illegible] Wettbewerb. Zu diesem Wettbewerb sind auch Militärärzte zuzulassen.
3. Anstellung eines ausreichenden und durchgebildeten Wärter-Personals.
4. Freundliche und [illegible] Behandlung der Patienten von der Aufnahme bis zur Entlassung. Fortfall der militärischen Disziplin und des Kasernentones.
5. Beschaffung besserer, d. h. genügender, schmackhafter und abwechslungsreicher Kost.
6. Schnelle Ausführung der ärztlichen Verordnungen in bezug auf Arzneien, Extradiät u.
7. Völlige Freiheit der Kranken in bezug auf Verwendung zu Unterrichts- und Demonstrationszwecken.
8. Völlige Freiheit der Kranken in der Wahl ihrer Lektüre. Fortfall der religiösen und politischen Beeinflussung.
9. Rechtzeitige Benachrichtigung vom Ableben eines Kranken an Anverwandte und Kassenvorstände.
10. Unbeschränkter Zutritt zu den Krankenhaus-Räumen für Kassen-Vorstände und die Arbeiter-Kontrollkommission.

C. Spezial-Forderungen für die Neue Charité:
1. Wegfall aller gefängnißartigen Einrichtungen und Maßregeln, Wegfall aller Disziplinarstrafen, Gleichstellung der Geschlechtskranken mit allen anderen Kranken in bezug auf Empfang von Besuchen, Ausgehezeit, Korrespondenz u.
2. Schonung des Schamgefühls der Patienten und Behandlung derselben lediglich als Kranke und nicht als Zuhälter.
3. Absonderung der polizeilich eingelieferten Verbrecher, Zuhälter und Prostituirten von den übrigen Kranken.
4. Ausführung der Operationen unter allen Kautelen moderner Operationstechnik und damit Benutzung der der Wissenschaft zu Gebote stehenden schmerzstillenden Mittel.

Die Kommission der Kranken-Kassen
für den Boykott der Charité.

Abb. 123. Forderungen beim Charité-Streik 1893.

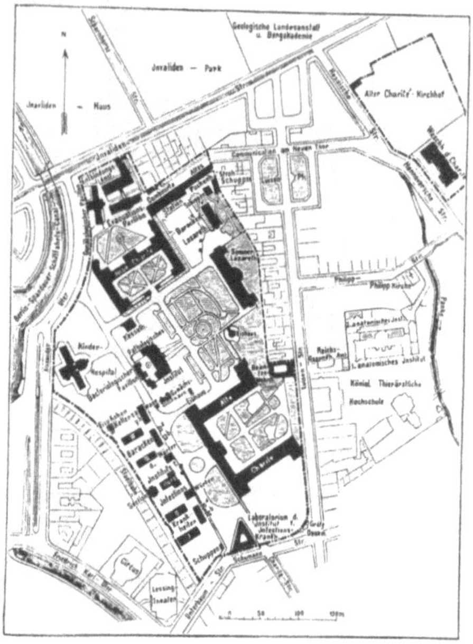

Abb. 124. Lageplan der Charité 1897.

Bausubstanz möglichst zu erhalten. Sehr bald jedoch stellte sich heraus, daß dies nicht möglich war, und so entschloß man sich zu einem völligen Umbau und in den Jahren 1895/96, nicht zuletzt beeindruckt durch den Charitéstreik, bei dem die Krankenkassen sich weigerten, ihre Patienten weiterhin in der Charité behandeln zu lassen, zu einer völligen Neugestaltung des Areals. Nachdem die Pläne 1897 genehmigt worden waren, kam es bis zum Jahre 1916 zum Bau eines geschlossenen und in der Architektur einheitlichen Klinikkomplexes.

Das Universitätsklinikum

Als Bernhard von Langenbeck 1848 die Direktion der Chirurgischen Universitätsklinik in der Ziegelstraße übernahm, befand sich diese immer noch in dem 1818 erworbenen ehemaligen Fabrikgebäude. Zwar gelang es ihm, die oberen Stockwerke, in denen die Charité eine Außenstelle unterhielt, hinzuzugewinnen, doch noch 1873 hieß es in einer Beschreibung des medizinischen Berlin: „Das Auditorium ist in hohem Grade unzweckmäßig und die ganze Anstalt keineswegs den Anforderungen entsprechend, welche wir an eine Heil- und Lehranstalt, geschweige denn an eine der bedeutungsvollsten stellen müssen. Mit gerechtem Staunen erfüllt es die zahlreich aus allen Gegenden der Erde herbeieilenden medizinischen Gäste, daß die Universität Berlin, in der deutschen Kaiserstadt, dem Großmeister der Chirurgie, eine so unwürdige Wirkungsstätte bereitet." Langenbeck hatte in Göttingen Medizin studiert, hatte sich dort für Physiologie und pathologische Anatomie habilitiert und war 1841 zum außerordentlichen Professor ernannt worden, noch im selben Jahr war er Ordinarius für Chirurgie in Kiel geworden. Aber nicht nur die baulichen Zustände lagen im Argen. Langenbeck mußte von Anfang an darauf dringen, die Krankenpflege und Verpflegung zu verbessern, vor allen Dingen der „Privatindustrie des Inspektors ein Ende zu machen". Im Jahre 1860, dem Jahre des 50jährigen Jubiläums des Instituts, konnte die Anstalt wenigstens 80 Kranke aufnehmen und „zwar a) 5 erster Klasse, welchen gegen den Kostensatz von 1 Taler 10 Silbergroschen jeden Tag ein eigenes Zimmer und ein eigener Wärter gewährt wurde, während Mineralbrunnen, Bäder, sowie das Zittmannsche Dekokt besonders bezahlt werden mußten, b) 20 Kranke zweiter Klasse, welche zu dem Kostensatz von 25 Silbergroschen für den Tag unter denselben Bedingungen aufgenommen wurden, nur daß sie zu zweien ein gemeinschaftliches Zimmer erhielten; c) 43 Kranke dritter Klasse, welchen zu dem Kostensatz von 15 Silbergroschen pro Tag Kleidung und Wäsche gewährt wurde, wofür sie aber zu mehreren ein Zimmer bewohnten. In diese Kategorie gehören auch diejenigen Kranken, welche die Armenverwaltung dem Klinikum gegen einen etatmäßigen Kostensatz von 10 Silbergroschen überwies; d) 12 Kranke, welche in klinischem Interesse unentgeltlich aufgenommen wurden." In diesem völlig unzulänglichen äußeren Rahmen wurde die Universitätsklinik in der Ziegelstraße zum europäischen Zentrum. Langenbecks Vorlesungen wurden nicht nur von Studenten, sondern auch von Ärzten aus der ganzen Welt besucht. Der Besuch der Vorlesungen war damals für die Studenten noch kostenpflichtig. Bei Beginn eines Wintersemesters, das Auditorium war wie stets überfüllt, trat Langenbeck in den Hörsaal mit der lakonischen Mitteilung, die Vorlesung könne leider nicht abgehalten werden, da sich nur drei Studierende eingeschrieben hätten. Die Chronik berichtet, daß zahlreiche Hörer sogleich zur Quästur eilten, um die Vorlesung zu belegen und zu bezahlen. Langenbecks Leistungen auf dem Gebiet der Chirurgie sind außerordentlich und betreffen fast alle Untergebiete. Langenbeck war in der vornarkotischen Ära ausgebildet worden, deshalb operierte er ausgesprochen schnell und exakt. Karl Ludwig Schleich hat eine Anekdote überliefert, die dies belegt. Es sei einmal ein Chirurg extra aus Amerika zu ihm herübergekommen, um seinen neuen Zirkelschnitt am Bein anzusehen. Aber der Unglückliche sei ein leidenschaftlicher Tabakschnupfer gewesen. „Da stand er", sagte von Langenbeck, auf einen bestimmten Platz im Operationssaal der Ziegelstraße hinweisend, ...„da stand er und als ich mich anschickte, blitzschnell mit dem Messer das Bein zu umkreisen, hatte er sich zu einem Prischen beiseite und umgewandt, das Nastuch gezogen, und als er sich, um zu schauen, zu mir zurückwandte, — war das Bein schon herunter, und eine Amerikareise verniest, was den Doktor arg verschnupfte". Langenbeck operierte nicht nur in der Ziegelstraße, sondern auch noch in den Wohnungen seiner Patienten, auswärtige Patienten auch in deren Zimmern in den Hotels. Es war in der Periode vor der Anti- und Aseptik durchaus nicht ungewöhnlich. Langenbeck war auch Leiter der Äußeren Abteilung des Jüdischen Krankenhauses, bis er diese Aufgabe 1880 an seinen jungen Assistenten James Israel übergab, der dort zum Begründer der Chirurgischen Urologie werden sollte.

Als aus Anlaß seines 70. Geburtstages die Gratulanten aus ganz Europa nach Berlin eilten, waren darunter nicht weniger als 16 Ordinarien, die einst seine Assistenten gewesen waren. Sie alle vertraten die von Langenbeck geprägte Chirurgie, die alles praktische Handeln auf einer breiten Grundlage naturwissenschaftlicher Forschung aufbaute. In diesem Geist hatte Langenbeck zusammen mit seinen Schülern Gurlt und Billroth 1861 das „Archiv für Klinische Chirurgie" gegründet, das heute noch seinen Namen führt. Es war selbstverständlich, daß Langenbeck für 14 Jahre, von der Gründung an, die auf ihn zurückging, den Vorsitz der Deutschen Gesellschaft für Chirurgie innehatte, daß er ihr Ehrenmitglied wurde.

Erst im Jahre 1878 konnte Langenbeck den Bau einer modernen chirurgischen Klinik durchsetzen, die auf dem alten Grundstück errichtet wurde, das durch Ankauf benachbarter Grundstücke erweitert worden war. Der Bau wurde in drei getrennten Zeitabschnitten durchgeführt, da Langenbeck darauf bestand, den Klinikbetrieb so weit wie möglich aufrechtzuerhalten. Auch in diesem Bau glaubte Langenbeck noch, auf besondere Operationsräume verzichten zu können. Mittelpunkt der Anlage war der Hörsaal, der gleichzeitig auch als Operationssaal diente.

Nach Langenbeck übernahm für ebenso lange Zeit Ernst von Bergmann die Chirurgische Klinik in der Ziegelstraße. 1863 hatte er sich in Dorpat für Chirurgie habilitiert, war dort 1872 Professor geworden und 1878 einem Ruf nach Würzburg

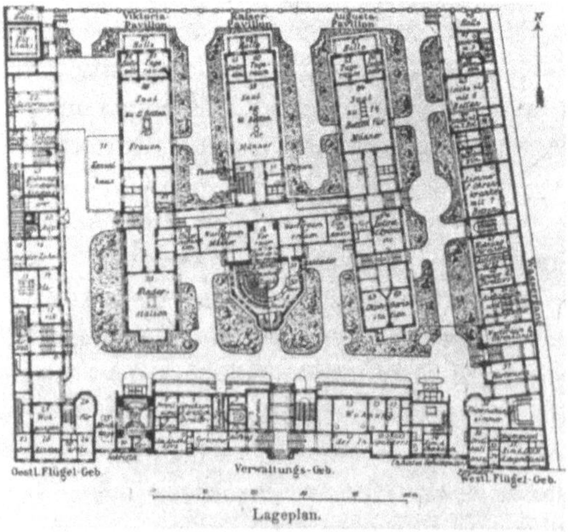

Abb. 125. Neubau des Klinikums Ziegelstraße, Grundriß 1878, im Zentrum der Hör- und Operationssaal.

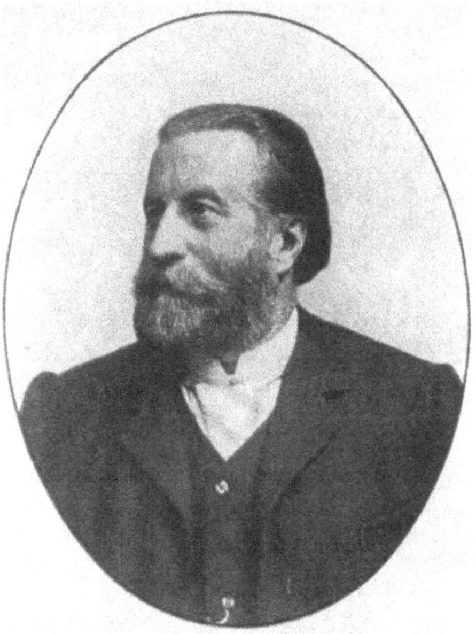

Abb. 126. Ernst von Bergmann (1836–1907), der mit seinen Mitarbeitern in der Chirurgischen Klinik die Aseptik entwickelte.

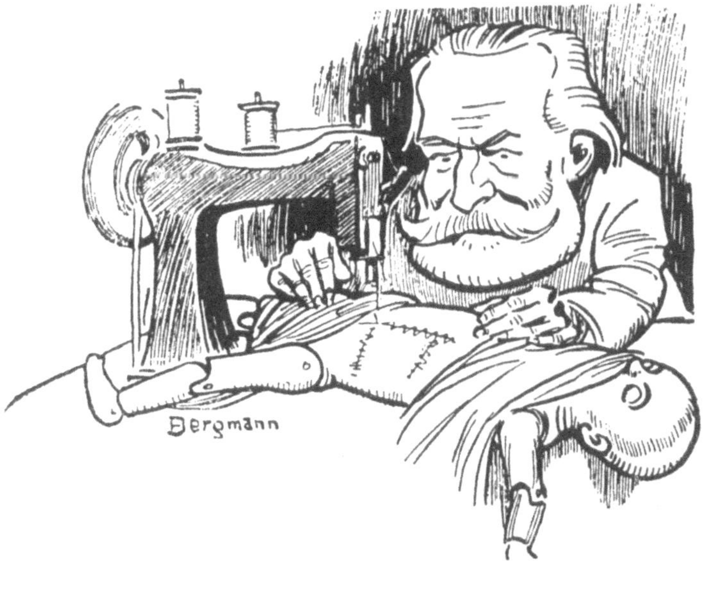

Abb. 127. Ernst von Bergmann in der Karikatur.

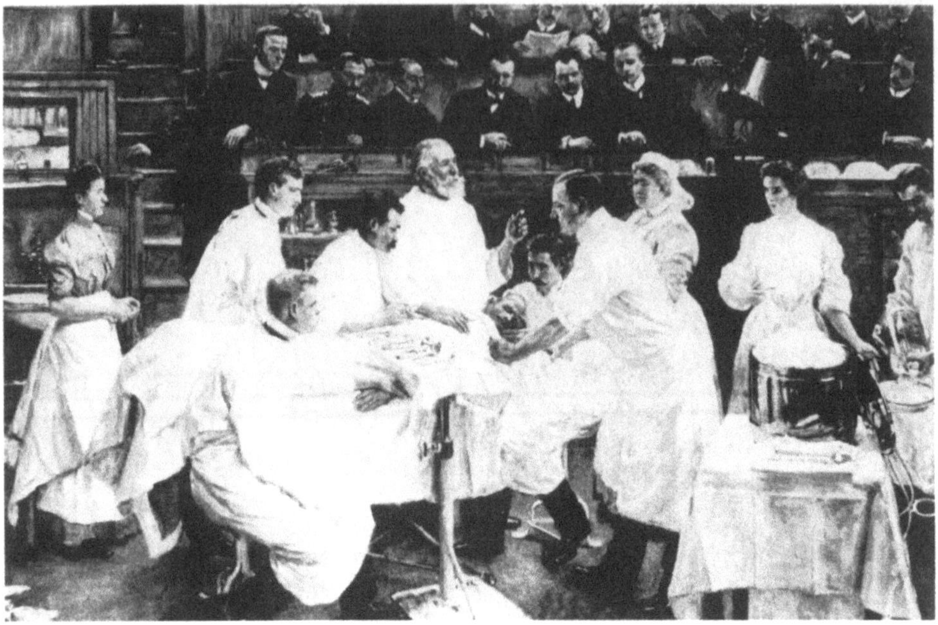

Abb. 128. Ernst von Bergmann im Operationssaal der Ziegelstraße. Nach einem verschollenen Gemälde von Skarbina.

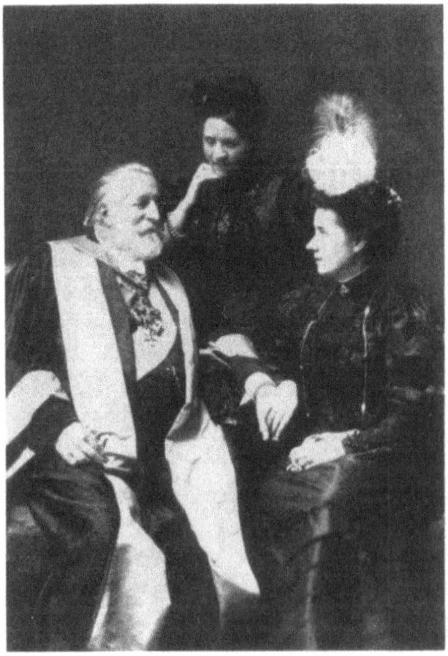

Abb. 129. Ernst von Bergmann.

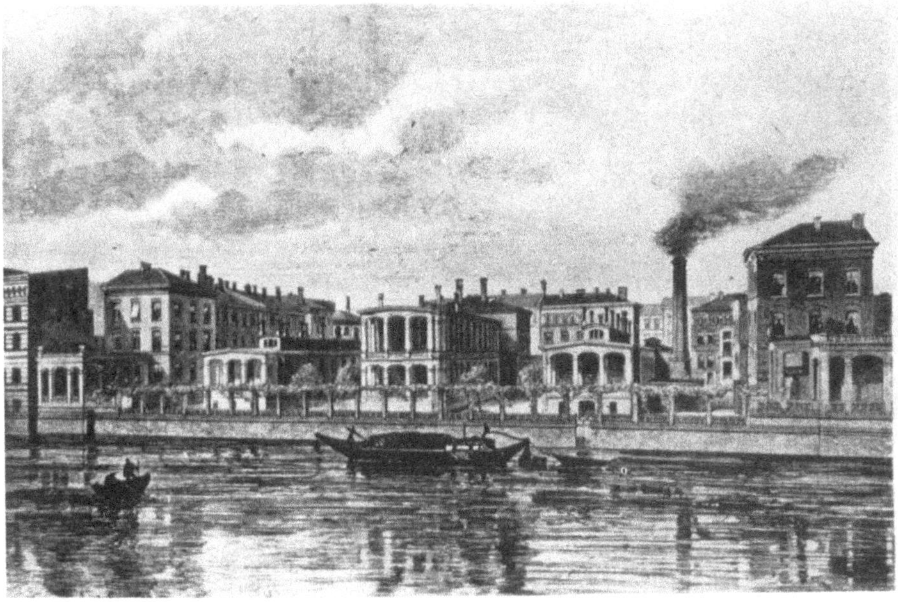

Abb. 130. Blick über die Spree auf das Universitätsklinikum Ziegelstraße.

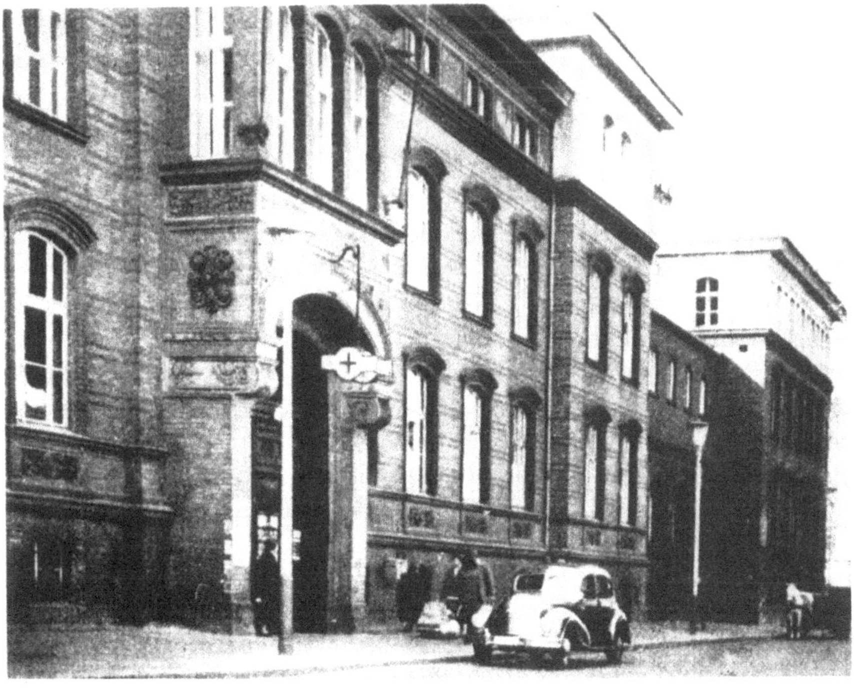

Abb. 131. Universitätsklinikum Ziegelstraße, Eingang der Augenklinik.

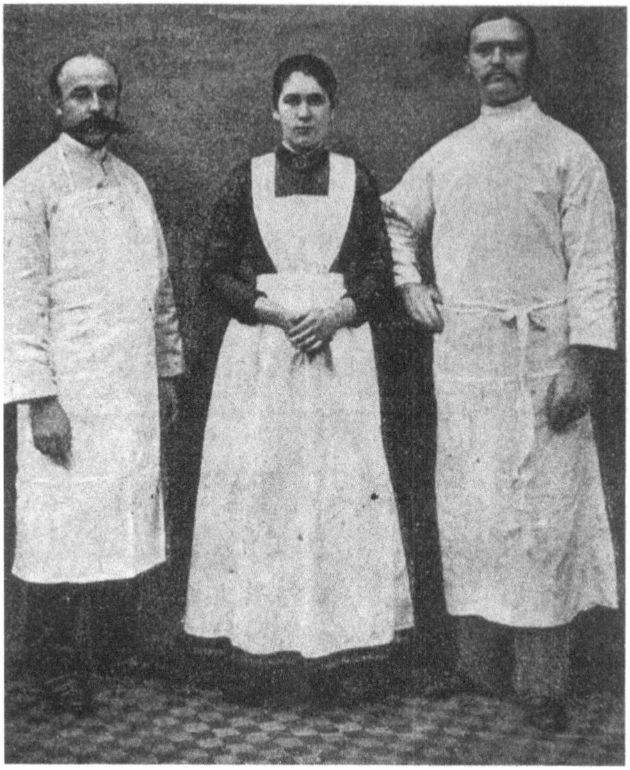

Abb. 132. Arzt und Pfleger in der Klinik Ziegelstraße.

gefolgt. Unter seiner Führung ging man den Weg von der Antiseptik zur Aseptik, er wurde nicht müde, Ärzte und Studenten für dieses neue Verfahren zu begeistern. Neue Wege ging er auch bei der Wundversorgung, wo er sich auf Vorarbeiten von Langenbeck stützen konnte, und vor allem in der chirurgischen Behandlung des Krebses. Immer wieder hat er darauf hingewiesen, daß eine rechtzeitige Operation lebensrettend sein kann. Seine eigentliche Domäne jedoch war die Chirurgie des Schädels und des Gehirns. Verdienste hat er sich aber auch um die Gründung der Berliner Rettungsgesellschaft erworben. Auch er wurde Vorsitzender und Ehrenmitglied der Deutschen Gesellschaft für Chirurgie.

Unter von Bergmann war die führende Stellung der Klinik in der Ziegelstraße nicht nur behauptet, sondern ausgebaut worden.

In das neuerbaute Klinikum in der Ziegelstraße zog auch die Augenklinik ein, die 1881 den westlichen Flügel belegte. Der Nachfolger Graefes, Schweigger, der 1874 Ordinarius für Ophthalmologie geworden war, hatte bereits vor seiner Ernennung die Errichtung einer Poliklinik außerhalb des Charité-Geländes durchgesetzt, die sich seit 1873 in der Marienstraße befand.

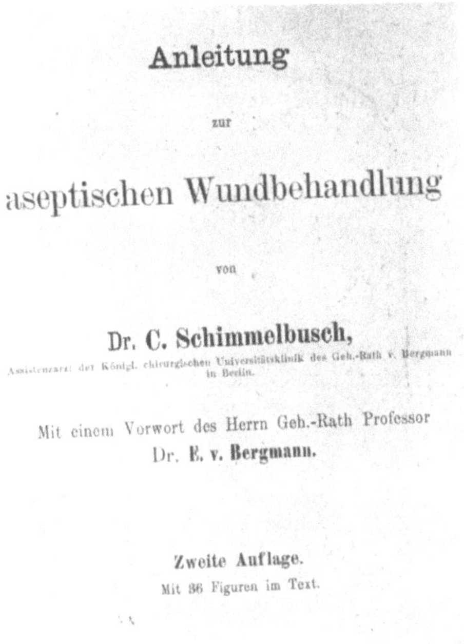
Anleitung

zur

aseptischen Wundbehandlung

von

Dr. C. Schimmelbusch,

Assistenzarzt der Königl. chirurgischen Universitätsklinik des Geh.-Rath v. Bergmann in Berlin.

Mit einem Vorwort des Herrn Geh.-Rath Professor Dr. E. v. Bergmann.

Zweite Auflage.

Mit 86 Figuren im Text.

Abb. 133. Curt Schimmelbusch: Anleitung zur aseptischen Wundbehandlung, 2. Aufl. Berlin 1893. Schimmelbusch war Assistent bei Ernst von Bergmann.

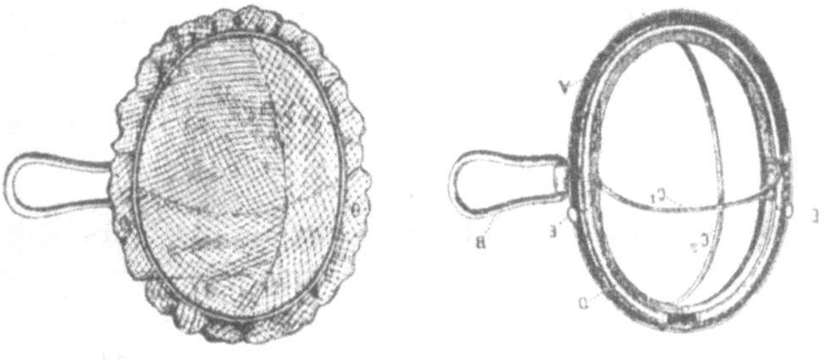

Abb. 134. Schimmelbuschmaske zur Tropfnarkose.

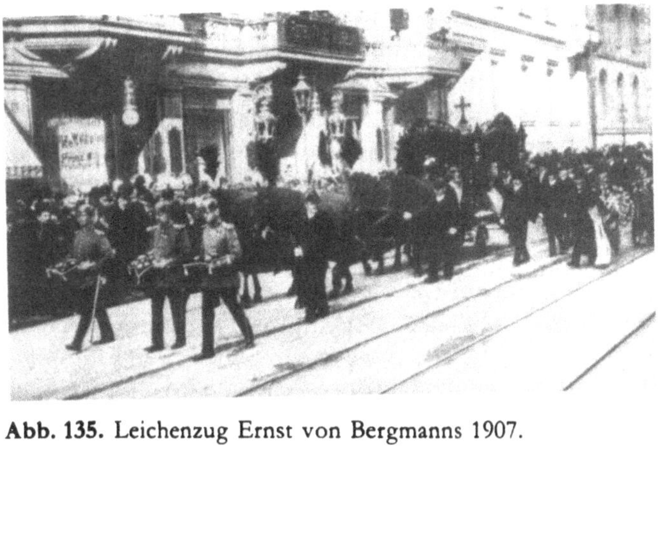

Abb. 135. Leichenzug Ernst von Bergmanns 1907.

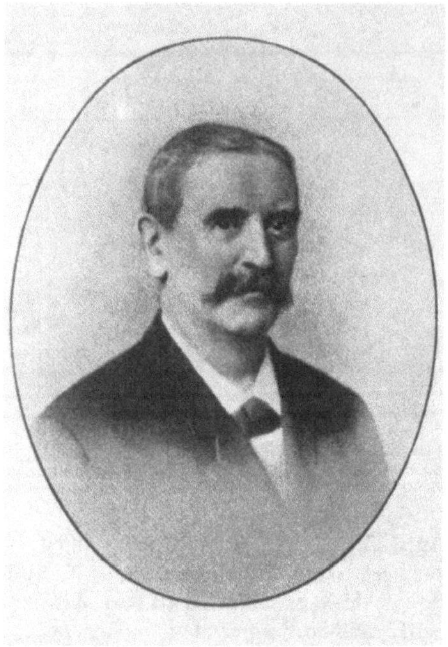

Abb. 136. Carl Ernst Theodor von Schweigger (1830–1905), der die Augenklinik in das Gelände Ziegelstraße verlegte.

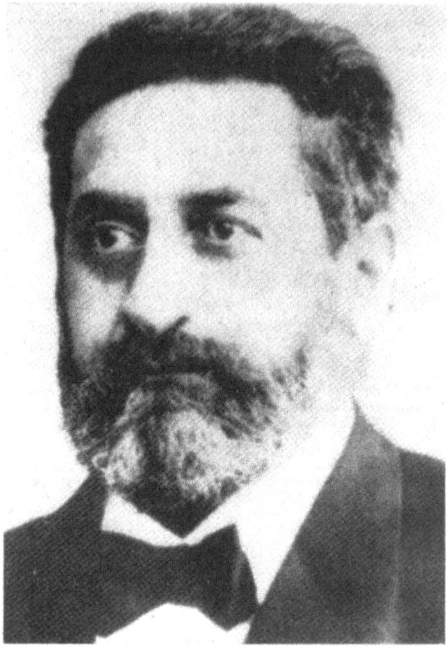

Abb. 137. Julius Wolff (1836–1902), im Volksmund ‚Knochen-Wolff' genannt, richtete eine private orthopädische Klinik ein, die später zur Universitätsklinik wurde.

Auch die Ohrenklinik zog im Jahre 1881 in das Klinikum in der Ziegelstraße ein, nachdem es seit 1874 bereits eine Ohrenpoliklinik unter der Leitung von J. C. A. Lucae gegeben hatte, die dieser schon drei Jahre zuvor als privates Institut begründet hatte. 1887 wurde in unmittelbarer Nähe der Charité in einem Mietshaus in der Luisenstraße eine Universitätspoliklinik für Hals- und Nasenkranke eingerichtet, deren Leitung man B. Fraenkel übertrug.

Am 20. Mai 1890 hatte die Medizinische Fakultät die Errichtung einer Universitätspoliklinik für Orthopädische Chirurgie beschlossen und als Direktor den außerordentlichen Professor für Chirurgie, Julius Wolff, vorgeschlagen, der im Volksmund den Namen „Knochen-Wolff" hatte. Seit 1884 hatte er sich als Extraordinarius ganz besonders mit Störungen des Knochenwachstums beschäftigt, über Fragen der Frakturheilung und über plastische Chirurgie gearbeitet. Auf eigene Kosten hatte er eine private orthopädische Klinik eingerichtet, die auch über eine Bettenstation verfügte. Jahrelang mußte Wolff um einen eigenen Etat kämpfen, erst kurz vor seinem Tode 1902 wurde die Poliklinik endgültig als Teil der Universität anerkannt.

Von den von Hufeland inaugurierten Polikliniken war um die Mitte des Jahrhunderts nur noch die Medizinische Poliklinik übriggeblieben, die sich in einem

Seitengebäude im Hof der Chirurgischen Klinik in der Ziegelstraße befand. Sie diente nicht nur als Poliklinik, sondern war auch verantwortlich für einen eigenen innerstädtischen Armenarztbezirk. Im Jahre 1856 wurde ein zweiter, in der Nähe gelegener Armenarztbezirk hinzugefügt, für dessen Versorgung ein zweiter Assistent angestellt wurde. Von 1865 bis 1867 hat Wilhelm Griesinger als Direktor dieser Poliklinik gearbeitet. Nachdem er die Amtsgeschäfte niedergelegt hatte, wurde der Extraordinarius Josef Meyer sein Nachfolger, dem 1887 Hermann Senator folgte. Unter Meyer wurde die Klinik wegen des Neubaus der Chirurgie in der Ziegelstraße mehrfach verlegt, bis sie zu Anfang des 20. Jahrhunderts ein eigenes Gebäude am östlichen Ende der Ziegelstraße beziehen konnte. Im Laufe der Jahre hatte sich die Zahl der poliklinischen Patienten immer mehr gesteigert, auch die Zahl der Studenten war ständig gewachsen. So ließ sich die einst von Hufeland inaugurierte Form der Poliklinik nicht weiter durchführen, die von den Studenten ja auch den Besuch der Kranken in ihren Wohnungen gefordert hatte. Dazu kam die Notwendigkeit von chemischen, mikroskopischen und bakteriologischen Untersuchungen, die letztlich dazu führten, daß eine, wenn auch kleine, stationäre Abteilung eingerichtet wurde. Diese Abteilung wurde vor allen Dingen aus Gründen des Unterrichts eingeführt, um den Studenten die Möglichkeit zu geben, einen Krankheitsfall über längere Zeit zu studieren.

In den letzten 15 Jahren des vorigen Jahrhunderts hatte sich mehr und mehr die Erkenntnis durchgesetzt, daß die Tuberkulose, besonders in ihren Anfangsstadien, wenn nicht heilbar, so doch besserungsfähig sei. 1899 fand in Berlin der Internationale Kongreß zur Bekämpfung der Tuberkulose als Volkskrankheit statt, der zur Gründung der „Lungenheilstättenbewegung zur Errichtung von Volksheilstätten zur unentgeltlichen Aufnahme und Behandlung unbemittelter Tuberkuloser" führte. Als Ergebnis dieses Kongresses darf aber auch die Errichtung der ersten Poliklinik für Lungenkranke in Berlin betrachtet werden, die noch im November 1899 eröffnet werden konnte. „Die Berliner Universitätspoliklinik für Lungenkranke", so der erste Direktor Wolff, „nach deren Muster später auch in anderen Universitätsstädten (Greifswald, Halle, Bonn, Marburg, Kiel, Breslau) ähnliche Spezial-Polikliniken errichtet wurden, hatte also den Zweck, eine neue Waffe zu schaffen im Kampf gegen die verheerende Volksseuche. Auf verschiedenen Wegen suchte die Lungenpoliklinik in Berlin das beabsichtigte Ziel zu erreichen". Sie diente als zentrale Untersuchungsstelle vor allen Dingen mit dem Ziel, eine frühe Erkennung der Tuberkulose zu gewährleisten, die alleine eine Heilstättenfürsorge sinnvoll machte; sie sollte durch Belehrung und Behandlung helfen, die Tuberkulose einzudämmen. „In gemeinverständlicher Weise muß der Kranke hier über sein persönliches Verhalten sowie über das Verhalten gegenüber seiner Umgebung hygienisch aufgeklärt werden. Ganz besonders aber sollen die poliklinischen Patienten auf die Gefahr hingewiesen werden, welche sich für ihre Umgebung an den tuberkulösen Auswurf anknüpft und durch wiederholte Ermahnung dazu erzogen werden, alle Vorsichtsmaßregeln peinlich zu befolgen, welche geeignet sind, diese Hauptquelle für die Verbreitung der Erkrankung unschädlich zu machen." Mündliche Aufklärung sollte durch die Aushändigung von Druckschriften erweitert werden. Neben der „erziehlichen Behandlung" sollte die medizinische Behandlung treten. Vor allen Dingen sollte die Poliklinik auch zur Erprobung neuer, gegen die Tuberkulose empfohlener Heilmittel dienen. Schließlich sollte die Poliklinik auch als Unterrichtsanstalt für Studenten und für die Fortbildung dienen.

Während die Geburtshilfe in der Charité unter der Aufsicht der Chirurgen stand, und dies, wie wir gesehen haben, dort häufig zu Kontroversen und Schwierigkeiten führte, entwickelte sich die als selbständiges, klinisches Institut entstandene Entbindungsanstalt in der Oranienstraße ohne diese Oberaufsicht. Es war zunächst eine räumlich und auch personell sehr kleine Abteilung, die sich aber bis zur Mitte des Jahrhunderts, auch nach ihrer Verlegung in die Dorotheenstraße, vergrößert hatte und eine große Ambulanz mitbetreute. Als 1858 Eduard Martin die Leitung der Klinik übernahm, erweiterte er sie um eine gynäkologische Abteilung, die auf dem Gelände der Charité gelegen war, und war bis 1850 Direktor der beiden Abteilungen. Um das Wirrwarr von vier geburtshilflichen bzw. gynäkologischen Abteilungen zu beseitigen, wurde unter Martins Nachfolger, Karl Schröder, eine Trennung in zwei Universitätsfrauenkliniken durchgesetzt, von denen die II. Klinik in der Charité verblieb und ab 1878 von A. Gusserow geleitet wurde, während für die I. Klinik ein Neubau in der Nähe der Universitätskliniken errichtet wurde. Auf dem Terrain in der Artilleriestraße wurde durch die Architekten Gropius und Schmieden in den Jahren 1880 bis 1882 das neue Gebäude der Frauenklinik errichtet. Die Frauenklinik war die erste Universitätsklinik, die damals den modernen Anforderungen entsprach. Über ihre klinische Bedeutung hinaus wurde sie zu einem Zentrum ärztlicher Fürsorge Berlins. Denn unter dem Nachfolger Schröders Robert Michael von Olshausen wurde von der Klinik aus ein großer Teil der Geburten, auch der Hausgeburten, geleitet. Schon Karl Schröder hatte im Jahre 1882 das „Internat" begründet. Dieses bestand darin, daß jeweils acht, später zwölf Studenten der letzten Semester ein Vierteljahr lang in der Klinik wohnten und von dort aus die Hausgeburten der Umgebung betreuten. Einfache Geburten überwachten sie zusammen mit der Hebamme, in komplizierten Fällen waren die Assistenten der Klinik hinzuzuziehen oder die Gebärenden in die Klinik einzuweisen. Richard Koch hat seine Zeit als Hauspraktikant ausführlich beschrieben: „Der Gang der Dinge war nun folgender. Nach dem Telefonanruf der Hebamme fuhr sofort zu jeder Tages- und Nachtzeit ein Hauspraktikant zu dem Fall. Er hatte bestimmt abgegrenzte Befugnisse und war zu diesem Zweck mit Instrumenten, Material und Arzneien ausgerüstet. Er durfte die Wehenschwäche mit Chinin behandeln, er durfte versuchen, die weichen Geburtswege durch Spülungen zu erweitern, er durfte ohne Wendung und Zange das kommende Kind extrahieren, er durfte im Notfall die Wendung ausführen, insbesondere die Wendung auf den Fuß bei Placenta praevia, bei mit gefährlicher Blutung verbundenem Vorliegen des Mutterkuchens, er durfte die Nachgeburtsperiode leiten, zurückgebliebene Reste der Nachgeburt entfernen, sogar die angewachsene Nachgeburt ablösen, Blutungen in allen Stadien der Geburt, auch die allerschwersten stillen, Dammrisse und, wenn ihm das gelingen

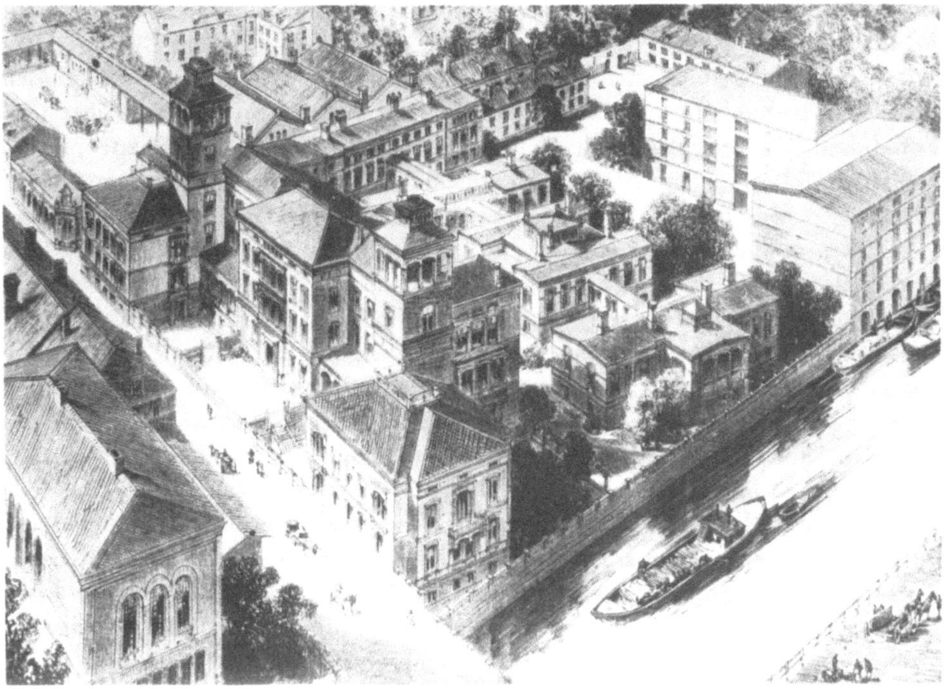

Abb. 138. Die Universitätsfrauenklinik in der Artilleriestraße, zwischen Spree und Ziegelstraße.

wollte, höher gelegene Risse vorläufig versorgen, er durfte schließlich das Neugeborene abnabeln und scheintote Neugeborene durch Katheterisation der Luftröhre und Schwingungen belebten.

Führten diese Künste nicht zum Ziel, so hatte der Hauspraktikant die Poliklinik anzurufen, worauf der Volontärassistent mit den großen geburtshilflichen Instrumenten angefahren kam. Das führte in der Regel zur glücklichen Beendigung der Geburt.

Handelte es sich um einen ganz abnormen Fall, oder hatte der Volontärassistent das Bedürfnis, die Verantwortung zu teilen, so holte er den Leiter der Poliklinik.

In ganz seltenen Fällen kam es zur Überführung der Kreißenden in die Klinik. Ich habe einen solchen Fall bei bereits in Gang befindlicher Geburt nicht erlebt. Die Indikation zum Kaiserschnitt war schon damals, so gut wie immer, vor Beginn der Geburt gestellt. Das innere und äußere Vermessen des Beckens, sowie die Beobachtung der kindlichen Herztöne, nahm natürlich beim Hauspraktikanten eine hervorragende Stellung ein. Wir hatten knappe Eintragungen über unser Tun und Lassen und über unsere Befunde in ein kleines Büchelchen, nicht größer als ein Wäschebuch zu machen. Diese Eintragungen genügten für alle vorkommenden Zwecke vollständig. Es waren manchmal wilde Dinge, die da protokolliert wurden.

Ich denke oft an sie, wenn ich die Aktenbündel sehe, die für jeden Magenkatarrh angelegt werden.

Unsere theoretische Ausbildung bestand einmal in täglichen Unterrichtsstunden am Phantom durch unseren Doktor Teller, und dann darin, daß wir über jede Entbindung, die wir geleitet oder deren Beendigung wir beigewohnt hatten, in der klinischen Vorlesung des Geheimrats vor dem Auditorium der Studenten zu berichten und Rechenschaft abzulegen hatten, wobei uns der Geheimrat in all seiner Höflichkeit und Menschlichkeit unerbittlich auf Herz und Nieren prüfte. Es kam hierbei nie auf tote Buchgelehrsamkeit an, obwohl wir sein schönes Lehrbuch der Geburtshilfe fast auswendig lernten, sondern nur auf die klare Erfassung der Umstände, auf die klare Begründung unserer Beschlüsse und auf eine ebenso klare und scharfe Kritik an dem, was wir getan hatten und was wir so oft oder eigentlich immer hätten noch besser und noch richtiger machen können. Hierbei war der Geheimrat in keiner Weise dogmatisch oder auch nur schulmeisterlich, er verfuhr mit uns jungen Menschen so sachlich, als hätte er es mit Kollegen zu tun.

Es ist klar, daß wir sowohl bei Doktor Teller wie auch bei dem Geheimrat sehr viel, ganz ungewöhnlich viel lernten. Aus diesem Grund waren die Hauspraktikantenstellen auch so stark umworben und umkämpft. Es wäre gut, wenn die ganze Medizin auf diese Weise gelehrt würde. Das wäre weitgehend möglich, solange die Zahl der Studierenden, für die ein Lehrer verantwortlich ist, sehr klein bleibt. Aber auch wo es sich um die Ausbildung von größeren Massen von Studierenden handelt, ließe sich diese Methode ein gut Stück in den heute so unfruchtbaren Unterricht hineintragen. Insbesondere soll die Ausbildung von Spezialisten grundsätzlich in dieser Weise erfolgen."

Robert von Olshausen war ein Schüler von Eduard Martin. Er hatte sich in Halle habilitiert und war dort Ordinarius geworden. Durch seine glänzende Operationstechnik schuf er sich einen großen Ruf, Antisepsis und Asepsis führte er in seine Klinik ein.

Private Kliniken und Polikliniken im Umkreis der Charité

Eine Besonderheit der medizinischen Ausbildung im Berlin der zweiten Hälfte des 19. Jahrhunderts waren die vielen privaten Kliniken und Polikliniken, die sich mit Vorlesungen und Kursen an der Ausbildung der Studenten beteiligten. Im Gebiet um die Charité, in der Luisen-, Karl-, Schumann- und Friedrichstraße befanden sich eine ganze Reihe solcher Kliniken und Polikliniken, die zum Teil von Professoren und Privatdozenten der Berliner Universität betrieben wurden. Vor allen Dingen waren es Vertreter von gerade entstehenden Spezialfächern in der Medizin, die hier ihren Hörern neueste Ergebnisse der Wissenschaft vortrugen. Die Gebrüder Leopold und Theodor Landau betrieben in der Philippstraße eine Privatfrauenklinik, die aus kleinen Anfängen zu immer größerem Ansehen gelangt war. Dort wurden zum ersten Mal Ovarialpräparate gegen Ausfallserscheinungen nach operativer Entfernung der Ovarien angewandt. Ein Schüler Gusserows, Paul Straßmann, hatte in der Schumannstraße eine eigene Frauenpoliklinik und Klinik eröffnet, die nach Umfang und Einrichtung einer Universitätsklinik kaum nachstand. Auch ein anderer Schüler Gusserows, Alfred Dührssen, eröffnete 1892 eine Privatklinik für Frauenkrankheiten. Dührssen gehörte zu den Pionieren der vaginalen Operationsmethoden und gab die ersten Anregungen zur Entwicklung des vaginalen Kaiserschnitts. 1890 erschien sein „Geburtshilfliches Vademecum", 1891 sein „Gynäkologisches Vademecum". Beides wurden Standardlehrbücher für viele Jahrzehnte.

Bedeutende Kliniken und Polikliniken für Augenkrankheiten befanden sich vor allen Dingen in der Karlstraße. Hier hatte Julius Hirschberg, ein Schüler von Albrecht von Graefe, 1869 als erster eine Augenheilanstalt und Poliklinik eröffnet. 1877 begründete er das „Zentralblatt für Augenheilkunde", das er bis 1920 selber leitete. Hirschberg ist auch bekannt geworden durch seine „Geschichte der Augenheilkunde". Die Privatklinik und Poliklinik für Augenheilkunde von Paul Silex war vorwiegend der praktischen Augenheilkunde gewidmet. Silex hat sich große Verdienste um die Blindenfürsorge erworben. Die dritte der privaten Augenkliniken war die von Ewers gegründete Augenheilanstalt, die sein Schüler Heinrich Leopold Schöler weiterführte.

Die Aufspaltung der Inneren Medizin in einzelne Spezialfächer zeigte sich auch bei den Kliniken und Polikliniken, die Internisten betrieben. Hier gab es die Poliklinik für Magen- und Darmkranke von Theodor Rosenheim, die Poliklinik für Verdauungskrankheiten von Albrecht Rau. Heinrich Rosin behandelte in seiner Poliklinik vor allen Dingen Herzkrankheiten, Felix Hirschfeld war bekannt durch seine Vorlesungen über die Ernährung, insbesondere die diätetische Behandlung bei Diabetes mellitus.

Polikliniken für Kinderkrankheiten führten Hugo Neumann, der durch seine „Briefe an einen jungen Arzt", die 1899 erschienen, eine neuartige und wirkungsvolle Form des Lehrbuches schuf, und Bernhardt Bendix, der insbesondere über Ernährungsphysiologie und -pathologie des Säuglings las.

In der Karlstraße befand sich auch die Klinik des berühmten Dermatologen Oscar Lassar, die alle anderen Kliniken an Pracht und Aufwand überragte. Lassar war ein glänzender Arzt, der als höchste Autorität vor allen Dingen auf den Gebieten der Haarkrankheiten und Kosmetik galt. Zahlreiche kosmetische Rezeptvorschriften sind von ihm bekannt. Zu seinen Patienten gehörte die europäische Hautevolee, die nicht unwesentlich zu seinem Ruhme beitrug. Lassars Vorlesungen waren bei den Studenten ausgesprochen beliebt, wenn auch nur wenige von ihnen sie bezahlt hatten. Für die Demonstration in seinen Vorlesungen hatte er sich eine umfangreiche Moulagensammlung angelegt, die er dem Kaiserin Friedrich-Haus vermachte. In seinen dermatologischen Forschungen beschäftigte er sich auch mit hygienischen Fragen, insbesondere mit den entstehenden städtischen Desinfektionsanstalten. Er gilt auch als Gründer und Förderer der Volksbäder in Berlin, die lange Zeit als Lassarsche Volksbrausebäder seinen Namen trugen. Einen Namen machte er sich auch dadurch, daß er der Medizinischen Fakultät zwei jährliche Stipendien zur Verfügung stellte, die jungen Wissenschaftlern den Beginn ihrer wissenschaftlichen Arbeit erleichtern sollten. Im krassen Gegensatz zur prachtvollen Lassarschen Klinik stand die Poliklinik des Dermatologen Max Joseph in der Ziegelstraße. In seiner „Sprechstunde für Hautkrankheiten bei Männern", drängte sich in drei kleinen Räumen stets eine unübersehbare Menge. Fritz Munk hat die Zustände dort beschrieben: „Joseph hielt dort jahraus, jahrein Ärztekurse, zu denen man sich lange vorher anmelden mußte. Die Sprechstunde wickelte sich in einem unglaublichen Tempo ab. Joseph war ein genial-routinierter Diagnostiker und Therapeut, zugleich ein vorzüglicher Lehrer. Die Organisation zur möglichst schnellen Bewältigung der großen Krankenzahl, bei dem zudem jeder Kursist und Famulus jeden Kranken sehen und daran lernen sollte, war raffiniert ausgeklügelt. Auf einem gefährlich kleinen Podium stand Joseph und neben ihm, an einem Tisch, in dessen Mitte ein großes Stempelkarussell mit den Rezeptvorschriften stand, saßen drei buchführende Famuli so, daß sie die vorgestellten Patienten sehen konnten. Um den Lehrer herum standen die jeweils zugelassenen sechs Kursisten zur gleichen Möglichkeit gruppiert. Dann ging es los. Vor Joseph trat der Patient. Der Lehrer sprach fortlaufend in drei Stimmlagen. Die höchste galt der Befragung des Patienten, die zweite dem belehrenden Vortrag für die Kursisten, der Erörterung der Diagnose und der Therapie, die dritte, flüsternde, den Famuli zur Anweisung für Notizen und die Wahl des zu verschreibenden bzw. zu stempelnden Rezeptes. Mit diesem Rezept in der Hand wechselte er wieder in die höchste Stimmlage zu näheren Angaben für den Patienten über den Gebrauch des Mittels. In einem Nebenraum waren der Assistent und eine Anzahl Wärter tätig zur Ausführung der nötigen antisyphilitischen Spritzen oder Harnröhrenspülungen, Prostatamassagen, Verbände usw. Alles ging sans gène, und kein Fußbreit Platz in dem bedrängten Raum blieb unbenützt. Joseph hatte seine Augen überall, sorgte für Ordnung und Sorgfalt und hielt durch seinen witzigen Humor im Berliner Jargon alle bei guter Stimmung."

Albert von Eulenburg, der Herausgeber der Realenzyklopädie der gesamten Heilkunde, hatte 1882 seinen Lehrstuhl in Greifswald aufgegeben und in Berlin eine private Poliklinik für Nervenkranke errichtet. Eine Privatklinik für Neurologie betrieb der Schüler Carl Westphals, Hermann Oppenheim.

Das Kaiserliche Gesundheitsamt

Im Umkreis der Charité, in der Luisenstraße, nahm auch eine Institution des Gesundheitswesens ihren Sitz, die für die Entwicklung der Medizin in Berlin bald von großer Bedeutung werden sollte: das Kaiserliche Gesundheitsamt. Schon von den engagierten Ärzten des Jahres 1848 war die Errichtung eines Reichsgesundheitsamtes gefordert worden, jedoch hatten diese Forderungen bislang zu keinem Ergebnis geführt. Erst in der Mitte der 60er Jahre wurde das Thema wieder aufgegriffen, und auf den Versammlungen Deutscher Naturforscher und Ärzte wurden Sektionen für Medizinalreformen und für öffentliche Gesundheitspflege gegründet. Die Verfassung des Norddeutschen Bundes hatte schließlich die Zuständigkeit des Bundes für die Medizinalpolizei festgelegt. Bei der Diskussion der Errichtung einer solchen Zentralbehörde traten jedoch erhebliche Meinungsverschiedenheiten über deren Befugnisse auf. Auf Anforderung von Bismarck wurde durch die „wissenschaftliche Deputation für das Medicinalwesen" eine gutachterliche Stellungnahme abgegeben, die im November 1871 vorlag und die eine Zentralbehörde für die Bearbeitung der medizinischen Statistik für zweckmäßig erklärte. Im Zusammenhang mit der Beratung des Reichsimpfgesetzes im Jahre 1874 war die Errichtung eines Reichsgesundheitsamtes erneut gefordert worden. Im Herbst 1875 stimmte die Mehrheit des Reichstages der Errichtung einer Reichsbehörde zu. Diese wurde 1876 als Kaiserliches Gesundheitsamt errichtet und zu ihrem Leiter der Sanitätsrat Heinrich Struck berufen. Bis heute ist nicht sicher geklärt, ob die Berufung Strucks eine Verlegenheitslösung war, weil namhaftere Wissenschaftler es abgelehnt hatten, den Posten zu übernehmen, oder ob Struck seine Stellung der Tatsache verdankt, daß er der Hausarzt Bismarcks war. Nicht nur ihm, sondern auch dem neuen Amt standen die deutschen Ärzte, die an dessen Errichtung kaum beteiligt worden waren, zunächst mit äußerster Skepsis gegenüber. In seinen Anfängen bestand das Institut außer dem Direktor nur aus zwei Mitarbeitern. Der Aufbau der Behörde vollzog sich nur mit Schwierigkeiten, da die Bundesländer ihr nicht die politische Bedeutung beimessen wollten, die Bismarck wohl vorgeschwebt hatte. Auch die Unterstützung durch die Ärzteschaft blieb weiterhin minimal. Im Sommer 1877 wurde ein, ab 1880 wurden mehrere Militärärzte an das Kaiserliche Gesundheitsamt kommandiert, was wahrscheinlich auf Strucks alte Verbindungen zu militärärztlichen Kreisen zurückzuführen ist. In einer Denkschrift hatte Struck zwar die Notwendigkeit einer engen Zusammenarbeit zwischen Gesundheitsamt und Ärzten betont, jedoch kam diese nur zögernd zustande. Immerhin hatte die Denkschrift bewirkt, daß im Mai 1879 das Haus Luisenstraße 57 als Dienstgebäude für das Kaiserliche Gesundheitsamt gekauft und für dessen Zwecke umgebaut wurde. Hier wurden zum ersten Mal auch Laboratorien eingerichtet, und zwei neue wissenschaftliche Mitarbeiter konnten gewonnen werden.

Als sich 1880 Karl Maria Finkelnburg, der von Anfang an die Stelle des Arztes im Kaiserlichen Gesundheitsamt wahrgenommen hatte, aus Gesundheitsgründen wieder nach Bonn zurückzog, ergriff Struck diese Gelegenheit, um Robert Koch als Mitglied des Gesundheitsamtes zu gewinnen. Damit leitete er eine neue Periode ein, die der Bakteriologie in Berlin eine Arbeitsstätte schuf, die ihr in wenigen Jahren internationales Ansehen eintragen sollte. Robert Koch wurde am 29. Juni 1880 Ordentliches Mitglied des Gesundheitsamtes und trat am 10. Juli seinen

Dienst in der Luisenstraße 57 an. 1884 kam Struck um seinen Abschied ein und wurde durch den Juristen Karl Köhler ersetzt. Unter Köhler wurde das Amt ständig weiter ausgebaut, so daß die Räume in der Luisenstraße bald nicht mehr ausreichten und in den 90er Jahren ein Neubau in der Klopstockstraße im Tiergarten notwendig wurde.

Bakteriologie und Immunologie

„Euer Excellenz beehre ich mich, zur Wiederbesetzung der durch den bevorstehenden Abgang des Geheimen Regierungsrates Doktor Finkelnburg im Gesundheits-Amte erledigten Stelle eines Ordentlichen Mitgliedes den schon zur Berufung als Außerordentliches Mitglied in Aussicht genommenen Kreisphysikus Doktor Robert Koch in Wollstein ganz gehorsamst in Vorschlag zu bringen", so beginnt der Brief, den der Direktor des Kaiserlichen Gesundheitsamtes Struck am 9. März 1880 an den Staatssekretär im Innenministerium richtete. „Bei der Wahl dieses Mannes habe ich vorzugsweise den Zweck vor Augen gehabt, für die genannte Stelle nicht allein einen praktisch erfahrenen, an strenge Arbeit gewöhnten und dienstlich geschulten Medicinalbeamten zu gewinnen, sondern auch die sich darbietende Gelegenheit zu benutzen, um dem bei der ersten Zusammensetzung des Gesundheits-Amtes nicht hinreichend gewürdigten Bedürfnisse eines durchaus auf der Höhe stehenden Fachmannes für experimentelle Pathologie und mikroskopische Technik Rechnung zu

Abb. 139. Robert Koch (1843–1910), der seine ersten bakteriologischen Entdeckungen als Kreisphysikus in Wollstein machte, ehe er nach Berlin an das Kaiserliche Gesundheitsamt wechselte.

tragen. ... Es kann daher als ein glücklicher Zufall betrachtet werden, daß Herr Koch einer der hervorragendsten Forscher auf diesem Gebiete, zugleich ein tüchtiger, strebsamer und erfahrener Medicinalbeamter ist und für die genannte Stelle leicht zu gewinnen sein würde". Als Robert Koch seine Stelle als Regierungsrat in Berlin antrat, war er 38 Jahre alt. Geboren im Dezember 1843 in Clausthal, hatte er in Göttingen Medizin studiert, hatte dort eine Assistentenstelle angetreten und im Jahre 1865 eine medizinische Preisaufgabe gewonnen. 1866 bestand er das Staatsexamen und war danach als Arzt in verschiedenen Praxen tätig. Nach dem Krieg 1870/71 und bestandenem Physikatsexamen wurde er Kreisphysikus in Wollstein im Kreis Posen. Dort begann seine Forschertätigkeit. Sein Lehrer Jakob Henle hatte schon in den 40er Jahren das Contagium animatum, den belebten Erreger der Infektionskrankheiten gefordert, aber bislang hatte ihn niemand nachweisen können. Diesen Nachweis wollte Robert Koch antreten. In seiner Praxis trennte er durch einen Vorhang ein Laboratorium ab, in dem er Mikroskop, Mikrotom, Photoapparat, Färbeeinrichtungen und einen Brutkasten aufstellte. Schon 1849 und 1863 waren im Blut an Milzbrand erkrankter Rinder stäbchenförmige Gebilde gefunden worden. Doch waren sie bis dahin nicht als der Erreger der Krankheit angesprochen worden. Robert Koch stellte in den Organen von an Milzbrand gestorbenen Tieren die gleichen Stäbchen fest, es gelang ihm, sie zu züchten und das Wachstum und die Sporenbildung der Stäbchen zu beobachten. Koch war es in mühsamen Experimenten gelungen, den Erreger einer Infektionskrankheit zum ersten Mal nachzuweisen. Im April 1876 fuhr er mit seinen Präparaten, seinen Photos und seinen Versuchstieren nach Breslau, um seine Ergebnisse dem bekannten Botaniker Ferdinand Cohn vorzuführen. Der Pathologe Julius Cohnheim, der zufällig im Cohnschen Institut war, rief seine Assistenten aus dem Institut mit den Worten „Lassen Sie alles stehen und liegen, und kommen Sie mit", und schloß mit den prophetischen Worten, „ich glaube Herr Doktor Koch wird uns noch mit weiteren Entdeckungen überraschen und beschämen." Kochs Arbeit über „Die Ätiologie der Milzbrandkrankheit" erschien noch im selben Jahr in Cohns Beiträgen zur Biologie der Pflanzen. Robert Koch hatte sich als Forscher ersten Ranges erwiesen, dem bahnbrechend Neues gelungen war. So folgten 1878 die „Neuen Untersuchungen über die Mikroorganismen bei infektiösen Wundkrankheiten" und die „Untersuchungen über die Ätiologie der Wundinfektionskrankheiten". Daher war es kein Wunder, daß man im Kaiserlichen Gesundheitsamt auf ihn aufmerksam geworden war.

Koch setzte in Berlin fort, was er in Wollstein begonnen hatte, jetzt freilich unter ganz anderen Bedingungen. Denn ihm standen Mitarbeiter zur Seite. Der Assistenzarzt Friedrich Löffler und der Stabsarzt Georg Gaffky, beide Zöglinge der Pépinière und ans Gesundheitsamt abkommandiert. Neben den Untersuchungen von pathogenen Organismen widmete sich Koch in diesen ersten Jahren vor allen Dingen auch der Frage der Desinfektion und Sterilisation. So erschien 1881 seine grundlegende Arbeit „Über Desinfektion", in der er Chlor, Brom, Sublimat, Thymol und Äthylalkohol als wirksame Desinfektionsmittel bewies. Auf dem

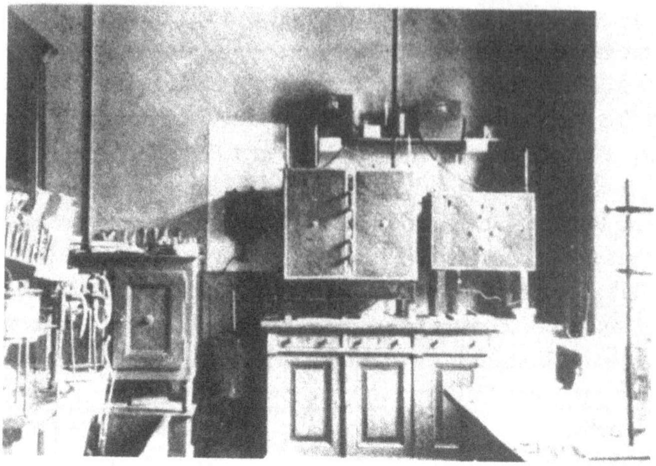

Abb. 140. Labor Robert Kochs im Institut für Infektionskrankheiten.

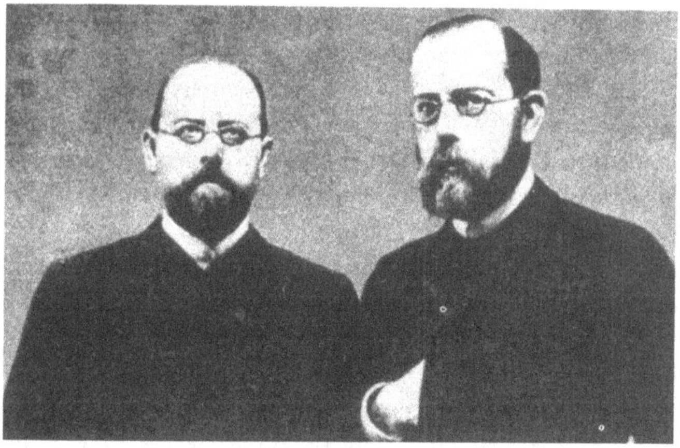

Abb. 141. Robert Koch und Friedrich Löffler.

Internationalen Medizinischen Kongreß in London des Jahres 1881 berichtete Koch über seine erfolgreichen Dampfsterilisationsversuche. Ab dem Sommer 1881 galt seine Suche dem Tuberkuloseerreger. Ausscheidungen und Gewebsmaterial aller Art von Tuberkulosekranken wurden auf Meerschweinchen übertragen, die die typischen Zeichen einer Tuberkulose entwickelten. Mit deren tuberkulösem Gewebe wurden weitere Tiere infiziert. Koch konnte so die Infektiosität des Materials und den infektiösen Charakter der Tuberkulose nachweisen. Am 24. März 1882 hielt er im Physiologischen Institut der Universität seinen berühmt gewordenen Vortrag „Über Tuberkulose". Langsam und stockend begann er seinen Vortrag, in dem er seine Fragestellung, seine Versuchsanordnung, seine Ergebnisse schilderte und dies

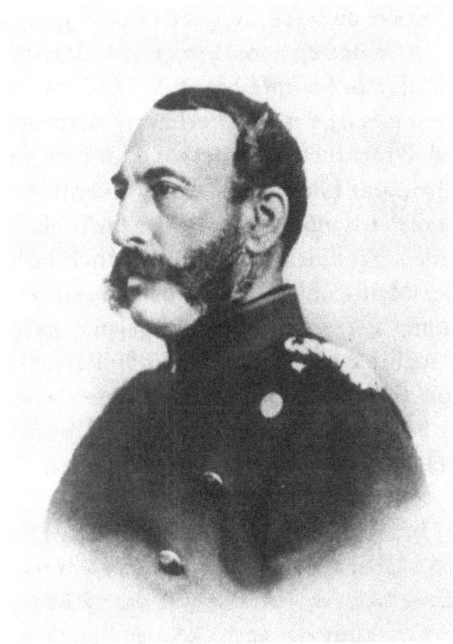

Abb. 142. Friedrich Löffler (1852–1915), der unter anderem den Diphtherieerreger entdeckte.

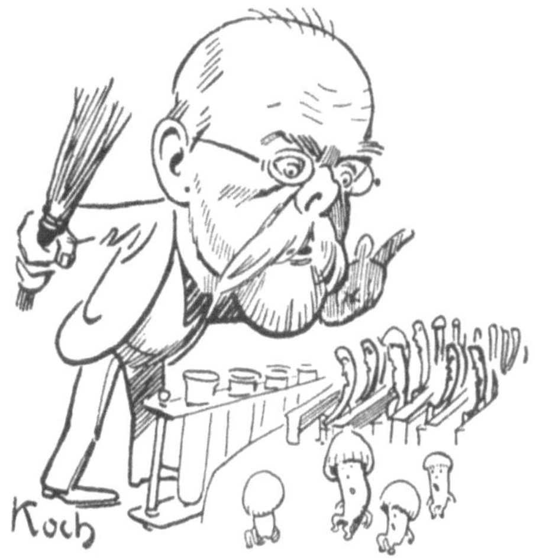

Abb. 143. Robert Koch bringt den Spaltpilzen die reine Kultur bei. Karikatur aus den 90er Jahren.

alles mit Präparaten, Photographien und mikroskopischen Schnitten belegte. Am Ende seines Vortrags faßte er seine Forschungen zusammen: „Und alle diese Tatsachen zusammengenommen, berechtigen zu dem Ausspruch, daß die in den tuberkulösen Substanzen vorkommenden Bazillen nicht nur Begleiter des tuberkulösen Prozesses, sondern die Ursachen desselben sind, und daß wir in den Bazillen das eigentliche Tuberkelvirus vor uns haben... Es fehlte bisher an einem bestimmten Kriterium für die Tuberkulose... in Zukunft wird es nicht schwierig sein, zu entscheiden, was tuberkulös und was nicht tuberkulös ist. Nicht der eigenthümliche Bau des Tuberkels, nicht seine Gefäßlosigkeit und das Vorhandensein von Riesenzellen wird den Ausschlag geben, sondern der Nachweis der Tuberkelbazillen... Meine Untersuchungen habe ich im Interesse der Gesundheitspflege vorgenommen, und dieser wird auch, wie ich hoffe, der größte Nutzen daraus erwachsen. In Zukunft wird man es im Kampf gegen diese schreckliche Plage des Menschengeschlechtes nicht mehr mit einem unbestimmten Etwas, sondern mit einem faßbaren Parasiten zu tun haben, dessen Lebensbedingungen zum größten Teil bekannt sind und noch weiter erforscht werden können.“ 1884 erschien im 2. Band der „Mittheilungen aus dem Kaiserlichen Gesundheits-Amte“ die große Zusammenfassung „Die Ätiologie der Tuberkulose“. Mitten in der Arbeit über die Tuberkulose wurde Koch mit der Führung einer Kommission beauftragt, die die im Sommer 1883 in Ägypten ausgebrochene Cholera untersuchen sollte. Koch und seinen Mitarbeitern gelang es, in Ägypten, und später in Indien, den Choleraerreger nachzuweisen, der sich als kommaförmig, stark beweglich und leicht durch Anilinfarben anfärbbar erwies.

Im April 1885 wechselte Koch vom Gesundheitsamt zur Berliner Universität über, wo er als Geheimer Medizinalrat und Ordentlicher Professor Direktor des Hygieneinstitutes wurde. Mit dem Gesundheitsamt blieb er als Außerordentliches Mitglied verbunden. In diesen Jahren gründete er seine Schule, an der mehr als 50 bedeutende Wissenschaftler ausgebildet wurden. Zu ihnen gehörten Friedrich Löffler, der die Erreger der Diphtherie und der Maul- und Klauenseuche entdeckte, und Georg Gaffky, dem erstmals die Züchtung von Typhusbazillen gelang, Lydia Rabinowitsch, die später im Krankenhaus Moabit arbeiten sollte, und Shibasaburo Kitasato, dem erstmals die Reinzüchtung von Tetanusbazillen gelang und der, etwa gleichzeitig mit dem Franzosen Yersin, den Pesterreger entdeckte. Auf die beiden bedeutendsten Mitarbeiter, Paul Ehrlich und Emil von Behring werden wir noch zu sprechen kommen.

Im August 1890 fand in Berlin der 10. Internationale Medizinische Kongreß statt. Robert Koch hielt dort einen Vortrag „Über bakteriologische Forschung". Das neue, selbständige Fach Bakteriologie hatte sich etabliert. Es war das naturwissenschaftliche Arbeitsfeld, das sich mit der Erforschung der ansteckenden Krankheiten nun systematisch beschäftigen konnte. Aber die preußische Regierung erwartete von Koch mehr. Er sollte sein neu entwickeltes Heilmittel der Tuberkulose vorstellen. Koch hat sich offensichtlich nur schweren Herzens dazu entschlossen. Seinen über einstündigen Vortrag beendete er mit den Worten: „Ich habe im Gegenteil die Überzeugung, daß die Bakteriologie auch für die Therapie von größter Bedeutung sein wird. Allerdings verspreche ich mir weniger für Krankheiten mit kurzer Dauer der Inkubation und mit schnellem Krankheitsverlauf therapeutische Erfolge. Bei diesen Krankheiten, wie z. B. bei der Cholera, wird wohl immer der größte Nachdruck auf die Prophylaxe zu legen sein. Ich denke vielmehr an Krankheiten von nicht zu schnellem Verlauf, weil solche viel eher Angriffspunkte für das therapeutische Eingreifen bieten. Und da gibt es wohl kaum eine Krankheit, welche teils aus diesem Grunde, teils wegen ihrer alle anderen Infektionskrankheiten weit überragenden Bedeutung die bakteriologische Forschung so herausfordert wie die Tuberkulose.

Durch solche Gedanken bewogen, habe ich denn auch sehr bald nach der Entdeckung der Tuberkelbazillen angefangen, nach Mitteln zu suchen, welche sich gegen die Tuberkulose therapeutisch verwerten lassen, und ich habe diese Versuche, allerdings vielfach unterbrochen durch Berufsgeschäfte, bis jetzt unablässig fortgesetzt. Im Laufe der Zeit habe ich eine sehr große Zahl von Substanzen darauf geprüft, welchen Einfluß sie auf die in Reinkulturen gezüchteten Tuberkelbazillen ausüben, und es hat sich ergeben, daß gar nicht wenige Stoffe dazu imstande sind, schon in sehr geringer Dosis das Wachstum der Tuberkelbazillen zu verhindern. Mehr braucht ein Mittel natürlich nicht zu leisten. Es ist nicht nötig, wie irrigerweise noch vielfach angenommen wird, daß die Bakterien im Körper getötet werden müßten, sondern es genügt, ihr Wachstum, ihre Vermehrung zu verhindern, um sie für den Körper unschädlich zu machen."

Nachdem er eine ganze Reihe solcher Substanzen aufgezählt hatte, fuhr er fort: „Alle diese Substanzen blieben aber vollkommen wirkungslos, wenn sie an tuberkulösen Tieren versucht wurden.

Trotz dieses Mißerfolges habe ich mich von dem Suchen nach entwicklungshemmenden Mitteln nicht abschrecken lassen und habe schließlich Substanzen getroffen, welche nicht allein im Reagenzglase, sondern auch im Tierkörper das Wachstum der Tuberkelbazillen aufzuhalten imstande sind. Alle Untersuchungen über Tuberkulose sind, wie jeder, der damit experimentiert, zur Genüge erfahren hat, sehr langwierig; so sind auch meine Versuche mit diesen Stoffen, obwohl sie mich bereits fast ein Jahr beschäftigen, noch nicht abgeschlossen und ich kann über dieselben daher nur soviel mitteilen, daß Meerschweinchen, welche bekanntlich für Tuberkulose außerordentlich empfänglich sind, wenn man sie der Wirkung einer solchen Substanz aussetzt, auf eine Impfung mit tuberkulösem Virus nicht mehr reagieren, und daß bei Meerschweinchen, welche schon in hohem Grade an allgemeiner Tuberkulose erkrankt sind, der Krankheitsprozeß vollkommen zum Stillstand gebracht werden kann, ohne daß der Körper von dem Mittel etwa anderweitig nachteilig beeinflußt wird.

Aus diesen Versuchen möchte ich vorläufig keine weiteren Schlüsse ziehen, als daß die bisher mit Recht bezweifelte Möglichkeit, pathogene Bakterien im lebenden Körper ohne Benachteiligung des letzteren unschädlich zu machen, damit erwiesen ist... Schon jetzt die Anregung zu weiteren Versuchen nach dieser Richtung zu geben, war einzig und allein der Grund, daß ich, von meiner sonstigen Gewohnheit abweichend, über noch nicht abgeschlossene Versuche eine Mitteilung gemacht habe."

Diese vorsichtige Mitteilung Kochs erregte unter den fast 5000 Besuchern des Kongresses mindestens das gleiche Aufsehen wie seine Entdeckung des Tuberkelbazillus. In der nationalen und internationalen Presse machte die Nachricht, daß Koch ein Mittel gegen die Tuberkulose gefunden hätte, Furore. Ärzte und Patienten strömten nach Berlin, Lungenheilanstalten schossen aus dem Boden. Was aber hatte Koch wirklich entdeckt? Er hatte beobachtet, daß an Tuberkulose leidende Meerschweinchen auf eine subkutane Injektion von Tuberkelbakterien zwar eine lokale Reaktion, aber keine weiteren Infektionserscheinungen zeigten, während dieselbe Menge von Tuberkelbakterien, einem gesunden Meerschweinchen eingeimpft, dieses innerhalb kürzester Frist tötete. Dieser Versuch wird noch heute als Kochscher Grundversuch bezeichnet. Koch war der Ansicht, daß es eine bakterieneigene Substanz gebe, die unter bestimmten Voraussetzungen den Fortgang der Tuberkulose hemmen, ja Heilung bringen könne. Im Selbstversuch und in Versuchen an Freiwilligen wies er nach, daß das später so genannte Tuberkulin für den Menschen verträglich sei. Klinische Prüfungen wurden in der Charité und anderen Berliner Krankenhäusern durchgeführt, dabei zeigten sich durchaus positive Ergebnisse. Obwohl Koch in „weiteren Mitteilungen über ein Heilmittel der Tuberkulose“ vor allzu großem Optimismus warnte, konnte er den Sturm nicht aufhalten. In großer Zahl verlangte man nach der Tuberkulin-Behandlung, und nun zeigte sich, daß das Mittel das, was man sich von ihm versprochen hatte, nicht halten konnte. Es kam zu katastrophalen Versagern, Langzeitheilungen traten nicht ein. Aus dem anfangs überschwenglichen Triumph für Koch wurde die größte Enttäuschung seines Lebens. Selbst im Preußischen Abgeordnetenhaus fand im Mai 1891 eine erregte Debatte statt. Das Tuberkulin blieb trotz seines Versagens als Therapeutikum ein wesentlicher wissenschaftlicher Gewinn, denn mit ihm begann die Immunitäts- und Allergieforschung, als Diagnostikum wurde es im Kampf gegen die Tuberkulose unentbehrlich.

1891 errichtete der preußische Staat für Koch das Institut für Infektionskrankheiten, das zunächst in einem Winkel der Charité untergebracht war und über eine klinische Abteilung in sieben Baracken verfügte. 1896 erst wurde der Neubau des Institutes geplant, das in Nachbarschaft zu dem im Bau befindlichen Rudolf-Virchow-Krankenhaus am Nordufer untergebracht werden sollte. Im Herbst 1901 konnte es bezogen werden. In den zehn Jahren bis dahin hatte sich Koch um die Organisation der Cholerabekämpfung und um die Erforschung der Rinderpest in Südafrika bemüht. Er hatte Untersuchungen über das Schwarzwasserfieber und die Malaria, über das Texasfieber und die Tse-Tse-Krankheit durchgeführt. 1897 hatte er eine Pestexpedition nach Indien geleitet und war zur Leprabekämpfung in den Kreis Memel gereist. 1898/99 galten seine Forschungen vor allen Dingen der Malaria. 1901 vertrat er auf dem britischen Tuberkulose-Kongreß die Auffassung, daß die Menschentuberkulose von der Rindertuberkulose zu trennen sei. Er organisierte die Typhusbekämpfung im Südwesten des Deutschen Reiches und war

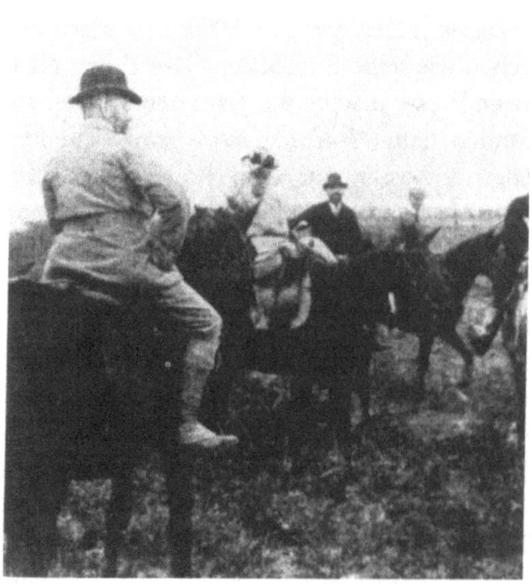

Abb. 144. Robert Koch mit seiner Frau in der italienischen Maremma 1899.

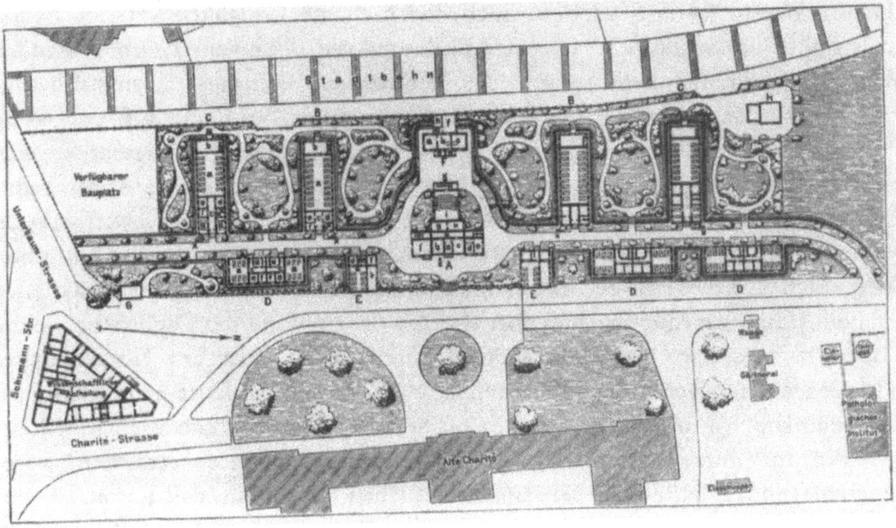

Abb. 145. Institut für Infektionskrankheiten auf dem Gelände der Charité. Links das 'Triangel' mit den wissenschaftlichen Abteilungen, oben die Krankenbaracken.

von 1903 bis 1905 zu Untersuchungen über das Küstenfieber, das afrikanische Rückfallfieber und die Pferdesterbe in Südafrika. 1904 bat er um seine Pensionierung im Institut, in dem er allerdings seine Forschungsarbeiten fortführen konnte. 1905 erhielt er den Nobelpreis für seine Untersuchungen und Entdeckungen auf dem Gebiet der Tuberkulose. Auch nach seiner Pensionierung war Koch weiter in Afrika tätig: die große Expedition zur Erforschung und Bekämpfung der durch Trypanosomen hervorgerufenen Schlafkrankheit in den Jahren 1906 und 1907 führte ihn nach Britisch-Ostafrika. Am 7. April 1910 hielt Koch in der Akademie der Wissenschaften in Berlin einen Vortrag „Über die Epidemiologie der Tuberkulose", in dem er seine jahrzehntelangen Forschungen zusammenfaßte. In der Nacht zum 10. April erlitt er einen schweren Herzanfall, von dem er sich nur mühsam erholte. Besserung erhoffte er von einem Kuraufenthalt in Baden-Baden. Dort ereilte ihn am 27. Mai 1910 der Tod.

Die Geschichte Emil von Behrings ist eng verknüpft mit der Geschichte einer Krankheit, die heute in Deutschland so selten geworden ist, daß kaum ein Kinderkliniker sie seinen Studenten in der Vorlesung demonstrieren kann, die aber vor einem Jahrhundert Jahr um Jahr Tausende von Kindern einem qualvollen Tod preisgab, mit der Geschichte der Diphtherie.

Emil von Behring ist 1854 in Hansdorf in Ostpreußen als Sohn eines Lehrers geboren und war vom Vater zum Studium der Theologie bestimmt worden. Durch die Vermittlung eines befreundeten Militärarztes konnte er in die Pépinière in Berlin eintreten. Die Kollegheifte aus dieser Zeit bezeugen, wie planvoll er schon damals arbeitete. Der in der Vorlesung angebotene Stoff erscheint in Behrings Mitschriften nicht nur klar gegliedert, sondern auch durch eigene Gedanken vertieft. Schon damals fiel er durch die Schärfe seiner Rede und die Bissigkeit seiner spottenden Bemerkungen auf. Die Erziehung in der Pépinière hat Behrings Lebensstil bis ins Alter geprägt. Stets stand er am frühen Morgen gegen vier Uhr auf, und wenn andere ins Labor kamen, hatte er bereits die Hälfte der geplanten Tagesarbeit weit hinter sich. Behring war zunächst als Militärarzt in verschiedenen Kommandos im Osten Deutschlands stationiert, dann ans Pharmakologische Institut in Bonn abkommandiert und schließlich 1889 Assistent am Hygienischen Institut unter Robert Koch. Mit diesem wechselte er 1891 an das Institut für Infektionskrankheiten über. Sein Hauptforschungsgebiet dort war die Bekämpfung der Diphtherie. Schon in Bonn hatte er sich damit beschäftigt, auf welche Weise der Körper gegen eindringende Bakterien zu schützen sei. Man müsse ihn, so hatte er gemeint, wie einen Schinken von innen räuchern. Seine Versuche, dies mit chemischen Mitteln, mit Jodoform, mit Acetylen, mit Quecksilberverbindungen zu erreichen, waren fehlgeschlagen. Er hatte aber bei seinen Versuchen festgestellt, daß Ratten nie von Milzbrand befallen werden, und bei der Untersuchung, warum das so sei, erfahren, daß das Serum der Ratten in der Lage ist, Milzbrandbazillen abzutöten. Darauf gründeten sich seine weiteren Versuche: Er infizierte Meerschweinchen mit dem Diphtheriebazillus und behandelte sie anschließend mit Jodtrichlorid. So gelang es ihm, wenige der infizierten Tiere am Leben zu erhalten. Diesen Tieren spritzte er erneut eine dosierte Menge der Diphtherieerreger ein, und es geschah nichts, keines

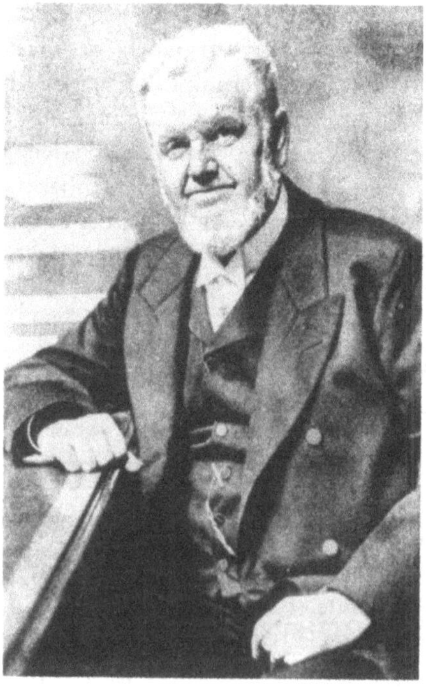

Abb. 146. Friedrich Althoff (1839–1908), Ministerialrat im Ministerium der geistlichen, Medizinal- und Unterrichtsangelegenheiten.

der Tiere zeigte Krankheitserscheinungen. Sie waren immun geworden. Aber wodurch, so fragte sich Behring, durch die Chemikalien oder durch eine körpereigene Leistung? Und nun machte er die entscheidenden Versuche, die zur Serumtherapie führen sollten. Er infizierte Tiere mit dem Gift der Diphtheriebakterien, denn gegen dieses Gift und nicht gegen die Bakterien selbst richtete sich, so hatte er herausgefunden, das Antitoxin, und behandelte sie dann mit dem Serum eines Tieres, das die Krankheit überstanden hatte. Der Erfolg gab seiner Theorie recht, das Serum eines geheilten Tieres konnte andere Tiere heilen. „Der Endzweck unserer Versuche bleibt aber immer der, das Mittel in solcher Menge und Wirksamkeit zu gewinnen, daß damit auch beim Menschen die Diphtherie behandelt werden kann", so schrieb Behring, „wir müssen aber mit der ungünstigeren Möglichkeit rechnen, und uns auch auf den Fall gefaßt machen, daß nicht gleich die ersten Heilversuche unzweideutig positiv ausfallen. Unter diesen Umständen und aus dem weiteren Grunde, weil wir selbst darauf verzichten, orientierende Vorversuche am Menschen zu machen, halten wir es für zweckmäßig, demjenigen, der mit unserem Diphtherie-Heilmittel Versuche anstellen will, nicht bloß an Tieren vollkommene Unschädlichkeit zu demonstrieren, sondern auch ihm ein selbständiges Urteil darüber zu verschaffen, daß die therapeutische Leistungsfähigkeit unseres Mittels einer noch nicht abzusehenden Steigerung fähig ist." Durch die Vermittlung seines Lehrers Robert Koch und von Friedrich Althoff, des Leiters der Unterrichtsabteilung im preußischen Kultusministerium, bekam Behring Kontakt mit der Industrie.

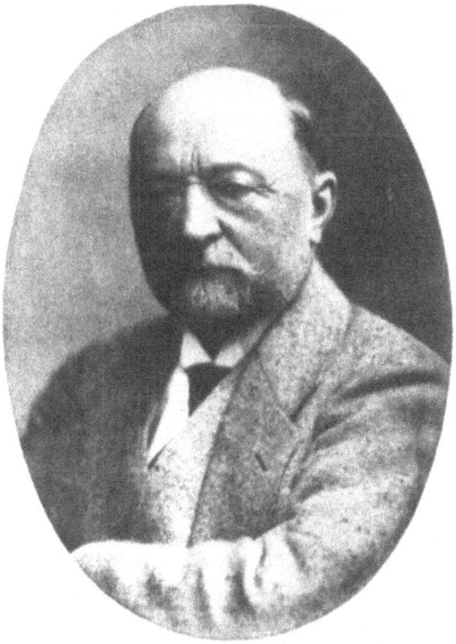

Abb. 147. Emil von Behring (1854–1917), der mit der Entwicklung des Diphtherieserums zum ersten Mal eine Kinderkrankheit heilbar machte.

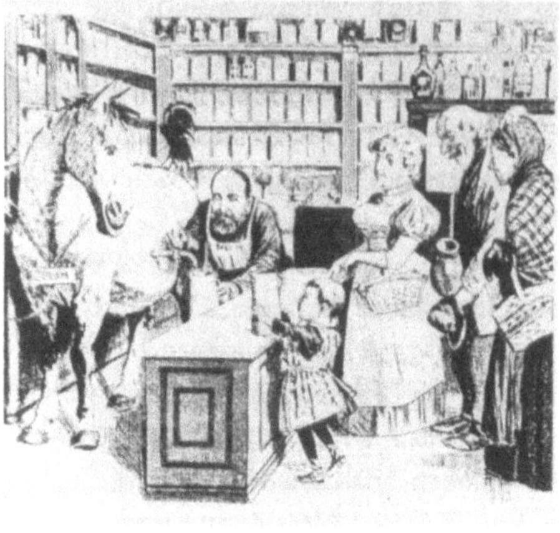

Abb. 148. Emil von Behring. Heilserum direkt vom Pferd. Lustige Blätter 1894.

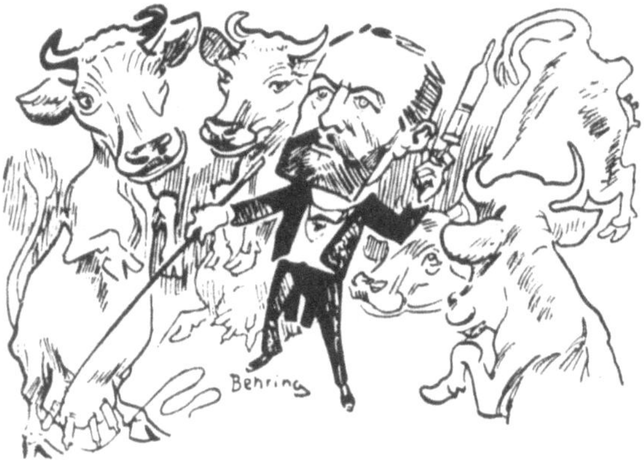

Abb. 149. Emil von Behring mit seinen dressierten immunisierten Kühen. Karikatur aus den 90er Jahren.

Nachdem im Dezember 1892 ein Vertrag mit der Firma Hoechst abgeschlossen war, konnte er daran gehen, größere Mengen des antitoxischen Serums zu gewinnen. Im Stadtbahnbogen 278 wurde ein Stall für die Versuchstiere eingerichtet. Noch im Jahr 1892 wurde das erste Serum Kinderkrankenhäusern zur Prüfung zur Verfügung gestellt. In München, Leipzig und Berlin wurden die ersten Versuche durchgeführt, die freilich noch nicht überzeugend ausfielen, da die Sera noch zu schwach und die angewandten Mengen zu gering waren. In dieser Situation brachte Robert Koch Emil von Behring und Paul Ehrlich zusammen, der seit 1890 zum Mitarbeiterstab Kochs gehörte. Ehrlich, der Sohn einer jüdischen Familie aus Strehlen in Schlesien, war 1878 nach Berlin gekommen und hatte dort als Assistent von Theodor Frerichs gearbeitet, dabei weniger der klinischen Medizin zugewandt als vielmehr einem Thema, das ihn schon von Studentenzeiten an beschäftigte,

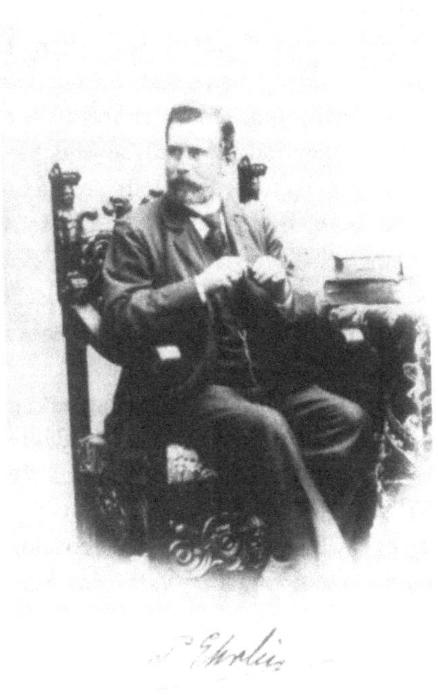

Abb. 150. Paul Ehrlich (1854–1915) schuf mit seiner Seitenkettentheorie die Grundlagen der Lehre von der Immunität.

nämlich der Frage der Färbung der Gewebe und der chemischen Abläufe, die sich dabei abspielten. Dabei hatte er wesentliche Beiträge zur Erforschung der weißen und roten Blutkörperchen erbracht, hatte die Leukozyten nach dem Grad ihrer Granulierung eingeteilt und bereits einen Tag, nachdem Robert Koch seinen aufsehenerregenden Vortrag über den Erreger der Tuberkulose gehalten hatte, diesem die noch heute übliche Färbung der Tuberkelbazillen vorgeführt, die von Robert Koch sofort übernommen wurde. 1884 war er Professor geworden und hatte dann seine Karriere wegen einer aufgeflammten Tuberkulose, zu deren Heilung er zwei Jahre im Süden verbrachte, unterbrechen müssen. Ehrlich hatte gezeigt, daß durch Fütterung von kleinen, sich ständig steigernden Mengen von Gift an Versuchstieren diese gegen eine sonst tödliche Dosis immun wurden, und daß sie bald eine hundert- bis tausendfache Menge von dem vertrugen, was ein unbehandeltes Tier vernichtet hätte. Aufgrund dieser Untersuchungen war er zu den Grundbegriffen der aktiven und passiven Immunität gekommen. Die Zusammenarbeit von Behring und Ehrlich in der Diphtheriefrage trug bald Früchte. Es gelang, große Mengen des Serums herzustellen und zu standardisieren und sie dann in einer weiteren Versuchsreihe in sieben Kinderkrankenhäusern Berlins zu testen. Bald drang die Kunde von dem neuen wirksamen Heilmittel weit über die Grenzen Berlins und Deutschlands hinaus. Es ist heute kaum vorstellbar, warum Behrings Entdeckung eine solch ungeheure Welle der Begeisterung auslöste. Aber man muß sich vor Augen halten, daß alleine im Jahre 1892 im Deutschen Reich fast 50 000 Kinder an der Diphtherie gestorben waren, deren Letalität bei mehr als 50 % lag. Eine Senkung dieses Prozentsatzes auf weit unter 20 % rettete Tausenden von Kindern das Leben. Im Jahre 1894 wurden überall Komitees gegründet, die das Behringsche Serum auch den minderbemittelten Bevölkerungskreisen zur Verfügung stellen sollten. So erschien am 12. Oktober 1894 im Berliner Lokalanzeiger ein „Appell an alle Menschenfreunde", der zu Geldspenden aufforderte, um das Serum auch an Kinder armer Familien abgeben zu können. In der Berliner Medizinischen Gesellschaft wurde kontrovers und heftig um das Behringsche Diphtherieserum diskutiert, doch letztendlich sprach sich auch Virchow für den Gebrauch des Serums aus. Inzwischen hatte die Produktion des Serums hergestellt nach Behring-Ehrlich in Hoechst begonnen. Das Mittel wurde in drei Stärken angeboten: „Mit grünem Etikett reicht es zur Heilung eines Kindes, bei dem die Krankheit gleich am ersten Tag erkannt und behandelt wird. Mit weißem Etikett wird es bis zum dritten Tag der Erkrankung verwendet, mit rotem Etikett dient es für schwere Fälle und enthält die meisten Antitoxineinheiten". Aber noch einmal sollte es zu einem schweren Rückschlag kommen. Am 7. April 1894 starb der knapp zweijährige Sohn des Prosektors am Krankenhaus Moabit, Robert Langerhans, nachdem ihm der Vater das Serum prophylaktisch gespritzt hatte. In seiner Todesanzeige schrieb der Vater: „Gestern Nachmittag, 6.10 Uhr, verschied plötzlich mitten in blühender Gesundheit infolge einer Einspritzung des Behringschen Heilserums zur Immunisierung unser herziges Ernstchen im Alter von eindreiviertel Jahren." Die Staatsanwaltschaft schaltete sich ein, die Presse griff den Fall auf. Zwar ergab die Obduktion, daß keine Anzeichen darauf deuteten, daß das Kind durch das Serum getötet worden sei, dennoch wurde die Charge untersucht, auch die Reste des benutzten Serums, nirgendwo fanden sich Spuren einer Verunreinigung, auf die der Tod zurückzuführen sei. Trotzdem beharrte Professor Langerhans darauf, daß sein Sohn durch das Serum vergiftet worden sei. Erst später haben die Arbeiten des Wiener Kinderarztes Clemens von Pirquet gezeigt, daß es Menschen gibt, die auf fremdes Eiweiß mit einem Schock reagieren. Zu dieser Zeit hatte sich Behring längst anderen Aufgaben zugewandt. 1894 war er Ordinarius für Hygiene in Halle, 1895 in Marburg geworden. Er hatte sich der Bekämpfung der Tuberkulose verschrieben, die ihn in einen heftigen Streit mit seinem Lehrer Robert Koch verwickelte. Auch das Verhältnis zu Paul Ehrlich blieb nicht ungetrübt.

1901 erhielt Emil von Behring als erster Deutscher den Nobelpreis für Medizin „für seine Arbeiten über Serumtherapien und besonders für deren Anwendung gegen Diphtherie, wodurch er einen neuen Weg auf dem Gebiet der medizinischen Wissenschaft gebahnt und dem Arzt eine zwingende Waffe im Kampf gegen Krankheit und Tod gegeben hat". Am Ende seiner Arbeiten kam Behring noch einmal auf die Diphtherie zurück und entwickelte die aktive Impfung gegen die Diphtherie. Am 31. März 1917 ist Behring gestorben.

Paul Ehrlich blieb länger als Behring in Berlin, zunächst am Kochschen Institut, dann in einem eigenen Institut für Serumforschung und Serumprüfung, das ihm der preußische Staat in Steglitz einrichtete. Zwar handelte es sich nur um zwei

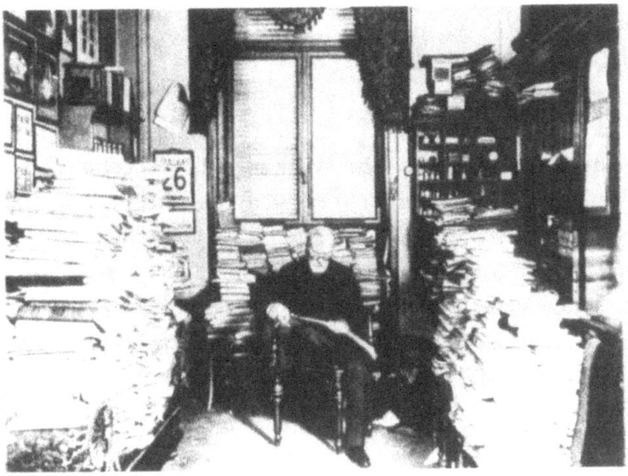

Abb. 151. Paul Ehrlich in seinem Arbeitszimmer.

kleine Gebäude, die einmal eine Bäckerei gewesen waren, aber Ehrlich meinte, er brauche nur Reagenzgläser, einen Bunsenbrenner und Löschpapier, um arbeiten zu können. Er beschäftigte sich weiter mit den Problemen der Immunisierung und schuf das Modell der Seitenkette, das den Vorgang der aktiven Immunisierung erklären sollte. Dabei ging er von der Auffassung aus, daß an bestimmten Stellen der Zellen Atomgruppen kettenartig angelagert seien, eben Seitenketten, die in der Lage seien, spezifische Gifte fest mit dem lebenden Protoplasma zu verankern. Die Seitenkettentheorie ermöglichte auch eine Vorstellung davon, wie es zur Immunisierung nach dem Überstehen einer Infektionskrankheit kommt. Die Seitenketten verhindern, daß sich die Erreger frei im Körper ausbreiten können. 1898 siedelte Paul Ehrlich mit seinem Institut nach Frankfurt am Main um, wo ihm ein komfortables Institut für Experimentelle Therapie zur Verfügung gestellt wurde. Da die Serumtherapie über ihre Erfolge bei der Diphtherie und Tetanus nicht hinauskam, wandte er sich dort der Chemotherapie zu, die ihn schließlich im Juni 1909 zur Entdeckung des ersten Chemotherapeutikums, des Salvarsans führte. Auch ihm wurde der Nobelpreis zuerkannt, im Jahre 1908 erhielt er ihn zusammen mit Elias Metschnikow für seine Arbeiten über die Immunität. Am 20. August 1915 ist er in Frankfurt gestorben, und der alte Freund Emil von Behring sprach am Grab die Worte: „Mit dir, Paul Ehrlich, ist einer aus der Heroenzeit der experimentell-therapeutischen Forschung dahingegangen und außerdem ein König im Reiche der von dir selbst gegründeten Wissenschaft und ein Lehrer für ungezählte Forscher in aller Welt, die sich stolz als deine Schüler bekennen. Denn du hast Schule gemacht, wie kaum ein anderer vor dir und bist zum Magister mundi der medizinischen Wissenschaft geworden."

Private Krankenhäuser

Bis zum Jahre 1835 hatte die Charité ohne eine vertragliche Regelung die Stelle eines städtischen Krankenhauses mit eingenommen. Durch Kabinettsorder war 1835 geregelt worden, daß die Kommune nur Anspruch auf 100 000 freie Verpflegungstage in der Charité hatte und für eine über diese Zahl hinausgehende Inanspruchnahme eine Vergütung zu zahlen habe. Durch die um die Mitte des Jahrhunderts entstehenden konfessionellen und privaten Krankenhäuser war indes die Charité genügend entlastet, so daß eine Notwendigkeit für die Errichtung städtischer Krankenhäuser zunächst nicht gegeben war. Für das Jüdische Krankenhaus war in den Jahren 1858–1861 ein Neubau in der Auguststraße errichtet worden, der danach stetig erweitert worden war. Hier hat einer der bedeutendsten Chirurgen Berlins, James Israel, gewirkt. James Israel gehörte zur großen Zahl jüdischer Wissenschaftler, die vor und nach der Wende zum 20. Jahrhundert in der Berliner Medizin eine bedeutende Rolle gespielt haben, und die zum Weltruf der Berliner Medizin ganz entscheidend beigetragen haben. James Israel gilt als der Vater der Urologischen Chirurgie. 1848 in Berlin geboren, studierte er dort Medizin und wurde nach der Teilnahme am deutsch-französischen Krieg und einem Studienaufenthalt in Wien Assistenzarzt am Jüdischen Krankenhaus. Dort wurde Bernhard von Langenbeck sein Lehrer. James Israel war einer der ersten, die die Bedeutung

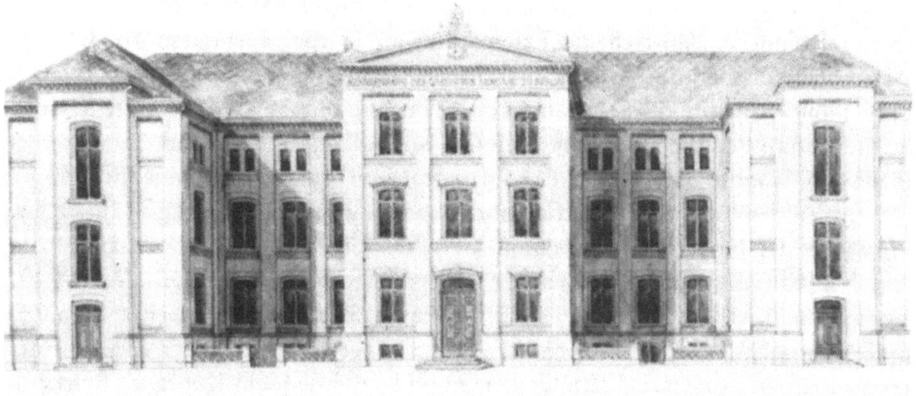

Abb. 152. Jüdisches Krankenhaus, Auguststraße, 1858.

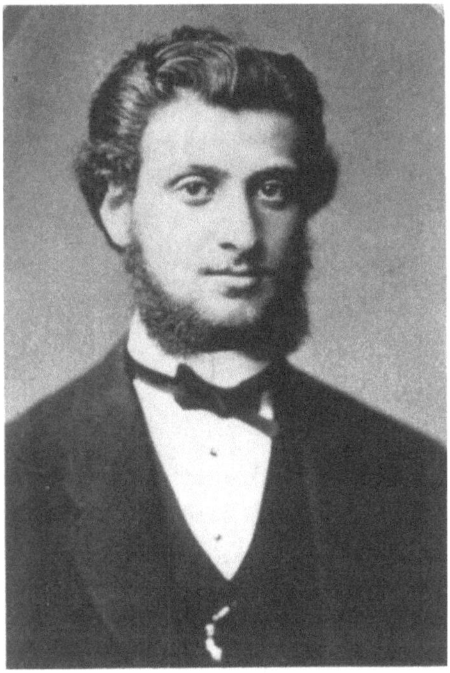

Abb. 153. James Israel (1848–1926), der Begründer der Urologischen Chirurgie.

von Listers Antisepsis erkannten. Er erbat sich einen halbjährigen Sonderurlaub, um das neue Verfahren an Ort und Stelle zu studieren. 1875 wurde er Stellvertreter des Dirigierenden Arztes für die Chirurgische Station, 1878 Chefarzt der Chirurgie. In dieser Zeit erschienen seine grundlegenden Arbeiten über die Aktinomykose, die Strahlenpilzkrankheit.

Anfang der 90er Jahre wurde James Israel bedeutet, er könne einen Lehrstuhl an der Berliner Universität erhalten, wenn er sich taufen ließe. Israel lehnte ohne Zögern ab. Das Jüdische Krankenhaus aber wurde bald zu einer Lehrstätte ersten Ranges für die Urologische Chirurgie. So war es kein Wunder, daß 1894 Israel auf Betreiben von Bergmanns doch der Professorentitel verliehen wurde. Im selben Jahr erschien auch seine zweite grundlegende Arbeit „Erfahrungen über die Nierenchirurgie". Sie machte seinen Ruf als Nierenarzt weit über die deutschen Grenzen hinaus bekannt. Patienten aus ganz Europa kamen nach Berlin, Israel wurde zu Konsultationen nach Holland, Italien und in die Türkei berufen.

Die Erfahrungen aus sechzehn Jahren Nierenchirurgie hat er in seiner 1901 erschienenen „Chirurgischen Klinik der Nierenkrankheiten" zusammengefaßt. Im Sommer 1915 wurde er zur Behandlung des Sultans Mohammed V. in die Türkei gerufen. 1917 zog sich Israel in seine Privatklinik zurück, 1926 ist er in Berlin gestorben.

Das 1837 gegründete Elisabeth-Krankenhaus erhielt in den Jahren von 1865 bis 1867 einen Neubau, der nun auch die Aufnahme einer Männer- und Kinderstation ermöglichte.

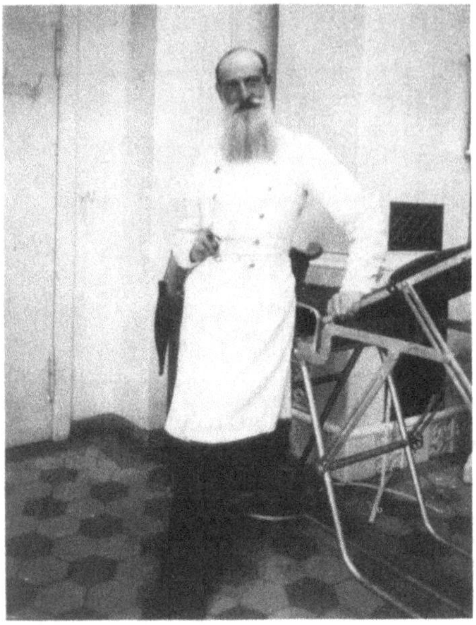

Abb. 154. James Israel im Jüdischen Krankenhaus 1902.

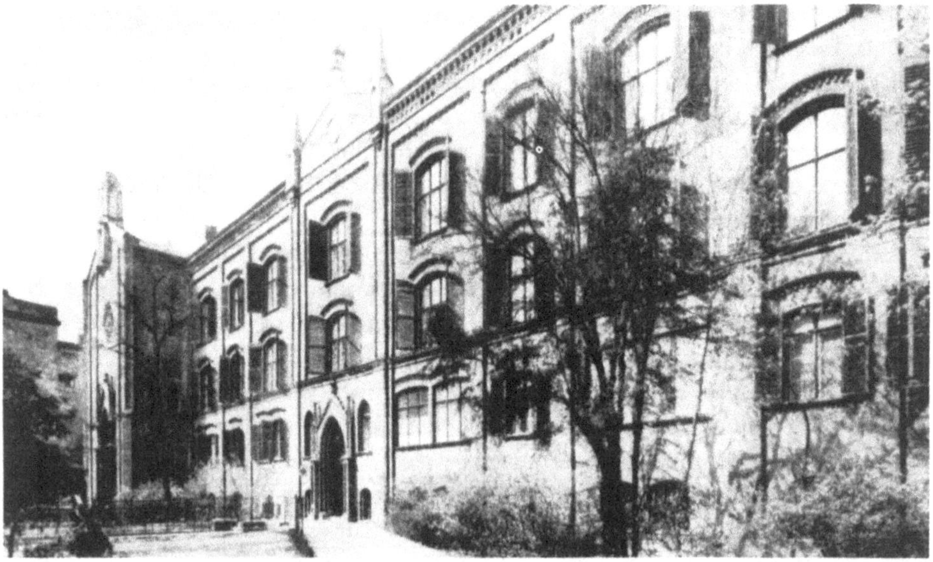

Abb. 155. Neubau des Elisabeth-Krankenhauses in der Lützowstraße, 1867.

Auch das St. Hedwig-Krankenhaus erwies sich trotz seines Neubaus von 1854 bald als zu klein. 1879 bis 1881 mußte es durch einen Neubau erweitert werden. 1884 erfolgte der Ankauf weiterer Grundstücke in der Hamburger Straße, auf denen 1890 der Neubau des Hospitals erfolgte.

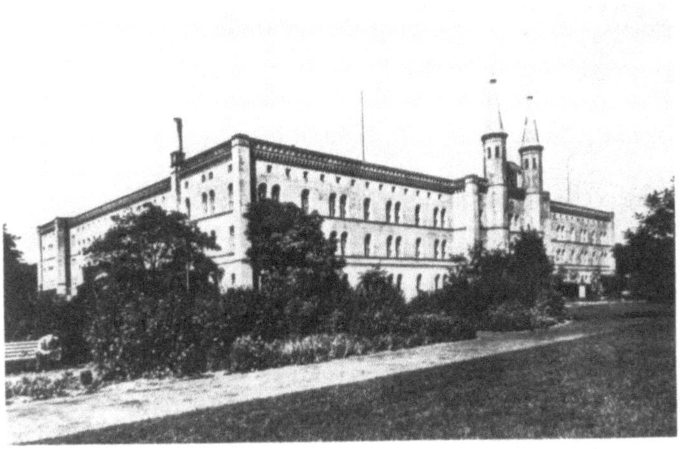

Abb. 156. Krankenhaus Bethanien um 1890.

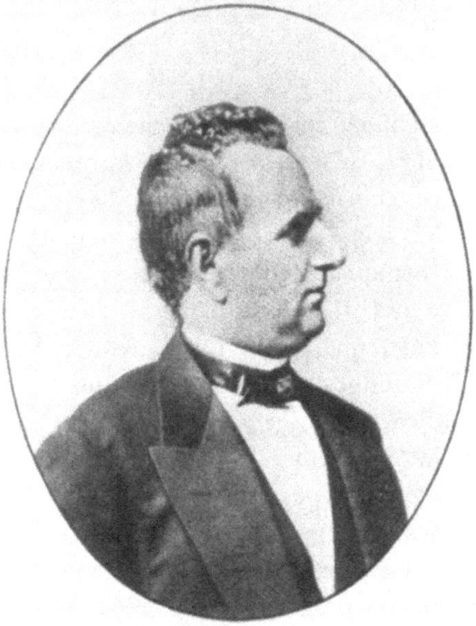

Abb. 157. Robert Wilms (1824–1880), der bedeutendste Chirurg Berlins außerhalb der Universität in der zweiten Hälfte des 19. Jahrhunderts, operierte in Bethanien.

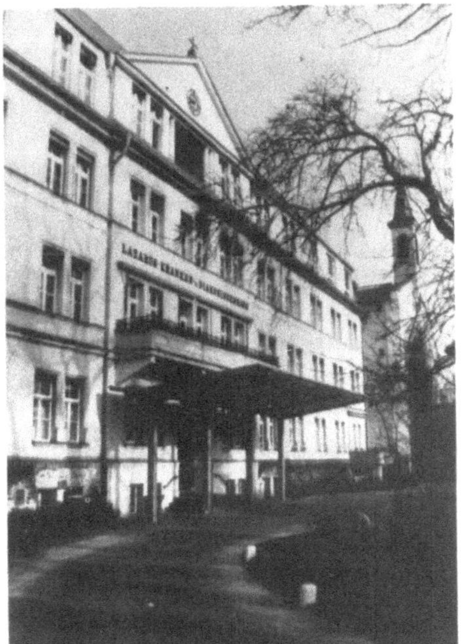

Abb. 158. 1865 wurde der Grundstein zum Lazarus-Diakonissen- und Krankenhaus gelegt, 1870 wurde es eingeweiht.

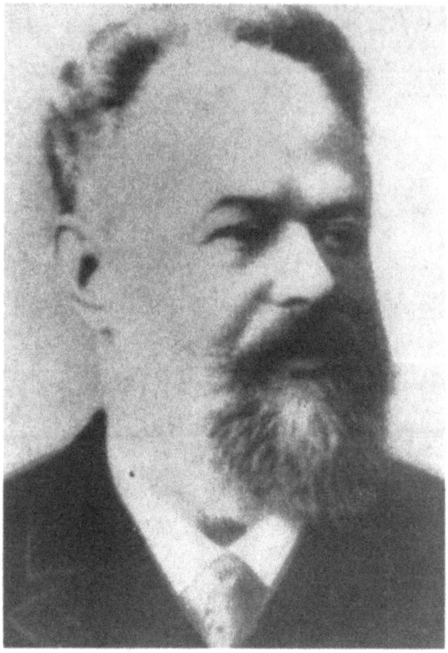

Abb. 159. Carl Langenbuch (1846–1901) führte im Lazarus-Krankenhaus 1882 die erste operative Entfernung der Gallenblase durch.

Im Krankenhaus Bethanien gewann vor allen Dingen die Chirurgische Abteilung Bedeutung durch ihren Leiter Robert Wilms. Wilms, 1824 als Sohn eines Apothekers in Arnswalde geboren, hatte in Berlin studiert und in Johannes Müller einen bedeutenden Mentor gefunden, bei dem er auch seine Doktorarbeit schrieb. 1848 war er Assistent in Bethanien geworden, zunächst auf der Inneren Station, wandte sich dann jedoch ausschließlich der Chirurgie zu und erlangte bald einen glänzenden Ruf als Operateur. Schon 1852 wurde er Ordinierender, 1862 Dirigierender Arzt der Äußeren Stationen. Wilms war zu seiner Zeit der gesuchteste Chirurg außerhalb des Universitätsbereiches. Er starb an den indirekten Folgen einer Infektion, die er sich bei einer Operation zugezogen hatte, im September 1880. Er ist einer der wenigen Chirurgen, dem die Stadt Berlin ein Denkmal gesetzt hat.

Zu den in der zweiten Hälfte des Jahrhunderts neugegründeten Krankenhäusern gehört das Lazarus-Krankenhaus, das vom Pastor der Elisabeth-Kirchgemeinde, Wilhelm Bögehold, gestiftet wurde und dessen Grundsteinlegung 1862, dessen Eröffnung 1870 stattfand.

Eine besondere Rolle spielte das 1868 auf Initiative der Kaiserin Augusta durch den Berliner Frauen-Lazarett-Verein gegründete Augusta-Hospital in der Scharnhorststraße nahe dem Invalidenpark. Ziel des Vereins war die Erbauung eines Hauses, das im Kriege als Lazarett, im Frieden als Lehrstätte der Krankenpflege dienen sollte. Beim Bau des Augusta-Hospitals wurde zum ersten Mal auf die Barackenbauweise zurückgegriffen, wobei zwei hölzerne Baracken mit dem steinernen Haupthaus durch Gänge verbunden waren. Die ärztliche Betreuung des Hauses

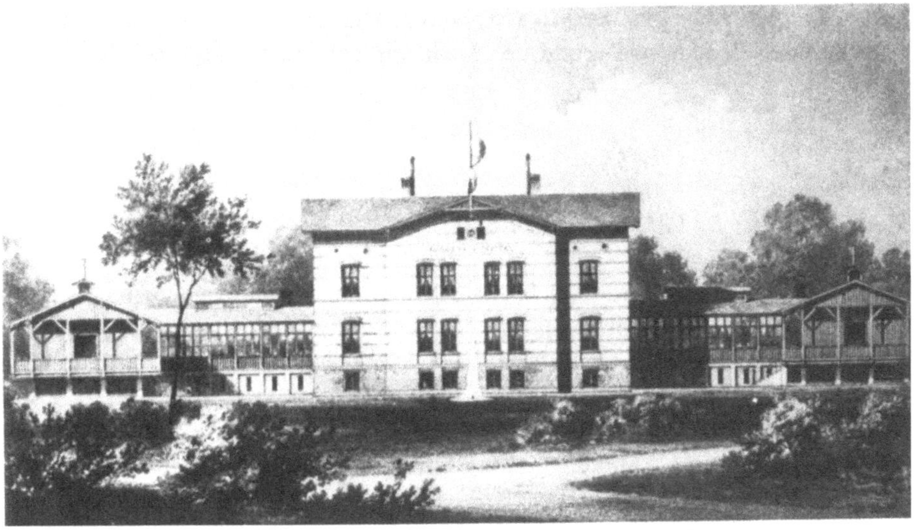

Abb. 160. Das Augusta-Hospital in der Scharnhorststraße wurde 1868 vom Frauen-Lazarett-Verein gegründet. Bei seinem Bau wurde zum ersten Mal die Barackenbauweise angewandt.

wurde von den Professoren der Charité und der Ziegelstraße übernommen. Gegen Ende des 19. Jahrhunderts wurde die Kapazität des Hauses, die zunächst bei 36 Betten lag, auf ungefähr 150 erhöht.

Aus privaten Mitteln entstand 1876 das Paul-Gerhardt-Stift als Diakonissen-Mutterhaus. Damit die Ausbildung der Diakonissen im eigenen Haus geschehen konnte, wurde in den Jahren 1888/89 ein Krankenhaus hinzugefügt, dessen Kapazität durch An- und Umbauten ebenfalls sehr stark vergrößert wurde.

Auch das Kaiser und Kaiserin Friedrich-Kinderkrankenhaus verdankt sein Entstehen privater Initiative. Durch das starke Anwachsen der Berliner Bevölkerung und die katastrophale Wohnungslage war die Errichtung von Kinderkrankenhäusern immer dringlicher geworden. Nachdem zunächst zwei konkurrierende Komitees zur Errichtung eines Krankenhauses gegründet worden waren, die sich nach einigen Schwierigkeiten vereinigten, kam es im Jahre 1888 unter dem Protektorat der Kaiserin zur Gründung des Hauses, dessen Bau die Architekten Schmieden und von Welzin übernommen hatten. Das Krankenhaus sollte in erster Linie der Behandlung von Infektionskrankheiten dienen, deshalb wurde auch zunächst der Bau einer Poliklinik, eines Scharlach- und Diphtheriehauses in Angriff genommen. Die Aufnahme von Säuglingen war nur in Ausnahmefällen vorgesehen und das auch nur dann, wenn die Möglichkeit bestand, Mutter und Kind gemeinsam aufzunehmen. Leiter des Krankenhauses wurde Adolf Baginsky.

Neben diesen großen Krankenhäusern entstand eine Vielzahl von Privatkliniken, die häufig aus nichts anderem bestanden, als aus den zum Krankenhaus umfunktionierten Räumen einer großen Privatwohnung. Die Zahl dieser Kliniken, in denen zum Teil auch bedeutende Ärzte der Stadt wirkten, dürfte zwischen 50 und 100 geschwankt haben.

Städtische Krankenhäuser

Ab den späten 60er Jahren reichte die Kapazität der Universitätskliniken, der Privatkliniken und der konfessionellen Häuser nicht mehr aus, um die zunehmende Anzahl der Kranken zu versorgen. Die Einwohnerzahl Berlins hatte sich zwischen 1850 und 1870 von gut 500 000 auf über 800 000 erhöht. Zudem hatte sich die Einschätzung des Krankenhauses in der Bevölkerung gewandelt. Während im Jahre 1861 nur 7 % der Hauskranken in eine stationäre Behandlung überwiesen wurden, waren es im Jahre 1872 bereits 12 %. Die Zahl der Verpflegungstage in den Krankenhäusern hatte sich zwischen 1860 und 1870 von 339 000 auf 520 000 erhöht. Dennoch hatte sich die Stadtverwaltung über Jahre gegen den Bau eines städtischen Krankenhauses gewehrt, dessen Errichtung ab den frühen 60er Jahren immer wieder gefordert worden war. In der Armendirektion war eine Kommission zur Vorbereitung eines Krankenhauses ins Leben gerufen worden, Pläne wurden ausgearbeitet, die medizinischen Koryphäen in Deutschland zur Begutachtung vorgelegt wurden. Letzter Anstoß für den Bau des neuen Krankenhauses aber war die Schenkung von 50 000 Talern durch den Berliner Bankier Jean Jacques Fasquel, mit der Bedingung, „daß das Kapital zur Herstellung und Errichtung eines allgemeinen städtischen Krankenhauses von mindestens 600 Betten mit zu verwenden ist und daß, wenn der Bau dieses Krankenhauses nicht bis zum 1. Januar 1869 begonnen werden sollte, der Geber berechtigt sein soll, den in Rede stehenden Leibrenten-Vertrag wieder aufzuheben." Damit waren Eckdaten für die Größe des Hauses und für einen Baubeginn gesetzt. Als Bauplatz wurde ein vor der Stadt liegendes Gelände im Friedrichshain ausersehen. Mit der Bauausführung wurden die Architekten Gropius und Schmieden beauftragt, Rudolf Virchow wirkte als treibende Kraft. Gropius und Schmieden legten den Plan für ein Pavillon-Krankenhaus vor, das den damaligen wissenschaftlichen Forderungen an den Krankenhausbau in jeder Hinsicht entsprach. Die Anschauungen der damaligen Zeit waren sehr stark geprägt von der Miasma-Theorie, die das Entstehen der Krankheiten auf bestimmte Ausdünstungen und nicht auf belebte Krankheitserreger zurückführte. Aufgabe der Krankenhausarchitekten war es also, die Kranken möglichst vor den Ausdünstungen anderer zu schützen. Positive Erfahrungen hatte man mit Lazaretten in Kriegszeiten gemacht, die den Pavillonstil vorwegnahmen. In einer zeitgenössischen Schrift heißt es: „Man versteht unter einem Hospitalpavillon einen gesonderten Block von Mauerwerk, welcher groß genug ist, um die größte Anzahl von Betten, die man ohne Nachteil darin aufstellen kann, freie angemessene Räumlichkeiten für die Pflegerinnen, Scheuerräume, Bäder, Waterclosets, kurz alles Erforderliche im

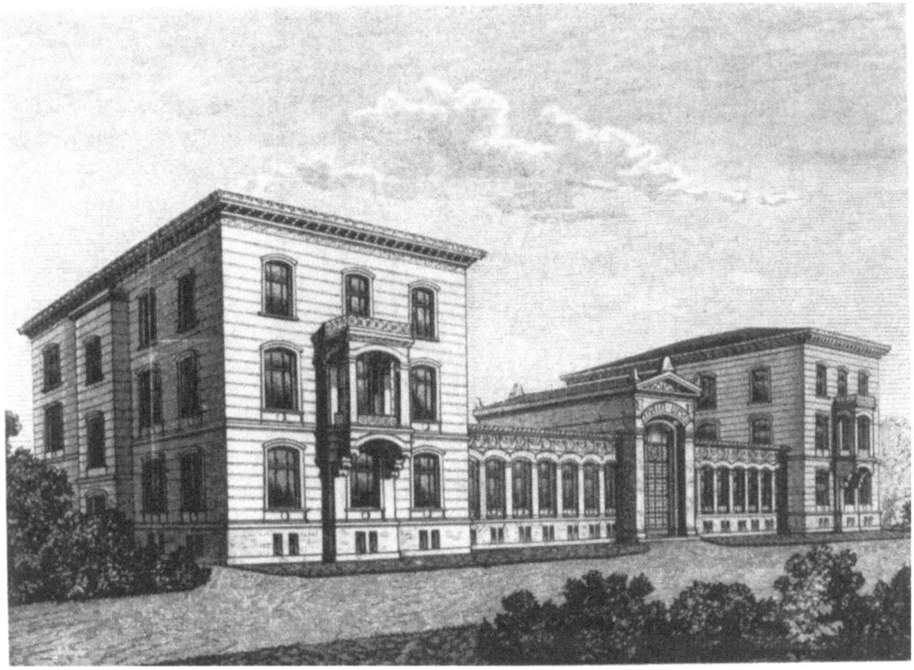

Abb. 161. Das Krankenhaus im Friedrichshain wurde 1874 eröffnet. Es war das erste deutsche Städtische Krankenhaus, das im Pavillonstil gebaut war.

Verhältnis zur Krankenzahl in sich aufzunehmen und der mit jedem anderen Pavillon, so wie mit dem Bureau der allgemeinen Verwaltung des Krankenhauses in keinem andern Zusammenhange steht als durch leichte luftige Passagen oder Corridore. Ein Pavillon ist in der That ein ganz besonderes Hospital, welches in seiner Ventilation so wenig Zusammenhang mit den andern hat, oder haben sollte, wie wenn sie meilenweit voneinander entfernt wären. Der wesentlichste Zug der Pavillon-Construktion besteht darin, daß man große Krankenhäuser in besondere Theile zerlegt, die nichts als die Verwaltung gemeinsam haben. Der Zweck dabei ist der, daß sich die Atmosphäre keines Pavillons mit der eines anderen vermischt, sondern sobald als möglich in die offene Luft entweicht, während sie durch das Einströmen dieser Luft direkt von Außen gereinigt wird." Um diesen Luftaustausch zu befördern, sollten trockene luftige Plätze auf einer Anhöhe vorzugsweise ausgewählt werden. Die Wahl des Standortes für das Krankenhaus im Friedrichshain entsprach all diesen Forderungen. Der Bau dauerte rund sechs Jahre, das Krankenhaus konnte 1874 eröffnet werden. Außer einem Verwaltungsgebäude und den Wohnungen des Direktors, den Büros, der Aufnahmestation und der Apotheke waren die Krankenstationen in einzelnen Pavillons untergebracht. Sechs zweistökkige Pavillons nahmen je 64 Kranke der inneren Abteilung auf, je 32 Kranke der chirurgischen Station waren in vier einstöckigen Pavillons untergebracht, dazu

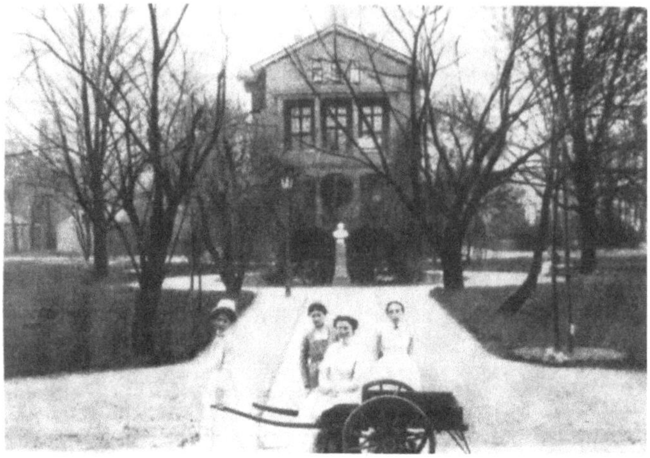

Abb. 162. Krankenhaus im Friedrichshain, Blick in die weitläufigen Parkanlagen.

kamen zwei Isolierpavillons für je 44 Patienten mit ansteckenden Krankheiten. Damit wurde die Gesamtbettenzahl von 600 erreicht. Auf die Errichtung eines gesonderten Operationssaales war zunächst verzichtet worden. Dieser wurde erst 1881/82 hinzugefügt. Laut Legat des Stifters waren Syphilitiker, Pocken- und Cholerakranke, Geisteskranke und Wöchnerinnen von der Aufnahme in das Haus ausgeschlossen. Das Krankenhaus im Friedrichshain galt als das modernste Krankenhaus Europas seiner Zeit und diente als Muster für viele Krankenhäuser in ganz Deutschland bis in den Anfang des 20. Jahrhunderts. Unter den Ärzten ragten die Internisten Paul Fürbringer und Georg Grönig, die Chirurgen Friedrich Trendelenburg, ein Schüler Langenbecks, und Eugen Hahn heraus.

Um den Stand der Krankenpflege zu bessern, wurde bereits 1876 ein Pflegerinnenhaus errichtet, jedoch entsprach das hier ausgebildete Personal nicht den Erwartungen; dies änderte sich erst, als in unmittelbarer Nähe das Viktoria-Haus, das Mutterhaus zur Ausbildung und Unterbringung der Viktoria-Schwestern, gegründet wurde.

Noch vor dem Krankenhaus im Friedrichshain wurde das Städtische Krankenhaus Moabit in Betrieb genommen. Im Jahre 1870 war es zu einer Pockenepidemie gekommen, die wahrscheinlich von französischen Kriegsgefangenen eingeschleppt worden war. Die Zahl der Pockenfälle stieg in dem Jahre 1871 stark an, so daß der Magistrat feststellen mußte, „daß das zur Aufnahme von Pockenkranken bereitgehaltene Lazarett in der Palisadenstraße sehr bald überfüllt war und in der Zeit vom 26. März bis zum 1. Juli 1871 wiederum noch drei neue Lazarette zu diesem Zwecke eingerichtet werden mußten." Daneben war es zu einer begrenzten Choleraepidemie gekommen. Auch die Sterbefälle an Typhus hatten sich in den Jahren 1871/72 deutlich erhöht. Von den drei neuen Lazaretten hatte sich das auf dem Tempelhofer Feld, das ursprünglich zur Aufnahme der Verwundeten des

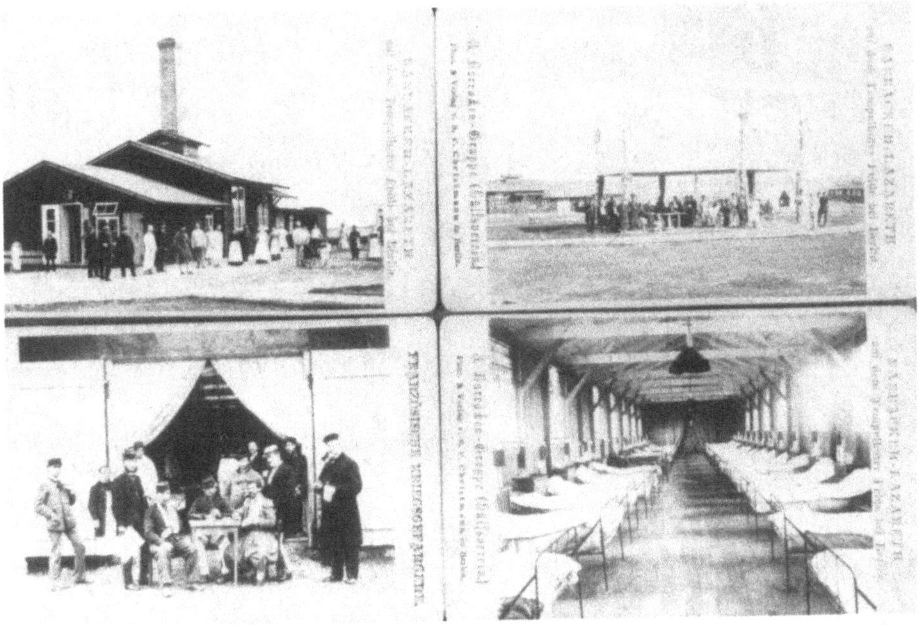

Abb. 163. Barackenlazarett auf dem Tempelhofer Feld 1871. Das Lazarett, das für die Verwundeten des deutsch-französichen Krieges gedacht war, wurde fast ausschließlich mit Pockenkranken belegt.

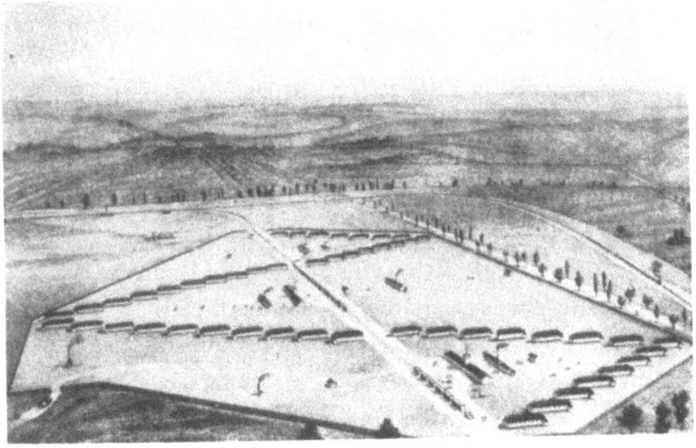

Abb. 164. Barackenlazarett auf dem Tempelhofer Feld. Da das Lazarett auf einem Exerziergelände stand, drängte die Militärverwaltung auf schnelle Räumung.

deutsch-französischen Krieges errichtet worden war, am besten bewährt. Dennoch verlangte die Garnisonsverwaltung die Räumung des Geländes, das zu Felddienstübungen der garnisonierenden Truppen dringend benötigt wurde. Zwar gelang es, die Räumung bis zum Frühjahr 1872 aufzuschieben, dann jedoch bestand das Militär

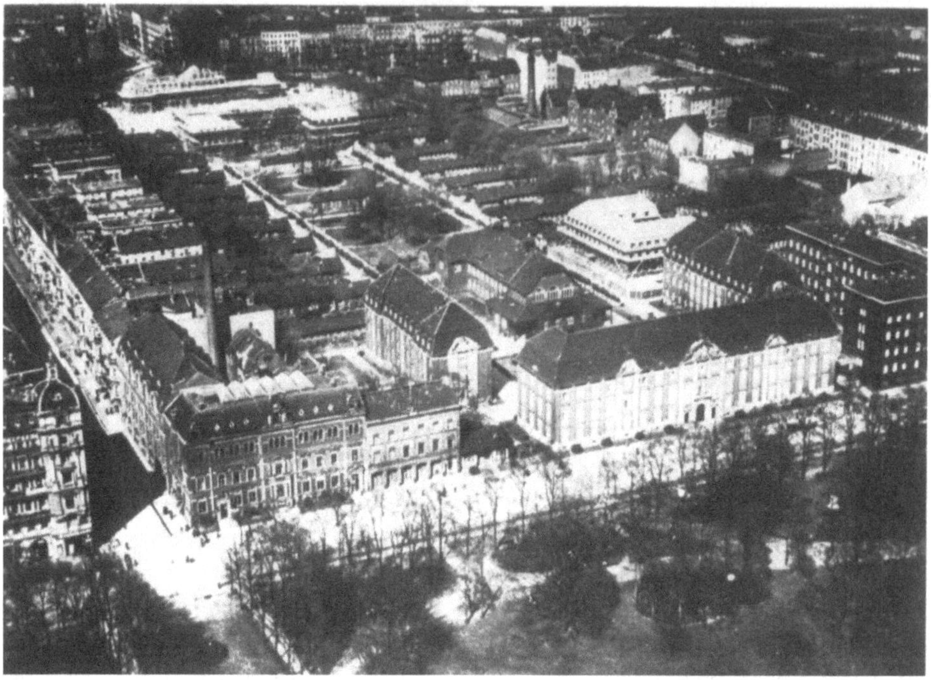

Abb. 165. Das Krankenhaus Moabit entstand 1872 als Ausweichkrankenhaus für das Barakkenlazarett auf dem Tempelhofer Feld, wurde aber schnell reguläres Städtisches Krankenhaus.

auf dieser Räumung. Als Ersatzgelände wählte die Stadt das an der Turmstraße gelegene unbebaute Gelände. Da sich der Plan, die Baracken vom Tempelhofer Feld nach Moabit umzusetzen, nicht realisieren ließ, da sie in Tempelhof noch belegt waren, wurden in Moabit im Januar und März 1872 16 Baracken aufgeführt, dazu ein steinernes Verwaltungsgebäude, eine Koch- und eine Waschküche, ein Maschinenhaus und ein Leichenhaus. Virchow hat die Situation des Frühjahrs 1872 wie folgt beschrieben: „Im Jahre 1872 war in dieser Gegend noch eine große Wüste; da war von Straßen eigentlich gar keine Rede. Wir hatten einen Bebauungsplan, und darauf stand auch u. a. eine Straße – und die war das, was jetzt das Krankenhaus ist. ...Nun haben wir allerdings damals weder an die Perleberger Str., die, wie gesagt, nicht einmal vorhanden war, noch an eine andere Straße gedacht, sondern wir haben diese eine Straße, die sich so bequem darbot, genommen, haben niemand danach gefragt und haben darauf gebaut. Nachträglich ist dann erst die Straße auf dem Bebauungsplan gestrichen worden. Das ist also unser Fehler gewesen – wenn wir einen begangen haben. Indessen, ich muß Ihnen sagen, wir waren sehr stolz darauf, daß wir im Laufe von 2 Monaten das Barackenlazarett aufrichten konnten, und daß wir nachher, wiewohl es nicht gleich gebraucht wurde, ein Lazarett der Stadt zur Verfügung stellen konnten." In jeder Baracke, die knapp 35 Meter lang

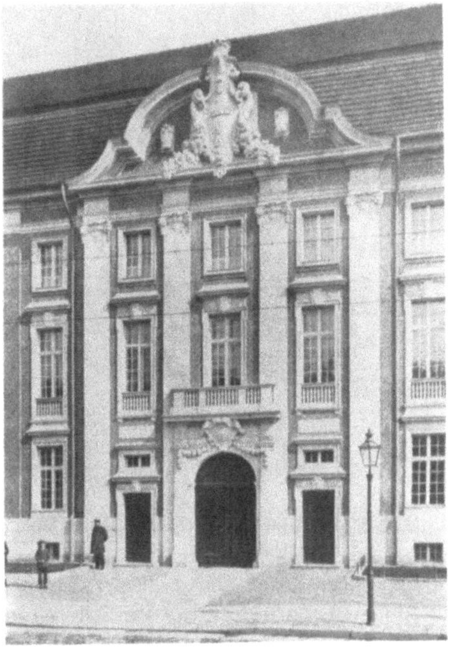

Abb. 166. Portal des Krankenhauses Moabit, das den Krieg überdauerte, dann aber dem Neubau des Gesundheitsamtes zum Opfer fiel.

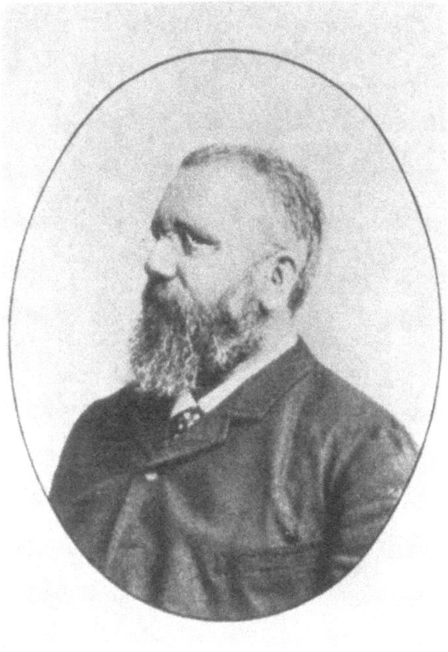

Abb. 167. Heinrich Curschmann (1846–1910), erster Internist im Krankenhaus Moabit.

und 7 m breit war, war Platz für 30 Betten, in einem Vorbau befanden sich der Raum für den Krankenwärter und die sanitären Anlagen, die Entfernung der einzelnen Baracken voneinander betrug 17,5 Meter. Heizungs- und Wasserversorgung erfolgten zentral, die Entwässerung wurde durch einen Kanal in die Spree vorgenommen. Als jedoch die Baracken fertiggestellt waren, zeigte es sich, daß die Pockenepidemie in raschem Abklingen war, so daß ein Seuchenlazarett nicht mehr notwendig erschien.

Indessen hatte sich der Zustrom von Menschen nach Berlin deutlich verstärkt. Die Zuwachsraten am Anfang der 70er Jahre lagen etwa bei 50 000 Bewohnern pro Jahr. Insbesondere in Moabit war es zur Überfüllung der Massenquartiere, zur Errichtung von Notquartieren und zur Dauerbesiedelung der Laubenkolonien gekommen. Unter diesen Umständen hatten die Kinder besonders zu leiden, so entschloß sich der Berliner Senat im Barackenlazarett Moabit eine Kinderabteilung zu errichten, die am 7. Mai 1872 eröffnet wurde. Sehr bald wurden in Moabit aber nicht nur Kinder, sondern auch Erwachsene aufgenommen. 1874 dachte man offensichtlich im Hinblick auf die Eröffnung des Krankenhauses im Friedrichshain an die Schließung des Barackenlazarettes in Moabit, aber schon in der ersten Hälfte des Jahres 1875 stellte sich heraus, daß ein Krankenhaus im Westen der Stadt

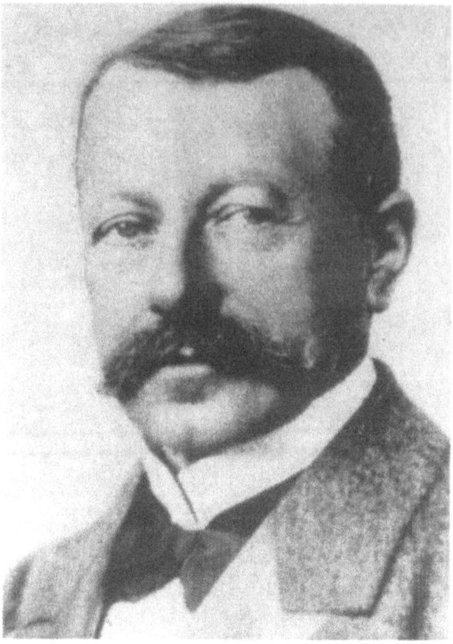

Abb. 168. Eduard Sonnenburg (1848–1915), seit 1890 Chirurg im Krankenhaus Moabit, machte sich um die Operation des entzündeten Wurmfortsatzes verdient.

dringend benötigt wurde. So entschloß sich der Magistrat im Sommer, das Barakkenlazarett als Städtisches Krankenhaus ständig zu benutzen. In den ersten Jahren seines Bestehens diente es nur zur Aufnahme von „innerlich Kranken, vor allen Dingen auch von Kranken, die an Infektionskrankheiten litten". Zu diesem Zweck wurde 1883 eine Isolierbaracke errichtet, die später so erweitert wurde, daß dort bis zu 30 Diphtheriekranke untergebracht werden konnten. Nachdem bereits 1889 ein neues Leichenhaus errichtet worden war, in dem auch ein bakteriologisches und ein chemisches Laboratorium untergebracht war, erfolgte 1892 die Errichtung eines Pförtnerhauses an der Birkenstraße mit Aufnahmebüro und Zimmern für den diensthabenden Arzt, sowie die Errichtung eines Operationshauses, das für die zu errichtende chirurgische Abteilung als notwendig angesehen wurde.

Die Patientenzahlen, die in der Mitte der 70er Jahre etwa bei 1500 pro Jahr gelegen hatten, stiegen kontinuierlich an und erreichten kurz vor der Jahrhundertwende eine Zahl von über 10 000 pro Jahr. Dabei waren zunächst Kranke, die von der Armenkommission eingewiesen worden waren, in der großen Überzahl. Dieses Verhältnis verschob sich jedoch mit der Einführung der Krankenkasse in Deutschland zur Jahrhundertwende ganz erheblich. Knapp die Hälfte aller dann behandelten Patienten waren in der Zwischenzeit in einer Krankenkasse versichert.

Nachdem die ärztliche Betreuung des Barackenlazarettes dem in Moabit ansässigen Geheimen Sanitätsrat Ernst Ludwig Heim anvertraut worden war, mußte bei der Inbetriebnahme als Städtisches Krankenhaus die Entscheidung über einen ärztlichen Direktor fallen. Um die Stelle eines solchen hatte sich in Friedrichshain auch der junge Heinrich Curschmann beworben, der 1846 in Gießen geboren war und seine klinische Ausbildung in Mainz erhalten hatte. Im November 1871 war er nach Berlin gekommen, hatte dort die Tochter des angesehenen Mediziners Hermann Ferdinand Theodor Lohde geheiratet, sich durch den Besuch der Vorlesungen von Ludwig Traube und eigene Versuche weitergebildet und sich 1875 für Innere Medizin habilitiert. Nachdem er in Friedrichshain nicht berücksichtigt worden war, wurde er jetzt mit der Leitung des Krankenhauses Moabit beauftragt. Aber schon 1879 verließ Curschmann Berlin, um einem Ruf an das Allgemeine Krankenhaus in Hamburg-Eppendorf zu folgen, dessen Neubau er leitete. Curschmanns Nachfolger wurde der Sanitätsrat Dr. Paul Guttmann. Auch er war an der Berliner Universität habilitiert und nicht nur als Praktiker, sondern auch als Wissenschaftler hervorgetreten. Sein Nachfolger wurde der 1854 in Aachen geborene Rudolf von Renvers, der an der Pépinière Medizin studiert hatte. 1894 wurde eine zweite Innere Abteilung gegründet, die Alfred Goldscheider als Dirigierendem Arzt anvertraut wurde. Der Aufteilung der Inneren Station waren heftige Diskussionen auch in der Berliner Stadtverordnetenversammlung vorangegangen. Zwar war man der Auffassung, daß Abteilungsgrößen von 300 bis 400 Betten nicht zu verantworten wären, wie freilich dieses Problem gelöst werden sollte, darüber gab es sehr unterschiedliche Auffassungen. Man plädierte für kleinere Abteilungen unter selbständigen Ärzten, aber auch für die Schaffung eines Oberarztes, der unter Oberaufsicht des Dirigierenden Arztes für jeweils eine kleinere Einheit zuständig sein sollte. Die Bezeichnung Oberarzt führte jedoch in Berlin zu Mißverständnissen, da der Titel Oberarzt in der Charité gebraucht wurde, um die zivilen Assistenzärzte von den militärischen zu unterscheiden. Der Charitédirektor Spinola führte dazu aus: „Ich habe geltend gemacht, daß der Titel dirigierender Arzt besser angebracht erscheint, schon deshalb, weil in der Charité im Gegensatz zu den Militär-Unterärzten einerseits und den Militär-Stabsärzten andererseits wir genöthigt gewesen sind, jedem Zivil-Assistenzarzt, auch dem jüngsten, der vielleicht eben erst sein Examen gemacht hat, den Haustitel Oberarzt zu geben. Das ist in Berlin bekannt. Andererseits werden Sie wissen, daß an hiesigen kleineren Privat-Krankenhäusern, beim Jüdischen Krankenhause, beim Augusta-Hospital usw. jeder leitende Arzt, auch wenn er nur 60 Kranke unter sich hat, den Titel Dirigierender Arzt führt. Warum derselbe nun in den Städtischen Krankenhäusern, wenn er 150 Kranke behandelt, nicht diesen Titel führen soll, das weiß ich wirklich nicht. Es kostet ja weiter nichts." So kam es zur Errichtung von zwei Abteilungen für Innere Medizin im Krankenhaus Moabit. Für die bereits 1890 begründete Chirurgische Abteilung, der Eduard Sonnenburg vorstand, wählte man freilich ein anderes Verfahren. Sonnenburg hatte sich 1876 habilitiert, war bei Bernhard von Langenbeck und Ernst von Bergmann in der Ziegelstraße tätig gewesen und 1883 zum außerordentlichen Professor ernannt worden. Sonnenburg hat sich vor allen Dingen um die Bauchchirurgie bemüht und die Entfernung des Wurmfortsatzes im entzündungsfreien Intervall empfohlen. Einem Chirurgen einen zweiten selbständigen Chirurgen an die Seite zu stellen, hielt man für unmöglich. „Man kann nicht zwei verschiedene

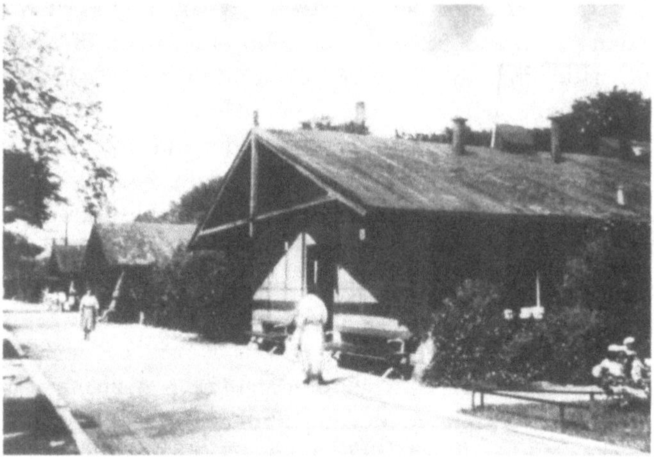

Abb. 169. Das Krankenhaus Moabit verband Pavillon- und Barackenbauweise miteinander.

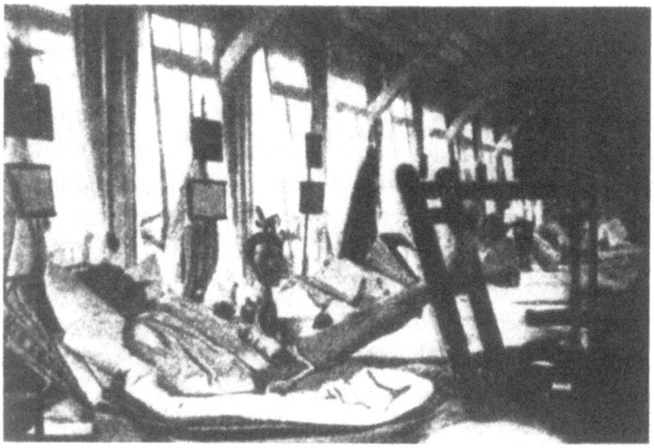

Abb. 170. Chirurgische Station im Krankenhaus Moabit.

Chirurgen in demselben Operationssaal mit demselben Instrumentarium, mit demselben Handwerkszeug bestehen lassen; denn dann verliert jeder von ihnen das Maaß von Verantwortlichkeit, das nach der heutigen Lage erforderlich ist. Der Chirurg ist so sehr durch die Sauberkeit und spezielle Aufmerksamkeit auf die kleinsten Details Herr des Lebens seiner Kranken, daß er keinen zweiten hineinkommen lassen darf, der ihm da Unruhe macht." So wurde der Posten eines Oberarztes geschaffen und mit Otto Hermes besetzt.

Im Krankenhaus Moabit wurde im Juni und vom 1. Dezember 1893 an mit dem Diphtherieserum behandelt. Im Bericht des Krankenhauses heißt es: „Im Juni 1893 und später vom 1. Dezember ab wurden alle diphtheriekranken Kinder unter 13

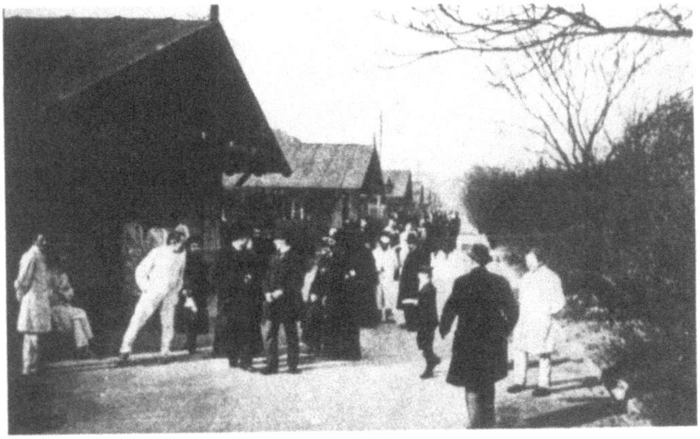

Abb. 171. Baracke im Krankenhaus Moabit.

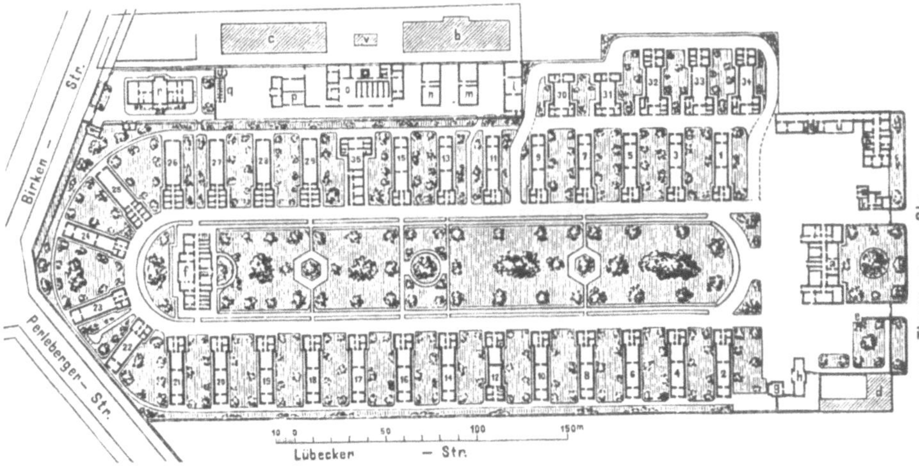

Abb. 172. Lageplan des Krankenhauses Moabit um 1900.

Jahren mit dem von den Herren Professoren Dr. Behring und Ehrlich zur Verfügung gestellten Diphtherie-Heilserum behandelt. Im Juli 1893 kamen 15 Kinder zur Behandlung, von denen drei starben, in der Zeit vom 1. Dezember 1893 bis Ende März 1894 wurde 44 diphtheriekranken Kindern Heilserum injiziert (die klinische Diagnose Diphtherie wurde durch die bakteriologische Untersuchung bestätigt). Von diesen blieben 9, also 62,2 % am Leben, wenn die im Juli behandelten Kinder hinzugezählt werden, so stellt sich das Resultat folgendermaßen: von 59 injizierten Kindern wurden 45 = 76,3 % geheilt, darunter von 21 tracheotomirten 16 = 76,9 %.

Unter den Gestorbenen sind 4 Kinder, welche moribund eingeliefert wurden und in den nächsten 12 Stunden nach der Injektion starben; bei diesen konnte das

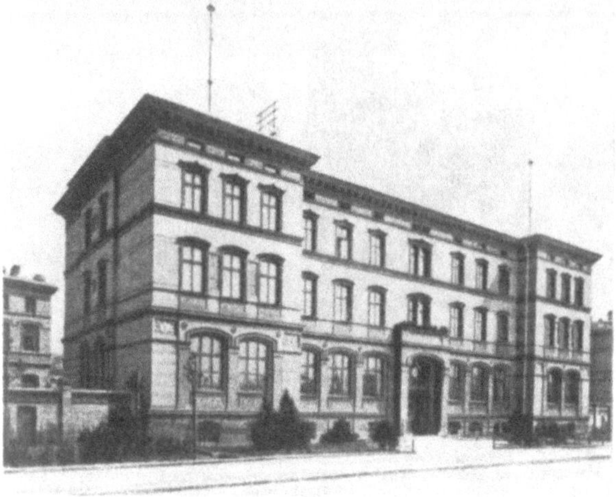

Abb. 173. Als drittes Städtisches Krankenhaus wurde 1890 das Krankenhaus Am Urban eröffnet. Auch hier hatte man sich für die Pavillonbauweise entschieden.

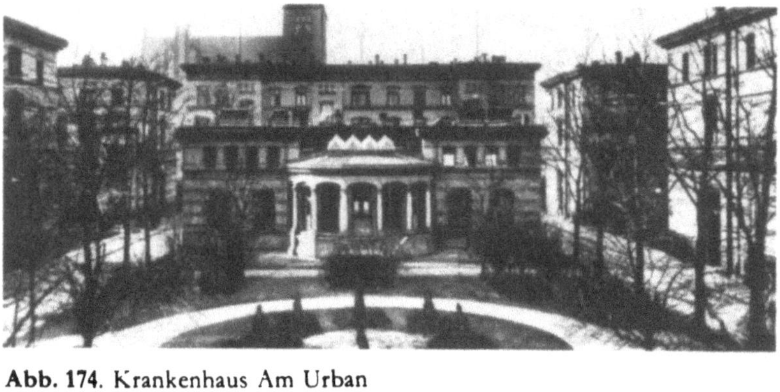

Abb. 174. Krankenhaus Am Urban

Serum nicht mehr zur Wirkung gelangen. 5 Kinder starben an Nachkrankheiten. Die Resultate der Diphtheriebehandlung mit Heilserum sind demnach durchaus günstige, wenn auch nicht verkannt werden darf, daß die Epidemie in Moabit während dieser Zeit eine verhältnismäßig leichte war. Jetzt werden seit 11. Juli 1894 die Injektionen mit Heilserum fortgesetzt; dasselbe wird von den Hoechster Farbwerken bezogen. Die Resultate der Behandlung sind bisher noch bessere wie früher. Diese Heilerfolge geben Veranlassung, das Heilserum im Krankenhause weiter anzuwenden. Wenn es sich im Falle des Auftretens einer schweren septischen Epidemie, wie sie in Moabit zuweilen vorgekommen ist, auch bewähren sollte, wird es ein unschätzbares Mittel sein und es ist daher unseres Erachtens auch unsere Pflicht, zum Heile der erkrankten Kinder dieses Mittel trotz seines hohen Preises stets bereit zu haben."

Im Mai 1887 hatte der Oberbürgermeister Forckenbeck der Stadtverordnetenversammlung die Errichtung eines dritten städtischen Krankenhauses im Süden Berlins vorgeschlagen. Ähnlich wie beim Bau des Krankenhauses im Friedrichshain hat auch beim Krankenhaus Am Urban eine Stiftung wesentlich zur Gründung beigetragen. 1862 hatte Wilhelmine Eleonore Ottilie Beschort testamentarisch verfügt, daß ihr ganzes Vermögen der Stadtgemeinde Berlin zur Gründung einer Krankenheilanstalt zufallen sollte. Auch sie hatte „Personen, die in Folge geschlechtlicher Ausschweifungen an Syphilis erkrankt sind, sowie Personen, die an Säuferwahnsinn, Tobsucht und dergleichen leiden" von der Aufnahme in das Krankenhaus ausschließen wollen. Eine Aufnahmesperre für diese Personen ist jedoch im Krankenhaus Am Urban nie erfolgt, spätere Erweiterungsbestrebungen wurden sogar mit einem Bettenmehrbedarf für Syphiliskranke begründet. Auch das Krankenhaus Am Urban wurde von dem Architekten Blankenstein als Pavillonkrankenhaus errichtet, das im Juli 1890 seinen Betrieb aufnahm. „Der äußere Gesamteindruck der Anstalt ist ihren ernsten Zwecken entsprechend. Überflüssiger, das Auge blendender Putz der Gebäude ist vermieden; dieselben sind in einfacher, doch gefälliger Form hergestellt, und der Schwerpunkt der Ausstattung auf die innere Einrichtung gelegt, welche sich auf der ganzen Welt, wo sich Anstalten zur Pflege von Kranken befinden, bis jetzt wohl einzig in ihrer Art darstellen dürfte. Alle bewährten Neuerungen, welche die Fortschritte der Baukunst auf dem Gebiete des Krankenhauswesens unter Berücksichtigung der weitgehendsten Ansprüche der Hygiene in den letzten Jahren gezeigt haben, so wie die Erfahrungen, welche aus der Beobachtung der Verhältnisse bereits bestehender Spitäler sich ergeben, sind bei der Errichtung dieser neuen Musteranstalt der Stadt Berlin in anerkennenswerter Weise gewürdigt und verwertet worden."

Um die beiden Stellen der dirigierenden Ärzte im Krankenhaus Am Urban hatte sich eine Reihe bedeutender Ärzte und Wissenschaftler, auch von außerhalb Berlins, beworben. Dies macht deutlich, in wie hohem Ansehen auch die Krankenhäuser der Reichshauptstadt standen, wenn sie nicht zur Universität gehörten. Gewählt wurden der Internist Albert Fraenkel und der Chirurg Werner Körte. Fraenkel, ein Neffe von Ludwig Traube, war Assistent bei Kußmaul, bei seinem Onkel und dann bei Ernst von Leyden in der Charité gewesen, wo er sich habilitiert hatte und Professor geworden war. Zu seinen wissenschaftlichen Leistungen zählt die Entdeckung des Erregers der kruppösen Lungenentzündung, der später nach ihm benannt wurde. Werner Körte, ein Patenkind Rudolf Virchows, war bei Robert Wilms am Bethanien-Krankenhaus ausgebildet worden, hatte dessen Nachfolge allerdings nicht antreten können, da er zu diesem Zeitpunkt erst 27 Jahre alt war. Deshalb hatte er sich als praktischer Arzt niedergelassen, benutzte aber die Gelegenheit, die sich häufig bot, Berliner Chirurgen an ihren Krankenhäusern zu vertreten. Körte war wohl einer der bedeutendsten deutschen Chirurgen, die nicht aus einer Universitätsklinik hervorgegangen waren und auch nie in einer solchen ausgebildet wurden.

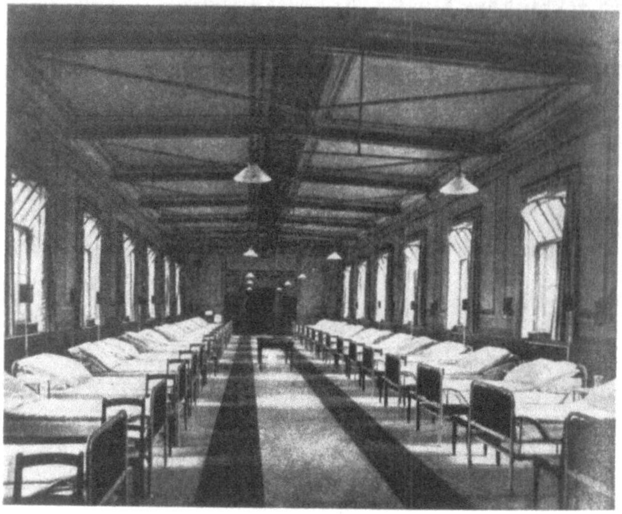

Abb. 175. Blick in einen Krankensaal im Krankenhaus Am Urban.

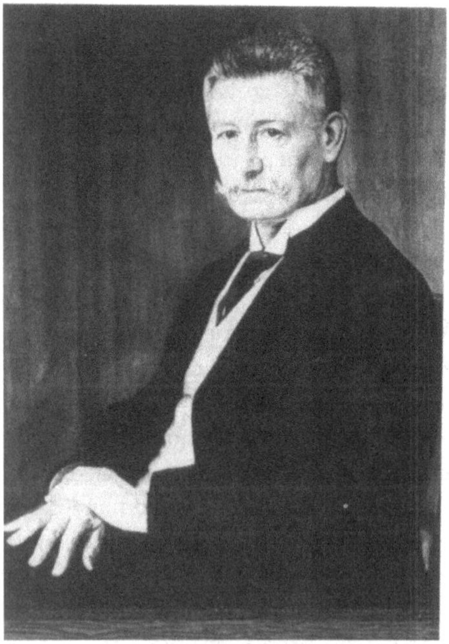

Abb. 176. Werner Körte (1853–1937) sollte als Schüler von Wilms die Chirurgische Abteilung des Krankenhauses Bethanien übernehmen, war aber mit 27 Jahren noch zu jung. 1890 wurde er zum Direktor der Chirurgischen Abteilung des Urbankrankenhauses gewählt, die er 35 Jahre lang leitete.

Als ihm 1905 der Lehrstuhl in Königsberg angeboten wurde, lehnte er diesen ab. Neben Fraenkel und Körte trugen Carl Benda, der ab 1894 die Prosektur innehatte, und Ernst Stadelmann, der ab 1895 die 2. Innere Abteilung leitete, zum guten Ruf des Krankenhauses Am Urban wesentlich bei. Die Zahl der Aufnahmen stieg von

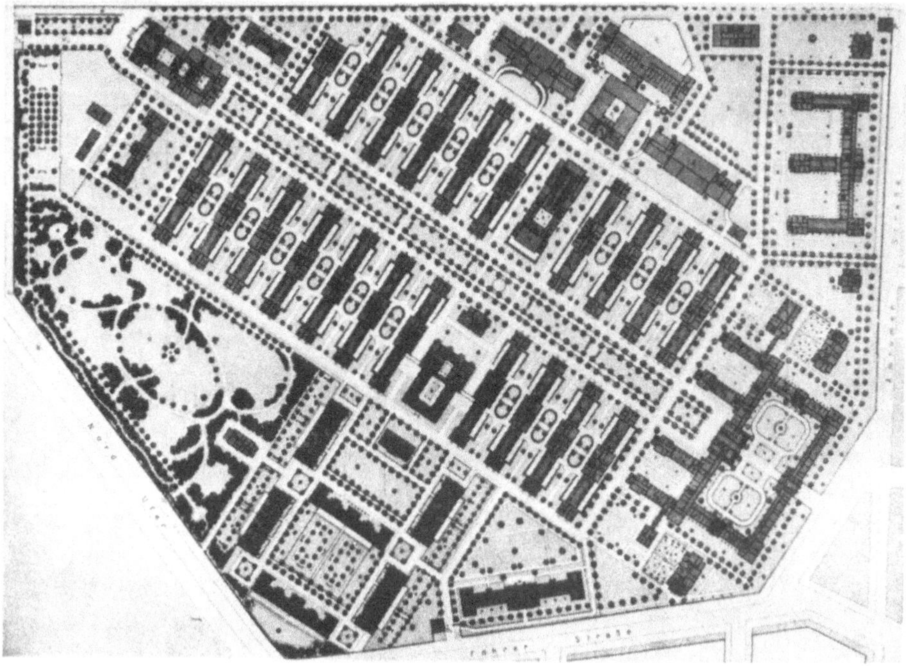

Abb. 177. Plan des Rudolf-Virchow-Krankenhauses. Die Idee eines Pavillonkrankenhauses ist hier am vollkommensten entwickelt.

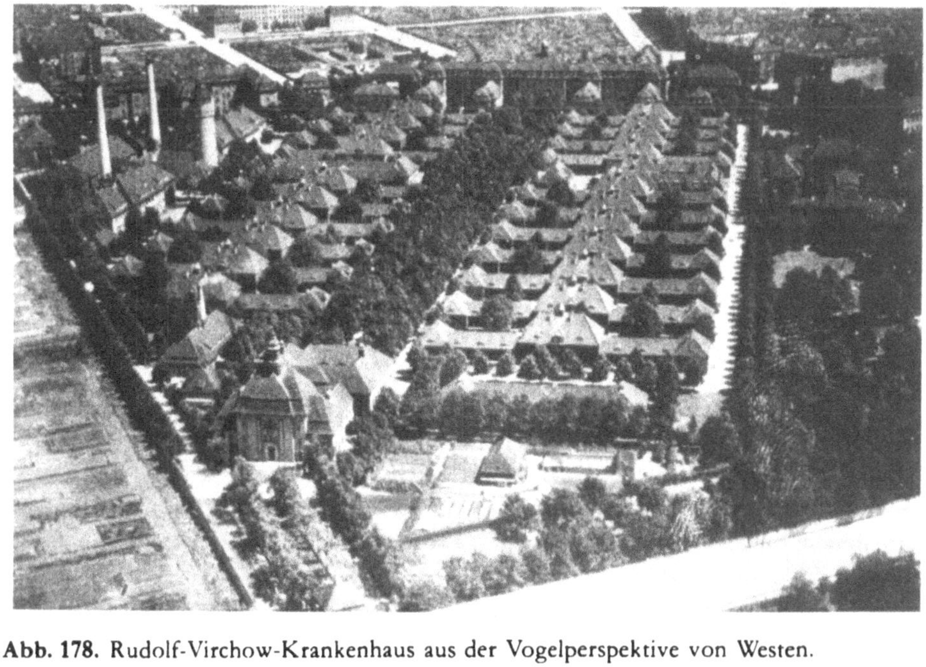

Abb. 178. Rudolf-Virchow-Krankenhaus aus der Vogelperspektive von Westen.

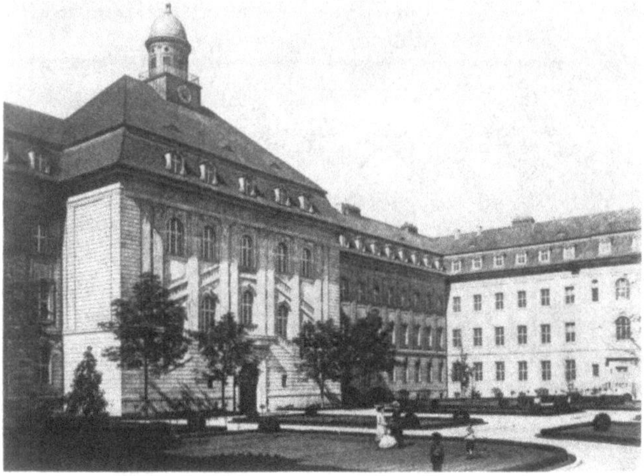

Abb. 179. Rudolf-Virchow-Krankenhaus, Hauptgebäude.

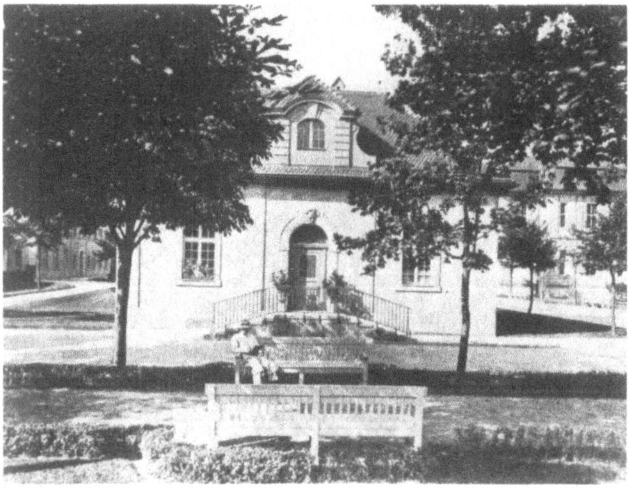

Abb. 180. Rudolf-Virchow-Krankenhaus, Pavillon.

4000 im Eröffnungsjahr auf 8500 im Jahre 1900. Damit hatte das Krankenhaus Am Urban fast mit den Krankenhäusern im Friedrichshain und in Moabit gleichgezogen. Vor den städtischen Krankenhäusern lag noch immer die Charité mit mehr als 12000 Aufnahmen, die kirchlichen und privaten Krankenhäuser brachten es zusammen auf ungefähr 6000 Aufnahmen.

Noch am Ende des Jahrhunderts wurden Planungen für die Errichtung eines vierten städtischen Krankenhauses notwendig, da vor allen Dingen der Wedding

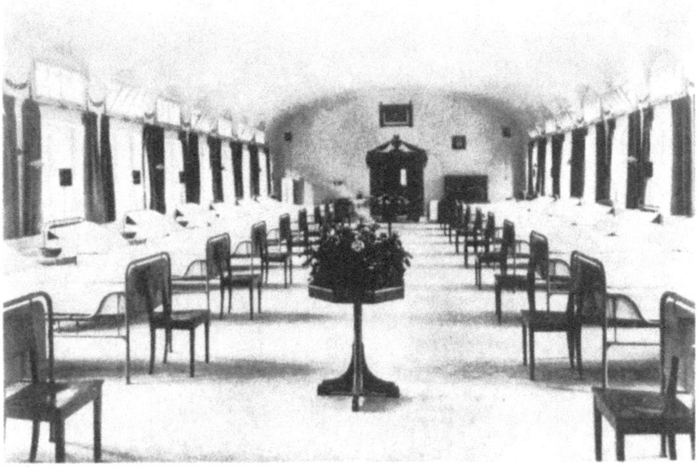

Abb. 181. Rudolf-Virchow-Krankenhaus, Krankenpavillon Innenansicht.

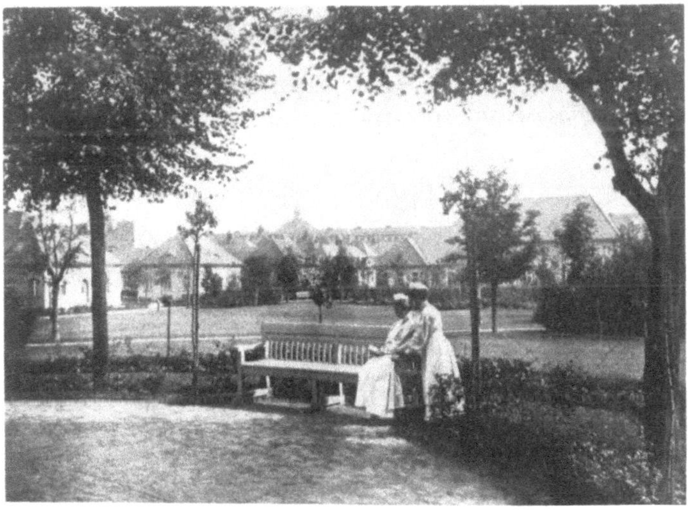

Abb. 182. Rudolf-Virchow-Krankenhaus, Park.

mit der dort angesiedelten Industrie in stetigem Wachstum begriffen war. Als Bauplatz für das neu zu errichtende Haus wurde das Gelände einer ehemals als Artillerieplatz dienenden weiten Sandfläche gewählt. 1899 begannen die Bauarbeiten. Zur Vorbereitung des Projekts waren jahrelange intensive Diskussionen in der Krankenhausdeputation geführt worden. Entwurf und Bauausführung lagen in der Hand des Stadtbaurates Ludwig Hoffmann. Das Krankenhaus sollte den Namen

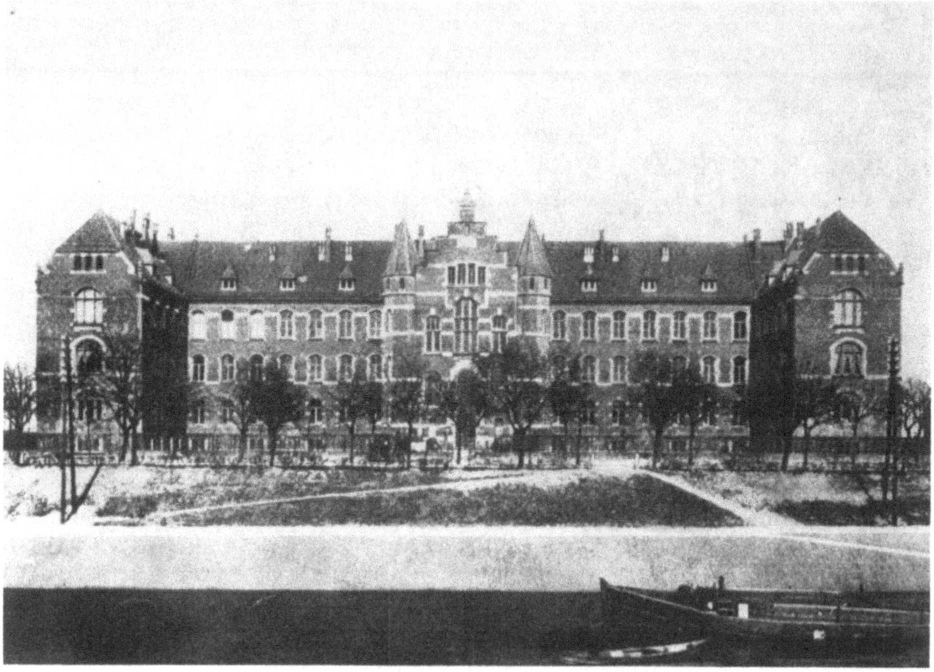

Abb. 183. Das Institut für Infektionskrankheiten erhielt seinen endgültigen Platz in der Nähe des Rudolf-Virchow-Krankenhauses am Nordufer.

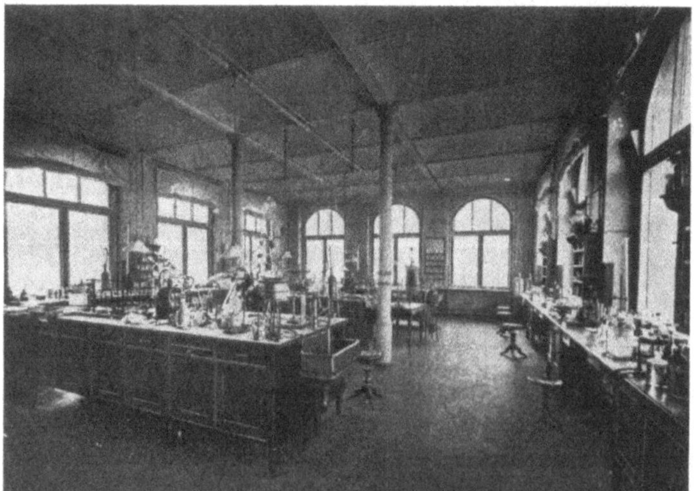

Abb. 184. Laboratorium im Institut für Infektionskrankheiten.

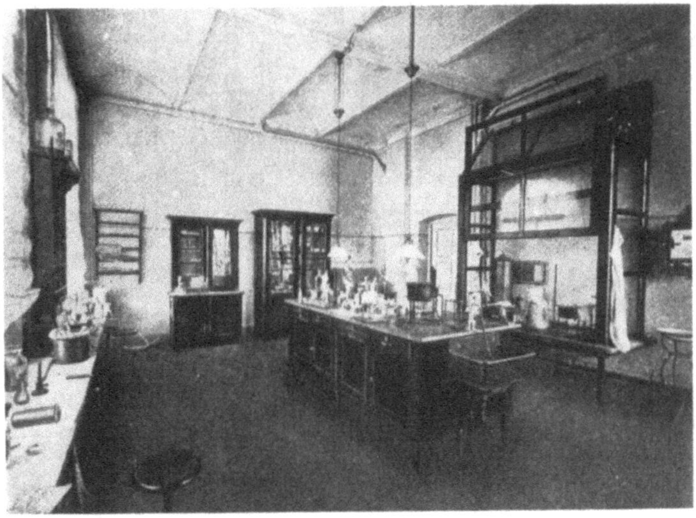

Abb. 185. Kurssaal im Institut für Infektionskrankheiten.

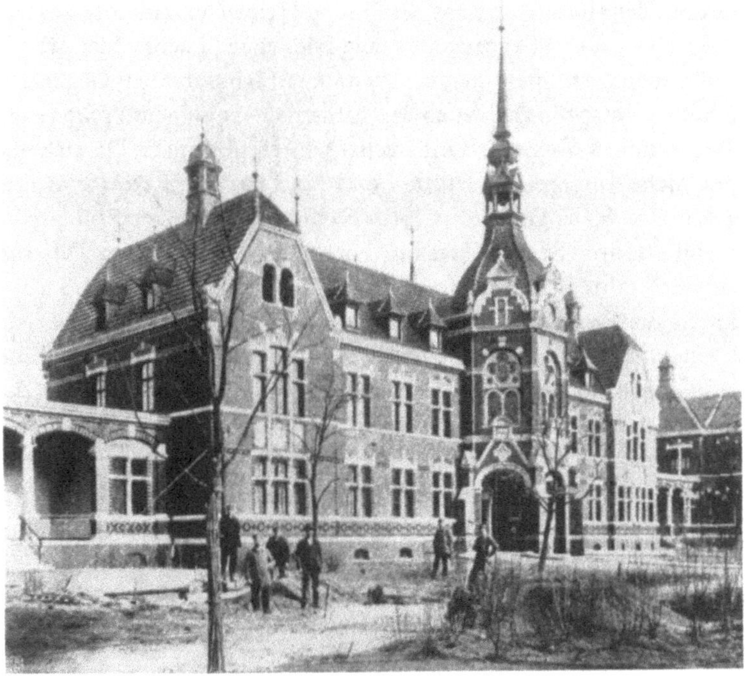

Abb. 186. In den Gemeinden im Umkreis von Berlin entstanden im letzten Jahrzehnt des 19. Jahrhunderts eine Reihe von Krankenhäusern. Hier das Krankenhaus des Kreises Teltow in Britz.

des bedeutendsten Mediziners der zweiten Hälfte des 19. Jahrhunderts in Berlin erhalten, es sollte Rudolf-Virchow-Krankenhaus heißen.

Wie seine drei Vorgänger wurde auch das Rudolf-Virchow-Krankenhaus in Pavillon-Bauweise errichtet, und so, wie 30 Jahre zuvor das Krankenhaus im Friedrichshain zum Modell für nachfolgende Krankenhäuser wurde, wurde das Rudolf-Virchow-Krankenhaus, in dem das Prinzip des Pavillon-Stils am reinsten dargestellt ist, für Jahrzehnte zum Musterbeispiel für deutsche und außerdeutsche Krankenhäuser.

Krankenhäuser für psychisch Kranke

Eine besondere Rolle spielten im Berlin der zweiten Hälfte des vorigen Jahrhunderts die psychiatrischen Krankenhäuser. Neben der Abteilung der Charité gab es eine Fülle kleiner und kleinster Privat-Irrenanstalten, die zum Teil von renommierten Psychiatern geleitet wurden, wie das Maison de Santé in Schöneberg oder die Privatanstalt in der Schloßstraße in Charlottenburg. Auch der Schweizerhof in Schönow bei Zehlendorf war eine private Einrichtung. 1855 war sie von Heinrich Laehr eröffnet worden, der zuvor Assistent bei Philipp Heinrich Damerow gewesen war, dem Leiter der Heil- und Pflegeanstalt Halle-Nietleben. Laehrs Idee war es, seine Patienten außerhalb der Stadt in einer landschaftlich schönen Gegend zu behandeln. Dabei hatte er ursprünglich auch den Gedanken, ruhige und rekonvaleszente Patienten bei Familien in der Nachbarschaft unterzubringen. Da sich dies aber auf die Dauer nicht durchsetzte, wurden nach und nach weitere zur Anstalt gehörige Villen gebaut, so Haus Damerow, Haus Flemming und Haus Rolle, später Haus Ideler und Haus Horn. Seit 1858 nahm Laehr keine männlichen Patienten mehr auf. Am Ende des Jahres 1863 zählte die Anstalt 46 Patientinnen. 1898 waren es 99. Obwohl Laehr die Bestrafung der Geisteskranken ablehnte, konnte er sich jedoch nicht zu einem No-Restraint entschließen, sondern hielt in bestimmten Fällen Zwangsmaßnahmen für notwendig. Am wichtigsten jedoch sei, daß der Arzt „die Befähigung habe, den Kranken ganz von sich abhängig zu machen und seine mangelhafte Vernunfttätigkeit zu ersetzen". Wesentliches Moment der Therapie war auch der strikt geregelte Tagesablauf, der den Patientinnen allerdings innerhalb festgesetzter Grenzen auch eigene Möglichkeiten bot. Laehr führte die Anstalt autokratisch. Er traf alle wesentlichen Anordnungen, entschied über Besuche und den Empfang von Briefen. Er betrachtete seine Kranken „als Glieder einer Familie, die ihm in allem was sie betrifft anvertraut sind und für die er Sorge trägt wie für seine Angehörigen".

Wie bei den allgemeinen Krankenhäusern, so hatte sich die Stadt Berlin auch beim Bau einer Irrenanstalt zurückgehalten. Erst im Jahre 1862 war die „Städtische Irrenverpflegungsanstalt" in der Waldstraße bezogen worden. Dabei handelte es

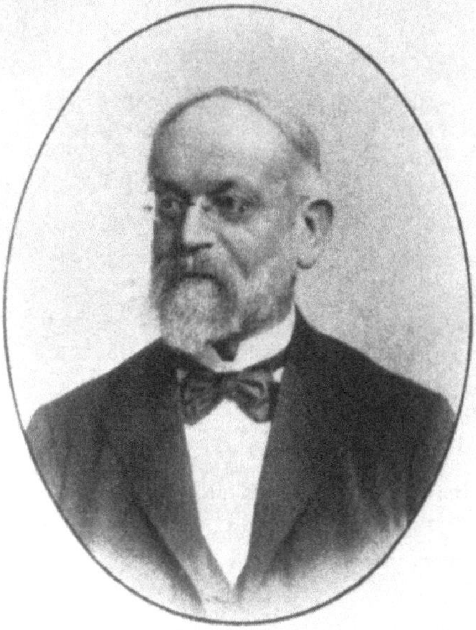

Abb. 187. Heinrich Laehr (1820–1905) gründete in Schönow bei Zehlendorf eine private psychiatrische Anstalt, den Schweizerhof.

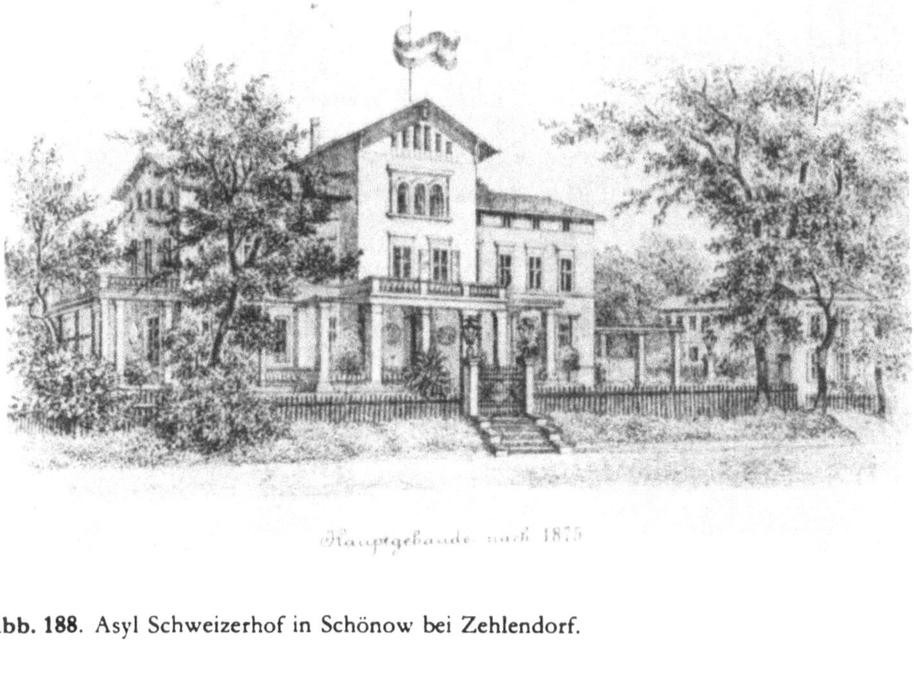

Abb. 188. Asyl Schweizerhof in Schönow bei Zehlendorf.

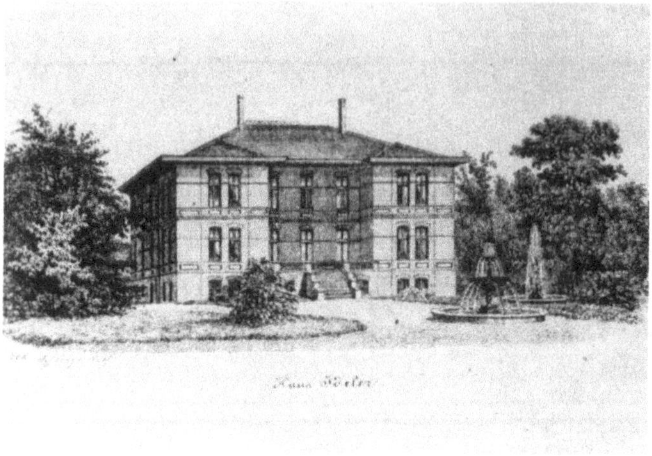

Abb. 189. Asyl Schweizerhof, Haus Ideler. Laehr bemühte sich, den Kranken eine möglichst angenehme Umgebung zu schaffen.

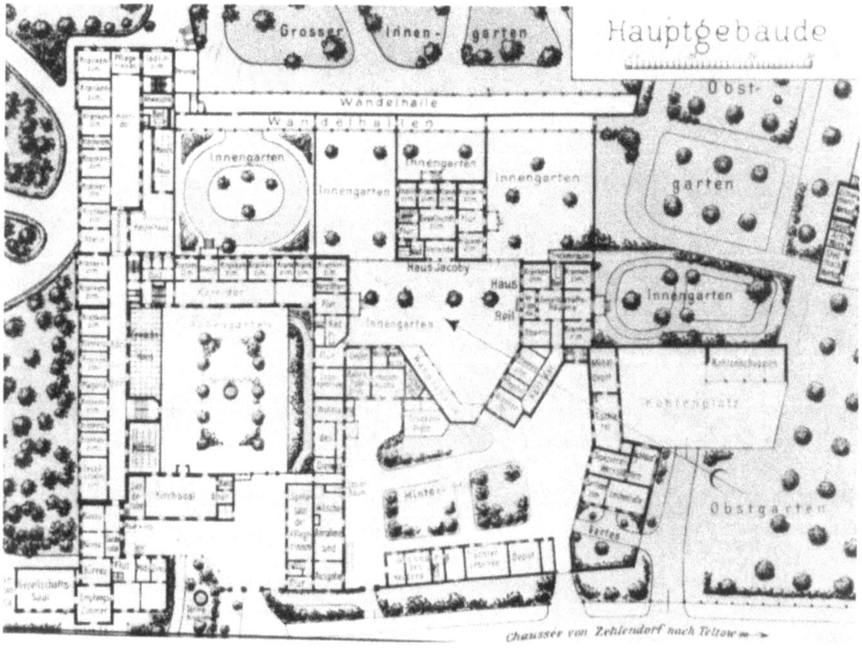

Abb. 190. Asyl Schweizerhof, Lageplan.

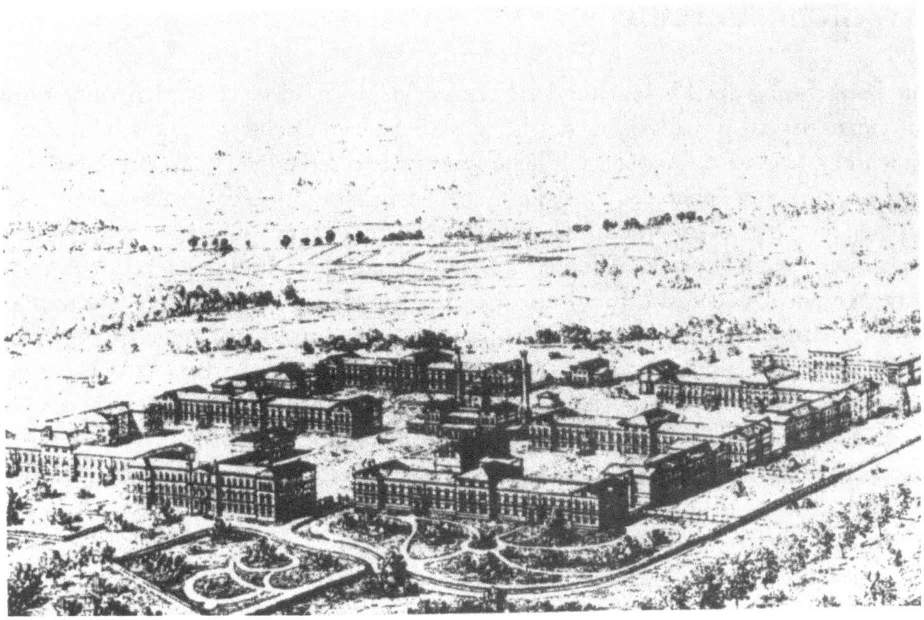

Abb. 191. 1880 wurde die Irren-Anstalt zu Dalldorf ihrer Bestimmung übergeben.

sich um eine umgebaute Fabrikhalle, in die ein Teil der Patienten aus der Siechen- und Irren-Aufbewahrungsanstalt übergeführt worden war. 1863 beschloß der Magistrat den Bau einer Irrenpflegeanstalt für 600 Pfleglinge, die auch zur Aufnahme von Epilepsiekranken dienen sollte. Nach vielem Hin und Her entschied man sich, eine geschlossene Anstalt zu errichten und dazu das Gut Dalldorf anzukaufen. Pläne von Martin Gropius und Heino Schmieden wurden als zu teuer abgelehnt, die Bauausführung dem Stadtbaurat Hermann Blankenstein aufgetragen. So entstand von 1877 bis 1880 ein Gebäudekomplex aus zweigeschossigen Krankenpavillons, die sich um einen fast quadratischen Innenraum gliederten. 1880 wurde die Anstalt eröffnet und die Patientenzahl überstieg schon bald die vorgesehene Zahl 1000. In einer Grundsatzerklärung aus dem Jahre 1883 heißt es: „Wie die Irrenanstalt der Gegenwart in ihrer äußeren Erscheinung und in ihren Einrichtungen den Charakter eines Krankenhauses überhaupt anstrebt, so trachtet sie in ihrem ganzen inneren Leben sich der Welt der Gesunden so viel als möglich anzupasssen. Natürlich kann den Irren nicht dieselbe Freiheit wie den letzteren gewährt werden, immerhin darf ihnen jedoch diejenige Freiheit zutheil werden, welche mit der Sicherheit und dem Wohlsein der bürgerlichen Gesellschaft und mit dem eigenen Zustand des Kranken verträglich ist.“ Vergleicht man den Laehrschen Schweizerhof und die Anstalt Gut Dalldorf, ergeben sich keine allzu gravierenden Unterschiede, was Behandlung und Betreuung der Patienten anging.

Ärztliche Vereine

Die Betrachtung des 19. Jahrhunderts kann nicht abgeschlossen werden, ohne noch auf einen Aspekt hinzuweisen, der für die Medizin in Berlin von ganz besonderer Bedeutung war. „Das wissenschaftliche Denken und Arbeiten ist, als ein selbständiges, ein einsames, aber der einsame Gedanke bedarf, um sich großzuziehen, des anregenden, des erläuternden Einflusses Anderer, er gewinnt erst seine rechte Bedeutung, wenn er von Anderen aufgenommen, dem Producierenden objectiv entgegentritt. Diess Bedürfniss ist bei der Medicin als einer Erfahrungswissenschaft noch lebendiger als in anderen Wissenschaften; wir müssen zusammenhalten, sonst bleibt jeder Einzelne von uns ein Stümper ein ganzes Leben lang", so hatte der Psychiater Rudolph Leubuscher in der Mitte des Jahrhunderts in der „Medicinischen Reform" geschrieben. Die Form der medizinischen Assoziation des 19. Jahrhunderts ist der Verein, so wie es für die Jahrhunderte zuvor die Akademie gewesen war. So treten auch in Berlin ärztliche Vereine im 19. Jahrhundert vermehrt in den Blickpunkt, wenn es auch schon einzelne in der Zeit davor gegeben hat. So hatte 1764 Friedrich Wilhelm Heinrich Martini eine „Gelehrte Journal-Gesellschaft für Arzneikunde, Ökonomie und Naturgeschichte" gegründet, 1773 war die Gründung der „Gesellschaft naturforschender Freunde" erfolgt.

Das Jahr 1810 hatte Berlin nicht nur die Gründung seiner Universität gebracht, sondern auch die Gründung zweier bedeutender medizinischer Vereinigungen. Am 5. Januar 1810 hatte Christoph Wilhelm Hufeland in einem Rundbrief an die Berliner Ärzte und Wundärzte geschrieben: „Es haben sich einige Aerzte vereinigt, alle vierzehn Tage abends von 5–7 Uhr, welches für practische Aerzte die beste Stunde zu sein scheint, zusammenzukommen, um sich freundschaftlich und wissenschaftlich zu unterhalten, und es würde ihnen angenehm sein, wenn mehrere ihrer Herren Collegen daran Antheil nehmen wollten. Der Zweck der Gesellschaft ist die Wissenschaft und Kunst, folglich theils Mittheilung und Umtausch allgemein wissenschaftlicher Ideen und Notizen, dessen was uns seither im Lesen und Beobachten besonders interessiert hat, theils Mittheilung des Speciellen auf Ort, Zeit und Individuum Angewendeten der Kunstausübung, demnach Erforschung und Vorstellung des herrschenden Krankheits-Characters, epidemischer und endemischer Krankheiten (in Verbindung gesetzt mit der Witterungsbeobachtung), Mittheilung einzelner interessanter Krankheitsfälle, Aufstellung derselben zu Consultationen usw.

Mit Vergnügen werde ich alles Interessante, was mir meine Litterarische Correspondenz verschafft, medicinische Neuigkeiten, neue Schriften und dergleichen mittheilen. Es ist niemand verpflichtet, Vorlesungen zu halten, doch wird es die Gesellschaft mit Dank anerkennen.

Es wird überhaupt so wenig Förmlichkeit als möglich hineingelegt, damit der Geist und die freie wissenschaftliche Unterhaltung nicht gestört werden. Um jedoch jede Zusammenkunft ein Object der Unterhaltung zu sichern, verpflichtet sich jedes

Mitglied, an dem Tage wo ihn die Reihe trifft, einen solchen Gegenstand zu geben, sei es eine Vorlesung, oder einen merkwürdigen Krankheitsfall, oder Mittheilungen eines interessanten Briefs, Instruments, Präparates, oder Vorlesung eines interessanten Fragmentes aus einem classischen besonders älteren Schriftstellers, die Aufstellung eines Problems oder Desiderats der Kunst usw..“ Mitten in der Zeit der aufblühenden Naturphilosophie ist hier keine Rede von romantischer Medizin, Hypothesen und Theorien hatten auf den Sitzungen der Gesellschaft nichts zu suchen. Pragmatische Wissenschaftlichkeit war ihr Leitmotiv, die vor allen Dingen die praktizierenden Ärzte ansprach. Wenn die Gesellschaft in den ersten Jahren ihres Bestehens auf fast 200 ordentliche und über 300 korrespondierende Mitglieder anwuchs, so ist das ein Zeichen ihrer Beliebtheit, aber auch ihrer Wichtigkeit. Die offizielle Gründung der „Medicinisch-chirurgischen Gesellschaft zu Berlin“ fand am 28. Februar 1810 in Hufelands Haus statt. Zu ihren Mitgliedern gehörten Franz Friedrich Barez, Carl Ferdinand von Graefe, Ernst Ludwig Heim, Johann Goercke, Emil Osann, Christoph Ludwig Mursinna, Martin Heinrich Klaproth und Albrecht Daniel von Thaer. Ziel der Gesellschaft war „die practische Medicin und Chirurgie nach ihren Kräften zu fördern und zugleich einen Mittelpunkt collegialer Vereinigung für Berlin zu bilden“.

Hufeland wurde der erste Direktor der Gesellschaft und prägte ihr Gesicht in den ersten 25 Jahren des Bestehens. 1833, anläßlich seines 50jährigen Doktorjubiläums, nahm die Gesellschaft seinen Namen an und nannte sich fortan „Hufelandsche Gesellschaft zu Berlin“. Hatte die Gesellschaft in der ersten Hälfte des Jahrhunderts das ärztliche Leben in Berlin weitgehend bestimmt, so verlor sie um die Jahrhundertmitte mehr und mehr an Einfluß, man überlegte im Revolutionsjahr 1848 sogar, ob man sie nicht auflösen sollte. Ab 1860 litt sie unter der Konkurrenz der „Berliner Medicinischen Gesellschaft“, 1886 ging sie eine Fusion mit der 1855 gegründeten „Gesellschaft für Heilkunde“ ein, wodurch das wissenschaftliche Leben wieder intensiviert wurde.

Die zweite im Jahr 1810 gegründete Gesellschaft war die „Gesellschaft für Natur- und Heilkunde in Berlin“. Sie gab sich exklusiver als die Hufelandsche Gesellschaft, wählte ihre Mitglieder sorgfältig aus. Viele der Gründungsmitglieder der Hufelandschen Gesellschaft finden sich freilich auch hier wieder. Zweck der Gesellschaft ist „wissenschaftliche, belehrende und erholende Unterhaltung und gegenseitige Belebung“. Das Sprechen über Politik ist in der Gesellschaft noch heute verboten. Die Tatsache, daß unter den ersten 22 Mitgliedern allein neun Universitätsprofessoren waren, deutet auf das hohe wissenschaftliche Niveau der Gesellschaft hin. Ein ebenfalls recht exklusiver Zirkel war die 1825 gegründete „Gesellschaft für practische Medicin“, der nie mehr als 12 Mitglieder angehörten, und die ihre wissenschaftlichen Sitzungen stets mit einem opulenten Mahl beschloß. Erst als man sich um die Aufnahme des Chirurgen Dieffenbach bemühte, der die Tafelfreuden nicht sonderlich schätzte, kam man von dieser Übung ab. Die Gesellschaft war schließlich so stark auf Dieffenbach zugeschnitten, daß sie nach seinem Tod kein Weiterleben hatte. Der 1832 gegründete „Collegiale Verein von Practischen Aerzten“ diente nur geselligen Zwecken. In seiner Satzung wird ausdrücklich vermerkt, daß Vorlesungen weder aus Büchern, noch aus Manuskripten stattfinden dürften, dagegen regeln mehrere Paragraphen Einzelheiten des Essens, Trinkens und Spielens. Der „Heimia", die spontan nach dem Tode des alten Heim entstanden war, gehörten bedeutende Berliner Mediziner an: Klinke, Virchow, von Bardeleben, von Bergmann, Waldeyer.

Von den im Vormärz gegründeten Berliner ärztlichen Vereinen ist von besonderer Bedeutung die „Gesellschaft für Geburtshilfe" als erste Berliner Fachgesellschaft. Ihr Gründer Carl Wilhelm Mayer führte sie von 1844 an 43 Jahre lang über alle Klippen und Auflösungstendenzen hinweg.

Ebenfalls 1844 wurde die „Gesellschaft für wissenschaftliche Medicin" gegründet, in der sich vor allen Dingen jüngere Ärzte um die neue naturwissenschaftliche Medizin bemühten. Die Gesellschaft erwartete von all ihren Mitgliedern aktive Mitarbeit. „Die Mitglieder stellen sich die Aufgabe, sichere, auf Thatsachen gegründete Beobachtungen zu machen" und „vage Hypothesen und unsichere Reminiscenzen aus der Praxis sind als unwissenschaftlich von vorne herein ausgeschlossen". Hier wird der neue, radikale Ansatz der Medizin der Mitte des Jahrhunderts deutlich. Man traf sich in dreiwöchigem Abstand, Erscheinen war Pflicht, wer dreimal unentschuldigt fehlte, wurde aus der Mitgliederliste gestrichen. Die Namen der frühen Mitglieder dieser Gesellschaft sind zugleich ihr Programm: Friedrich Körte, Ludwig Traube, Rudolf Virchow, Rudolph Leubuscher. So nimmt es denn auch nicht Wunder, daß der Verein die Revolution des Jahres 1848 „anerkennt", wie es in einem Rundschreiben heißt. Folgerichtig erscheinen die Sitzungsprotokolle in der „Medicinischen Reform", beschäftigt man sich mit Standes- und politischen Problemen. Die Restauration konnte zwar die Forderungen der medizinischen Reform niederschlagen, nicht aber den neuen naturwissenschaftlichen Ansatz der Medizin, die Gesellschaft für wissenschaftliche Medizin blieb eine ihrer bevorzugten Pflegestätten.

1858 war als Nachfolgeorganisation der „Association der Aerzte und Wundärzte" der „Verein Berliner Aerzte" gegründet worden. Auch hier wurde ernste wissenschaftliche Arbeit betrieben, und schon bald mehrten sich die Stimmen, die eine Fusion mit der „Gesellschaft für wissenschaftliche Medicin" forderten, vor allem, da viele Berliner Ärzte Mitglied in beiden waren. So kam es 1860 zur Vereinigung unter dem neuen Namen „Berliner Medicinische Gesellschaft". In deren Satzung wurden die neuen Ziele so definiert: „Die Berliner Medicinische Gesellschaft hat den Zweck, wissenschaftliche Bestrebungen auf dem Gesamtgebiet der Medicin zu fördern, ein collegiales Verhältnis unter ihren Mitgliedern zu erhalten und die ärztlichen Standesinteressen zu wahren."

Als besonderes Anliegen hat die Gesellschaft es immer verstanden, die Einheit der Medizin darzustellen. Entstehende Fachgesellschaften sind deshalb nicht als Konkurrenz, sondern als belebender Faktor gesehen worden. Die „Berliner Medicinische Gesellschaft" wurde schnell zu einem Brennpunkt wissenschaftlichen Interesses und wissenschaftlicher Diskussion. 1885 konnte Rudolf Virchow voller Stolz sagen, daß die Gesellschaft das darstelle, was andernorts eine Akademie sei. Erster Vorsitzender dieser Gesellschaft war Albrecht von Graefe, nachdem Rudolf Virchow die auf ihn gefallene Wahl abgelehnt hatte. Graefes Nachfolger wurde Bernhard von Langenbeck, dem dann doch Virchow als Kommissarischer Vorsitzender für zwei Jahrzehnte folgen sollte. 1870 zählte die Gesellschaft rund 300 Mitglieder, 15 Jahre später hatte sich deren Anzahl verdoppelt, und am Ende des Jahrhunderts waren es weit über 1000. 1885 hatte die Gesellschaft beschlossen, ein eigenes Haus zu errichten. Dieser Beschluß konnte freilich erst sieben Jahre später verwirklicht werden, als man mit der Deutschen Gesellschaft für Chirurgie das „Langenbeck-Haus" unmittelbar neben dem Universitätsklinikum in der Ziegelstraße errichtete. Es war für zwei Jahrzehnte der unumstrittene Treffpunkt aller wissenschaftlich interessierten Ärzte Berlins. Die „Berliner Medicinische Gesellschaft" war das Forum, in dem neue Forschungsergebnisse vorgetragen und meist heftig diskutiert wurden.

Diese Diskussionen wurden mit Härte und Leidenschaft geführt, die auch vor persönlichen Angriffen nicht zurückschreckte.

Im Gefolge der Märzrevolution war es zu vielfachen Gründungen medizinischer Vereine gekommen, die jedoch alle nicht das Jahr 1859 überlebten. Hierhin gehören der „Medicinische Club", eine Vereinigung von Medizinstudenten, die vor allem auf eine Reorganisation des Prüfungs- und Unterrichtswesens hinwirken wollte, der „Verein der Ärzte und Wundärzte", der vor allen Dingen für eine medizinische Reform und die Vereinheitlichung des ärztlichen Standes eintrat, und die „Generalversammlung Berliner Ärzte", die ebenfalls die Medizinalreform forderte.

In den sechziger Jahren des 19. Jahrhunderts setzten sich die Vereinsgründungen fort. Immer häufiger treten nun Spezialinteressen in den Vordergrund, organisieren sich bestimmte Kreise der Ärzteschaft: 1853 war der „Verein Berliner Armenärzte" gegründet worden, 1855 folgte die „Gesellschaft für Heilkunde", deren balneologische und pädiatrische Sektion ihr erst zu einigem Ansehen verhalf. 1859 folgte die Gründung des „Physiologischen Vereins" und die des „Vereins der Beamteten Ärzte". Weitere Vereine folgten: 1864 die „Berliner Militärärztliche Gesellschaft", 1866 der „Medicinisch-Aetiologische Verein für Erforschung und Vernichtung von Krankheitsursachen", 1867 der „Verein für Klinische Wissenschaften", der sich 1875 mit dem „Physiologischen Verein" zur „Physiologischen Gesellschaft" verbinden sollte, in der Robert Koch seinen Aufsehen erregenden Vortrag über die Entdeckungen des Tuberkelbazillus hielt. 1867 kam es auch zur Gründung der beiden Berliner psychiatrischen Vereine: Wilhelm Griesinger gründete die „Berliner Medicinisch-Psychologische Gesellschaft", die 1879 den Namen „Berliner Gesellschaft für Psychiatrie und Neurologie" annahm; die Anstaltspsychiater, an ihrer Spitze Laehr, gründeten den „Psychiatrischen Verein zu Berlin", der sich erst in den 90er Jahren der Gesellschaft anschloß.

Im 8. und 9. Jahrzehnt des Jahrhunderts läßt sich bei den Vereinsgründungen eine weitere Spezialisierung ablesen: 1872 „Gesellschaft für Chirurgie" und „Gesellschaft für öffentliche Gesundheitspflege", 1877 „Gesellschaft für Mikroskopie", 1879 „Berliner Verein homöopathischer Ärzte", 1881 „Verein für Innere Medizin",

1886 „Freie Vereinigung der Chirurgen Berlins", „Berliner Dermatologische Vereinigung", 1889 „Laryngologische Gesellschaft zu Berlin", 1893 „Berliner Ophthalmologische Gesellschaft", 1897 „Ärztlicher Verein der Berliner Rettungsgesellschaft", „Ärztlicher Verein für Physikalisch-Diätetische Therapie zu Berlin", 1898 „Röntgen-Vereinigung zu Berlin". Alle diese Vereine hatten als oberstes Ziel den Vortrag und die Diskussion wissenschaftlicher Ergebnisse. In ihrer Aufzählung dokumentiert sich auch die Entwicklung und Emanzipation einzelner neuer klinischer Fächer.

Neben den wissenschaftlichen Vereinigungen bildeten sich auch weiterhin Vereine, die mehr oder weniger der Geselligkeit dienten wie der „Medicinische Club" und die „Militärärztliche Stimmritze zu Berlin". Auch die Berliner ärztlichen Bezirksvereine, deren ältester der 1871 gegründete „Aerztliche Collegiale Verein der Königsstadt-Berlin" war, hatten zunächst mehr gesellige Interessen, wandelten sich dann aber zu Standesvereinen um und wurden im „Zentralausschuß der Berliner ärztlichen Standesvereine" zusammengefaßt. Ärztliche Vereine haben im 19. Jahrhundert das wissenschaftliche Leben Berlins entscheidend mitgeprägt. An ihren Programmen und ihrer Ausrichtung lassen sich zugleich die Entwicklung der naturwissenschaftlichen Medizin und ihre Spezialisierung, aber auch politische und standespolitische Aktivitäten der Berliner Ärzteschaft ablesen.

Das 20. Jahrhundert

Bis zum Ende der Weimarer Zeit

Die Medizinische Fakultät

Die Gliederung eines historischen Ablaufs nach Jahrhunderten hat immer etwas Gewaltsames an sich. Im vorliegenden Falle jedoch ergibt sich ein Einschnitt um die Wende zum 20. Jahrhundert dadurch, daß das bedeutendste Krankenhaus Berlins, die Charité, einer völligen Umgestaltung unterzogen wurde. Seit dem Ende der 80er Jahre des 19. Jahrhunderts waren Verhandlungen über den Um- bzw. Neubau der Charité geführt worden, die jedoch zu keinem konkreten Ergebnis geführt hatten. Immer wieder waren einzelne unkoordinierte Baumaßnahmen durchgeführt worden, die das Gesamtbild des Krankenhauses mehr und mehr zerstörten. Zu diesen Baumaßnahmen hatte die Errichtung des geburtshilflichen Pavillons, des gynäkologischen Pavillons, der Kinderklinik am Alexanderufer und letztlich des Instituts für Infektionskrankheiten im sogenannten Triangel an der Schumannstraße mit seinen Infektionsbaracken gehört. In dieser Zeit war die Charité im Durchschnitt mit 1800 Patienten belegt, während sie bei normaler Belegung Platz für etwa 1300 Patienten gehabt hätte. Dazu herrschte ein empfindlicher Mangel an sanitären Einrichtungen, Einzelzimmer waren so gut wie nicht vorhanden, die Beleuchtung war mangelhaft, es fehlte an Operations- und Hörsälen, an Laboratorien, an Räumen für den praktischen Unterricht, ja, selbst der Küchenbetrieb konnte nur eingeschränkt aufrechterhalten werden. Obwohl die Verhandlungen der Gremien über eine durchgreifende Umgestaltung der Charité schon 1891 begonnen hatten, obwohl schon 1892 Vorschläge vorgelegen hatten, die auf eine Erhaltung eines großen Teils der älteren Gebäude hinausliefen, wurde doch erst 1894 der Beschluß gefaßt, daß der Umbau schleunigst in die Hand genommen werden sollte. Aber es dauerte noch bis zum April 1897, bis der Preußische Landtag dem Vorschlag des Ministerialdirektors Althoff folgte und die Geldmittel für den Umbau zur Verfügung stellte. So erfolgte in den Jahren 1897–1916 nach den Entwürfen von Kurt Diestel die Errichtung eines einheitlichen Klinikkomplexes, der sowohl für die Patienten als auch für die medizinische Lehre und Forschung den Erfordernissen der Zeit entsprach. Die Kinderklinik wurde an der Stelle des ehemaligen Triangel errichtet, und auf dem dadurch freiwerdenden Platz das Pathologische Institut mit seinem Pathologischen Museum untergebracht. Um den Bauplatz für den Neubau der Psychiatrischen und Nervenklinik zu erhalten, mußte die Neue Charité abgerissen werden. Sie wurde Stück um Stück durch den Neubau ersetzt, der 1905 fertig wurde. Der Abriß der Alten Charité erfolgte ebenfalls abschnittweise in den Jahren 1901–1913. In den Neubau, in den nur noch kleine

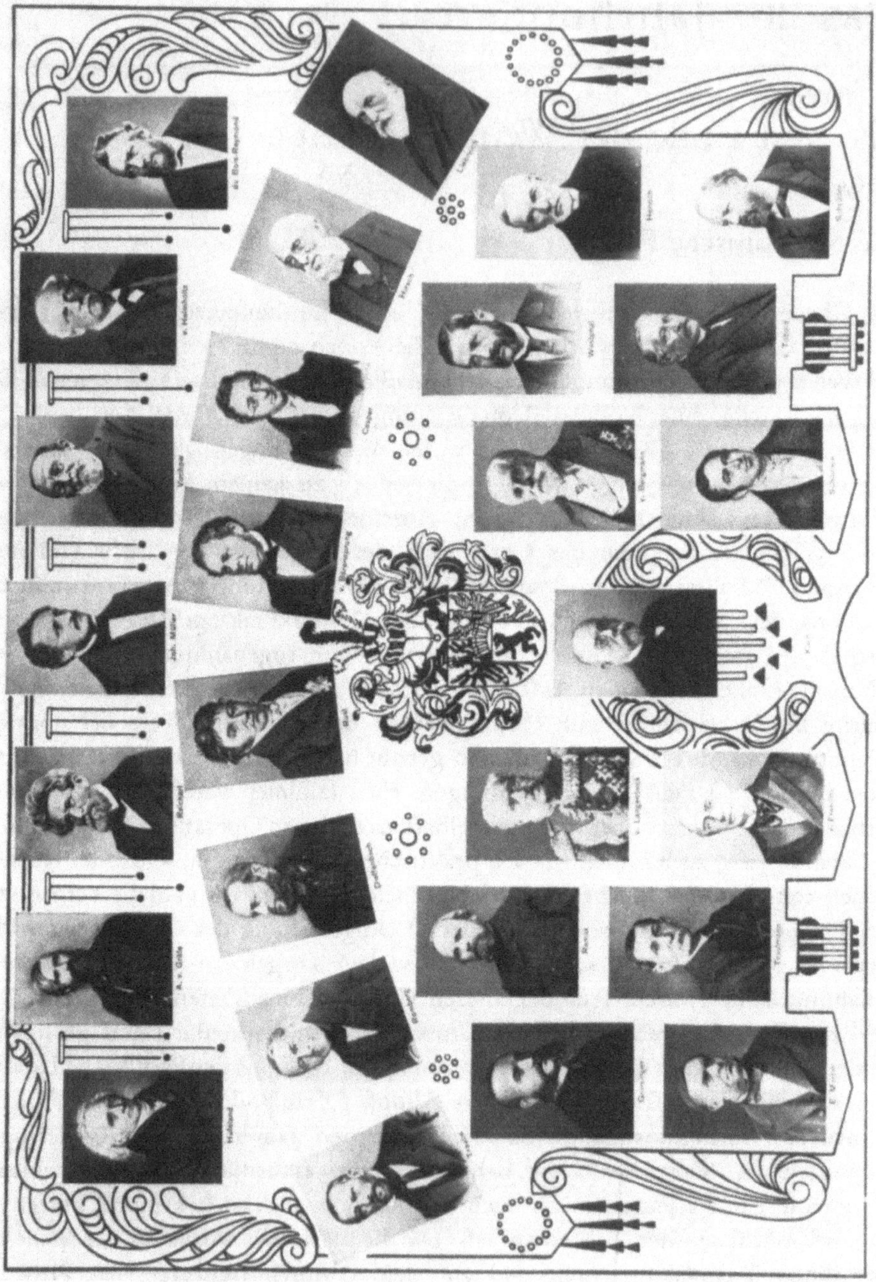

Abb. 192. 1910 feierte die Medizinische Fakultät ihr 100jähriges Jubiläum. Die Deutsche Medizinische Wochenschrift gab dieses Blatt heraus.

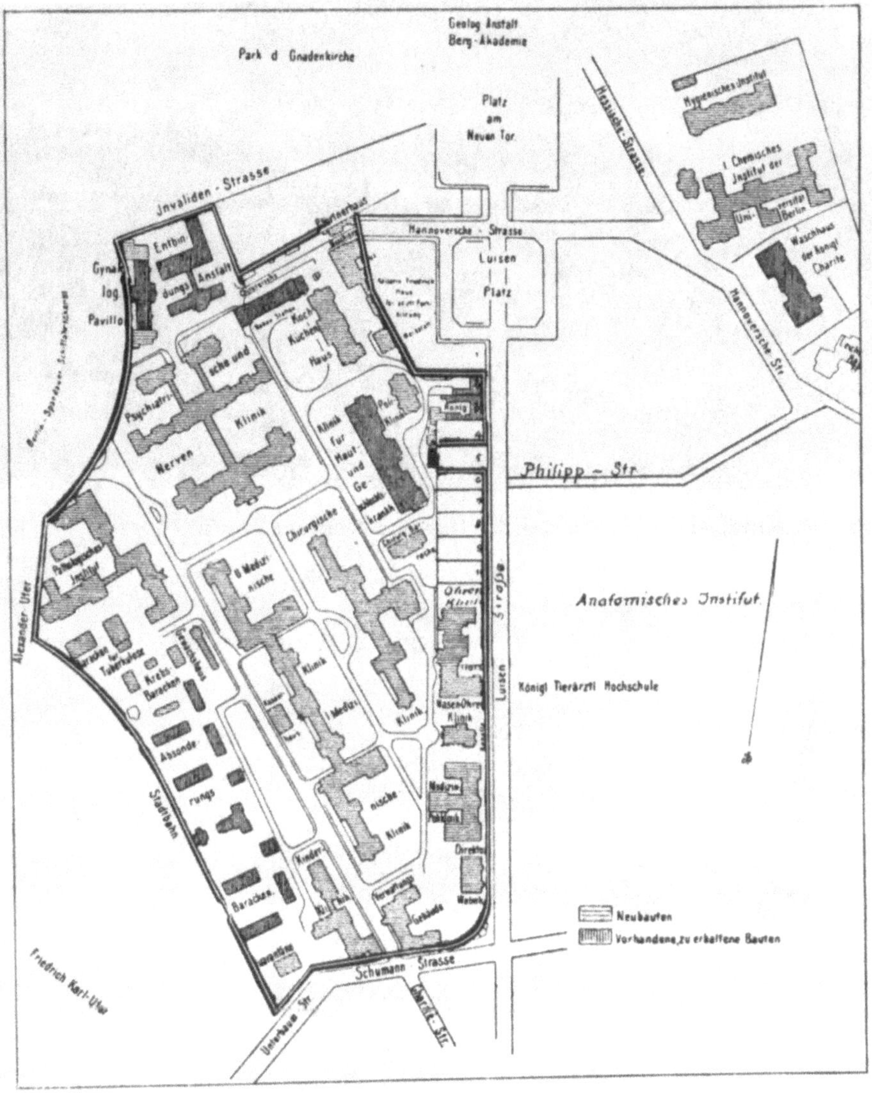

Abb. 193. Lageplan der Charité nach dem Umbau um die Jahrhundertwende.

Teile der beiden Seitenflügel der Charité eingegliedert wurden, zogen die I. und die II. Medizinische Klinik ein. Das ehemalige Sommerlazarett wurde zur Klinik für Haut- und Geschlechtskrankheiten umgebaut, an den gynäkologischen Pavillon wurden ein Nord- und ein Südflügel angebaut. Von den vor dem Umbau bestehenden Bauten blieben lediglich erhalten die Krankenabteilung des Instituts für Infektionskrankheiten, die Entbindungsanstalt und der gynäkologische Pavillon, die Nebenabteilung der Chirurgischen Klinik und das umgebaute Sommerlazarett.

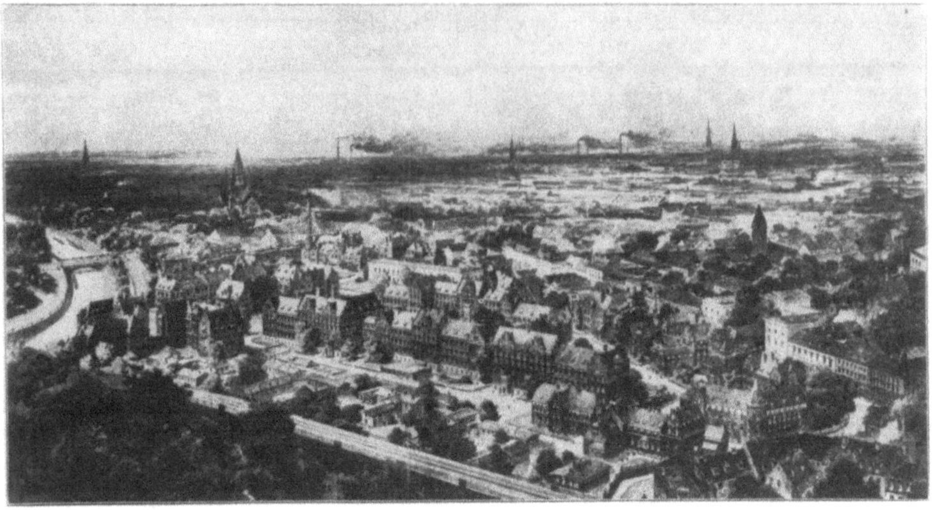

Abb. 194. Schaubild der Charité nach den Um- und Neubauten Anfang des 20. Jahrhunderts.

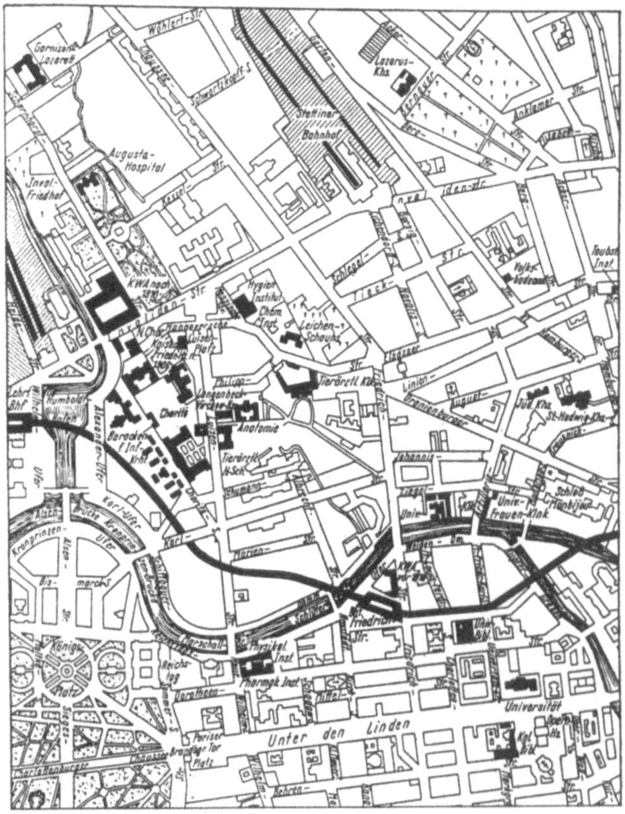

Abb. 195. Charité und Berliner Innenstadt um 1900.

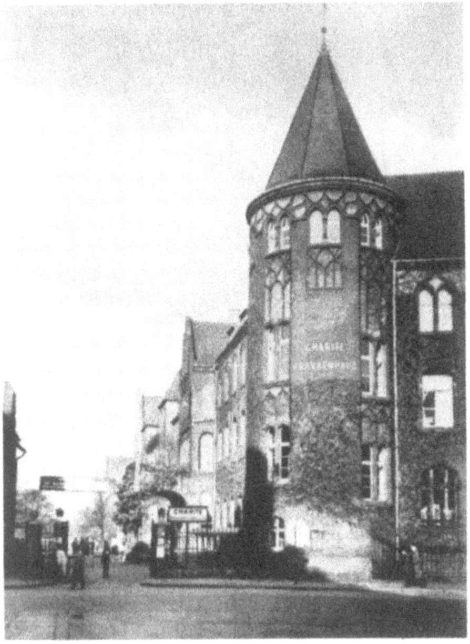

Abb. 196. Eingang der Charité.

Die rasche Vergrößerung der damaligen Reichshauptstadt Berlin, die 1920 in der Gründung von Groß-Berlin gipfelte, brachte es mit sich, daß die Charité, die einst weit vor den Toren der Stadt lag, nun an den Rand des Stadtkerns heranrückte.

Auch nach der Jahrhundertwende haben bedeutende Forscher an der Berliner Universität gewirkt.

Nachfolger Virchows wurde sein Schüler Johannes Orth, dem 1917 Otto Lubarsch folgte. Lubarsch ist eine der widersprüchlichsten Gestalten in der Berliner Charité. Als Sohn jüdischer Eltern in Berlin geboren, hatte er sich taufen lassen und war zum kämpferischen Antisemiten geworden. Als die Arbeiter- und Soldatenräte 1919 auch in der Charité die Macht an sich rissen und die alte Vorschrift außer Kraft gesetzt hatten, nach der jeder Tote seziert werden durfte, hatte er mit Hilfe seiner Studenten seine alten Rechte mit Brachialgewalt durchgesetzt. Er selber hatte nicht nur seinen Körper der Charité vermacht, sondern auch seine eigene Frau seziert; ein von der Wissenschaft Besessener. Die Weimarer Republik hat er stets abgelehnt, sich für das nationale Deutschland stark gemacht. Nach dem gescheiterten Kapp-Putsch hatte er diesem zur Flucht ins Ausland verholfen. Lubarsch stolperte über einen pathologischen Fall. Am 18. Juli 1927 hatte er die Sektion eines damals nicht nur stadtbekannten Häftlings vorzunehmen. Iwan Kutisker, der in erster Instanz wegen Wechselbetrugs, der die Preußische Staatsbank 14,13 Millionen Goldmark kostete, verurteilt worden war, war vor Beendigung des Revisionsverfahrens plötzlich in der I. Medizinischen Klinik in der Charité verstorben. Lubarsch aber ging bei der Besprechung des Falles in der Vorlesung über die Klärung der Todesursache, Herzinfarkt mit starker Verkalkung der Coronargefäße,

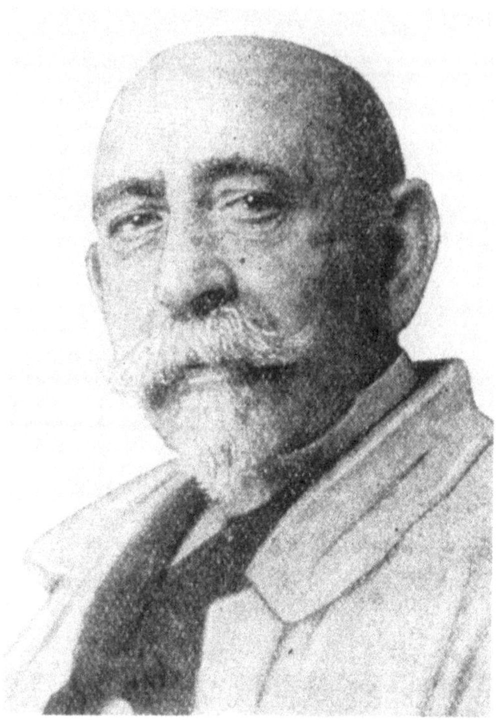

Abb. 197. Otto Lubarsch (1860–1933), zweiter Nachfolger von Rudolf Virchow auf dem Lehrstuhl für Pathologische Anatomie.

weit hinaus. Im Berliner Tageblatt vom 2. August 1927 heißt es: „Bei der Demonstration von Organen einer Leiche bemerkte der Geheime Medizinalrat Professor Lubarsch: ‚Ich scheue mich nicht, Ihnen den Namen des Verstorbenen zu nennen. Er ist Herr Iwan Kutisker, ein Ostjude, der zu fünf Jahren Zuchthaus verurteilt wurde. Er hat sich mit 20 Jahren syphilitisch infiziert und rauchte, wie es bei Ostjuden Sitte ist, täglich 30 bis 40 Zigaretten.' – Herr Lubarsch sieht sich anscheinend veranlaßt, von Zeit zu Zeit Tiraden von sich zu geben, um seine eigene Abstammung zu verschleiern." Der Fall schlug Wellen. Der preußische Kultusminister Becker sah sich veranlaßt, ihn von seinen Vorlesungen zu entpflichten. Es war der letzte Schritt, der Otto Lubarsch in die Reihen der Nationalsozialisten trieb. In seinem Nachruf hieß es am 14. April 1933: „Am 1. April 1933 ist Otto Lubarsch an einer schweren, ziemlich plötzlich entstandenen Herzerkrankung gestorben, die im März seine Überführung in die Charité notwendig machte. Hier hörte er noch am 21. März in höchster Ergriffenheit von seinem Krankenbett aus die Übertragung der großen nationalen Feier in Potsdam. Es war wohl das letzte große Erlebnis für ihn, den stets national denkenden und führenden Patrioten."

Bedeutende Forscher in den theoretischen Instituten waren die Anatomen Wilhelm Waldeyer und Oscar Hertwig, der Gerichtsmediziner Fritz Strassmann, der

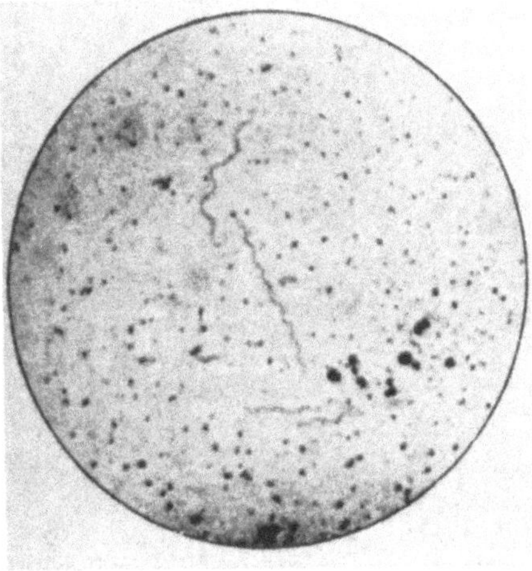

Abb. 198. Erste Darstellung der Spirochaeta pallida 1905 von Erich Hoffmann und Fritz Schaudinn.

Hygieniker Max Rubner, die Pharmakologen Arthur Heffter und Wolfgang Heubner.

Von den Klinikern sind vor allen anderen zu nennen Gustav Killian, der die Bronchoskopie entwickelte, der Kinderkliniker Otto Heubner, der Dermatologe Lesser und der Oberarzt der Hautklinik Erich Hoffmann, der 1905 zusammen mit Fritz Schaudinn vom Kaiserlichen Gesundheitsamt den Erreger der Syphilis, die Spirochaeta pallida, entdeckte. Die „Demonstration von Spirochaeten-Funden bei Syphilis" ist der einzige Tagesordnungspunkt der Berliner Medizinischen Gesellschaft am 17. Mai 1905. Hoffmann und Schaudinn trugen ihre Entdeckungen vor, unterstützten sie mit Präparaten, die Metschnikof aus Paris geschickt hatte, aber sie konnten die Versammlung und ihren Präsidenten Ernst von Bergmann nicht überzeugen. Zu oft schon hatte man einen vermeintlichen Syphiliserreger vorgeführt, und so sind seine Worte verständlich: „Ich schließe die Diskussion, bis ein anderer Syphiliserreger unsere Aufmerksamkeit in Anspruch nimmt." Von Bergmanns Diktum konnte den Triumph von Hoffmann und Schaudinn freilich nicht verhindern. Knapp ein Jahr später sollte es einem anderen Forscher wieder im Zusammenhang mit der Syphilis ähnlich ergehen. Im „Verein für Innere Medizin" hatte Paul Wassermann, Mitarbeiter und Freund von Paul Ehrlich, jetzt Abteilungsleiter am Institut für Infektionskrankheiten, über eine neue Methode der Tuberkulosediagnose gesprochen. Aber nicht zur Diagnose der Tuberkulose sollte diese Reaktion von Bedeutung werden, sondern zur Diagnose der Syphilis. Auch Wassermann erlebte einen fürchterlichen Durchfall, nur Professor Friedrich Kraus, der Leiter der II. Medizinischen Klinik der Charité, nahm sich der Sache an. Die Untersuchungen in seiner Klinik gaben Wassermann recht. Die einfache Reaktion, bei der Menschenblut mit Hammelblut und dem Serum gesunder Kaninchen gemischt wird, ist bei positivem Ausfall hochspezifisch für das Vorliegen einer Syphilis.

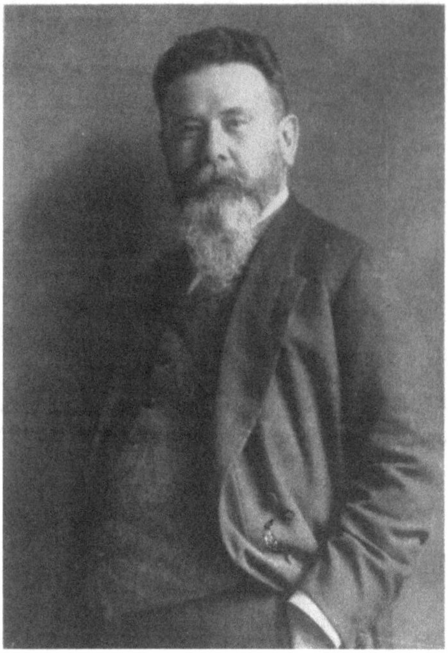

Abb. 199. Friedrich Kraus (1858–1936), Direktor der II. Medizinischen Klinik.

Friedrich Kraus war als Nachfolger von Carl Gerhardt zum Leiter der II. Medizinischen Klinik berufen worden. Sein bedeutendster Schüler Theodor Brugsch hat diese Zeit so beschrieben: „Angefeuert durch Kraus kam bei den vielen klugen jungen Leuten ein Gedankenaustausch zustande, wie es ihn zu keiner anderen Zeit in der Charité gegeben hat. Ich kann mir auch keine andere Universitätsklinik in Deutschland zur damaligen Zeit vorstellen, wo ein solcher Gedankenaustausch möglich gewesen wäre; dazu gehörte als Anreger eine geistreiche, belesene, wissenschaftlich fundierte Persönlichkeit wie der Chef, der über einen außerordentlich schnellen Assoziationsablauf verfügte, so daß er jeden geistigen Faden auf der Stelle weiterspinnen konnte. Wir empfingen bei Friedrich Kraus den Eindruck einer unermeßlichen Gedankenwelt. Wie schon gesagt, beherrschte er nicht nur die Medizin; er war auf dem Gebiet der Naturwissenschaften, der Physik, der Chemie, Biologie zu Hause wie nur ein Fachmann. Doch kannte er auch die Philosophie, befaßte sich mit Fragen der Philologie, der Kirche, der Geschichte und der Literatur. Immer erfaßte er schnell das Wesentliche und verstand es, ebenso schnell für das Wesentliche eine Formel zu finden. Ich darf hier noch einmal seine bedeutendsten Leistungen auf dem Gebiet der Medizin zusammenfassen: Er sah die Probleme der funktionellen Diagnostik in der Medizin, der Orthodiagraphie, erkannte den Wert der Röntgenstrahlendiagnostik und schuf die Methode der klinisch-konstitutionellen Diagnostik, der Elektrocardiographie. Friedrich Kraus sah die Ganzheitsproblematik in der Medizin, er entdeckte das ‚Modell der Persönlichkeit'. Er war der Schöpfer des Begriffes „Tiefenperson', der die Lenkungen des

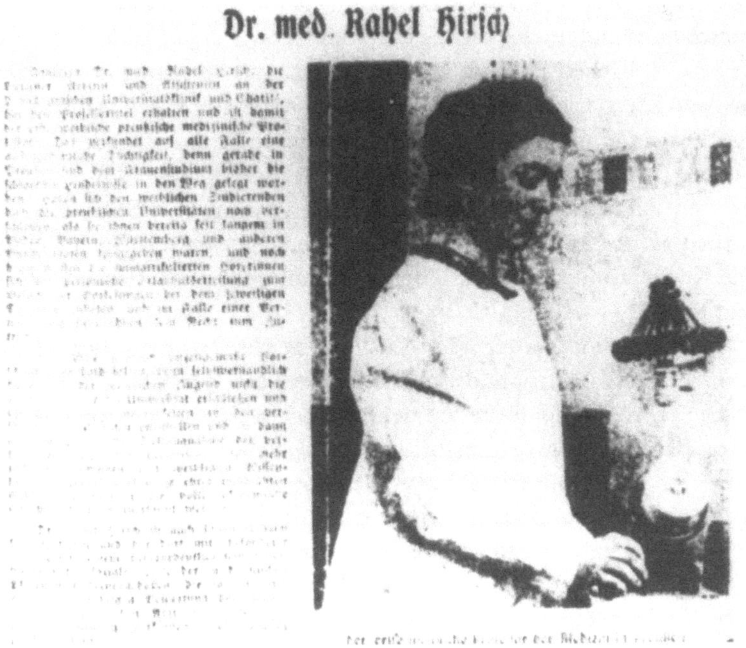
Dr. med. Rahel Hirsch

Abb. 200. Rahel Hirsch (1870–1953), erster weiblicher Professor der Medizin in Preußen.

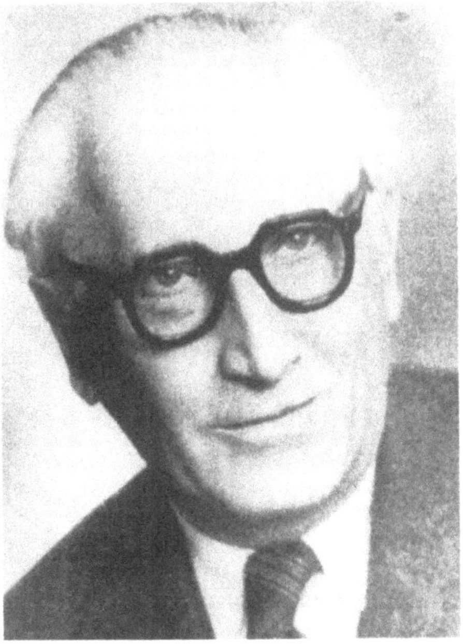

Abb. 201. Theodor Brugsch (1878–1963), Schüler und Nachfolger von Friedrich Kraus.

lebendigen Wesens in den vegetativen Strömungen suchte und deren Zusammenhänge zu erforschen trachtete, der die Gesetze des Lebens dem Denken erschließen wollte und der die seelischen Abläufe in ihren vegetativen Bindungen zu erkennen meinte. Kraus war keine triebhafte Persönlichkeit, seine seelischen Abläufe waren immer geistige Vorgänge. Beobachten, lesen, denken und immer wieder denken – das war das Leben von Friedrich Kraus."

Nachfolger von Kraus wurde Gustav von Bergmann, der Sohn Ernst von Bergmanns. Auch er war kein Anhänger der rein naturwissenschaftlich fundierten Medizin. Seine Konzeption einer funktionellen Pathologie hat die deutsche Medizin bis heute beeinflußt.

Die I. Medizinische Klinik leitete ab 1913 Wilhelm His. His hatte sich als junger Privatdozent einen Namen gemacht durch die Entdeckung des nach ihm benannten Bündels zwischen Vorhof und Herzkammer, das der Reizleitung diente. Darüber hinaus hatte er Beiträge zum Harnstoffwechsel geliefert. His, der viele seiner Versuchsapparaturen selber anfertigte, hatte in Berlin zunächst keinen leichten Start, setzte sich dann aber auf Grund seines wissenschaftlichen Könnens mehr und mehr durch. Für den Vorgänger von Friedrich Kraus, Ernst von Leyden, wurde auf dem Gelände der Charité ein Institut für Krebsforschung errichtet. Neben der Forschung sollte dort auch Krebstherapie betrieben werden. Dieses Institut gliederte sich ein in Aktivitäten zur Krebsbekämpfung, die um 1900 in Berlin koordiniert worden waren. So war in diesem Jahre das „Comité zur Erforschung und Bekämpfung der

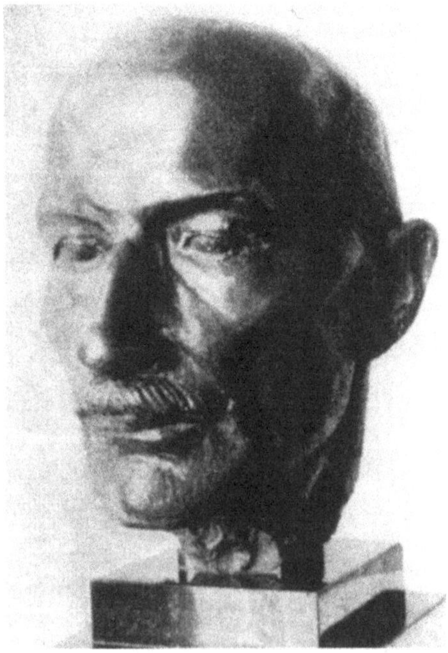

Abb. 202. Wilhelm His (1863–1934), Direktor der I. Medizinischen Klinik.

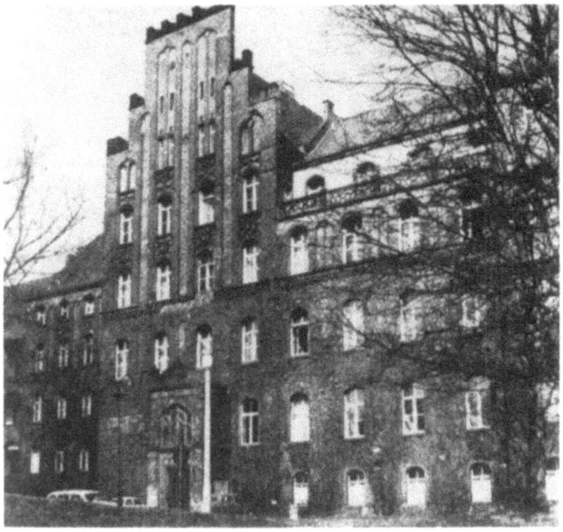

Abb. 203. Die I. Medizinische Klinik der Charité.

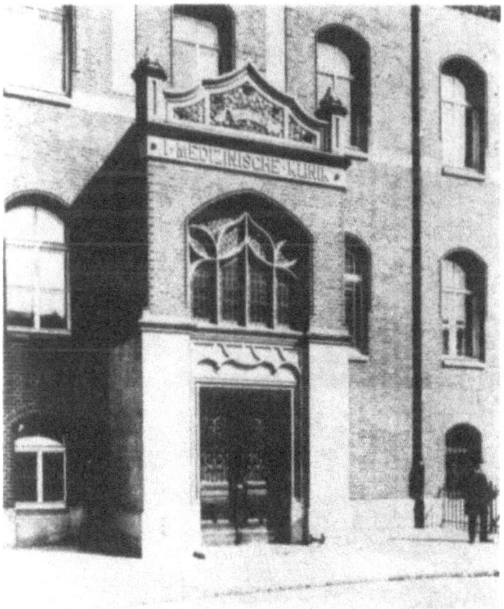

Abb. 204. Eingang der I. Medizinischen Klinik.

Krebskrankheit“ gegründet worden, und 1905 wurden erste Fürsorgestellen für Krebskranke eingerichtet.

In der Universitätsfrauenklinik in der Charité war auf Adolf Ludwig Gusserow 1904 Ernst Bumm gefolgt, dessen Bruder Franz Bumm ein Jahr später Präsident des Kaiserlichen Gesundheitsamtes werden sollte. Ernst Bumm hat sich durch die Übernahme bakteriologischer Methodik für die Geburtshilfe verdient gemacht, er hat vor allen Dingen die weibliche Gonorrhoe und das Wochenbettfieber unter-

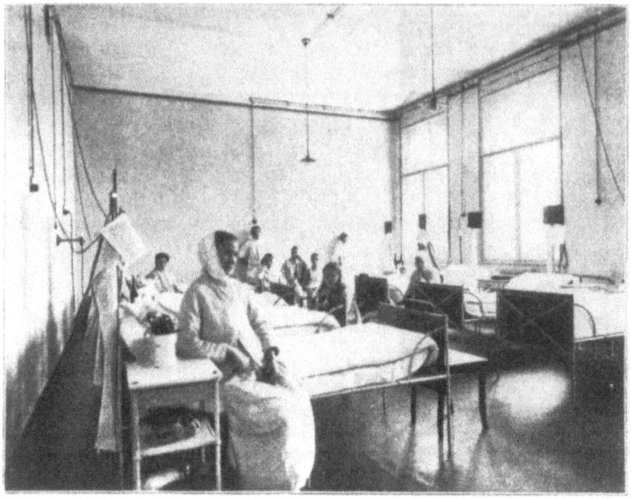

Abb. 205. Krankenstation in der HNO-Klinik.

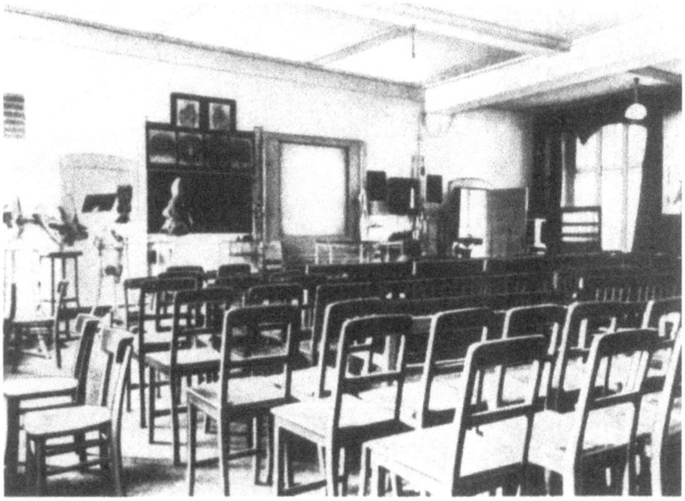

Abb. 206. Hörsaal der HNO-Klinik.

sucht, grundlegende Arbeiten von ihm sind auch zur Operationstechnik, zur theoretischen und praktischen Geburtshilfe erschienen. Bumms Vorlesungen, unterstützt durch künstlerische Zeichnungen, galten als besonderer Genuß. 1910 war er aus der Charité in die Universitätsfrauenklinik in der Artilleriestraße gewechselt. Sein Bruder Franz, ein Jurist, hatte im Ministerium wesentlich Anteil an der Ausarbeitung des Reichsseuchengesetzes. Als Präsident hat er das Gesundheitsamt im Kaiserreich, im 1. Weltkrieg, in den Zeiten der Unruhe danach und in der

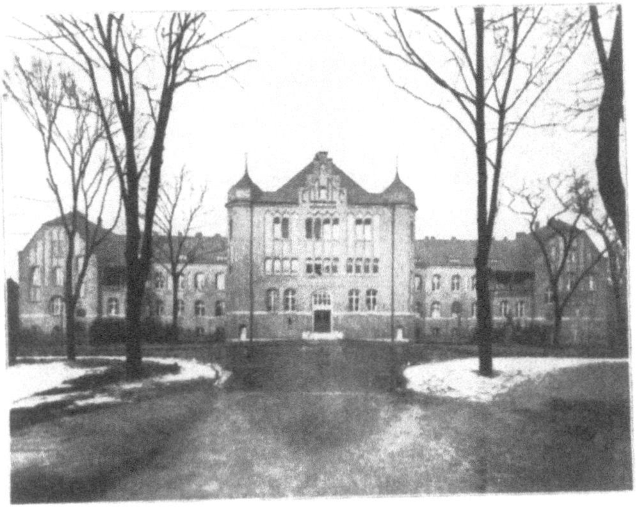

Abb. 207. Nervenklinik 1907.

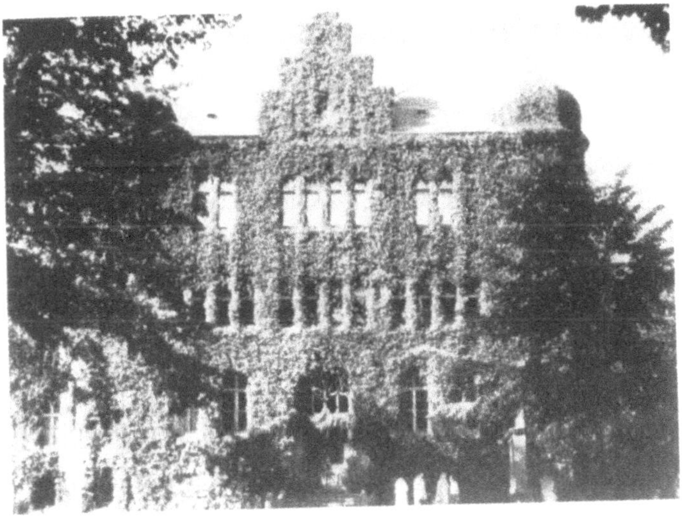

Abb. 208. Nervenklinik der Charité.

Inflation mit sicherer Hand geführt. Die 50-Jahrfeier des Gesundheitsamtes war End- und Höhepunkt seiner Amtszeit. In einem Brief an seine Tochter schrieb er über die Feier unter anderem: „Es waren nicht weniger als 23 Begrüßungsansprachen. Pfui Teufel wie schön. Die Geschichte dauerte von 1–3/4 4 Uhr. Mein Tisch hatte kaum Platz für die kunstvollen Adressen, die mir zu meinem Abschied dediziert wurden. Vom Rotkreuz bekam ich das Ehrenzeichen I. Klasse zum Hals heraus und von der Notgemeinschaft der Wissenschaften eine Bronzesäule mit

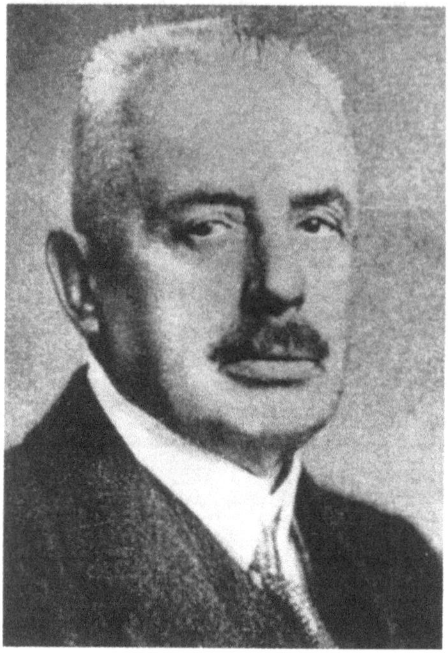

Abb. 209. Ernst Bumm (1858–1925) war zuerst Direktor der Frauenklinik der Charité und wechselte dann in die Klinik in der Artilleriestraße über.

einem lorbeerspendenden Engel auf der Spitze... Abends 8 Uhr war ein pompöses Diner für 300 Personen im Zoologischen Garten... Dem Reichsgesundheitsamt ist als Jubiläumsgabe von der Reichsregierung ein Stiftungsbetrag von 100000 Mark, mir von den Amtsangehörigen und der mit uns in näherer Beziehung stehenden Industrie, von Handels- und Landwirtschaftsgesellschaften eine ‚Franz-Bumm-Stiftung' geschenkt worden, die bis jetzt 25000 Mark beträgt. Die Franz-Bumm-Stiftung soll dazu dienen, daß Amtsangehörige für Wissenschaftszwecke, Forschungsreisen, Kongreßbesuche oder in Fällen wirtschaftlicher Not Beihilfen gewährt werden. Das ist mir lieber als eine eherne Büste im Saal."

Nach Ernst von Bergmann wurde August Bier Direktor der Chirurgischen Universitätsklinik in der Ziegelstraße. Bier, der von Althoff protegiert wurde, war zuvor Ordinarius in Bonn gewesen, wo er vor allen Dingen seine Theorie von der Hyperämie als Heilmittel propagierte, die ihm den Kußmaulpreis der Universität Heidelberg einbrachte. Auf der Dreierliste der Fakultät stand Bier nur an dritter Stelle hinter von Eiselsberg und Garré. Im Fakultätsgutachten hieß es: „Er ist 45 Jahre alt, Schüler von Esmarch. Einen Ausgangspunkt und Kernpunkt seiner wissenschaftlichen Tätigkeit bildete der Gedanke, die Blutstauung dem Chirurgen nutzbar zu machen... wobei er begeisterte Anhänger, neben freilich auch zahlreichen Gegnern und Kritikern fand... Bier ist zweifellos ein Chirurg, der seine besonderen Bahnen zu gehen sich gedrängt fühlt. Fast allen Materialien, auf die er sein Augenmerk hinlenkt, weiß er neue Seiten abzugewinnen. Freilich werden viele von

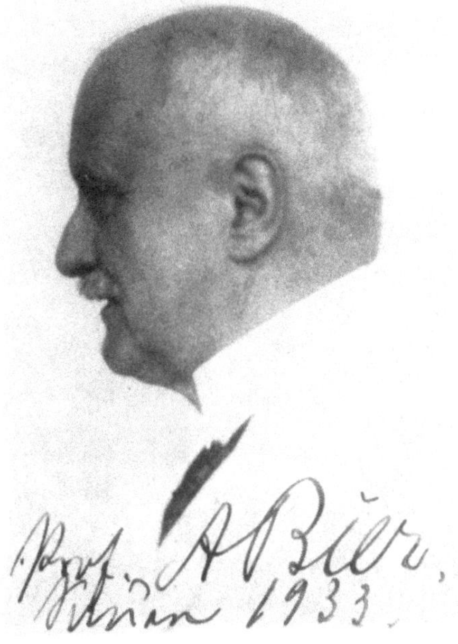

Abb. 210. August Bier (1861–1949) wurde 1907 an die Berliner Universität berufen und setzte die große Tradition der Chirurgie in der Ziegelstraße fort.

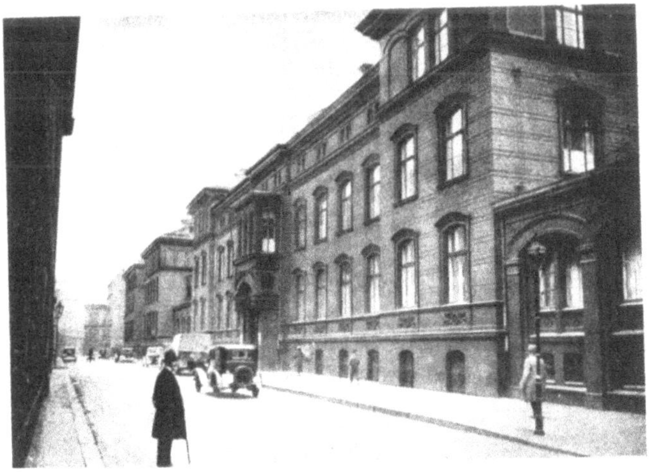

Abb. 211. Chirurgische Klinik in der Ziegelstraße um 1930.

seinen originellen Auffassungen von kritischen Beurteilern noch nicht als genügend fundiert und manche als unzutreffend angesehen."

Aber Bier setzte sich in Berlin durch. Schon 1910 konnte er es wagen, bei der Festrede zum Stiftungstag der Pépinière „über die Berechtigung des teleologischen

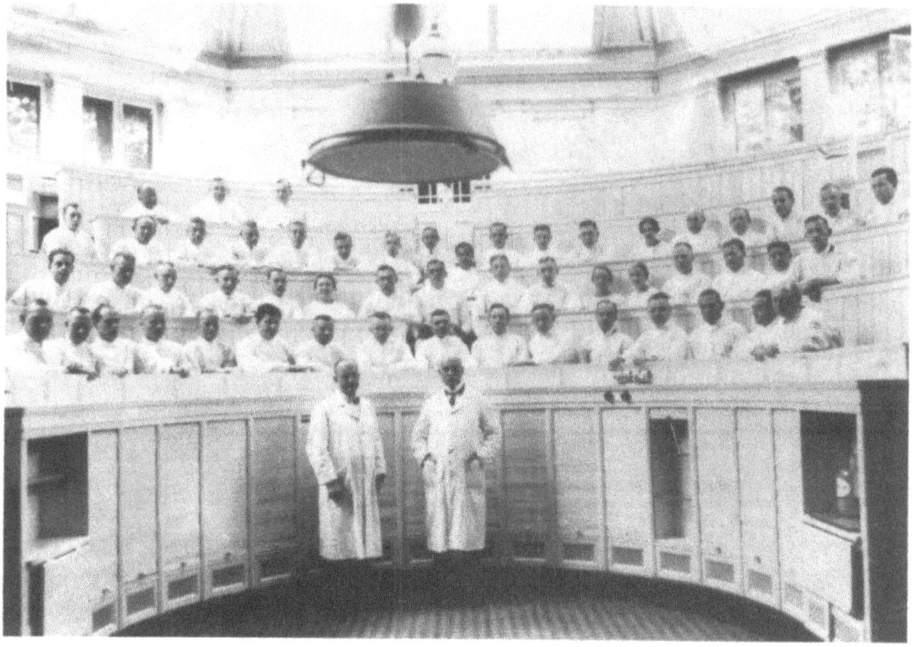

Abb. 212. Hörsaal der Chirurgischen Klinik Ziegelstraße. August Bier mit seinen Assistenzärzten.

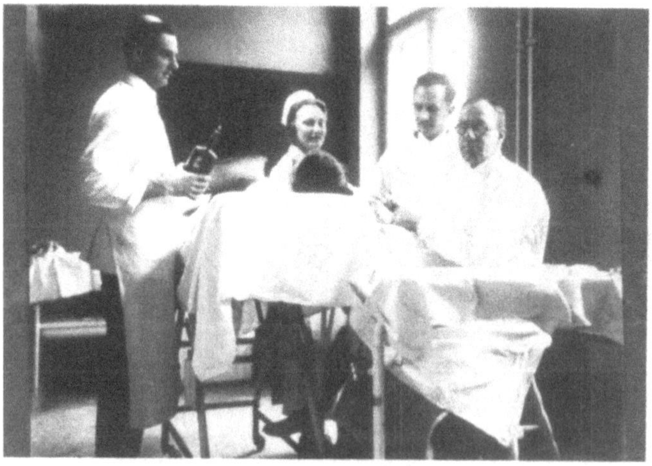

Abb. 213. Behandlung in der Chirurgischen Klinik in der Ziegelstraße.

Denkens in der Medizin" zu sprechen. Im selben Jahre wurde er zum ersten Mal zum Präsidenten der Deutschen Gesellschaft für Chirurgie gewählt und erhielt den Cameron-Preis der Universität Edinburgh. Innerhalb weniger Jahre war er, wie sein Vorgänger, zum Repräsentanten Deutscher Chirurgie geworden. 1912 erschien

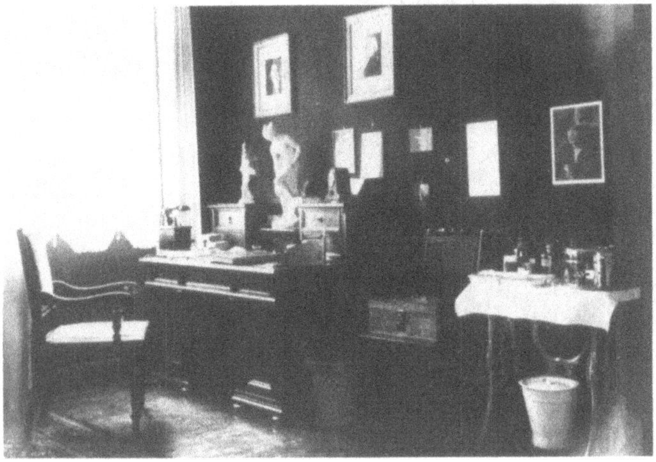

Abb. 214. August Biers Schreibtisch.

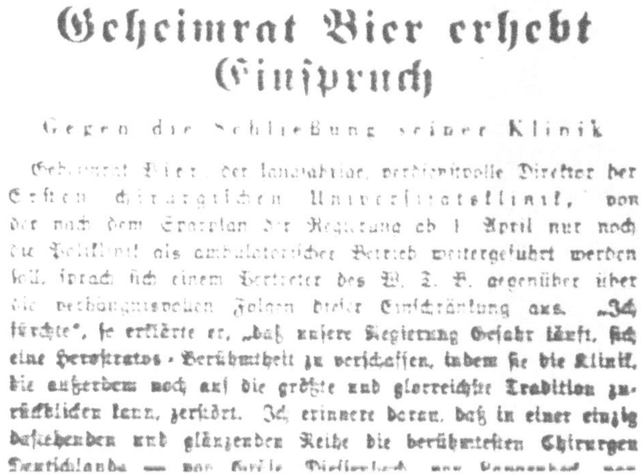

Geheimrat Bier erhebt Einspruch

Gegen die Schließung seiner Klinik

Geheimrat Bier, der langjährige, verdienstvolle Direktor der Ersten chirurgischen Universitätsklinik, von der nach dem Sparplan der Regierung ab 1. April nur noch die Poliklinik als ambulatorischer Betrieb weitergeführt werden soll, sprach sich einem Vertreter des W. T. B. gegenüber über die verhängnisvollen Folgen dieser Einschränkung aus. „Ich fürchte", so erklärte er, „daß unsere Regierung Gefahr läuft, sich eine Herostratos-Berühmtheit zu verschaffen, indem sie die Klinik, die außerdem noch auf die größte und glorreichste Tradition zurückblicken kann, zerstört. Ich erinnere daran, daß in einer einzig dastehenden und glänzenden Reihe die berühmtesten Chirurgen Deutschlands — von Gräfe, Dieffenbach, von Langenbeck, von

Abb. 215. „Geheimrat Bier erhebt Einspruch". Dennoch wurde die Klinik im November 1932 geschlossen.

das bedeutendste Lehrbuch der Chirurgie dieser Zeit, herausgegeben von Bier, Braun und Kümmell.

Während des Ersten Weltkrieges war Bier Generalarzt. An der Westfront war er von der Wirkung der Granatsplitter bei Kopfverletzungen so beeindruckt, daß er zusammen mit einem Diplomingenieur den Stahlhelm in Anlehnung an antike Helme entwickelte, der 1916 beim deutschen Heer eingeführt wurde. 1920 wurde auf seine Initiative hin die deutsche Hochschule für Leibesübungen gegründet, deren erster Rektor er war. Dieser Gründung lag nicht Biers Idee einer Förderung

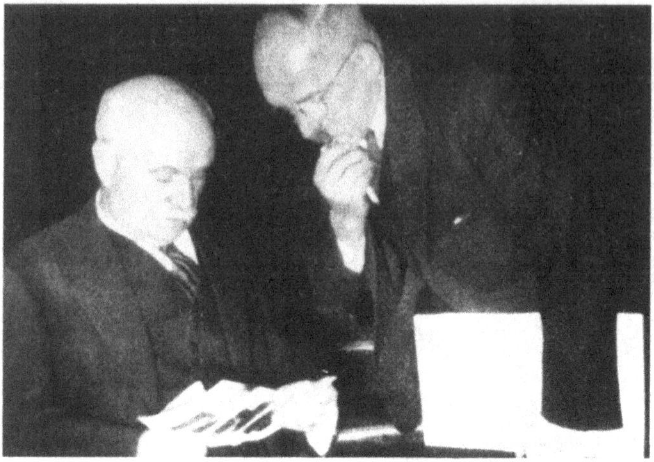

Abb. 216. August Bier und Ferdinand Sauerbruch 1936.

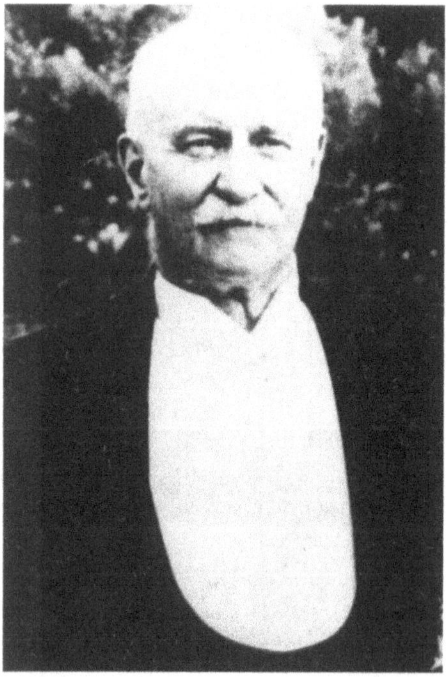

Abb. 217. August Bier auf seinem Gut Sauen, ca. 1946.

des Breitensportes, geschweige denn des Leistungssportes zugrunde, vielmehr sah er in den Leibesübungen einen Ersatz für den nun weggefallenen Wehrdienst. Sein Vorschlag zur gesetzlichen Einführung eines Dienstjahres für Leibesübungen kann nur in dieser Richtung verstanden werden.

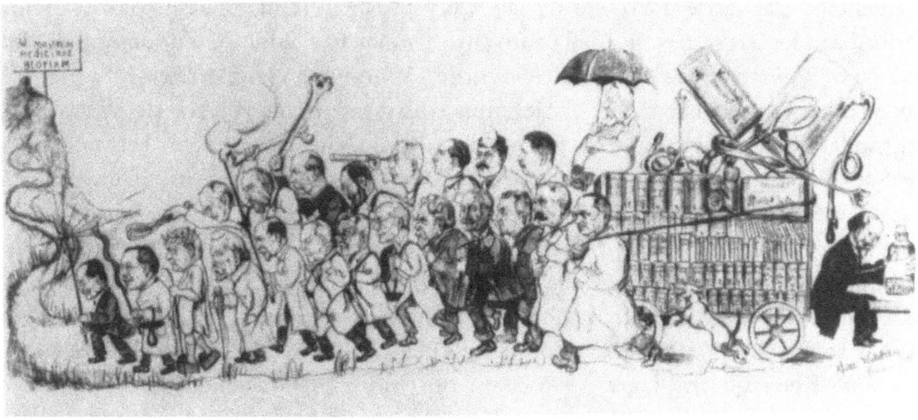

Abb. 218. Die Medizinische Fakultät 1927. Karikatur eines Medizinstudenten.

Aber Bier, der seine Privatpatienten noch immer im West-Sanatorium, und nicht in der Ziegelstraße, operierte, erlebte auch Rückschläge. Er konnte weder das Leben von Hugo Stinnes, den er an einer eitrigen Gallenblasenentzündung operierte, noch das Friedrich Eberts, der an einer schleichenden Blinddarmentzündung litt, retten. Auch auf wissenschaftlichem Gebiet geriet er mehr und mehr in Auseinandersetzungen. 1925 hatte er sich offiziell für die Anerkennung der Homöopathie ausgesprochen und damit einen Sturm der Entrüstung in der wissenschaftlichen Welt entfacht. Aber auch eine stürmische Sitzung des Vereins für Innere Medizin und Kinderheilkunde konnte keine Annäherung der Standpunkte bringen. Bier hat es besonders hart getroffen, daß die Klinik in der Ziegelstraße aus finanziellen Gründen mit dem Ablauf seiner Amtszeit geschlossen wurde. Alle Versuche, dieser Schließung entgegenzuwirken, schlugen fehl. So kam es am 31. März 1932 zur, wenn auch nicht endgültigen, Schließung des berühmtesten chirurgischen Klinikums Berlins.

Städtische und private Krankenhäuser

1906 wurde das Rudolf-Virchow-Krankenhaus eröffnet, dessen 57 Bauten in der Mehrzahl als eingeschossige Pavillons entlang einer doppelten Allee errichtet waren. Zum ersten Mal wurden hier in einem städtischen Krankenhaus über die großen Abteilungen hinaus auch eine geburtshilflich-gynäkologische Abteilung, eine Abteilung für Haut- und Geschlechtskranke, eine HNO- und eine Augenstation eingerichtet. Darüber hinaus wurde in Kooperation mit dem in der Nachbarschaft errichteten Institut für Infektionskrankheiten eine Infektionsabteilung eröffnet. Neu war auch die Einrichtung eines selbständigen Röntgeninstituts neben einem pathologisch-anatomischen Institut mit bakteriologischer und physiologisch-chemischer Abteilung.

Ebenfalls im Jahre 1906 wurde die „Krüppelheil- und Erziehungsanstalt für Berlin Brandenburg“ bezogen, die zunächst in einer Etagenwohnung untergebracht und von Konrad Biesalski geleitet wurde. Schon ein Jahr später erfolgte die Übersiedlung in das ehemalige Erziehungshaus Am Urban, von wo sie in das 1914 gegründete Oskar-Helene-Heim in Dahlem übersiedelte, das zu einer beispielhaften Orthopädischen Klinik ausgebaut wurde. Zwei Krankenhäuser, die heute zu den bedeutenden Berliner Krankenhäusern gehören, wurden in den ersten Jahren dieses Jahrhunderts in damals noch selbständigen Gemeinden errichtet. Die Stadt Charlottenburg konnte 1904 ihr ebenfalls im Pavillonstil errichtetes städtisches Krankenhaus mit 1000 Betten in Betrieb nehmen, die Stadt Schöneberg ersetzte ihr bisheriges kleines städtisches Krankenhaus im Jahre 1906 durch das Auguste-Viktoria-Krankenhaus. Ebenfalls im Jahre 1906 hatte die Jüdische Gemeinde eine öffentliche Ausschreibung für den Neubau ihres Krankenhauses in der Exerzierstraße vorgenommen. 1914 konnte es eingeweiht werden. Auf die Vielzahl der Krankenhäuser in den Umlandgemeinden, auf Spezialkrankenhäuser, gemeinnützige und Privatkliniken, auf Lungenheilstätten und psychiatrische Kliniken, kann hier im Detail nicht eingegangen werden. Einzig die Gründung des Kaiserin Auguste Viktoria Hauses sei detaillierter besprochen, weil es sich hier um einen völlig neuen Ansatz handelt.

Die Säuglingssterblichkeit im deutschen Reich war zu Beginn des 20. Jahrhunderts immer noch erschreckend hoch und lag über 20% der Lebendgeborenen. Dies bedeutete, daß fast eine halbe Million Säuglinge pro Jahr in den ersten Lebenswochen starben. Ärzte und Sozialpolitiker suchten deshalb nach Möglichkeiten, die Säuglingssterblichkeit zu bekämpfen. Dabei war schon am Ende des vorigen Jahrhunderts der Gedanke an die Errichtung einer Zentralstelle für die Erforschung der Ursachen der Säuglingssterblichkeit aufgetaucht. Daneben hatte man sich in immer stärkerem Maße, gegründet auf die Arbeiten von Philipp Biedert, mit der physiologischen Säuglingsernährung beschäftigt. Auf Initiative der Kaiserin

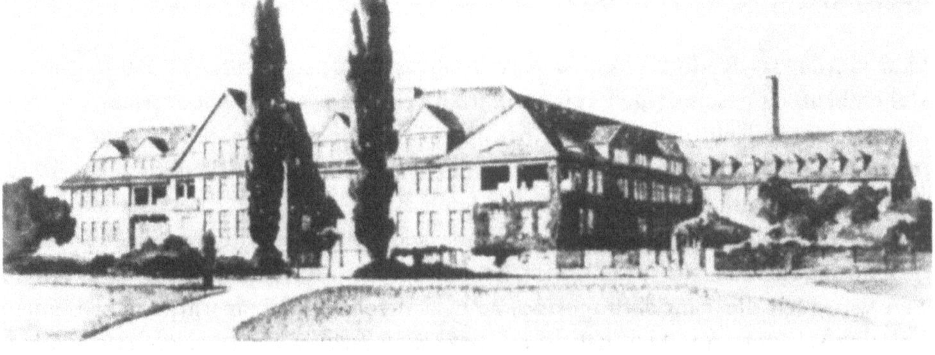

Abb. 219. Aus einer Stiftung ging 1914 das Oskar-Helene-Heim hervor.

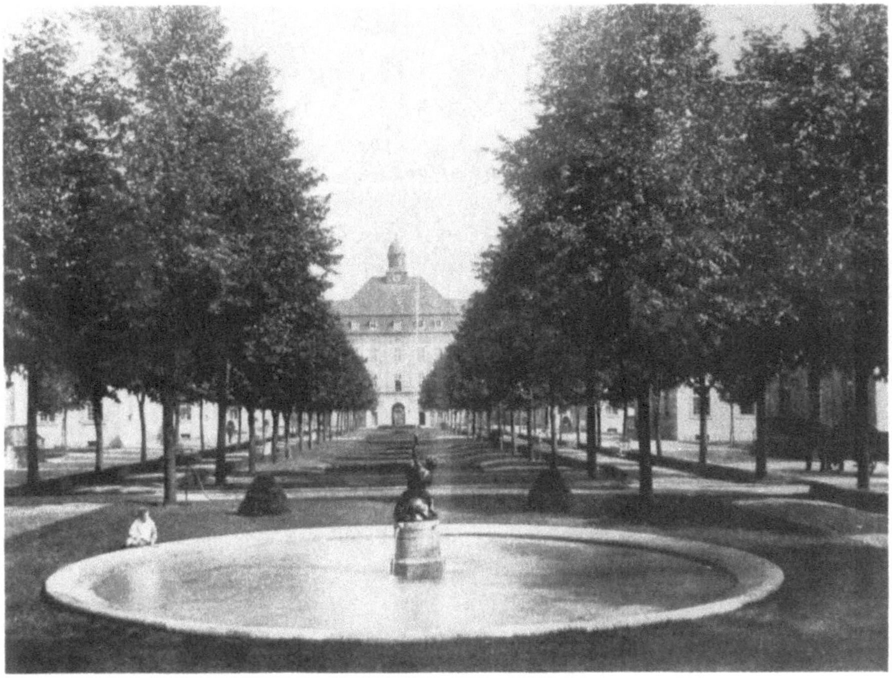

Abb. 220. Rudolf-Virchow-Krankenhaus zur Zeit seiner Eröffnung 1906.

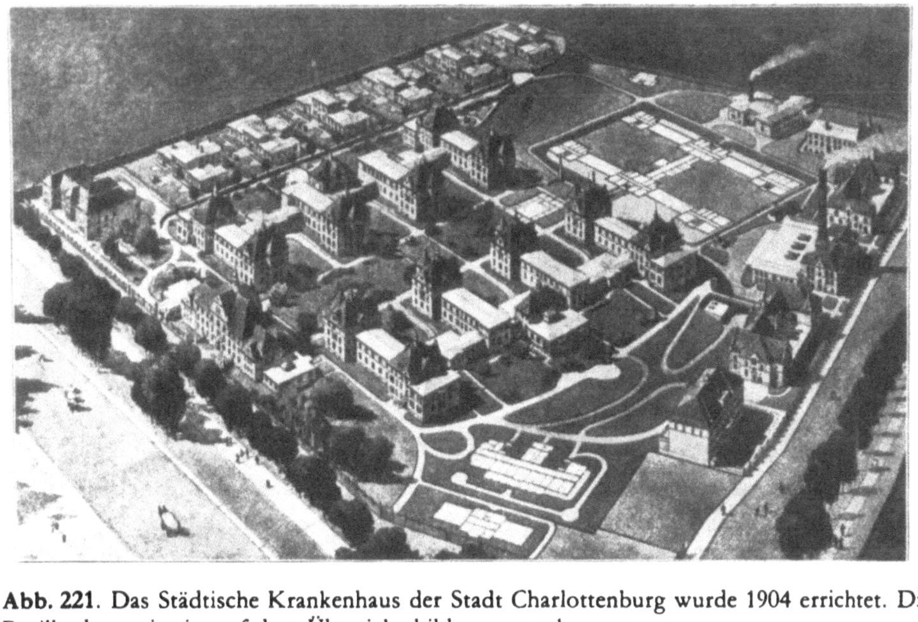

Abb. 221. Das Städtische Krankenhaus der Stadt Charlottenburg wurde 1904 errichtet. Die Pavillonbauweise ist auf dem Übersichtsbild gut zu erkennen.

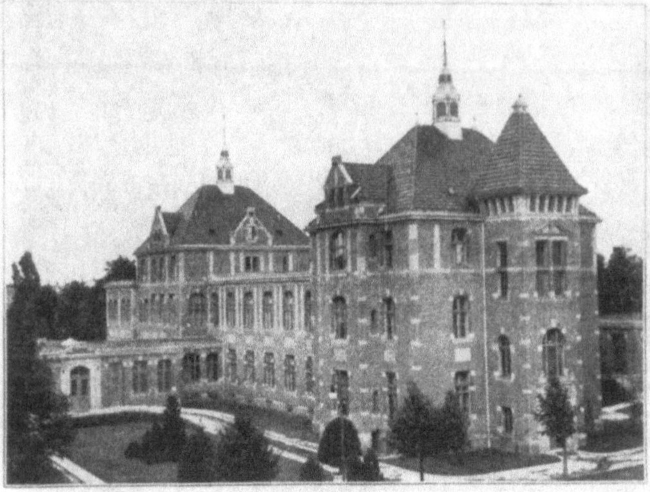

Abb. 222. Städtisches Krankenhaus Charlottenburg, Pavillon 5.

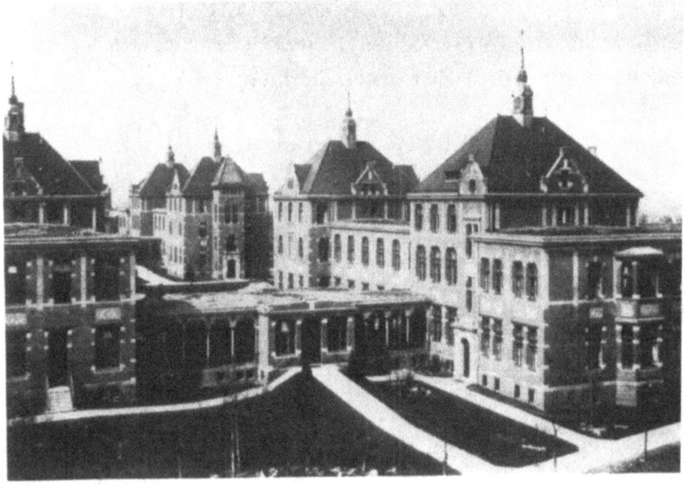

Abb. 223. Städtisches Krankenhaus Charlottenburg, die Pavillons sind durch gedeckte Gänge miteinander verbunden.

Augusta und ihres Kammerherrn von Behr-Pinnow wurden Pläne zur Errichtung einer Zentralanstalt entwickelt, ein Komitee zur Errichtung einer solchen Anstalt wurde gegründet, dem unter anderem Otto Heubner und andere bedeutende Kinderärzte, daneben aber auch Vertreter des öffentlichen Lebens angehörten. 1907 konnte der Grundstein für das „Kaiserin Auguste Viktoria Haus zur Bekämpfung der Säuglingssterblichkeit im deutschen Reiche" gelegt werden, dessen Pläne von

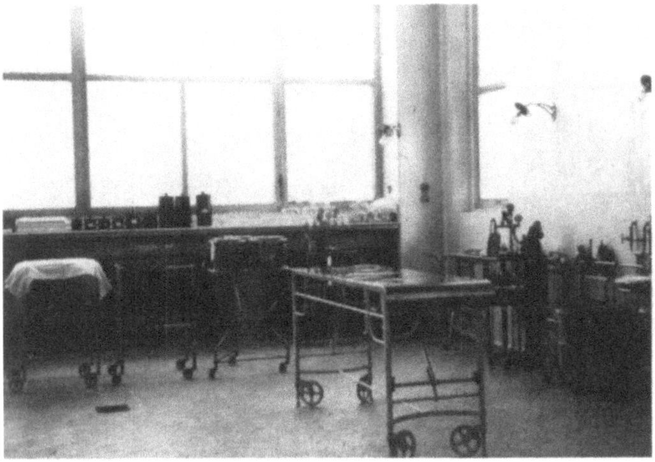

Abb. 224. Städtisches Krankenhaus Charlottenburg, Operationssaal um 1910.

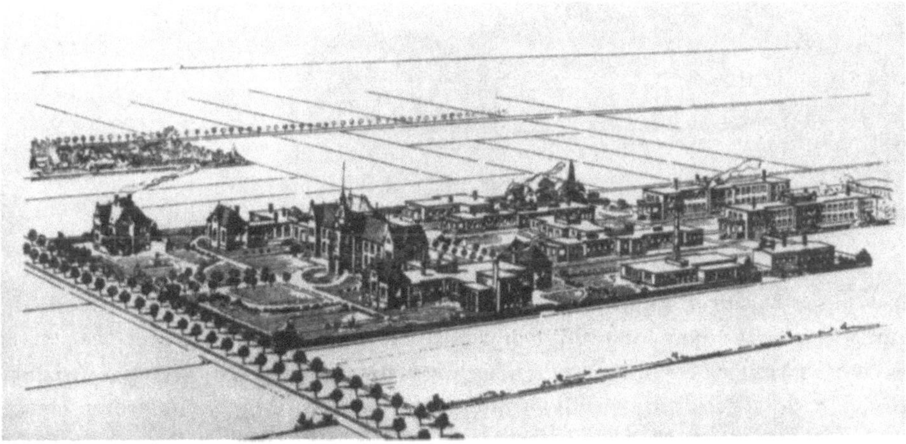

Abb. 225. Bereits 1900 wurde das Stubenrauch-Krankenhaus in Lichterfelde in Betrieb genommen.

den Architekten Hoffmann, dem Erbauer des Rudolf-Virchow-Krankenhauses, und Messel, der das Warenhaus Wertheim am Leipziger Platz gebaut hatte, stammten. Auch der als Direktor ausersehene Arthur Keller war an den Planungen beteiligt. Die Stadt Charlottenburg hatte das Baugelände, das an den Charlottenburger Schloßpark angrenzte, zur Verfügung gestellt. 1909 konnte das Haus seiner Bestimmung übergeben werden als „eine Stätte hoher Wissenschaft, eine Hilfe für Mütter und Kinder, ein Trost für die Familien in Hütten und Palästen, ein Bundesgenosse der Staats- und Gemeindebehörden in der Fürsorge für die Kleinsten, eine Quelle

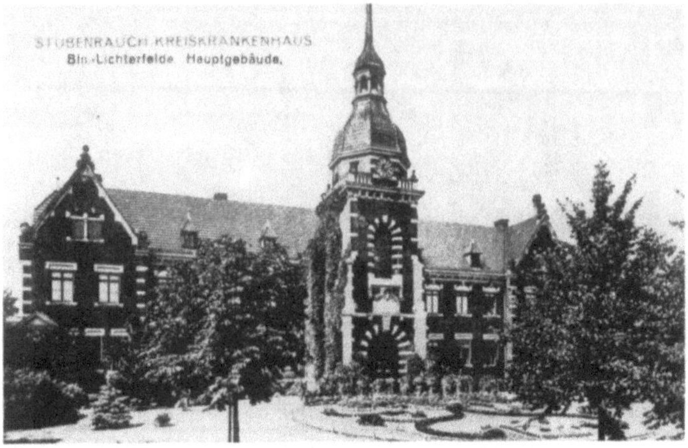

Abb. 226. Hauptgebäude des Stubenrauch-Kreiskrankenhauses ca. 1925.

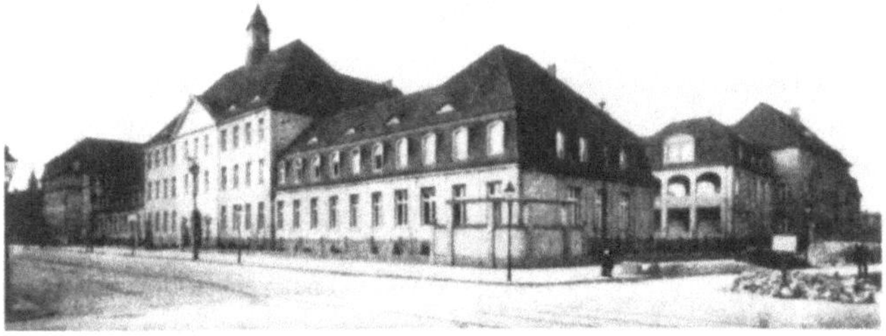

Abb. 227. Das Jüdische Krankenhaus wurde 1914 in die Schulstraße verlegt.

der Volkskraft, zur Ehre Gottes, zum Segen der Menschheit und zum Heile des Vaterlandes." Aus dem ursprünglich geplanten Barackenkrankenhaus war durch die Intervention des Kaisers ein „Säuglingspalast" geworden, wie ihn Adalbert Czerny in der Festschrift zur Eröffnung des Kaiserin Auguste Viktoria Hauses nannte. Die Großzügigkeit der Anlage erklärt den Mißmut einer Reihe von Pädiatern, die damals in völlig unzureichenden Kliniken arbeiten mußten. Den unterschiedlichen Forschungsansprüchen entsprachen die verschiedenen Abteilungen des KAVH. So gab es eine Entbindungsabteilung, die auch dazu dienen sollte, die Beziehungen zwischen Mutter und Ungeborenem zu studieren, auf den Säuglingsabteilungen sollte die Physiologie und Pathologie der Säuglingsernährung studiert werden. Die Frühgeborenenabteilung sollte ähnliche Aufgaben erfüllen. Dazu kamen von Anfang an eine Poliklinik und eine Säuglingsfürsorgestelle. Ein Tierstall sollte dem Studium der Gewinnung, Aufbewahrung und Verarbeitung der Kuhmilch dienen. Daneben gab es eine gut ausgestattete Bibliothek und Laboratorien. Das Organisationsamt sollte sich vor allen Dingen um die Propagierung der erzielten Ergebnisse in der Öffentlichkeit kümmern. So entstand im KAVH die soziale Pädiatrie.

Dahlem als Wissenschaftszentrum

Im Jahre 1909 hat der damalige Rat im Ministerium der geistlichen, Unterrichts- und Medizinalangelegenheiten, Friedrich Schmidt, die schon seit mehr als einem Jahrzehnt von Friedrich Althoff entwickelten Pläne zusammengestellt, in Dahlem ein neues Wissenschaftszentrum zu errichten. Unter diesen Plänen war auch die Verlagerung der vorklinischen Institute der Medizinischen Fakultät und die Errichtung neuer naturwissenschaftlich-medizinischer Institute. 1911 kam es zur Gründung der Kaiser-Wilhelm-Gesellschaft zur Förderung der Wissenschaften, die mit ihren Instituten ebenfalls in Dahlem angesiedelt werden sollte. So entstanden das Kaiser-Wilhelm-Institut für Chemie, das Kaiser-Wilhelm-Institut für physikalische Chemie und Elektrochemie, das Kaiser-Wilhelm-Institut für Biologie und das Kaiser-Wilhelm-Institut für experimentelle Therapie. Das Kaiser-Wilhelm-Institut für Biologie war in die Abteilungen für Vererbungslehre und Biologie der Pflanzen, für Entwicklungsmechanik und kausale Morphologie, für Vererbungslehre und Biologie der Tiere, für Protistenkunde und für Physiologie gegliedert. Diese letzte Abteilung übernahm Otto Warburg, einer der markantesten Persönlichkeiten der Berliner Wissenschaftsszene. Zum Leiter des Instituts für experimentelle Therapie wurde August von Wassermann berufen. Otto Warburg hatte Chemie in Freiburg und Berlin studiert, Medizin in Heidelberg. Warburgs erstes großes Forschungsgebiet war das der Sauerstoffübertragung im Gewebe, wo er das Eisen als integrierenden Bestandteil der Atmungsfermente nachweisen konnte. Für diese Arbeiten erhielt

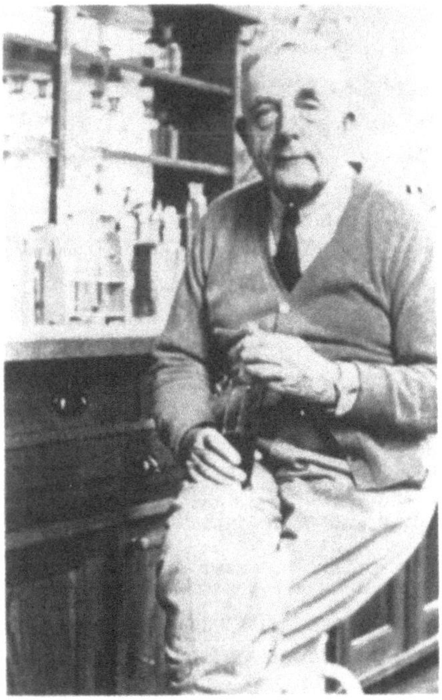

Abb. 228. Otto Warburg (1883–1979) entdeckte die Atmungsfermente im Kaiser-Wilhelm-Institut für Zellphysiologie. 1931 erhielt er den Nobelpreis.

er 1931 den Nobelpreis. Das zweite große Arbeitsgebiet war die Photosynthese der grünen Pflanzen, auch hier konnte er mit völlig neuen Methoden nachweisen, von welch hoher Ökonomie dieser Vorgang ist, bei dem unter Aufnahme von Lichtenergie Kohlensäure und Wasser zu Zucker und Sauerstoff umgewandelt werden.

Das dritte große Arbeitsgebiet Warburgs war das der Tumorentstehung. Bei seinen Untersuchungen hatte er festgestellt, daß Krebszellen ihren Energiebedarf nicht aus der normalen Atmung decken, sondern daß sie ohne Sauerstoffverbrauch nur durch Gärung lebens- und teilungsfähig bleiben. Diesen Prozeß hatte er als phylogenetischen Rückschritt gedeutet: Wenn die Atmung verschwindet und die Gärung erscheint, verschwindet auch die Differenzierung der Gewebe. Sein Leben lang hat sich Warburg bemüht, eine Therapie des Krebses zu finden, die auf dieser Beobachtung beruhte. Warburg war nicht nur ein hervorragender Wissenschaftler, sondern auch ein streitbarer Mann. „Wenn ich keinen wissenschaftlichen Streit mehr führen kann, dann bin ich alt", hat er einmal gesagt.

Ärztliche Fortbildung

Ebenfalls im Jahre 1906 wurde das Kaiserin Friedrich-Haus eröffnet. Bis zum Jahre 1900 hat es in Deutschland nur unsystematische ärztliche Fortbildung gegeben, die in Ferienkursen durchgeführt wurde. So hatte sich 1880 die „Dozentenver-

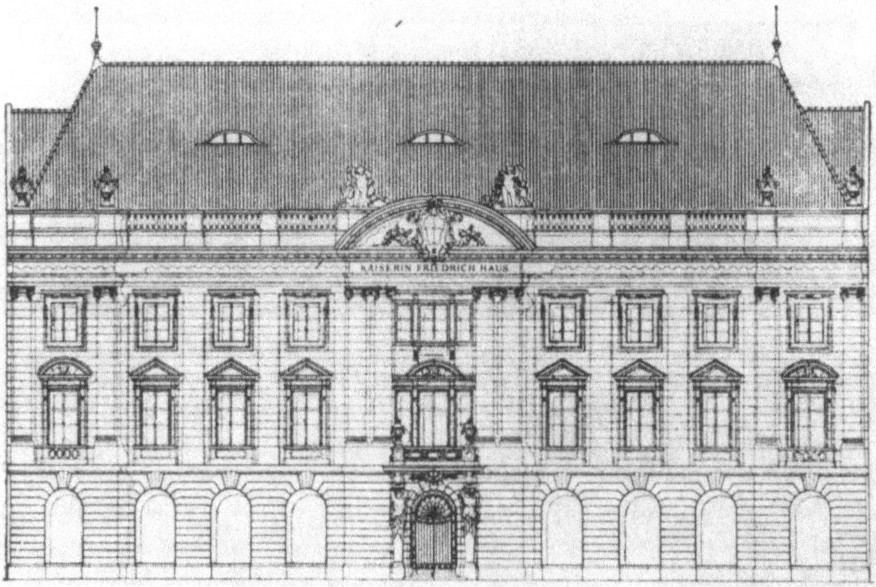

Abb. 229. Das Kaiserin Friedrich-Haus am Luisenplatz wurde ab 1906 zum Zentrum der ärztlichen Fortbildung. Die damals gegründete Kaiserin Friedrich-Stiftung setzt diese Aufgabe noch heute fort.

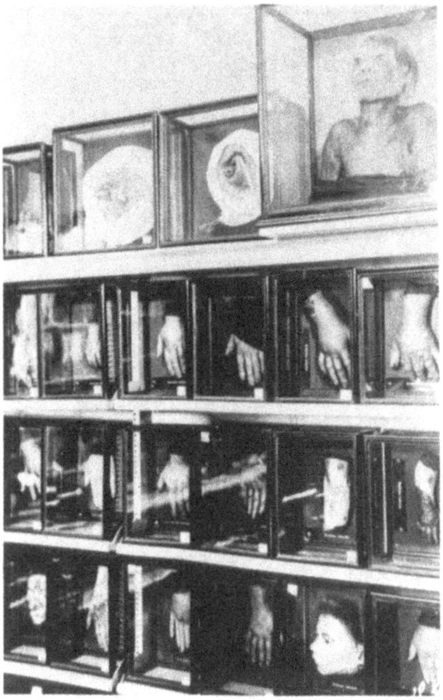

Abb. 230. Moulagensammlung des Kaiserin Friedrich-Hauses, die auf die Sammlung des Dermatologen Oscar Lassar zurückging.

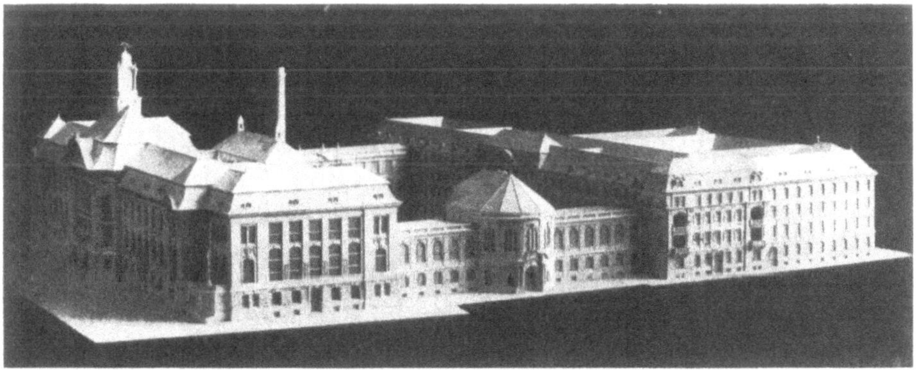

Abb. 231. Modell des Neubaus der Kaiser-Wilhelms-Akademie, der 1910 eingeweiht wurde.

einigung für ärztliche Ferienkurse zu Berlin" gebildet, 1900 hatte Ernst von Bergmann die Idee von Fortbildungskursen unter stürmischer Zustimmung der anwesenden Ärzte zum Ausdruck gebracht, im selben Jahr war eine „Vereinigung zur Abhaltung von Fortbildungskursen für praktische Ärzte" gegründet worden, und es kam zur Bildung des „Zentralkomitees für das ärztliche Fortbildungswesen in Preußen". Ein Jahr später folgte die Begründung der „Staatlichen Sammlung

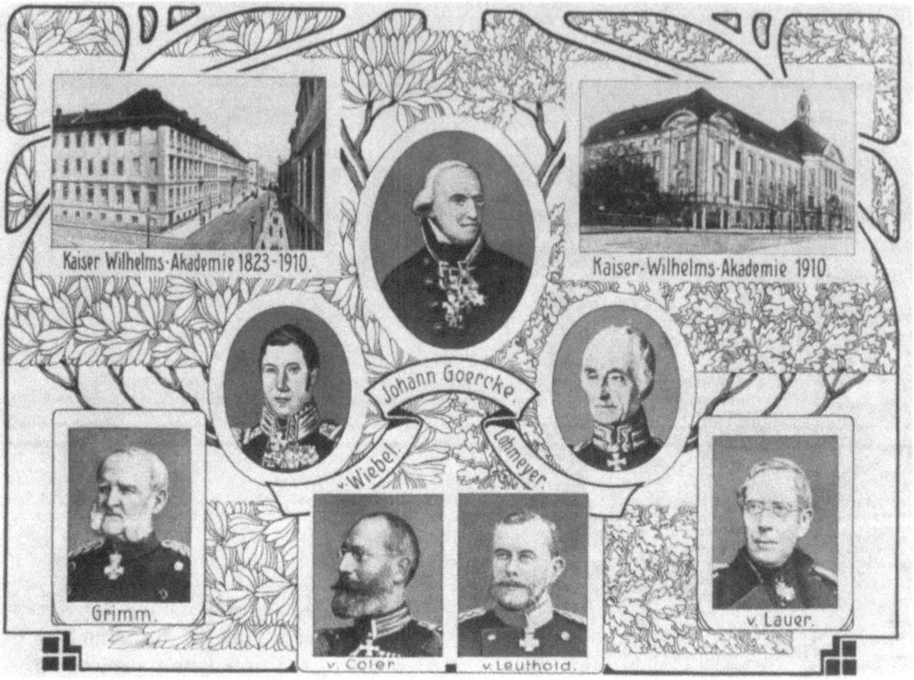

Abb. 232. Zur Eröffnung des Neubaus der Kaiser-Wilhelms-Akademie veröffentlichte die Deutsche Medizinische Wochenschrift diese Kunstbeilage.

ärztlicher Lehrmittel" und der „Zeitschrift für ärztliche Fortbildung". Wieder einmal war es Ministerialrat Althoff, der die wesentlichen Weichen stellte und zur Gründung der „Kaiserin Friedrich-Stiftung" aufrief. Ein Bauplatz wurde am Luisenplatz gefunden und 1904 konnten die Bauarbeiten beginnen. Die wichtigsten Einrichtungen im Kaiserin Friedrich-Haus waren die Dauerausstellung für die ärztlich-technische Industrie, die Bibliothek, der große Hörsaal, die staatliche Sammlung ärztlicher Lehrmittel und die Kurssäle für klinische Chemie, Mikroskopie und Bakteriologie. Im Laufe der Jahre wurden die Bestände wie die medico-historische Sammlung um die Moulagensammlung des Dermatologen Oskar Lassar und um die historische Instrumentensammlung erweitert. Das Kaiserin Friedrich-Haus diente nicht nur der ärztlichen Fortbildung, sondern in seinen Räumen fanden auch Organisationen Unterkunft, die sich der Gesundheitserziehung gewidmet hatten, so der Reichsausschuß für hygienische Volksbelehrung und der Reichsausschuß für Krebsbekämpfung.

Programm zur Einweihungsfeier des Neubaues der Kaiser-Wilhelms-Akademie für das militärärztliche Bildungswesen in Berlin, Invalidenstraße 48/49, am Freitag, den 10. Juni 1910.

Vormittags 11.45 Uhr. Versammlung der zur Feier Eingeladenen und Befohlenen in der Aula des Akademiegebäudes.
Anfahrt: Invalidenstraße, Hauptportal.

Aufstellung einer Ehrenkompagnie mit Fahne, Spielleuten und Regimentsmusik in der Invalidenstraße vor dem Akademiegebäude, linker Flügel am Hauptportal. Vor dem Hauptportal Doppelposten der Ehrenkompagnie. Von dem Hauptportal bis zur Scharnhorststraße Aufstellung der Studierenden der Kaiser-Wilhelms-Akademie mit ihren Bannern.

Mittags 12 Uhr. Eintreffen Seiner Majestät des Kaisers und Königs am rechten Flügel der Ehrenkompagnie.
Anfahrt vom Alexanderufer her.

Empfang durch den Kriegsminister und den Generalstabsarzt der Armee.

Abschreiten der Front der Ehrenkompagnie und der Studierenden der Kaiser-Wilhelms-Akademie.

Besichtigung der Außenfronten des Akademiegebäudes von der Scharnhorststraße her.

Eintritt in das Akademiegebäude durch das Hauptportal zur

Feier in der Aula.

Beim Betreten der Aula durch Seine Majestät Gesang des Männerquartetts: „Die Himmel rühmen des Ewigen Ehre."

Ansprache Seiner Majestät des Kaisers und Königs.

Verlesen der Urkunde für den Schlußstein durch den Kriegsminister.

Seine Majestät der Kaiser und König treten an den Schlußstein heran. Vermauerung der Urkunde, Versetzen des Schlußsteins durch die Meister des Maurer- und Steinmetzgewerks.

Seine Majestät der Kaiser und König nehmen von dem Generalstabsarzt der Armee Kelle und Hammer entgegen und vollziehen die drei Hammerschläge.

Danach geben Hammerschläge ab: Der Kriegsminister General der Infanterie von Heeringen, der Generalstabsarzt der Armee von Schjerning, Sanitätsinspekteur Generalarzt Kern, Generalarzt und Subdirektor der Kaiser-Wilhelms-Akademie Keitel, Generaloberarzt Schmidt, Oberstabsarzt Hamann, Stabsarzt Hoffmann, Oberarzt Lotsch, der Dekan der Kaiser-Wilhelms-Akademie Geh. Medizinalrat His, cand. med. Kittel, stud. med. Krause, Baurat Prof. Cremer, Baurat Wolffenstein, Baurat Zeyß.

Erwiderung und Dank des Generalstabsarztes der Armee, endigend mit einem Hoch auf Seine Majestät.

Gesang des Männerquartetts: „Salvum fac regem!"

Seine Majestät der Kaiser und König besichtigen die Haupträume des Akademiegebäudes und verlassen dasselbe durch das Hauptportal. Für die übrigen Teilnehmer kann eine Besichtigung der Kaiser-Wilhelms-Akademie erst am Sonnabend, den 11. Juni, vormittags 11 Uhr stattfinden.

Vor der Abfahrt:
Vorbeimarsch der Ehrenkompagnie in der Invalidenstraße in der Richtung auf die Sandkrugbrücke.

Abfahrt Seiner Majestät in der Richtung nach dem Alexanderufer.

Abb. 233. Programm zur Einweihung des Neubaus der Kaiser-Wilhelms-Akademie.

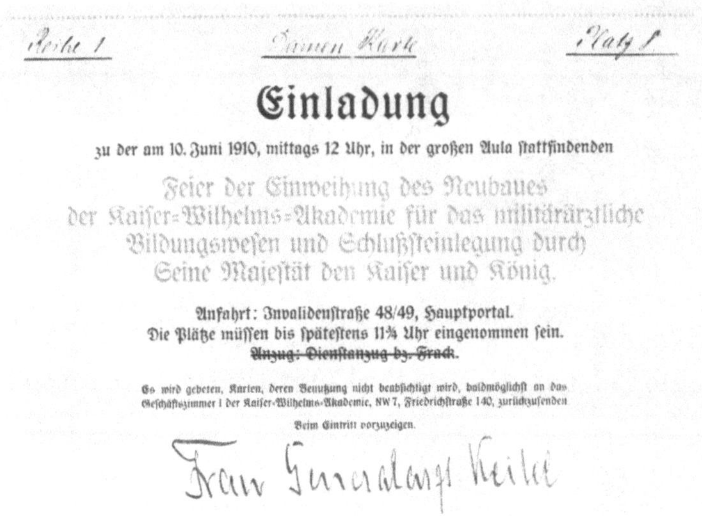

Reihe 1 — Damen Karte — Platz 1

Einladung

zu der am 10. Juni 1910, mittags 12 Uhr, in der großen Aula stattfindenden

Feier der Einweihung des Neubaues
der Kaiser-Wilhelms-Akademie für das militärärztliche
Bildungswesen und Schlußsteinlegung durch
Seine Majestät den Kaiser und König.

Anfahrt: Invalidenstraße 48/49, Hauptportal.
Die Plätze müssen bis spätestens 11¾ Uhr eingenommen sein.
~~Anzug: Dienstanzug bz. Frack.~~

Es wird gebeten, Karten, deren Benutzung nicht beabsichtigt wird, baldmöglichst an das Geschäftszimmer I der Kaiser-Wilhelms-Akademie, NW 7, Friedrichstraße 140, zurückzusenden

Beim Eintritt vorzuzeigen.

Abb. 234. Einladung zur Einweihungsfeier der Kaiser-Wilhelms-Akademie.

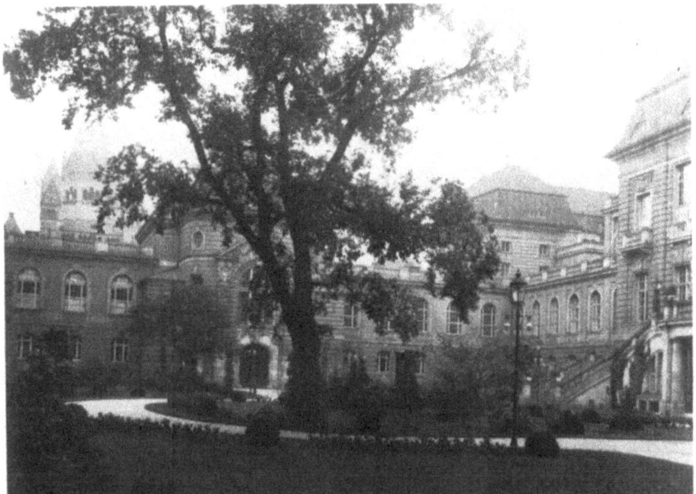

Abb. 235. Innenhof der neuen Kaiser-Wilhelms-Akademie.

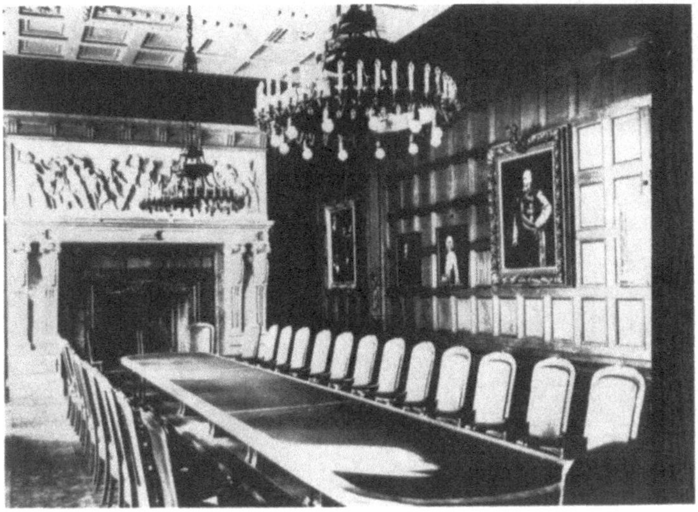

Abb. 236. Sitzungssaal in der Kaiser-Wilhelms-Akademie.

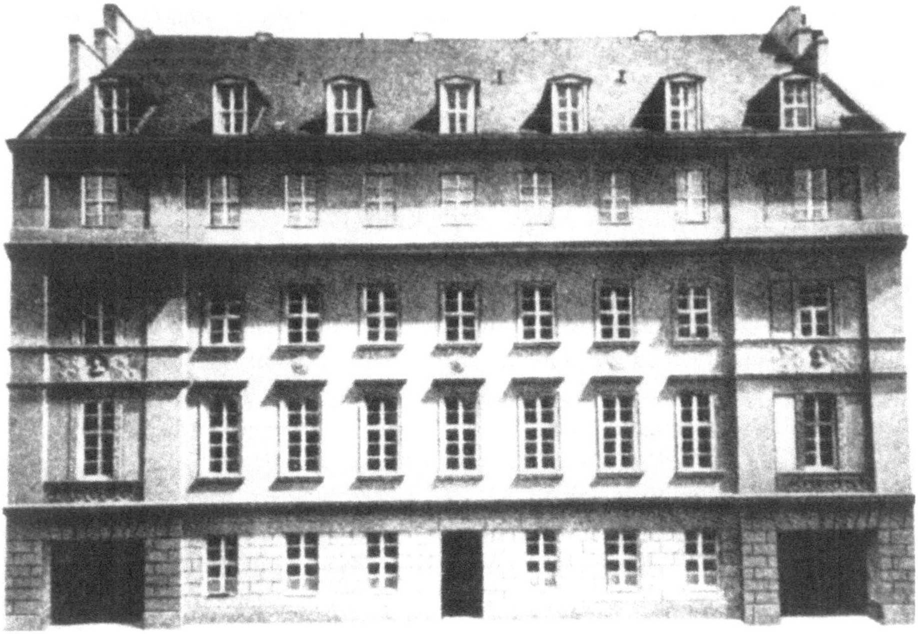

Abb. 237. Das Langenbeck-Virchow-Haus der Berliner Medizinischen Gesellschaft und der Deutschen Gesellschaft für Chirurgie war ein Zentrum des wissenschaftlichen Austausches und der Auseinandersetzung.

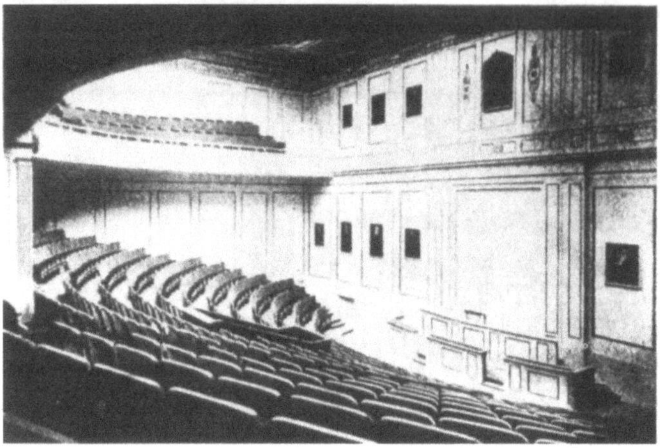

Abb. 238. Langenbeck-Virchow-Haus, Hörsaal.

Der Erste Weltkrieg und der Fall Nicolai

Während des Ersten Weltkrieges gliederten sich die Berliner Ärzte in die Reihe der übrigen Intelligenz ein, deren Haltung unter den Schlagworten „Innere Integration" und „äußere Abwehr" gekennzeichnet worden ist. Innere Integration bedeutet dabei Sicherung und Ausbau des Burgfriedens, äußere Abwehr den Einsatz von Wissenschaft und Ansehen im Rahmen der Auslandspropaganda. Am 4. Oktober 1914 erschien der „Aufruf an die Kulturwelt", der auch von den Berliner Professoren Max Rubner, Wilhelm Waldeyer und August von Wassermann unterschrieben war, in dem Vorwürfe gegen Deutschland entkräftet werden sollten. Für die spätere Verbreitung dieses Aufrufes sorgte der „Kulturbund Deutscher Gelehrter", in dessen geschäftsführendem Ausschuß unter anderem wieder die Professoren Waldeyer, Rubner und Wassermann saßen. Ziel dieser Vereinigung war es, engere Beziehungen zu den Geistesarbeitern in befreundeten Staaten herzustellen, das Deutschtum im Ausland zu stärken, aber auch zur Wahrung und Stärkung des deutschen Bewußtseins, zur Förderung von Wissenschaft und Kunst und für eine nationale Zukunft tätig zu sein. Schon am 7. September hatten auch Berliner Professoren in der „Erklärung deutscher Universitätslehrer" die Niederlegung englischer Auszeichnungen erklärt. Zu den Unterzeichnern gehörten August Bier, Hermann Oppenheim und Alexander Freund. Für weitere Unterschriften warb der Herausgeber der Deutschen Medizinischen Wochenschrift Julius Schwalbe. Die Berliner Universität war von der allgemeinen Woge des Patriotismus und der Kriegsbegeisterung nicht ausgenommen. Im Bericht des Rektors für das Amtsjahr 1914/1915 heißt es unter anderem: „Der Weltkrieg, der das gesamte Leben des deutschen Volkes seit mehr als einem Jahr in Anspruch nimmt, hat auch in die Geschichte unserer Universität seine Spuren auf das Tiefste eingegraben, und das vergangene Jahr ist vermöge der Verflechtung unserer Geschicke mit denen des gesamten deutschen Volkes und Vaterlandes das bedeutungsvollste, opferreichste, aber auch wie wir zuversichtlich hoffen, auch segenverheißendste, das unserer Alma Mater beschieden worden ist... Betrachten wir die Statistik der Vorlesungen und der Zuhörer, so zeigt sich der Einfluß des Krieges wiederum mit schneidender Deutlichkeit. Die Gesamtzahl der immatrikulierten Studierenden betrug im Wintersemester 1914/15: 7037 gegen 9059 des Vorjahres. Der darin enthaltene Rückgang erscheint auf der Seite der männlichen Studierenden noch größer, wenn hinzugefügt wird, daß in der Gesamtzahl 998 Frauen gegen 859 im Vorjahr enthalten sind. Im Sommersemester sank die Gesamtzahl der Studierenden auf 6804 gegen 8024 des Vorjahres... Weit geringer als die Zahl der zur Teilnahme an den Vorlesungen Berechtigten ist aber auf Seiten der Männer die Zahl derer, die tatsächlich von diesem Recht Gebrauch machen konnten. Sie betrug im Wintersemester nur 2884, im Sommer nur 1797." Weniger als die Hälfte der männlichen Studenten war also wirklich an der Universität. Das wird auch in der Zahl der Vorlesungen deutlich, die um mehr als die Hälfte reduziert war. Die Aufzählung der Abordnung von Mitgliedern der Universität zum Kriegsdienst füllt mehr als zwölf Seiten. Unter der Rubrik „Ordentliche Professoren" heißt es: „Dr. Flügge war als hygienischer Beirat beim Sanitätsamt des Gardekorps tätig, hat für die Medizinabteilung des Kriegsministeriums Gutachten erstattet, Impfstoffe gegen Typhus und Cholera bereitet und Versuche über Desinfektion, Schutzmittel gegen giftige Gase usw. anstellen lassen.

Dr. Rubner ist seit 28. Dezember 1914 fachärztlicher Beirat des Sanitätsamtes des Gardekorps für die Dauer des Krieges und auch sonst für verschiedene Abteilungen des Kriegsministeriums als Berater herangezogen.

Dr. Bumm ist seit Kriegsbeginn Leiter des Reservelazaretts Ida-Simon-Stiftung.

Dr. Kraus ist seit Ende August 1914 beratender innerer Mediziner der 2. Armee als Generalarzt. Er steht seither beständig im Felde, abgesehen von Dienstreisen und einer Reise nach Athen zum Zwecke der Behandlung des Königs von Griechenland. Er erhielt das Eiserne Kreuz, den Königl. bayerischen Militärverdienstorden mit Krone und Schwertern III. Klasse und den griechischen Erlöserorden II. Klasse mit Stern.

Dr. Heffter ist als Berater der Medizinalabteilung des Kriegsministeriums bei Fragen der Arzneiversorgung und des Schutzes gegen Kampfgase herangezogen worden. Das seiner Leitung unterstehende Institut hat große Mengen Impfstoffe gegen Typhus und Cholera hergestellt.

Dr. Bier war vom 5. August bis 9. Oktober 1914 beratender Chirurg der Marinestation der Nordsee. Da infolge der Untätigkeit der englischen Flotte dort keine Arbeit für ihn war, wurde er als beratender Chirurg zahlreicher Lazarette (Reservelazarette des Garde- und 3. Armeekorps) nach Berlin kommandiert. Gleichzeitig verwaltete er die Berliner chirurgische Universitätsklinik als Reservelazarett. Seit dem 1. Mai 1915 ist er beratender Chirurg des XVIII. Armeekorps und der Kriegslazarette in St. Quentin. Er erhielt das Eiserne Kreuz.

Dr. Bonhoeffer hat die Männerstation der ihm unterstellten psychiatrischen und Nervenklinik in der Charité für Heeresangehörige mit Verletzungen und Erkrankungen des Nervensystems zur Verfügung gestellt. Auch er steht als beratender Neurologe dem Gardekorps zur Verfügung."

Es folgen die ordentlichen Honorarprofessoren mit den Namen Hirschberg, Goldscheider, Ewald, von Wassermann, Krause und von Hansemann, die außerordentlichen Professoren und die Privatdozenten. Dabei fällt es auf, wieviele von diesen sich freiwillig zum Dienst an der Front gemeldet hatten. Unter ihnen war auch Georg Friedrich Nicolai, der sich im November 1914 als freiwilliger Zivilarzt ans Barackenlazarett in Tempelhof gemeldet hatte. Nicolai hatte in Berlin, Heidelberg, Paris, Leipzig und Königsberg Medizin studiert, war bei Pawlow in Petersburg gewesen und hatte sich am Physiologischen Institut der Berliner Universität habilitiert. Weitere Arbeiten erfolgten auf der zoologischen Station in Neapel, ehe er an die Charité zurück an die II. Medizinische Klinik von Friedrich Kraus kam und 1909 zum Professor ernannt wurde. Daneben führte er in der Rankestraße in einer Parterrewohnung ein diagnostisches Institut für Kreislaufuntersuchungen. Obwohl sich Nicolai zunächst in den Dienst des deutschen Heeres gestellt hatte, war er doch durch die Erklärung der 93 stark irritiert und entwarf zusammen mit Albert Einstein einen „Aufruf an die Europäer", in dem unter anderem gefordert wurde: „Denn der heute tobende Kampf wird kaum einen Sieger, sondern wahrscheinlich nur Besiegte zurücklassen. Darum scheint es nicht nur gut, sondern bitter nötig, das gebildete Männer aller Staaten ihren Einfluß dahin aufbieten, daß – wie auch der heute noch ungewisse Ausgang des Krieges sein mag – die Bedingungen des Friedens nicht die Quelle künftiger Kriege werden, daß vielmehr die Tatsache, daß durch diesen Krieg alle europäischen Verhältnisse in einen gleichsam labilen und plastischen Zustand geraten sind, dazu benutzt werde, um aus Europa eine organische Einheit zu schaffen." Der Erfolg dieses Aufrufs war mehr als gering. Für das Sommersemester kündigte deshalb Nicolai ein Kolleg mit dem Titel „Der Krieg als biologischer Faktor in der Entwicklung der Menschheit" an. Nicolai wurde jedoch in die Festung Graudenz versetzt und so kam es nicht zu der angekündigten Vorlesung. In Graudenz aber entstand aus dem bereits ausgearbeiteten Teil Nicolais Buch „Die Biologie des Krieges. Betrachtungen eines Naturforschers den Deutschen zur Besinnung". Nachdem er nach dem deutschen U-Boot-Angriff auf die Lousitania geäußert hatte, „daß die Verletzungen der belgischen Neutralität, die Verwendung giftiger Gase und die Torpedierung von Handelsschiffen eine Verfehlung, aber zugleich eine bodenlose Dummheit bedeute", wurde er von Graudenz nach Danzig versetzt. Dort wurde ihm vom Generalarzt jede politische Betätigung oder Äußerung verboten. Nicolai, der dieses Ansinnen ablehnte, wurde, obwohl als Zivilarzt arbeitend, zum Gemeinen degradiert und in der Krankenpflege eingesetzt. Der Fall Nicolai kam schließlich im Jahre 1916 vor den Reichstag, ohne daß es zu einer Lösung der Angelegenheit kam. Als Nicolai im Jahre 1918 zum Dienst mit der Waffe abkommandiert wurde, benutzte er eine sich bietende Gelegenheit, um Deutschland mit dem Flugzeug nach Dänemark zu verlassen. In dieser Zeit erschien eine erste unauthorisierte Ausgabe von Nicolais Werk. Das Kriegsende erlebte Nicolai in Skandinavien und kehrte dann nach Deutschland zurück. Aber seine Vergangenheit holte ihn ein. Noch am 7. November 1918 beantragte der Dekan der Medizinischen Fakultät beim Kultusminister die Entziehung der Venia legendi wegen der Fahnenflucht Nicolais. Aber auch bei seinen Assistenten und Kollegen stieß Nicolai auf Widerstand. Kraus versuchte die Situation zu retten, indem er vorschlug, Nicolai einen Lehrauftrag für Propädeutik zu erteilen. Anfang 1919 wurde dieser Vorschlag in der Fakultät jedoch abgelehnt. Nach schwierigen Verhandlungen wurde Nicolai schließlich zum außerordentlichen Professor ernannt mit dem Auftrag, Vorlesungen über Propädeutik zu halten. Zu dieser Vorlesung sollte es indes nicht kommen. Theodor Brugsch erinnert sich: „Als er die erste Vorlesung angesetzt hatte, geschah etwas, was ich bisher nicht erlebt hatte: ein langer Zug von Studenten füllte, von der Schumann-Straße kommend den 200—300 m langen Weg bis zur II. Medizinischen Klinik, in deren Hörsaal Nicolai die Vorlesung halten wollte. Die Treppen waren von Studenten besetzt, und der Vorraum zum Hörsaal wie der Saal selbst waren überfüllt. Ich sagte zu Nicolai: ‚Gehen Sie nicht in den Hörsaal, denn es gibt eine Szene.‘ Ich sagte das auch Kraus, der mir riet, selbst hinüberzugehen, um der Demonstration ein Ende zu bereiten. Ich ging in den Hörsaal. Ein fürchterliches Gebrüll erhob sich. Alle schrien, sie würden Nicolai nicht lesen lassen. Ich fragte nach den Gründen. Man schrie mir entgegen: ‚Von Deserteuren lassen wir uns nicht unterrichten!‘ Es gelang mir indessen, die Studenten zum Umkehren zu bewegen. Eine Viertelstunde später marschierte der Demonstrationszug wieder ab. Dieser Aufzug an der Universität war ein Auftakt zum Nazismus.“ Nicolai war daraufhin gezwungen, seine Vorlesungen ausfallen zu lassen. Nun schaltete sich der Akademische Senat ein, der Nicolai Landesverrat und Fahnenflucht vorwarf. Die Argumente zu dem Vorwurf des Landesverrats wurden aus der inzwischen erschienenen 2. Auflage der „Biologie des Krieges“ herangezogen. Der Senat kam zu dem einstimmigen Urteil, „daß die an ihn gestellte Frage: ob Prof. Nicolai würdig sei, seine Lehrtätigkeit an der Universität fortzusetzen, verneint werden muß.“ Die Medizinische Fakultät nahm die Angelegenheit als durch den Senat erledigt zur Kenntnis. Der Minister für Wissenschaft, Kunst und Volksbildung rügte jedoch das Vorgehen des Senates, der sich die Tätigkeit eines Ehrengerichtes angemaßt und ein politisches Urteil gefällt habe. Darüber hinaus wurde festgestellt, daß der Spruch des Senates keinerlei rechtliche Folgen haben könne. Die Kontroverse zwischen Ministerium und Senat zog sich bis Ende des Jahres 1920 hin, als Nicolai sich schließlich zur Aufgabe seiner Lehrtätigkeit in Berlin gezwungen sah und Deutschland 1923 verließ.

Neue Ansätze

Berlin wurde schon vor dem Ersten Weltkrieg zur Geburtsstätte der Sexualwissenschaft. Iwan Bloch entwickelte ein umfassendes Konzept der Sexualwissenschaft in seinem umfangreichen Werk: „Das Sexualleben unserer Zeit", das im Jahre 1907 erschien. Bereits 1908 gab Magnus Hirschfeld die erste Zeitschrift für Sexualwissenschaft heraus, an der so bedeutende Persönlichkeiten wie Sigmund Freud und Protagonistinnen der Frauenbewegung wie Helene Stöcker mitarbeiteten. Bloch und Hirschfeld gründeten 1913 die „Ärztliche Gesellschaft für Sexualwissenschaft und Eugenik". Albert Moll, mit vielem, was Hirschfeld tat, nicht einverstanden, begründete die „Internationale Gesellschaft für Sexualforschungen". Max Marcuse gehörte 1905 zu den Mitbegründern des „Bundes für Mutterschutz", der sich bald in „Bund für Mutterschutz und Sexualreform" umbenannte. Der Bund für Mutterschutz kämpfte für die Rechte lediger Mütter und nichtehelicher Kinder, für eine neue Sexualmoral und das Recht auf den Schwangerschaftsabbruch. Nach dem 1. Weltkrieg machten sich deutlich pazifistische Strömungen bemerkbar. 1919 gründete Hirschfeld das Institut für Sexualwissenschaft, das in Form einer Stiftung

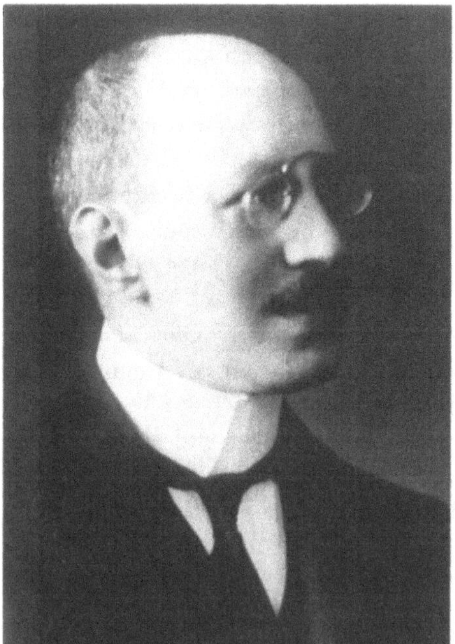

Abb. 239. Iwan Bloch (1872–1922) entwickelte als erster ein umfassendes Konzept der Sexualwissenschaft.

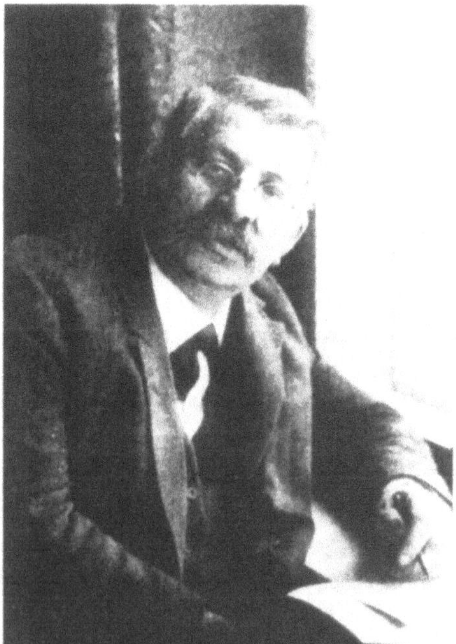

Abb. 240. Magnus Hirschfeld (1868–1935) gründete 1897 das wissenschaftlich-humanitäre Komitee und 1919 das Institut für Sexualwissenschaft.

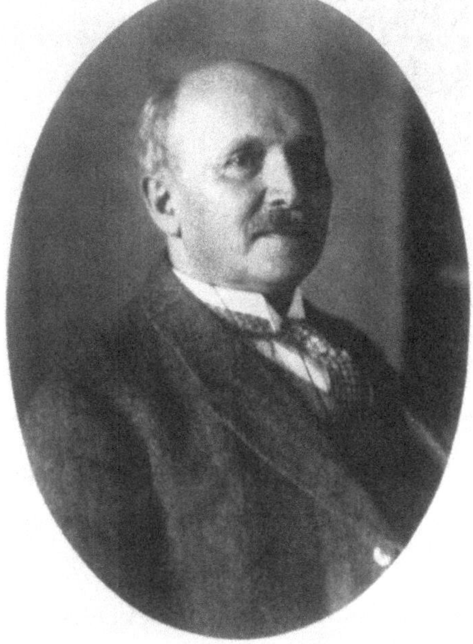

Abb. 241. Albert Moll (1862–1939) gründete 1913 die Internationale Gesellschaft für Sexualforschungen.

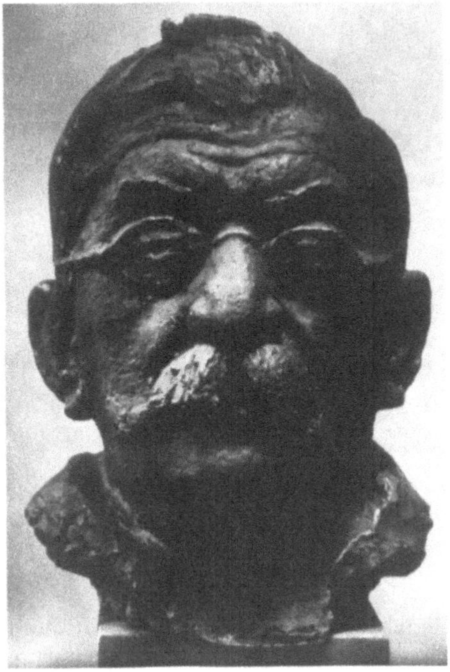

Abb. 242. Hirschfeldbüste von Harald Isenstein.

von der Preußischen Regierung übernommen wurde. Das Haus in den Zelten war ursprünglich für den Geiger Joseph Joachim gebaut worden, ehe es von Hirschfeld erworben wurde. Die Arbeit des Institutes war in vier Bereiche gegliedert: Sexualbiologie, Sexualmedizin, Sexualsoziologie und Sexualethnologie. Das Institut beherbergte eine umfangreiche Bibliothek und eine große Sammlung. Schon 1897 hatte Magnus Hirschfeld das wissenschaftlich-humanitäre Komitee gegründet, die erste Homosexuellenorganisation, deren Hauptziel die Abschaffung des § 175 des Reichsstrafgesetzes war. Im Jahre 1899 hatte das Komitee erstmals das „Jahrbuch für sexuelle Zwischenstufen" publiziert. 1905 war die Zeitschrift „Mutterschutz" unter der Redaktion von Max Marcuse erschienen, die 1908 in „Sexual-Probleme" umbenannt wurde und 1909 mit Hirschfelds Zeitschrift für Sexualwissenschaft vereinigt wurde und nun unter dem neuen Titel „Sexual-Probleme, Zeitschrift für Sexualwissenschaft und Sexualpolitik" erschien. Im Jahre 1921 fand die erste internationale Tagung für Sexualreform auf sexualwissenschaftlicher Grundlage im Berliner Langenbeck-Virchow-Haus statt. Ihr Initiator war Hirschfeld. Auf dem sechs Tage dauernden Kongreß wurden Themen zu den Bereichen sexuelle Endokrinologie, Sexualität und Gesetz, Geburtenkontrolle und Sexualerziehung besprochen. 1926 folgte der erste internationale Kongreß für Sexualforschung, zu dem Albert Moll

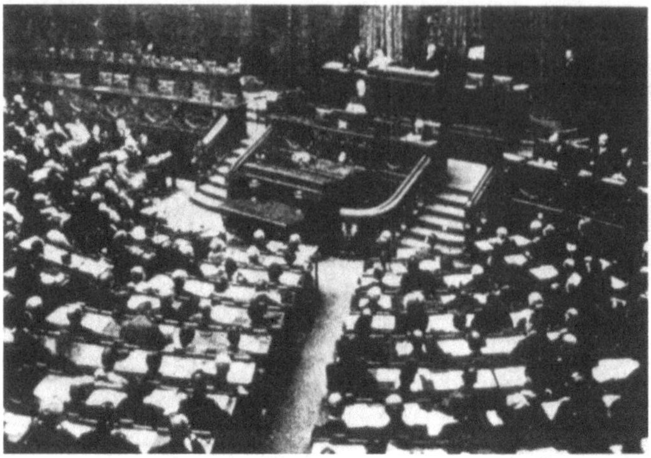

Abb. 243. Eröffnungssitzung des Internationalen Kongresses für Sexualforschung im Plenarsaal des Reichstages 1926.

eingeladen hatte, und dessen Eröffnungsveranstaltung im Plenarsaal des Deutschen Reichstages stattfand. 1928 schließlich folgte die Gründung der Weltliga für Sexualreform, deren erster Präsident Magnus Hirschfeld wurde.

Schon in den 20er Jahren waren Hirschfeld und sein Institut Ziel von Angriffen der Nationalsozialisten. Am 6. 5. 1933 wurde das Institut geplündert, die Bibliothek vier Tage später auf dem Opernplatz öffentlich verbrannt. Hirschfeld konnte von einer Weltreise nicht mehr nach Deutschland zurückkehren, Max Marcuse mußte Deutschland verlassen und emigrierte nach Israel. Die deutsche Sexualwissenschaft wurde zerstört, auch weil ihre Träger Juden waren.

Ebenfalls aus der Zeit vor dem Ersten Weltkrieg datiert die Begründung der Sozialen Medizin. Hier ist vor allen Dingen der Name von Alfred Grotjahn zu nennen. Grotjahn stammte aus einer Landarztfamilie aus Schladen am Harz, wo er 1869 geboren war. Das Medizinstudium, das nicht sein Wunschstudium war, viel lieber hätte er Nationalökonomie studiert, begann er in Greifswald und setzte es in Leipzig und Berlin fort. Dort schloß er sich einem Kreis sozialistischer Studenten an und lernte Gustav Schmoller kennen, der für die spätere Entwicklung seiner Ideen von allergrößtem Einfluß sein sollte. Nach dem Staatsexamen ließ er sich in Berlin als praktischer Arzt nieder. Schon 1898 hatte er mit seiner Schrift über den Alkoholismus sozialwissenschaftliche Elemente in die medizinische Problematik eingeführt. Auch seine Studie „Über Verwandlungen in der Volksernährung" von 1902 war ein Schritt auf dem Weg zur Definition einer sozialen Hygiene im Gegensatz zur herkömmlichen physikalisch-biologischen Hygiene. Soziale Hygiene ist nach seinen Vorstellungen die Lehre von den Bedingungen, „denen die Verallgemeinerung hygienischer Kultur unter der Gesamtheit von örtlich, zeitlich und gesellschaftlich zusammengehörigen Individuen und auch deren Nachkommen un-

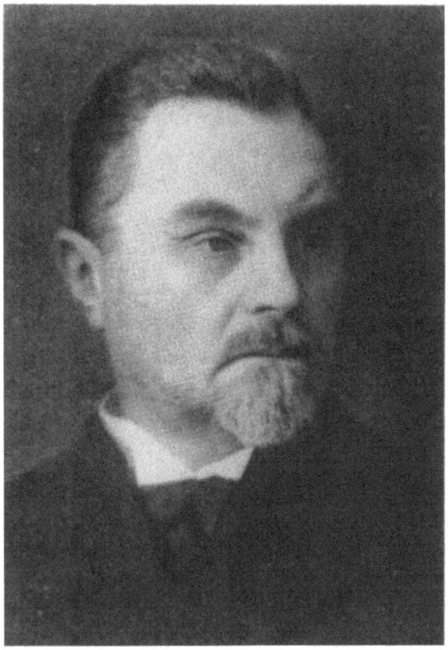

Abb. 244. Alfred Grotjahn (1869–1931) wurde nach dem Ersten Weltkrieg zum Ordinarius für Sozialhygiene ernannt.

terliegt," und sie ist gleichzeitig die Lehre „von den Maßnahmen, die die Verallgemeinerung hygienischer Kultur unter der Gesamtheit von örtlich, zeitlich und gesellschaftlich zusammengehörigen Individuen und deren Nachkommen bezwekken."

1912 erschienen seine große Darstellung „Soziale Pathologie" und, gemeinsam mit Ignaz Kaup, das „Handwörterbuch der sozialen Hygiene". Anhand von häufig vorkommenden Krankheiten wie der Tuberkulose, den Geschlechtskrankheiten und dem Krebs hatte er festgestellt, daß die sozialen Verhältnisse die Krankheitsanlage erst schaffen oder begünstigen, daß sie Träger der Krankheitsbedingungen sind, daß sie Krankheitserregung vermitteln und den Krankheitsverlauf beeinflussen.

Schon 1905 hatte Grotjahn versucht, sich an der Berliner Universität zu habilitieren, was am Widerstand des Hygienikers Max Rubner gescheitert war, 1912 wurde er schließlich doch Universitätsdozent unter Ausnutzung einer Auslandsreise Rubners. 1915 wurde er Leiter der neugeschaffenen sozialhygienischen Abteilung des Berliner Medizinalamtes. Grotjahns Einstellung zum Ersten Weltkrieg war ambivalent. Während er auf der einen Seite einen Krieg als unvermeidlich ansah, wenn die germanischen Völker den Slawen den Weg nach Westen verlegen wollten, so nannte er in seinem Tagebuch den begonnenen Ersten Weltkrieg ein „bellum absurdum" und verurteilte die Verletzung der belgischen Neutralität. 1920 wurde Grotjahn gegen den Willen der Fakultät zum ordentlichen Professor ernannt. Nur die Hygieniker Carl Flügge und sein Nachfolger Martin Hahn standen der sozialen

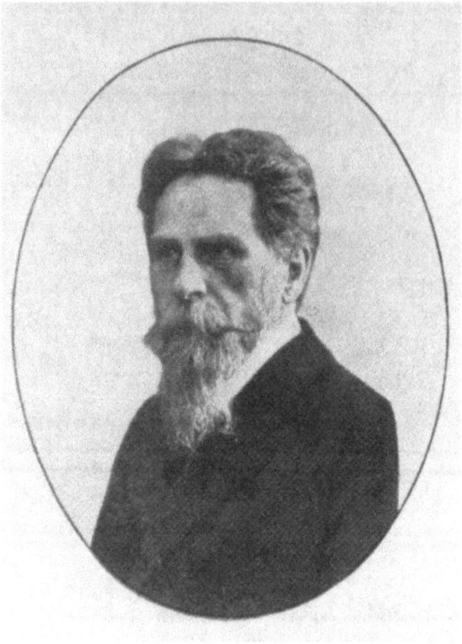

Abb. 245. Max Rubner (1854–1932), der die Fächer Hygiene und Physiologie vertrat, wandte sich gegen die Etablierung des Faches Sozialhygiene.

Hygiene wohlwollend gegenüber. In die frühe Weimarer Zeit fallen auch Grotjahns politische Aktivitäten. 1921 zog er als Nachrücker für die SPD in den Reichstag ein, wo er vor allen Dingen in den Ausschüssen tätig war. Weitreichend war seine Konzeption des gesundheitspolitischen Programms der SPD von 1922, das als Zentralpunkt die Übernahme des gesamten Heil- und Gesundheitswesens in den Gemeindebetrieb forderte. Nach der Vereinigung der SPD und der USPD schied er aus seinen Funktionen aus und zog sich aus dem politischen Leben zurück. Die Fakultät hat sich offensichtlich im Laufe der Jahre mit ihm ausgesöhnt und wählte ihn für das Amtsjahr 1927/28 zum Dekan. Durch die Habilitation seiner Schüler Fritz Rott und Georg Wolff schien für eine Kontinuität der sozialen Hygiene gesorgt zu sein, zumal Fakultät und Ministerium 1930 der Errichtung eines sozialhygienischen Seminars zustimmten. Mit der Machtergreifung der Nationalsozialisten wurde die gesamte Einrichtung aufgelöst.

Neben der sozialen Hygiene wurde Berlin auch zur Geburtsstätte der sozialen Gynäkologie, die von den beiden Gynäkologen Max Hirsch und Wilhelm Liepmann geprägt wurde. Hirsch war in Berlin geboren und hatte dort Medizin studiert. Danach ließ er sich als praktischer Arzt und Geburtshelfer nieder. Mit sozialgynäkologischen Fragen hat er sich etwa seit 1910 beschäftigt, 1914 gründete er das „Archiv für Frauenkunde“. Seine Versuche, in der Universität Fuß zu fassen, schlugen freilich fehl. Hirsch hat sich mit Fragen der Geburtenpolitik, der Abtreibung, des Präventivverkehrs und der Sterilisation ebenso auseinandergesetzt wie mit Fragen der Frauenerwerbsarbeit, der Eheberatung und der Neuordnung der

Geburtshilfe. Dies alles hat Hirsch unter dem Gesamtbegriff einer sozialen Gynäkologie zusammengefaßt, in der er eine Grenzerweiterung der Gynäkologie, vor allen Dingen durch die Aspekte der Gewerbehygiene, der Vererbungswissenschaft und der Bevölkerungswissenschaft sah. So versuchte er, die Sozialgynäkologie zu einer Schwesterwissenschaft der allgemeinen Gynäkologie zu verselbständigen, wobei im Hintergrund immer die Vorstellung steht, daß die Frau von Natur aus durch die vorgegebene Aufgabe der Mutterschaft definiert sei. So ist Mutterschaftsfürsorge für ihn auch eines der zentralen Themen der sozialen Gynäkologie. In seiner Vorstellung sollte sich „Frauenkunde" über die rein gynäkologischen und geburtshilflichen Bezüge hinaus zu einer eigenen Wissenschaft entwickeln. Die Titeländerungen seines Archivs für Frauenkunde spiegeln dies wider. Zunächst heißt es „Archiv für Frauenkunde und Eugenik", wird dann in „Archiv für Frauenkunde und Eugenetik" umbenannt, ab dem 8. Band folgen die Zusätze „Sexualbiologie und Vererbungslehre", und ab dem 10. Band schließlich hat es den Titel „Archiv für Frauenkunde und Eugenetik, Sexualbiologie und Konstitutionsforschung".

Hirsch ist es zeitlebens nicht gelungen, aus seiner Außenseiterstellung herauszukommen. Er mußte 1933 seine Praxis aufgeben, verließ Deutschland aber erst 1939, nachdem ihn die Gestapo kurze Zeit inhaftiert hatte. In England hat er zwischen 1941 und 1946 noch einmal praktiziert.

1925 war in Berlin durch die Krankenkassen ein „Deutsches Institut für Frauenkunde" begründet worden. Die Leitung freilich hatte man nicht Max Hirsch, sondern Wilhelm Liepmann übertragen. Hirsch hatte gegen diese Einrichtung und gegen Liepmann heftig protestiert, jedoch ohne Erfolg. Liepmann war ein Schüler von Ernst Bumm, mit dem er von Halle aus nach Berlin gekommen war. 1907 hatte er sich für Gynäkologie habilitiert, 1918 war er Titularprofessor und 1921 außerordentlicher Professor geworden. Gleichzeitig mit Hirsch hatte er sich um einen Lehrauftrag für Frauenkunde und Sexualpsychologie bemüht, der, so wie der Hirschs, abgelehnt worden war. 1929 erhielt Liepmann, offensichtlich auf Drängen des Ministeriums und gegen die Vorstellungen der Fakultät, einen Lehrauftrag für soziale Gynäkologie. Liepmann hat 1933 Deutschland verlassen und wurde Ordinarius in Istanbul.

Liepmanns soziale Gynäkologie wurzelte im Gesetz vom dreifachen Grund, aus dem er die Korrelation von „Psyche und Organon" beider Geschlechter zu erklären suchte. Im Gegensatz zu Max Hirsch sah Liepmann keine Schwierigkeiten, seine Vorstellungen von einer Frauenkunde zusammen mit den Krankenkassen zu verwirklichen. Das Deutsche Institut für Frauenkunde gliederte sich in die Klinik (Cäcilienhaus), das Volksmuseum für Frauenkunde, den Vortragssaal und die Bibliothek. Die Klinik war nach Liepmanns Worten eine der modernsten in Deutschland. Museum, Vortragssaal und Bibliothek waren als Einheit konzipiert, die für ärztliche Ausbildung, für die Ausbildung des medizinischen Hilfspersonals, vor allen Dingen aber auch für die öffentliche Aufklärung gedacht war. Diese sah Liepmann als eine der wesentlichsten Aufgaben des Institutes an und entwickelte Methoden einer gesundheitlichen Volksbelehrung, die vom Vortrag über die Ausstellung und das

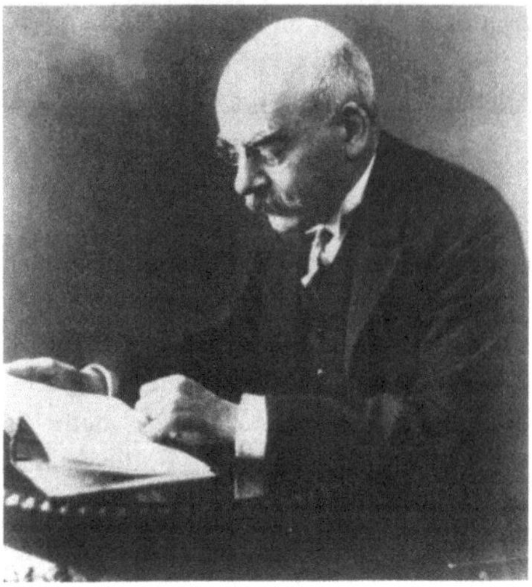

Abb. 246. Georg Klemperer (1868–1948) sammelte im Krankenhaus Moabit einen Kreis von Schülern um sich, die neue Ansätze in der Medizin vertraten.

Merkblatt bis hin zum instruktiven Plakat reichten. Das Museum, das erst im Jahre 1930 eröffnet werden konnte, wurde schon im ersten Jahr seines Bestehens von mehr als 100 verschiedenen Besuchergruppen aus Verbänden, Organisationen, politischen Parteien, Schulen, Schwesternschulen, sozialen und anderen Einrichtungen besucht.

Auch dieser Ansatz einer neuen Medizin wurde von den Nationalsozialisten gründlich beseitigt.

Zu einem Zentrum neuer Ansätze in der Medizin der zwanziger Jahre wurde auch das Krankenhaus Moabit, dessen chirurgische Abteilung zur III. Chirurgischen Universitätsklinik unter Leitung von Moritz Borchardt und dessen I. Innere Abteilung unter Georg Klemperer zur IV. Medizinischen Universitätsklinik wurden. Klemperer war ein Schüler von Ernst von Leyden und war 1906 nach Moabit gekommen, wo er 1909 die Leitung der I. Inneren Abteilung übernommen hatte. Klemperer, der selbst über Grundfragen der ärztlichen Tätigkeit, wie wirksame Arzneimittelkontrolle und Therapie, gearbeitet hatte, war auch den Randgebieten der Inneren Medizin gegenüber aufgeschlossen. So hatte er selber über psychotherapeutische Behandlungsmethoden gearbeitet, Suggestion und Hypnose in seiner Therapie eingesetzt, sich mit Laienmedizin und Naturheilkunde auseinandergesetzt. Unter seiner Mitwirkung war der Neurologe Kurt Goldstein 1930 an das Moabiter Krankenhaus berufen worden, der als Vertreter einer psychosomatischen Neurologie von sich reden gemacht hatte. Zur Begrüßung Goldsteins hatte Klemperer gesagt: „Jede Art, jede Form und jede Richtung der Therapie wollen wir pflegen ohne ein Vorurteil und ohne einen anderen Anspruch als den der Ehrlichkeit und den der Logik. Unsere besondere Liebe aber gelte der seelischen Durchdringung ärztlichen Handelns, durch welche der ärztliche Beruf seine höchste Weihe, seine tiefste Wirksamkeit erlangt.“

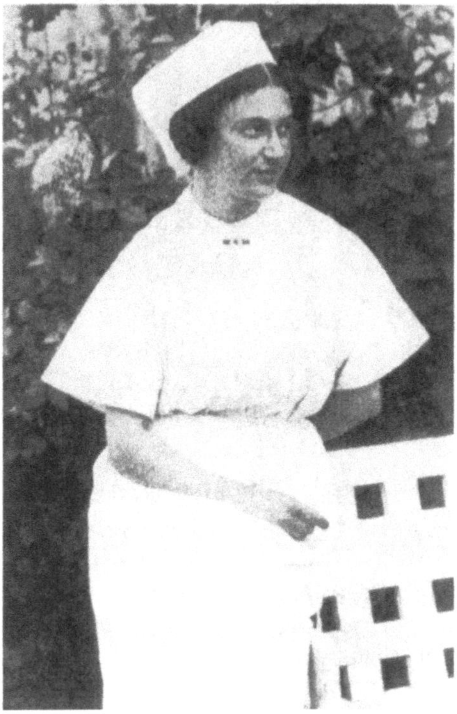

Abb. 247. Lilly Ehrenfried (geb. 1896) war 1926/27 Assistentin bei Klemperer, danach Fürsorgeärztin im Bezirk Prenzlauer Berg. Sie widmete sich besonders der Ehe- und Sexualberatung.

Klemperer scharte in seiner Klinik Leute um sich, die sich den medizinischen Problemen der Großstadt in unkonventioneller Weise widmeten. Ernst Haase widmete sich vor allen Dingen der Behandlung des Alkoholismus und des Morphinismus. Sein Eintreten für eine offene stationäre Behandlung der Suchtkranken begründete er mit den weitaus besseren Erfolgen, die eine offene Behandlung gegenüber jeder Zwangsbehandlung in geschlossenen Anstalten mit sich bringe. Neben der Suchtbehandlung widmete sich Haase vor allen Dingen auch der Jugendberatung, die in der 1928 geschaffenen Jugendberatungsstelle der Jugendzentrale der Berliner Gewerkschaften eine Heimstatt fand. Dabei galt sein Interesse gleichermaßen organischen Krankheiten wie seelischen Problemen Jugendlicher.

Die Interessen Ernst Joels galten vor allen Dingen den Zusammenhängen zwischen seelischer Konstitution und Sucht. Sein Standardwerk über den Kokainismus ist auch heute noch eine lesenswerte Gesamtdarstellung. Joel gründete 1926 die erste „Fürsorgestelle für Alkoholkranke und andere Giftsüchtige" im Bezirk Tiergarten. Ähnlich wie Haase sah Joel vor allen Dingen in den sozialen Bedingungen den Hauptgrund für das Entstehen der Sucht. Deswegen sei die Fürsorge vor allen Dingen als Lebens- und Wiedereingliederungshilfe zu betrachten.

Der Ehe- und Sexualberatung widmeten sich vor allem Lilly Ehrenfried und Hertha Nathorff-Einstein.

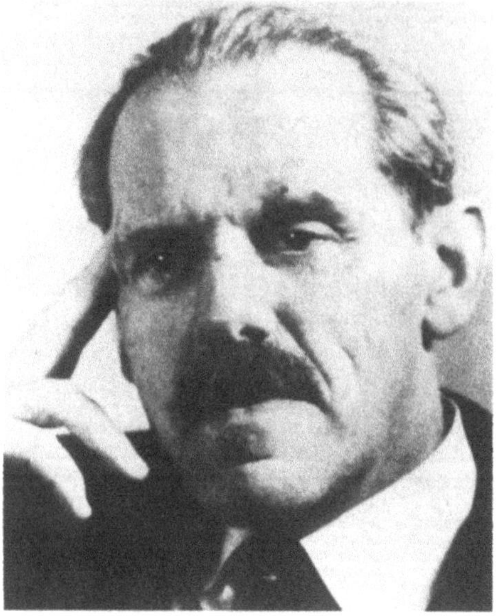

Abb. 248. Zu den Schülern Georg Klemperers gehörte Ernst Haase (1894–1961).

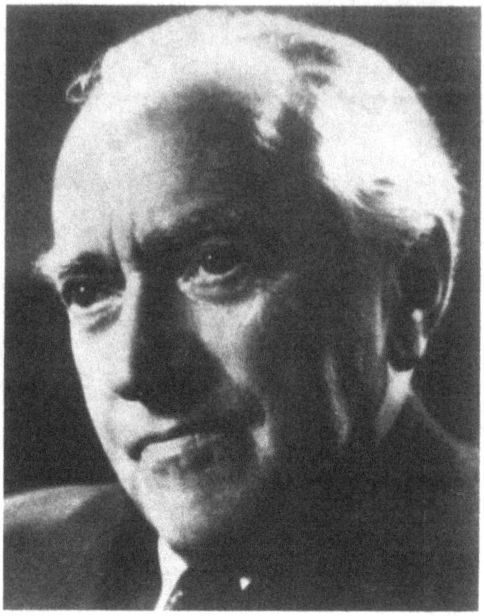

Abb. 249. Kurt Goldstein (1878–1968) vertrat in der Neurologie psychosomatische Vorstellungen.

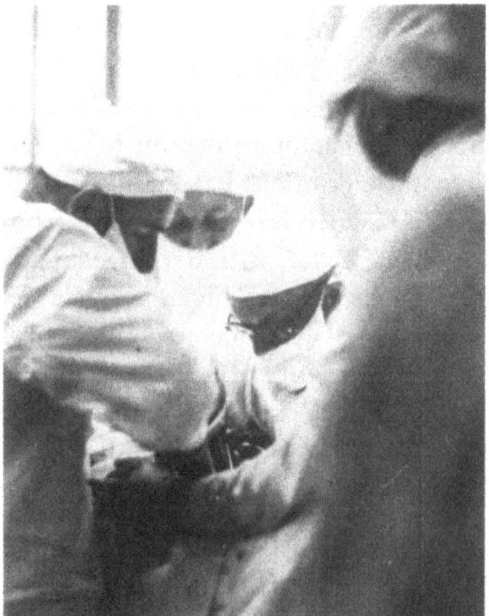

Abb. 250. Die Chirurgie im Krankenhaus Moabit lag in den 20er Jahren in den Händen von Moritz Borchardt (1868–1948).

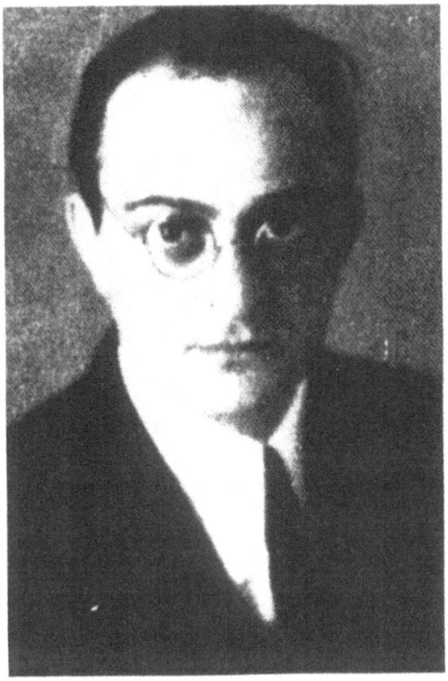

Abb. 251. Einer der profilierten Stadtärzte war Georg Löwenstein (geb. 1890), der zunächst in Nowawes, dann in Lichtenberg tätig war.

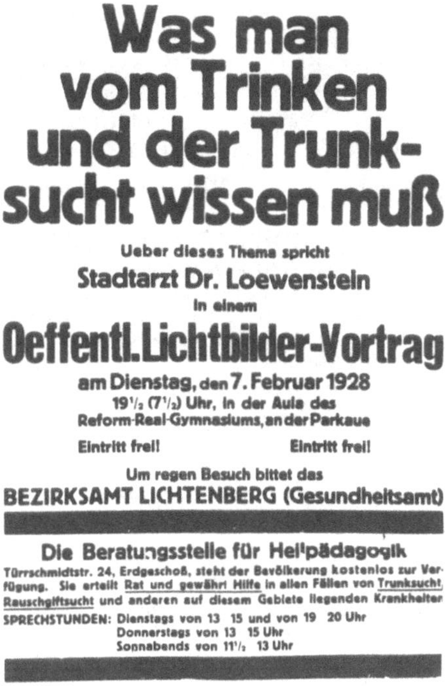
Was man vom Trinken und der Trunksucht wissen muß
Ueber dieses Thema spricht
Stadtarzt Dr. Loewenstein
in einem
Oeffentl. Lichtbilder-Vortrag
am Dienstag, den 7. Februar 1928
19½ (7½) Uhr, in der Aula des Reform-Real-Gymnasiums, an der Parkaue
Eintritt frei!
Eintritt frei!
Um regen Besuch bittet das
BEZIRKSAMT LICHTENBERG (Gesundheitsamt)
Die Beratungsstelle für Heilpädagogik
Türrschmidtstr. 24, Erdgeschoß, steht der Bevölkerung kostenlos zur Verfügung. Sie erteilt Rat und gewährt Hilfe in allen Fällen von Trunksucht, Rauschgiftsucht und anderen auf diesem Gebiete liegenden Krankheiten
SPRECHSTUNDEN: Dienstags von 13 15 und von 19 20 Uhr
Donnerstags von 13 15 Uhr
Sonnabends von 11½ 13 Uhr

Abb. 252. Vortragsankündigung Löwensteins vom Februar 1928.

Die Wichtigkeit der Fürsorge für bestimmte Gruppen der Bevölkerung hatte in Berlin zur Ausbildung eines umfangreichen kommunalen Gesundheitssystems geführt, das sich insbesondere um die Schulgesundheitspflege, die Krüppelfürsorge, die Säuglingsfürsorge, die Tuberkulosefürsorge und die Geschlechtskrankenfürsorge kümmerte. In 21 kommunalen Gesundheitsämtern war diese Fürsorge in Berlin organisiert. Die Mehrzahl der Kommunalärzte war zunächst liberal, dann stark sozialdemokratisch bis sozialistisch ausgerichtet. Zum Kreis der sozialistischen Ärzte gehörten in Berlin Salo Drucker, Alfred Korach, Richard Roeder, Georg Löwenstein, Raphael Silberstein und Max Hodann. Richard Schmincke, Stadtarzt in Neukölln, war KPD-Mitglied. Viele dieser Stadtärzte waren jüdischer Herkunft, außer Löwenstein z. B. Käte Frankenthal und Georg Benjamin. Nicht parteipolitisch engagiert waren Carl Coerper, Franz Redeker, Franz Vonessen, Erich Schroeder und Wilhelm von Drigalski. Zwischen den Fürsorgeärzten und den praktischen Ärzten mußte es zwangsläufig zu Auseinandersetzungen kommen, da die Arbeitsgebiete der Gesundheitsfürsorge und der Therapie in ihren Grenzbereichen sich häufig überschnitten. Ende der zwanziger Jahre versuchte man diesen dauernden Konfliktstoff durch eine reichsweite Übereinkunft zu entschärfen, in der die Tätigkeitsfelder der „gruppenmäßigen Arbeit der öffentlichen Gesundheitsfürsorge“ und

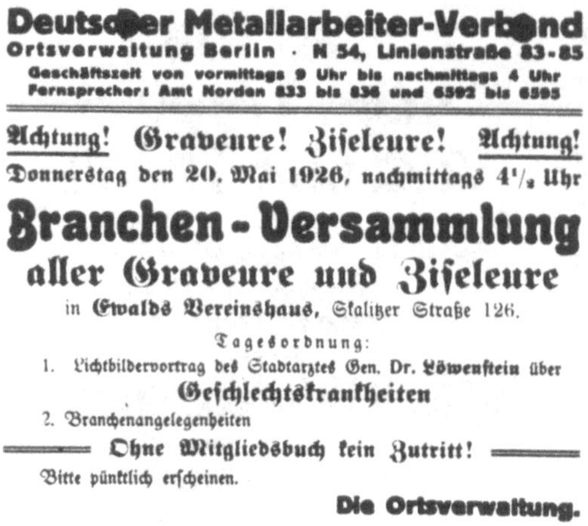
Deutscher Metallarbeiter-Verband
Ortsverwaltung Berlin · N 54, Linienstraße 83-85
Geschäftszeit von vormittags 9 Uhr bis nachmittags 4 Uhr
Fernsprecher: Amt Norden 833 bis 836 und 6592 bis 6595

Achtung! Graveure! Ziseleure! Achtung!
Donnerstag den 20. Mai 1926, nachmittags 4½ Uhr
Branchen-Versammlung
aller Graveure und Ziseleure
in Ewalds Vereinshaus, Skalitzer Straße 126.

Tagesordnung:
1. Lichtbildervortrag des Stadtarztes Gen. Dr. Löwenstein über
Geschlechtskrankheiten
2. Branchenangelegenheiten

Ohne Mitgliedsbuch kein Zutritt!
Bitte pünktlich erscheinen.
Die Ortsverwaltung.

Abb. 253. Vortragsankündigung Löwensteins im Metallarbeiterverband.

der „Individuenbezogenen Fürsorgetätigkeit des praktischen Arztes" abgegrenzt wurden. Überwachung und Erfassung der fürsorgebedürftigen Personen durch die öffentliche Fürsorge sollte durch gesundheitlichen Rat und praktisches Handeln des Arztes ergänzt werden. Insbesondere wurde die öffentliche Gesundheitsfürsorge von den „Behandlungsambulatorien oder Polikliniken" abgegrenzt. Mit den Polikliniken der Krankenkassen standen, nicht nur in Berlin, die Ärzte in heftigster Auseinandersetzung.

1913 war zwischen der Ärzteschaft und den Spitzenverbänden der Krankenkassen das Berliner Abkommen ausgehandelt worden, das, auf zehn Jahre befristet, die Beziehungen zwischen Ärzten und Krankenkassen regelte. Keine der beiden Parteien sah sich in der Lage, am Ende des Jahres 1923 auf dem Höhepunkt der Inflation das Abkommen zu verlängern. So sah sich die Reichsregierung genötigt, durch Notverordnung die wesentlichen Inhalte des Abkommens durch Gesetzeskraft fortzuschreiben. Von der Ärzteschaft wurde diese Notverordnung einhellig abgelehnt. In den Ärztlichen Mitteilungen heißt es dazu: „Der 20. Oktober ist ein Tag der Schmach, der Entrechtung des deutschen Ärztestandes. Wir sind wirtschaftlich zugrunde gerichtet. Unberührt aber und ungeschwächt ist unsere sittliche Kraft. Sie ist auch durch diesen Schlag nicht zu beugen — sie verbürgt uns den Aufstieg aus den Tiefen unserer Erniedrigung. Und diese Kraft werden wir anwenden. Fort mit dieser Verordnung, fort mit den unwürdigen Fesseln, die der Rückschritt und die Verleugnung unserer Standeswürde uns anlegen wollen!" Am 1. Dezember 1923 kam es zum Ärztestreik, d. h. die Ärzte behandelten Patienten nicht mehr auf Kosten der Kasse, sondern nur noch gegen sofortige bare Bezahlung.

Um die Versorgung der Versicherten sicher zu stellen, beschloß noch im Dezember der Vorstand des Verbandes der Krankenkassen im Bezirk des Oberversicherungsamtes Berlin, Ambulatorien einzurichten und dafür Ärzte fest anzustellen. Schon im Laufe des 1. Januar 1924 wurden sechzehn Ambulatorien in Betrieb genommen, Ende März waren es bereits 33. Dem Verband der Krankenkassen gehörten in Berlin 29 Ortskrankenkassen, 23 Betriebskrankenkassen und 39 Innungskrankenkassen mit insgesamt mehr als 1 Million Mitgliedern an. Darüber hinaus versuchten die Kassen mit einzelnen Ärzten ein Abkommen über die Behandlung ihrer Versicherten zu schließen. Diese „Nothelfer" wurden von der organisierten Ärzteschaft als Streikbrecher behandelt, und ihre Namen wurden fortlaufend in der Großberliner Ärztekorrespondenz veröffentlicht. Eine „hohe Feme" drohte den Streikbrechern an: „Als Verräter und Lump sind sie zum ‚Gummiknüppel' verurteilt. Vollziehung geschieht durch entschlossene Männer. Strafe nur zu vermeiden durch umgehendes eidliches Versprechen, an W. A., Streikbrecherarbeit sofort abzubrechen, sich strengstens an Kampfbestimmungen zu halten und nie wieder Organisation in den Rücken zu fallen so wie diesbezügliche Notiz in Ärztekorrespondenz." Die Verschärfung des Streiks, der Mitglieder einiger Krankenkassen von der Behandlung durch die niedergelassenen Ärzte völlig ausschloß, beschleunigte den Ausbau der Ambulatorien. Nun begannen sich auch die Kassenärzte zu organisieren und gründeten im Januar 1924 den Berliner Kassenärzteverein, der nach dem Willen des Berliner Kassenverbandes von nun an allein für die Versorgung der Versicherten zuständig sein sollte. Der Versuch, Ärzte aus der wirtschaftlichen Abteilung des Großberliner Ärztebundes zu sich herüberzuziehen, schlug freilich fehl, so daß sich letztendlich die Mitgliedschaft des neuen Vereins aus den Nothelfern und den Ambulatoriumsärzten zusammensetzte. Vorsitzender des Berliner Kassenärztevereins war der SPD-Reichstagsabgeordnete Julius Moses, der auch die Zeitschrift „Der Kassenarzt" begründete und herausgab. Im April kam es zu einem Waffenstillstandsabkommen, wodurch die Inanspruchnahme der Ambulatorien deutlich zurückging. Daraufhin beschlossen die Kassen, die Ambulatorien für die Familienfürsorge zu benutzen und damit den schon seit Jahren verfolgten Bestrebungen gerecht zu werden, die darauf abzielten, auch die Familienangehörigen in die ärztliche Behandlung einzubeziehen. Als am 1. Juli 1924 die Behandlung der Familienangehörigen in den Ambulatorien eingeführt wurde, war damit erstmalig für mehr als die Hälfte der Berliner Bevölkerung die ärztliche Betreuung durch die Leistung einer Krankenkasse gesichert. Durch diese Maßnahme waren nicht nur bestehende Ambulatorien gesichert, es mußten vielmehr neue Behandlungsstellen eröffnet werden, so daß die Zahl der Ambulatorien bis Ende 1925 auf 38 erhöht wurde. Zu diesen 38 Ambulatorien kamen 13 Röntgeninstitute für Diagnostik, ein Röntgeninstitut für Therapie und Radiumbehandlung, 25 Institute für Höhensonnenbestrahlungen, 26 Institute für Heißluft- und Lichtbehandlung, 30 Institute für elektrische Behandlung und 16 Beratungsstellen für Schwangere.

Die Jahrbücher der Ambulatorien weisen für die Jahre 1926 bis 1930 eine durchschnittliche Patientenzahl von 650 000 mit ca. 1,5 Millionen Konsultationen aus, daneben gab es mehr als 1 Million elektrophysikalische Behandlungen und mehr als 50 000 Röntgenuntersuchungen. Die Beratungsstellen in den Ambulatorien erfreuten sich einer zunehmenden Beliebtheit: so wurde die Schwangerenfürsorge

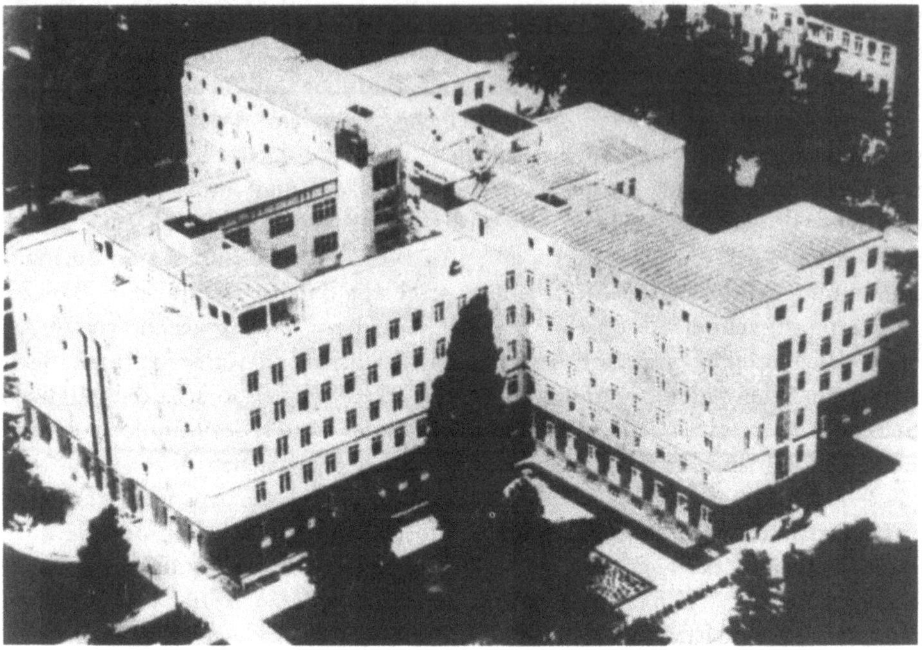

Abb. 254. 1931 wurde das Martin-Luther-Krankenhaus eingeweiht. Das Bild verdeutlicht die inzwischen erfolgte Abwendung vom Pavillonstil im Krankenhausbau.

1930 über 25 000mal im Jahr in Anspruch genommen, das orthopädische Turnen wurde von mehr als 100 000 Kindern besucht, die Sexualberatungsstellen hatten mehr als 10 000 Besucher. Am Ende der zwanziger Jahre zeichnete sich eine nach vielen Differenzen geschlossene Übereinkunft zwischen den Ärzten und den Kassen ab. Die Kassen verzichteten darauf, Kassenmitglieder in den Ambulatorien zu behandeln, und beschränkten sich auf die Behandlung der Familienangehörigen, Kassen wurden darüber hinaus verpflichtet, die Kassenärzte an der Versorgung in den Ambulatorien in Teilzeitverträgen zu beteiligen, die Zahl der Ambulatorien nicht über 42 zu vergrößern, keine Assistenten in den Ambulatorien zu beschäftigen und einen gemeinsamen Ambulatoriumsausschuß einzurichten. Während sich so das Verhältnis zwischen den Ambulatorien, den Kassenärzten und den ärztlichen Organisationen durch die ständige Zusammenarbeit weiter verbesserte, lehnten die zentralen Ärzteorganisationen das Berliner Modell grundsätzlich und vehement ab.

Das Elektronenmikroskop

In den späten 20er Jahren fand in Berlin eine Entwicklung statt, deren Bedeutung für die Medizin damals noch keiner der Beteiligten voraussehen konnte. 1928 war an der Technischen Hochschule Berlin eine Arbeitsgruppe zur Weiterentwicklung des Kathodenstrahloszillographen gebildet worden. Dieser Arbeitsgruppe gehörte auch der Student Ernst Ruska an. Seine Studienarbeit „Über eine Berechnungsmethode des Kathodenstrahloszillographen auf Grund der experimentell gefundenen Abhängigkeit des Schreibfleckdurchmessers von der Stellung der Konzentrierspule", zu der er die Versuche von November 1928 bis Mai 1929 durchgeführt hatte, wurde zum Ausgangspunkt für die Entwicklung des Elektronenmikroskops. Im Oktober 1931 wurde zum ersten Mal der Begriff Elektronenmikroskop gebraucht. Am Elektronenmikroskop ist der Lichtstrahl durch einen Elektronenstrahl, die optischen Linsen sind durch magnetische, respektive elektrische Linsen ersetzt. Infolge der sehr viel kürzeren Wellenlänge der Elektronen gegenüber dem sichtbaren Licht bietet das Elektronenmikroskop die Möglichkeit zu einer weit stärkeren Vergrößerung, die die des Lichtmikroskops um das Tausendfache übertrifft. 1932 meldeten Ruska und sein Mitarbeiter Borries das Elektronenmikroskop als Patent an. 1932 stellte Ruska einen Antrag auf Mittel zum Bau eines Elektronenmikroskops, der sich bei einfachster Bauweise auf 1735, bei vollständigem Ausbau auf 2155 Mark belief. Auf diesem Gerät konnten Ende 1933 die ersten Aufnahmen gemacht werden, bei denen lichtmikroskopische Aufnahmegrenzen überschritten wurden. Obwohl Ruska und Borries in den Jahren 33 bis 36 intensiv versuchten, die industrielle Weiterentwicklung des Elektronenmikroskops voranzutreiben, stießen sie doch weitgehend auf Ablehnung. Erst Ende 1936 erklärte sich die Firma Siemens bereit, die Entwicklung des Elektronenmikroskops aufzunehmen. Wieweit dazu ein Gutachten des Internisten Richard Siebeck, des damaligen Direktors der Ersten Medizinischen Universitätsklinik an der Charité mitgespielt hat, ist nicht sicher. In diesem Gutachten heißt es: „Die Herren B. v. Borries und E. Ruska sind an mich herangetreten mit der Bitte um Stellungnahme zu der Frage, inwieweit für die ärztliche Wissenschaft und Praxis durch das Elektronenmikroskop Fortschritte zu erhoffen sind. Nach den Ausführungen der Herren nach vorgelegten Aufnahmen bietet das Elektronenmikroskop gegenüber dem Lichtmikroskop zwei neue Möglichkeiten:

1. werden durch die andere Strahlungsart andere Einzelheiten sichtbar, man sieht die Dinge in einem andern Licht,
2. hat man die Möglichkeit über das Auflösungsvermögen unserer seitherigen Mikroskope hinauszukommen.

... Ich bin der Meinung, daß Feinstrukturen keineswegs dort aufhören, wo die Grenze des lichtmikroskopischen Sehens liegt. Es könnten Forschungsarbeiten von Anfang an in Angriff genommen werden und würden sich, soweit sich die Dinge im Augenblick übersehen lassen, auf folgende Gebiete erstrecken:

a. normale und pathologische mikroskopische Anatomie
1. Strukturen von Zellwänden, Membranen, Fasern, Nervenfibrillen, Blutstäubchen und dergleichen
2. Protoplasmastrukturen (Granulationen, Zentrosomen, grob-disperse Colloide).
3. Kernstrukturen (Chromosomen, Kernkörperchen).

b. Bakteriologie

Während die Erwartungen bezüglich der histologischen Erfolge der Elektronenmikroskopie immerhin zu ihrer Erfüllung noch viel Vorarbeit und eine günstige Entwicklung der Experimentiertechnik voraussetzen, kann man in der Bakteriologie mit einer an Sicherheit grenzenden Wahrscheinlichkeit Erfolge voraussagen. Krankt doch die Wissenschaft der ‚filtrierbaren Infektionserreger' eben daran, daß sich diese ‚Lebewesen' dem zu geringen Auflösungsvermögen der Lichtmikroskope entziehen. Man ist daher bisher auf schwierige und nicht immer zuverlässige indirekte Untersuchungsmethoden angewiesen.

... Nach diesen Ausführungen braucht kaum betont zu werden, daß Fortschritte auf dem Gebiet der Erregerforschung für den Arzt von unmittelbar eingreifendem praktischem Interesse sind und daß sie durchaus aktuelle Fragen berühren. Es handelt sich großenteils um Erkrankungen von wachsender klinischer Bedeutung und somit von größter Wichtigkeit für die Volksgesundheit. Sollten sich die Möglichkeiten der mikroskopischen Auflösung über die angenommene Größe etwa bis zum 100fachen steigern, so sind die wissenschaftlichen Forschungen gar nicht abzusehen. Was bis jetzt erreichbar scheint, halte ich für so bedeutsam, und Erfolge scheinen mir so nahe zu liegen, daß ich gerne bereit bin, in medizinischen Forschungsarbeiten zu beraten und durch Verfügung stellende Hilfsmittel meines Institutes mitzuarbeiten." Alle die von Siebeck angesprochenen Möglichkeiten hat die Elektronenmikroskopie heute erfüllt. Ernst Ruska wurde im Jahre 1986, in später Würdigung seiner Verdienste, der Nobelpreis verliehen.

Berliner Medizin im Nationalsozialismus

Die Medizin in Berlin in der Zeit des Nationalsozialismus unterscheidet sich nicht wesentlich von der in anderen Städten Deutschlands, sie ist jedoch durch zwei Dinge gekennzeichnet, einmal dadurch, daß in Berlin der Anteil jüdischer Ärzte sehr viel höher war als in anderen deutschen Städten, und zum anderen dadurch, daß die Zentrale für bestimmte Aktionen, zum Beispiel die Erfassung und Tötung der Geisteskranken, in Berlin lag.

Entlassung jüdischer Ärzte

Am 23. März 1933 erschien im Völkischen Beobachter ein Aufruf des nationalsozialistischen Deutschen Ärztebundes: „Es gibt wohl keinen Beruf der für Größe und Zukunft der Nation so bedeutungsvoll ist wie der ärztliche. Aber keiner ist auch so verjudet wie er und so hoffnungslos in volksfremdes Denken hineingezogen worden.

Jüdische Dozenten beherrschen die Lehrstühle der Medizin, entseelen die Heilkunst und haben Generation um Generation der jungen Ärzte mit mechanistischem Geist durchtränkt. Jüdische ‚Kollegen' setzten sich an die Spitze der Standesvereine und der Ärztekammer; sie verfälschten den ärztlichen Ehrbegriff und untergruben arteigene Ethik und Moral."

Ende des 19. Jahrhunderts hatten im Deutschen Reich etwa 16% aller Ärzte der jüdischen Konfession angehört, während der jüdische Bevölkerungsanteil ungefähr knapp 2% betrug. In Berlin war bei einem jüdischen Bevölkerungsanteil von 5% mehr als ein Drittel der Ärzte jüdisch. Berlin wurde also von antijüdischen Maßnahmen stärker getroffen als andere Städte. Schon 1930 hatte die NSDAP erklärt, daß nur ein von jüdischem Einfluß freier Ärztestand dem deutschen Volke im kommenden dritten Reich von Nutzen sein könnte, und verlangt, daß die Juden aus ihren Stellungen entfernt und durch junge arbeitslose arische Ärzte ersetzt werden sollten. Noch bevor es zu gesetzlichen Regelungen kam, wurden in Berlin jüdische Ärzte aus Krankenhäusern und aus den städtischen Stellen entlassen. Am 7. April 1933 beschloß die Reichsregierung das Gesetz zur Wiederherstellung des Berufsbeamtentums, wonach nicht-arische Beamte sofort zu entfernen waren. Dieses Gesetz wurde später auch auf nicht-beamtete Personen an den Universitäten angewandt. Ein Drittel der Ärzte an der Berliner Medizinischen Fakultät mußte daraufhin die Hochschule verlassen. Unter ihnen waren so bedeutende Forscher wie der Psychiater Karl Birnbaum, der Dermatologe Franz Blumenthal, Benno Chajes, der sich vor allen Dingen um den Aufbau des Gesundheitswesens während der Zeit der Weimarer Republik verdient gemacht hatte, der Internist Julius Citron, der Physiologe Hans Friedenthal, der Pädiater Richard Hamburger, der Internist Adolf Magnus-Levy, der Internist Janos Plesch, der Biochemiker Hans Pringsheim, der Pädiater Erwin Schiff, der Gynäkologe Bernhard Zondeck und sein Bruder Hermann Zondeck. Bis Ende 1935 hatten 138 Professoren und Dozenten der Medizinischen Fakultät der Friedrich-Wilhelms-Universität ihre Stelle verloren. Am 22. April 1933 erklärte eine Verordnung des Reichsarbeitsministeriums die Tätigkeit von Kassenärzten nicht-arischer Abstammung für beendet. Dies traf in Berlin 43% der Kassenärzte. Aber die Ausschaltungspolitik richtete sich nicht nur gegen jüdische Ärzte, sondern auch gegen jüdische Medizinstudenten, für die schon im April 1933 Höchstzahlen festgesetzt worden waren. Durch die Änderung der Prüfungsordnung für Ärzte vom 5. Februar 1935, die die Zulassung zur Prüfung vom Nachweis der arischen Abstammung abhängig machte, wurde jüdischen Studenten der Abschluß ihres Studiums endgültig verwehrt. Aber noch immer gab es jüdische Ärzte, vor allen Dingen in Berlin. Einer der nationalsozialistischen Ärztefunktionäre klagte noch 1938, daß in Berlin ein Drittel der Kassenärzte Juden seien. In der Tat waren Ende 1936 noch über 1850 Juden unter den Berliner Ärzten registriert. Die vierte Verordnung zum Reichsbürgergesetz vom 25. Juli 1938 erklärte dann zum 30. September 1938 alle Bestallungen der jüdischen Ärzte für erloschen. Damit war diesen endgültig jede berufliche Möglichkeit entzogen, als „Krankenbehandler" durften sie allenfalls jüdische Mitbürger behandeln. Nur wenigen von ihnen gelang es noch, Deutschland zu verlassen; die Mehrzahl von ihnen kam im KZ Theresienstadt ums Leben.

In Berlin war es schon vor den ersten gesetzlichen Regelungen zur Ausschaltung jüdischer Ärzte gekommen. Für das Krankenhaus Moabit hat Christian Pross die Machtergreifung im Krankenhaus im Detail untersucht. Das Krankenhaus Moabit galt als „rot“ und „jüdisch“. Etwa 70% der Ärzte waren Juden, ein beträchtlicher Teil des Pflegepersonals war gewerkschaftlich organisiert in der SPD oder KPD.

Am 21. März meldete der Völkische Beobachter:

Jüdische Ärzte beurlaubt
Stadtmedizinalrat PG Dr. Klein räumt im Krankenhaus Moabit auf. Die Beschwerden der Staatskommissare für die Berliner Bezirke über die Verjudung der städtischen Krankenhäuser haben den neuen Stadtmedizinalrat PG Dr. Klein veranlaßt, die Verhältnisse im Moabiter Krankenhaus einer Untersuchung zu unterziehen. In deren Verlauf sind nicht nur der Stadtarzt Dr. Harms und der Leitende Arzt der

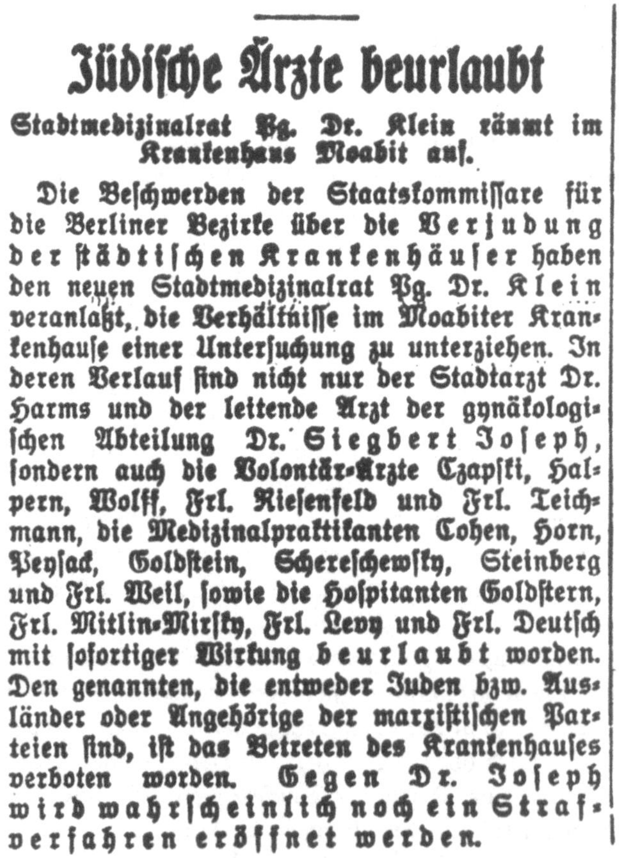

Jüdische Ärzte beurlaubt

Stadtmedizinalrat Pg. Dr. Klein räumt im Krankenhaus Moabit auf.

Die Beschwerden der Staatskommissare für die Berliner Bezirke über die Verjudung der städtischen Krankenhäuser haben den neuen Stadtmedizinalrat Pg. Dr. Klein veranlaßt, die Verhältnisse im Moabiter Krankenhause einer Untersuchung zu unterziehen. In deren Verlauf sind nicht nur der Stadtarzt Dr. Harms und der leitende Arzt der gynäkologischen Abteilung Dr. Siegbert Joseph, sondern auch die Volontär-Ärzte Czapski, Halpern, Wolff, Frl. Riesenfeld und Frl. Teichmann, die Medizinalpraktikanten Cohen, Horn, Peysack, Goldstein, Schereschewsky, Steinberg und Frl. Weil, sowie die Hospitanten Goldstern, Frl. Mitlin-Mirsky, Frl. Levy und Frl. Deutsch mit sofortiger Wirkung beurlaubt worden. Den genannten, die entweder Juden bzw. Ausländer oder Angehörige der marxistischen Parteien sind, ist das Betreten des Krankenhauses verboten worden. Gegen Dr. Joseph wird wahrscheinlich noch ein Strafverfahren eröffnet werden.

Abb. 255. Artikel aus dem Völkischen Beobachter vom 21. 3. 1933: Jüdische Ärzte beurlaubt.

Gynäkologischen Abteilung Dr. Siegbert Joseph, sondern auch die Volontär-Ärzte Czapske, Halpern, Wolff, Frl. Riesenfeld und Frl. Teichmann, die Medizinalpraktikanten Cohn, Horn, Peysack, Goldstein, Schereschewsky, Steinberg und Frl. Weil, wie die Hospitanten Goldstein, Frl. Mitlin-Mirsky, Frl. Levy und Frl. Deutsch mit sofortiger Wirkung beurlaubt worden. Den Genannten, die entweder Juden bzw. Ausländer oder Angehörige der marxistischen Parteien sind, ist das Betreten des Krankenhauses verboten worden. Gegen Dr. Joseph wird wahrscheinlich noch ein Strafverfahren eröffnet werden."

Einer der genannten Medizinalpraktikanten, Rudolf Goldstein, erinnerte sich: „Um den 20. März, das genaue Datum weiß ich nicht mehr, wurden alle jüdischen Medizinalpraktikanten herunterbestellt zum Verwaltungsdirektor, der las uns vor:

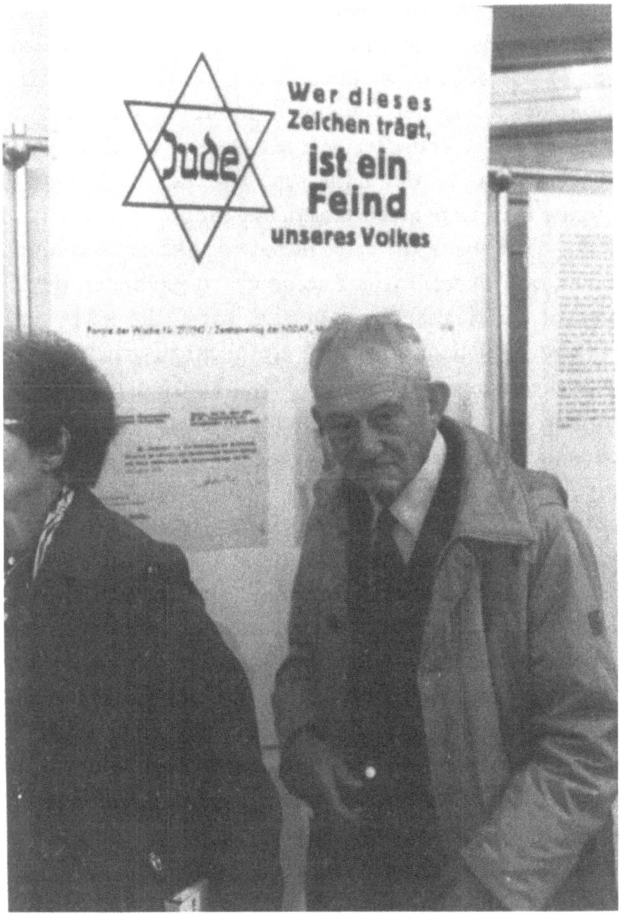
Jude
Wer dieses
Zeichen trägt,
ist ein
Feind
unseres Volkes

Abb. 256. Rudolf Goldstein, einer der im Völkischen Beobachter genannten Medizinalpraktikanten, in der Ausstellung „nicht mißhandeln", in der die Geschichte des Krankenhauses Moabit von 1920 bis 1945 dargestellt wird.

,Ich habe Ihnen mitzuteilen, daß alle jüdischen Medizinalpraktikanten ab sofort zu entlassen sind. Sie haben bis 1 Uhr das Krankenhaus zu verlassen!"

Am 24. März forderte das Bezirksamt die Aufstellung einer Liste, auf der das gesamte ärztliche und nicht-ärztliche Personal unter Angabe seines Geburtsdatums und seiner Religion zusammengefaßt sei. Ziel dieser Erfassung war die Kündigung aller jüdischen Mitarbeiter. Die gleichlautenden und auf den 22. März rückdatierten Schreiben des kommissarischen Bürgermeisters des Bezirksamtes Tiergarten enthielten den lakonischen Text: „Mit Rücksicht auf die Neuordnung des ärztlichen Dienstes im Bereich des Krankenhauses Moabit kündige ich Ihnen vorsorglich das Dienstverhältnis zum 30. Dezember 1933."

Am Morgen des 1. April 1933 fuhren Lastwagen des SA-Sturms 33 im Klinikgelände auf. Die SA-Männer stürmten die einzelnen Stationen und holten an Hand von vorgefertigten Listen jüdische Ärzte aus ihren Arbeitszimmern, aus den Krankenzimmern, ja, selbst aus dem Operationssaal. Man ließ ihnen noch nicht einmal Zeit, ihre persönliche Habe mitzunehmen, geschweige denn ihre Patienten ordnungsgemäß einem Nachfolger zu übergeben. Die meisten der Verhafteten wurden in das wilde Konzentrationslager der SA in der General-Pape-Straße gebracht.

Die Ärzte, die am 1. April noch nicht verhaftet worden waren, wurden in der Zeit zwischen dem 3. April und dem 2. Mai entlassen. Die beiden Chefärzte Klemperer und Borchardt brauchte man nicht zu entlassen, es genügte, ihre Verträge nicht zu verlängern, da beide das 65. Lebensjahr erreicht hatten. Die Entlassungen trafen jedoch nicht nur die Ärzte, von denen Lydia Rabinowitsch-Kempner, die 27 Jahre lang das Chemische Institut am Krankenhaus geleitet hatte, die letzte war, sie trafen auch Schwestern, Pfleger, Küchenfrauen und Krankenhausarbeiter. Am 7. Oktober 1933 meldete die Krankenhausverwaltung dem Bezirksamt den erfolgreichen Abschluß der Säuberungen. 89 Beschäftigte waren entlassen worden, die Entlassung von acht weiteren stand unmittelbar bevor.

Die Situation im Krankenhaus Am Urban hat der damalige Internist Hermann Zondeck in seinen Erinnerungen beschrieben: „Zwar erschienen schon Anfang Februar einige meiner Assistenten, besonders die jüngeren in SA-Uniformen und trugen ein demonstratives Wesen zur Schau; im allgemeinen verhielten sie sich aber höflich und respektvoll. ...Mehrmals kamen vom Bezirksamt Kreuzberg, meiner vorgesetzten Dienstbehörde, Beamte, die mir wohlgesinnt und dankbar waren, um anzudeuten, daß sich die Stimmung bei der Behörde gegen die den Linksparteien nahestehenden Beamten, insbesondere aber gegen alle Juden, zusehends verschärfte. Der Verwaltungsdirektor unseres Krankenhauses, ein durchaus gerader und braver Beamter und Mensch, suchte fast täglich eine Gelegenheit, um mir händeringend seine Erschütterung über alles was um uns herum vorging, zu versichern. ...Der 10. März war ein Freitag. Gegen 2.00 Uhr mittags saß ich mit Freunden beim Mittagessen in einem Cafe am Kurfürstendamm, als einer meiner jüdischen Assistenten in starker Erregung hereinstürzte. Er hatte in Erfahrung gebracht, daß ich am nächsten Tag meines Amtes enthoben werden sollte. Gleichzeitig ließ mir die betreffende Stelle, die mir zwar nicht genannt wurde, aber anscheinend die nationalsozialistische zentrale Stelle des Krankenhauses war, raten, am nächsten Tag dem Dienst fernzubleiben. Ich erschien aber doch wie gewöhnlich gegen 10.00 Uhr im Krankenhaus. ... Inzwischen hatte eine Gruppe von SA-Leuten unter Führung des Grafen Helldorf, der noch im gleichen Monat zum Polizeipräsidenten von Potsdam ernannt wurde, das Krankenhaus besetzt. Alle Zu- und Ausgänge waren versperrt. Ich wurde in mein Dienstzimmer gemeinsam mit fast allen meinen jüdischen und einigen als Sozialisten bekannten nicht-jüdischen Asssistenten sowie den angeblich kommunistisch gesinnten Krankenhaus-Angestellten für etwa eine Stunde hinter Schloß und Riegel gesperrt. Mindestens ein Dutzend schwer bewaffneter SA-Leute schwirrten im Korridor herum. Im Zimmer selbst hatten ebenfalls bewaffnete SA-Männer zu unserer Bewachung Aufstellung genommen. Wir durften uns nicht vom Platze bewegen. Schränke, sämtliche Schubladen des Schreibtischs, selbst mein Mantel und meine Aktentasche, alles wurde sorgfältig durchsucht. Wahrscheinlich hoffte man, etwas Kompromittierendes etwa kommunistische Agitationsschriften oder anderes Belastungsmaterial zu finden. Einer der SA-Leute legte mir einen Verpflichtungsschein zur Unterschrift vor, durch den ich mein vor dem Krankenhaus stehendes Auto der nationalen Bewegung zur Verfügung zu stellen hatte ... Man benutzte es dazu, um meine jüdischen Assistenten an einen Ort zu bringen, wo sie schrecklichst verprügelt wurden. Inzwischen hatte sich im Nebenraum eine Art SA-Gericht konstituiert, vor das ich geführt wurde. Mein früherer Medizinalpraktikant, Herr Kohn, saß da als einer meiner Richter. Sehr kurz und abrupt eröffnete man mir, daß ich meiner Stelle als Direktor des Spitals entsetzt sei und dasselbe nicht mehr zu betreten habe."

Cohn, ein junger jüdischer Arzt, änderte kurze Zeit darauf seinen Namen in Kondeyne, unter dem er eine steile nationalsozialistische Arztkarriere machte. Die Assistenten wurden wie die aus dem Krankenhaus Moabit in die General-Pape-Straße gebracht. Dort trafen sich der Neurologe Kurt Goldstein aus Moabit und der Chirurg Erich Simenauer aus dem Urban-Krankenhaus. Simenauer hatte einem seiner Bewacher vor nicht allzu langer Zeit den Blinddarm entfernt. Erich Simenauer hat sich 1983 an diese Situation erinnert: „Um sich mir erkenntlich zu zeigen, veranlaßte er, daß auf der Rückseite meines Laufzettels handschriftlich vermerkt wurde: ‚Nicht mißhandeln.' Als in der folgenden Nacht die SA-Wachmannschaft eine wilde Prügelorgie veranstaltete, hielt ich denen, als ich an der Reihe war, meinen Laufzettel mit dieser Aufschrift entgegen. Darauf befahl mir einer: ‚Hinlegen!' Ich warf mich zu Boden und wurde verschont."

Durch die Ausschaltung der jüdischen und der politisch mißliebigen Ärzte befanden sich die Krankenhäuser in einer schwierigen Situation. Am Krankenhaus Moabit waren von insgesamt 47 Ärzten 23 in den letzten März- und den ersten Apriltagen entlassen worden. In den Dienstanweisungen wurde immer wieder darauf hingewiesen, daß vor allen Dingen alte Kämpfer und Angehörige der SA und SS bei der Vergabe der Stellen zu bevorzugen seien. So kam mit dem neuen Oberarzt der Chirurgischen Abteilung Kurt Strauß ein völlig neues Team von Ärzten nach Moabit, allesamt junge SS-Männer oder verdiente Parteimänner. Mit ihnen zogen Einschüchterung und Angst in die Klinik ein. In regelmäßigen Arbeitsbesprechungen wurden allen Beschäftigten die Inhalte und Ziele der nationalsozialistischen Bewegung beigebracht. Versammlungen und Fahnenappelle wurden abgehalten, geschlossen wurde zur Maikundgebung marschiert. Die Anwesenheit wurde streng kontrolliert. Das Personal der Stationen wurde verpflichtet, die vom Rundfunk übertragenen Führerreden anzuhören. Auf jeder Station wurde deswegen eigens ein Volksempfänger installiert. Die Chefärzte hatten darüber zu wachen, daß sich keiner drückte und nicht vor dem Absingen der Nationalhymne den Raum verließ. Ein damaliger Assistenzarzt, selber Mitglied der SS, erinnerte sich: „Strauß war ein völlig unfähiger Operateur. Dazu hat er sich fürchterlich aufgespielt – er war ein sehr unangenehmer Zeitgenosse. Sein Chef Baetzner hatte überhaupt nichts zu sagen. Er saß nur in seinem Zimmer und schrieb Gutachten. Strauß hat alles an sich gerissen. Es gab ständig schwere postoperative Komplikationen, wenn Strauß operierte. Die Mortalität war ausgesprochen hoch. ... So weigerten sich auch Patienten, in Moabit operiert zu werden. Sogar die Krankenfahrer rieten den Patienten, sich lieber zur Operation in ein anderes Krankenhaus als das Moabiter fahren zu lassen." Durch eine Intrige gelang es Strauß, 1937 seinen Chef Baetzner auszuschalten, sich im Eilverfahren zu habilitieren und sich zum Direktor der Dritten Chirurgischen Universitätsklinik zu machen. Werner Forßmann, der damals als Oberarzt an die in „Robert-Koch-Krankenhaus" umbenannte Klinik kam, erinnerte sich später: „Dabei hatte Strauß, soweit ich mich entsinne, noch nicht einmal sechs kümmerliche Arbeiten veröffentlicht, darunter eine über ein Suppositorium zur Behandlung der Prostata-Hypertrophie, das eine obskure chemische Waschküchenfirma herausgebracht hatte. Daß die Berliner Medizinische Fakultät diese Habilitation zugelassen hat, wird immer ein Schandfleck für sie bleiben. ... Eine der hervorstechendsten Charaktereigenschaften von Strauß war sein Geltungsbedürfnis. Bezeichnend war folgende Szene: Strauß, der sehr kostbare antiquarische Buchausgaben sammelte, hatte eines Tages einen gut erhaltenen und schönen Stich mit dem Portrait Napoleons I. in einem antiken Rahmen erstanden und über seinem Schreibtisch aufgehängt. Als ich wegen einer eiligen Angelegenheit in sein Zimmer kam, stand er davor, in der berühmten Pose des Grand Empereur, die linke Faust in die Hüfte gestützt, die Finger der rechten zwischen den Knöpfen seines Operationshemdes, eine Haarsträhne über die Stirn gezogen. ... Bei meinem Dienstantritt hielt mir Strauß ein langatmiges und phrasenreiches Privatissimum darüber, wie er sich die Führung einer nationalsozialistischen Klinik dachte. Davon verstand ich leider gar nichts, denn ich hatte bisher nur an guten chirurgischen Kliniken gearbeitet. ... Was ich im August 1938 übernahm war eine Katastrophe. Die Klinik war halb leer. Das Fehlen von Privatpatienten erklärte Strauß als Ausdruck seiner sozialen Einstellung." 1940 wurde Strauß Ordinarius für Chirurgie an der Deutschen Universität in Prag. Daneben war er Leiter des „Reichsfachamtes Freie Berufe" bei der Deutschen Arbeitsfront, während er es in der SS nur bis zum Sturmbannführer gebracht hatte. Von 1938 an war Strauß in Schmuggelgeschäfte und Schiebereien mit Lebensmitteln aus Wehrmachtsbeständen beteiligt, und trotz der Protektion durch seinen Freund, den Leiter der Deutschen Arbeitsfront, Robert Ley, der ihn 1943 zum Direktor des Forschungsinstitutes der Deutschen Arbeitsfront für Arbeitsverletzte und Berufsgeschädigte gemacht hatte, wurde er im Mai 1944 verhaftet. Er wurde aus der SS ausgestoßen und hat wahrscheinlich, um seiner Erschießung zuvorzukommen, im September 44 Selbstmord begangen.

Wie alle städtischen Krankenhäuser so war auch das Krankenhaus Moabit in die Maßnahmen der Zwangssterilisierungen einbezogen. Die bekanntgewordenen Fälle zeigen, daß, wenn jemand einmal in die Mühlen des Sterilisierungsverfahrens geraten war, er so schnell keine Ruhe mehr fand. Es gab jedoch auch Gegner des Nationalsozialismus, die nicht nur die Sterilisierungsverfahren zu unterlaufen suchten. Zu ihnen gehörten der Oberarzt der Neurologischen Abteilung Max Burger, der Oberarzt der Inneren Abteilung Georg Groscurth, der Oberarzt der 2.

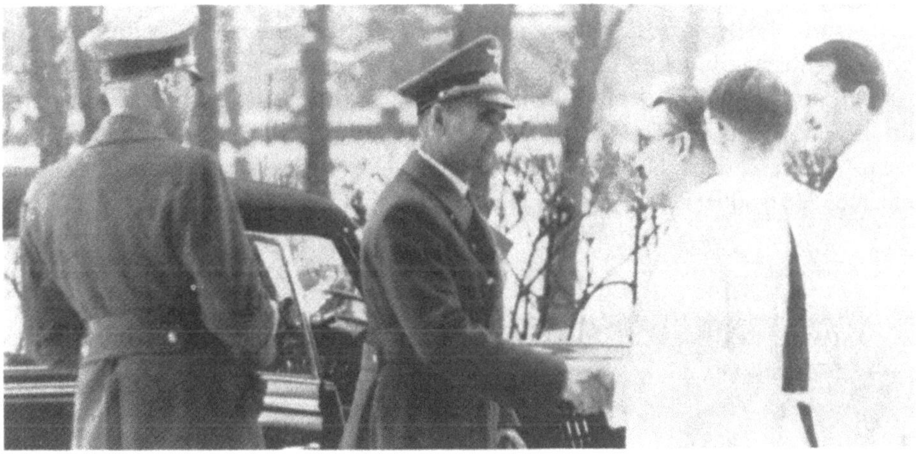

Abb. 257. Rudolf Hess im Krankenhaus Moabit. Ganz rechts Georg Groscurth.

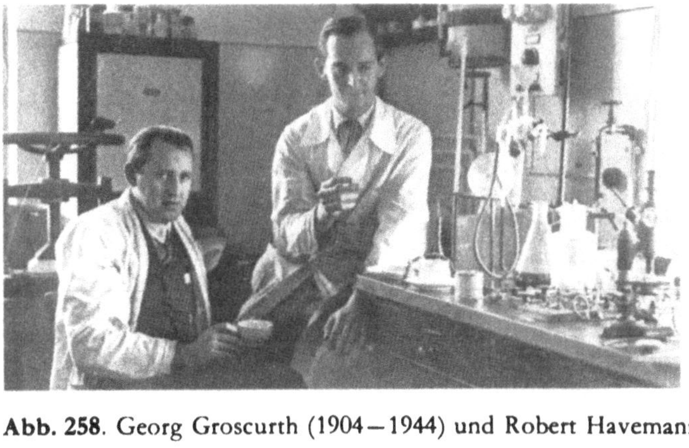

Abb. 258. Georg Groscurth (1904–1944) und Robert Havemann im Labor.

Inneren Abteilung Heinz Schlag, einige Ärzte und medizinisch-technische Assistentinnen, unter ihnen Ilse Kunze, in deren Labor sich die Gruppe traf und unter dem Namen Kunzes Café-Salon firmierte. Groscurth war Assistent von Hermann Zondeck im Urban-Krankenhaus gewesen, war dann an die Abteilung für physikalische Chemie am Kaiser-Wilhelm-Institut in Dahlem gekommen, wo er den Physiker Robert Havemann kennenlernte. Beide wurden 1933 im Zuge von Neubesetzungen am Institut entlassen. 1940 konnte sich Groscurth für Innere Medizin habilitieren, während Havemann eine Stelle am pharmakologischen Institut der Universität bei Wolfgang Heubner erhalten hatte. Seit Kriegsbeginn war Groscurth praktisch mit der Leitung der Klinik beauftragt. Zu seinen Privatpatienten zählten auch Spitzen der Nazielite, z. B. Rudolf Hess und Wilhelm Keppler, Staatssekretär im Außenministerium. Die Informationen, die Groscurth aus ihnen herauslockte, dienten ihm für seine Widerstandsarbeit in der Gruppe „Europäische Union". Die Europäische Union stellte sich zunächst humanitäre Aufgaben, wie das Verstecken von Juden und politisch Verfolgten, das Besorgen von falschen Papieren und den Transport ins Ausland. Mit Beginn des Jahres 1941 gingen die Aktivitäten der Gruppe auch zu aktivem Widerstand über. So konnte Groscurth schon im Januar 41 die sowjetische Botschaft in Berlin von dem geplanten Angriff auf die Sowjetunion warnen. Im Juli 1943 beschloß die Gruppe, sich einen festeren organisatorischen Rahmen zu geben. Zu dieser Zeit begann offensichtlich auch ihre Überwachung durch die Geheime Staatspolizei. Am 4. September 1943 wurde Groscurth während eines

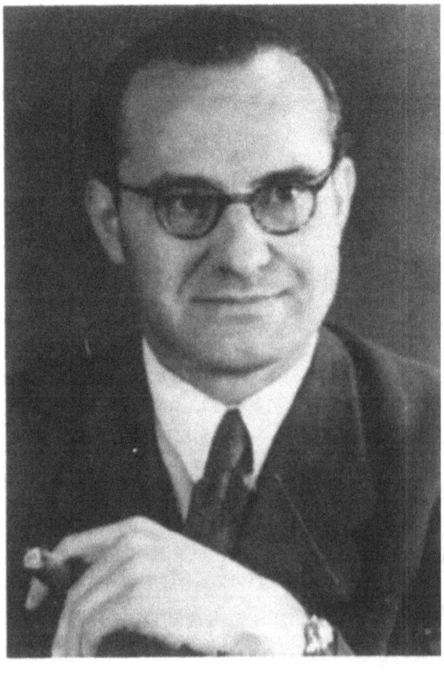

Abb. 259. Heinz Schlag (1908–1963) wurde vom Volksgerichtshof wegen Wehrkraftzersetzung und Defaitismus zum Tode verurteilt.

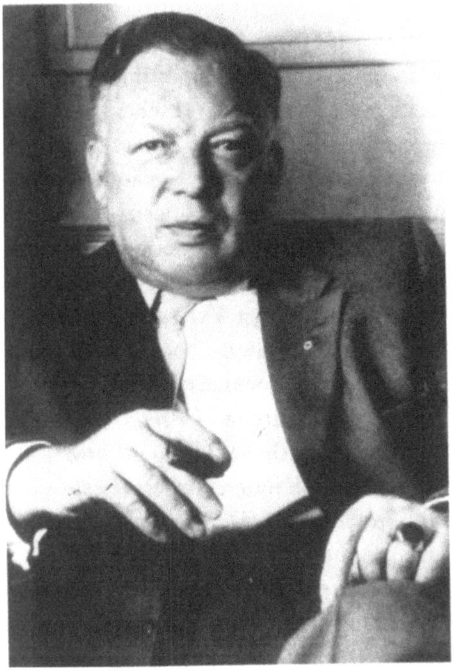

Abb. 260. Werner Forßmann (1904–1979) war in den 30er Jahren Arzt im Krankenhaus Moabit und schilderte die Zustände in dieser Zeit.

Urlaubs verhaftet, wenige Tage später auch die übrigen Mitglieder der Gruppe. Vor dem Volksgerichtshof unter seinem Vorsitzenden Freisler wurde ihnen der Prozeß gemacht. Als „dekadente Intellektualisten", „für immer ehrlos" wurden sie zum Tode verurteilt. In der Urteilsbegründung hieß es: „Wie schamlos die Gesinnung der Angeklagten ist, ergibt sich daraus, daß sie geradezu systematisch illegal lebende Juden unterstützten, ja sogar mästeten; aber nicht nur das, sie verschafften ihnen sogar falsche Ausweise, die sie vor der Polizei tarnen sollten, als wären sie nicht Juden sondern Deutsche. Dabei weiß jeder Mann, vor allem aber jeder Gebildete, daß die Polizei jedes geordneten Staates die absolute Gewähr haben muß, daß sie genau über die Persönlichkeit aller, die im Staatsgebiet leben, unterrichtet ist." Die Verurteilten kamen ins Zuchthaus Brandenburg. Trotz aller Versuche, eine Begnadigung zu erreichen, wurde Groscurth zusammen mit Paul Rentsch und Herbert Richter-Luckian im Zuchthaus Brandenburg hingerichtet. Nur Robert Havemann konnte gerettet werden, weil Wolfgang Heubner seine Arbeit als kriegswichtige Forschung deklarierte und ihm sogar im Zuchthaus ein Labor einrichten ließ. Auch Heinz Schlag war zum Tode verurteilt und sein Hinrichtungstermin auf den 31. 1. 1945 festgesetzt worden. Da er jedoch an einer schweren Lungentuberkulose erkrankt war, gelang es, ihn als „nicht hinrichtungsfähig" als Patienten ins Krankenhaus Moabit aufzunehmen. Dort rettete man ihn über das Kriegsende hinweg. 1951 wurde Schlag Chefarzt der 2. Inneren Abteilung, 1956 Ärztlicher Direktor des Krankenhauses Moabit.

Die Aktion T 4

Die Sterilisierungen, die in allen Berliner Krankenhäusern durchgeführt wurden, müssen als Vorstufe der geplanten Tötung der Geisteskranken gesehen werden. Die Organisation dieser Tötungsaktion wurde von der Kanzlei des Führers durchgeführt. Zuständig war die Abteilung 2b, die von Hans Hefelmann geleitet wurde. Ab Februar 1939 wurden dort die Vorbereitungen zur Kindereuthanasie getroffen. Hefelmann wurde mit der Zusammenstellung eines Gremiums betraut, das die Organisation zur Ermordung der Kinder erarbeitete. Zur Tarnung wurde innerhalb der Abteilung 2b der „Reichsausschuß zur wissenschaftlichen Erfassung von erb- und anlagebedingten Leiden" geschaffen, der die Meldepflicht von sogenannten erbbedingten Leiden anordnete. Die so erfaßten Kinder wurden in sogenannte Kinderfachabteilungen überführt, in denen sie getötet wurden. Unter Täuschung der Ärzte und Eltern, denen die Klärung wissenschaftlicher Fragen und eine moderne wissenschaftliche Behandlungsmethode für die Kinder vorgespiegelt wurden, wurden so bis zum Kriegsende etwa 5000 Kinder ermordet. Mit der Erwachseneneuthanasie hatte Hitler seinen Leibarzt Brandt und den Reichsleiter Bouhler beauftragt. In einem auf den 1. 9. 1939 zurückdatierten, auf privatem Briefpapier Hitlers geschriebenen Brief heißt es: „Reichsleichter Bouhler und Dr. med. Brandt sind unter Verantwortung beauftragt, die Befugnisse namentlich zu bestimmender Ärzte so zu erweitern, daß nach menschlichem Ermessen unheilbar Kranken bei kritischster Beurteilung ihres Gesundheitszustandes der Gnadentod gewährt werden kann."

Hefelmann wurde wieder mit der Organisation beauftragt. Zur Durchführung der Aktion selbst wurden 3 Tarnorganisationen geschaffen, die Reichsarbeitsgemeinschaft Heil- und Pflegeanstalten, die Gemeinnützige Stiftung für Anstaltspflege und die Gemeinnützige Kranken-Transport-GmbH, die bis zum April 1940 in Büroräumen im Columbushaus am Potsdamer Platz untergebracht waren. Tötungsaktionen begannen Anfang Januar 1940 zunächst in der Anstalt Brandenburg/Görden. In den Vorbesprechungen in der Kanzlei des Führers ging man von der Tötung von etwa 20% aller Heilanstaltsinsassen aus und rechnete etwa mit 70 000 Menschen. Da die Büroräume des Columbushauses für die Organisation der Massentötungen nicht mehr ausreichten, wurde eine Villa in der Berliner Tiergartenstraße 4 zur Zentrale ausgebaut. Diese Zentrale sollte der Aktion ihren Namen geben: Aktion T 4. Leiter von T 4 war Werner Heyde, sein Nachfolger wurde Paul Nitsche.

Die Durchführung der Aktion T 4 geschah immer nach dem gleichen Muster. Meldebögen wurden an die Anstalten verschickt, von ermächtigten Ärzten begutachtet, Transportlisten zusammengestellt, die Kranken aus den einzelnen Anstalten abgeholt. Bis zum Herbst 1940 gingen diese Transporte direkt in die Tötungsanstalten, danach erfolgte die Verlegung in sogenannte Zwischenanstalten. In den sechs Vernichtungsanstalten Grafeneck, Bernburg, Sonnenstein, Hartheim, Brandenburg und Hadamar wurden die Kranken in Gruppen von 25 bis 30 Personen vergast. Bis Ende August 1941 wurden durch die Aktion T 4 mindestens 70 237 Menschen ermordet. Diese Zahl entstammt einer Statistik, die in der Tiergartenstraße 4 angelegt worden war. Offiziell beendet wurden die Aktionen von T 4, nachdem die Kirchen im Sommer 1941 lauten Protest erhoben hatten. Daß die Tötungen dennoch weitergingen, läßt sich auch an den Berliner Anstalten Wittenau zeigen. Bis zum Sommer 1941 wurden die Patienten aus dieser Anstalt nach Brandenburg zur Tötung verlegt. Über 2000 Patienten wurden auch nach 1941 noch in die Anstalt Meseritz/Obrawalde in der Nähe von Frankfurt/Oder verlegt. Die meisten dieser Patienten wurden wenige Tage nach ihrer Ankunft in Obrawalde umgebracht.

Sauerbruch und der Nationalsozialismus

Wie überall im Reich, so schwankten auch in Berlin die Ärzte zwischen begeisterter Zustimmung zum Nationalsozialismus und entschiedener Ablehnung, die bis zum Widerstand reichte. Häufig lassen sich beide Aspekte in ein und derselben Person finden. Besonders deutlich wird dies an der Person des Chirurgen Ferdinand Sauerbruch. Fridolf Kudlien und Christian Andree sind diesem komplexen Verhältnis nachgegangen.

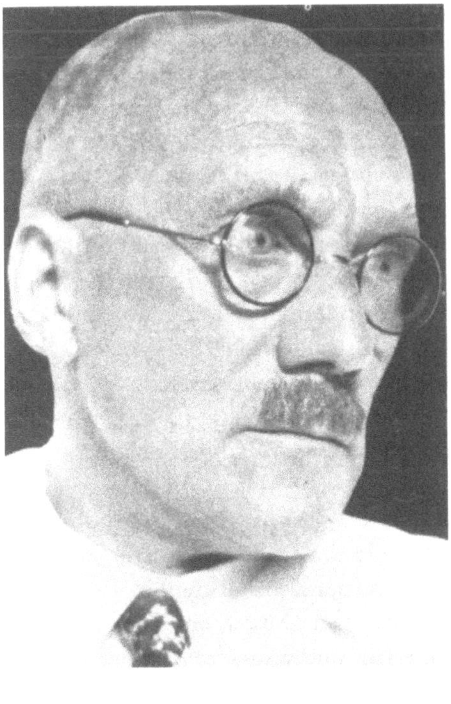

Abb. 261. Ferdinand Sauerbruch (1875–1951), der bedeutendste deutsche Chirurg der 20er und 30er Jahre, kam 1927 nach Berlin. An seiner Person wird das komplexe Verhältnis der Ärzte zum Nationalsozialismus besonders deutlich.

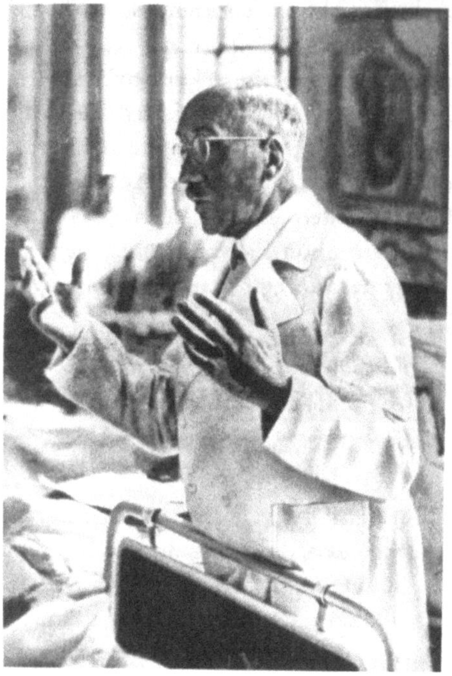

Abb. 262. Ferdinand Sauerbruch im Hörsaal der Charité.

Ferdinand Sauerbruch war 1927 nach Berlin gekommen. Er war damals der bedeutendste deutsche Chirurg, und die Reichshauptstadt legte Wert darauf, ihn in ihren Mauern zu haben. Sauerbruch hatte in seiner Assistentenzeit bei Johannes von Mikulicz-Radecki in Breslau das Druckdifferenzverfahren als Basis der Thoraxchirurgie entwickelt. Er war Oberarzt an der Universität Greifswald gewesen, dann Chirurg in Marburg und in Zürich. In dieser Zeit entwickelte er sein Verfahren, künstliche Ersatzglieder bei Armamputierten durch Benutzung der Muskeln des Amputationsstumpfes willkürlich bewegbar zu machen. Die von ihm entwickelte Kunsthand kann noch heute den Vergleich mit modernen Prothesen aushalten. 1918 nahm Sauerbruch einen Ruf an die Universität München an. Dort beschäftigte er sich vor allen Dingen mit der chirurgischen Behandlung der Lungentuberkulose. Sauerbruch wurde an die 2. Chirurgische Klinik an der Charité berufen, unter gleichzeitiger Zusicherung, daß er die Nachfolge von August Bier in der Ziegelstraße antreten könne. Dazu ist es freilich nie gekommen, da die Biersche Klinik geschlossen wurde. Die Rolle, die Sauerbruch in diesem Zusammenhang gespielt hat, wird noch immer kontrovers beurteilt.

Sauerbruch war in seiner deutsch-nationalen, liberal-konservativen Grundhaltung stets ein Patriot. So sind auch seine Äußerungen in der frühen Weimarer Republik zu deuten. Obwohl er zu dieser Zeit mit dem Nationalsozialismus in Berührung kam, hatte er sich nicht mit ihm identifiziert, vor allen Dingen aus zwei Gründen, einmal wegen seiner Ablehnung des Antisemitismus und wegen seines Internationalismus. Wie wenig Sauerbruch bei seinem Eintreffen in Berlin politisch einzuschätzen war, geht daraus davor, daß Pressemitteilungen ihn einerseits zum engen Gefolgsmann Hitlers machen wollten, andere das Gegenteil behaupteten. Sicher ist, daß Sauerbruch sich vor 1933 nie öffentlich, wie es andere Mediziner und Wissenschaftler getan hatten, für Hitler und die Nationalsozialisten ausgesprochen hatte. Wie ambivalent Sauerbruchs Haltung nach 33 war, geht daraus hervor, daß er wiederholt Emigrationspläne äußerte. Solche sind von 1933 und von 1936 dokumentiert, auf der anderen Seite glaubte er, daß bald „alles normalisiert sein werde", und nannte den Entschluß seines Schülers Nissen, Deutschland zu verlassen, „unüberlegt und dickköpfig". Während er auf der einen Seite von der notwendigen Mitarbeit am nationalsozialistischen Staat sprach, distanzierte er sich in anderen Gesprächen deutlich von ihm. Am 30. September 1933 schrieb Sauerbruch einen offenen Brief an die Ärzteschaft der Welt, in dem er seine Mitarbeit am neuen Staat begründete, von anfänglichen Begleiterscheinungen spricht, die die Größe der Revolution verdunkelten, von der Grundlage einer Wiedergeburt des unwürdig behandelten und zurückgesetzten Volkes. Trotz aller Bedenken habe er sich entschlossen, die Nationalsozialisten und ihren Führer zu bejahen, um des deutschen Volkes willen. Auf derselben Linie liegt seine Rede auf einer Kundgebung am 11. November 1933 in Leipzig. Auch hier stand neben einer Anerkennung des neuen Staates ein deutliches Bekenntnis zum Internationalismus der Wissenschaft. Sauerbruchs Artikel „zur Abwehr und zur Verständigung", ebenso seine Rede im September 1936 vor der Gesellschaft Deutscher Naturforscher und Ärzte, brachten ihm harsche Kritik des Rassenpolitischen Amtes der Partei ein. Sauerbruch hat es stets abgelehnt, Mitglied der NSDAP zu werden; diesbezügliche Wünsche pflegte er mit dem Hinweis abzulehnen, er sei kein Antisemit. Im Jahre 1936 wurde seine Kritik deutlicher, die er vor allem in der Mittwochsgesellschaft äußerte. Dem steht wiederum entgegen, daß er nicht nur den Staatsratstitel annahm, sondern auch nach Auflösung des Hauptausschusses der Notgemeinschaft der deutschen Wissenschaft dem neu zusammengestellten Ausschuß neben führenden Nationalsozialisten angehörte. 1937 gehörte er zu den ersten Trägern des deutschen Nationalpreises für Kunst und Wissenschaft, der als Ersatz für den Nobelpreis geschaffen worden war, den Hitler deutschen Wissenschaftlern anzunehmen verboten hatte. Aus diesen und einer ganzen Reihe weiterer Fakten kommen Kudlien/Andree zur Schlußfolgerung: „Er erweist sich letztlich als schwankender, differenzierter Bejaher, d. h., er war bestimmt kein ‚most ardent Nazi', auch kein simpler uneingeschränkter Bejaher. Rechnet man ihn unter die ‚politisch akzeptablen Leute', dann sollte er dabei jedenfalls nicht fanatischen Bejahern wie den Nationalsozialisten Hans F. K. Günther oder H. Reiter gleichgesetzt werden. Andererseits war er wie man ebenso klar sehen muß, kein konsequenter Gegner des Regimes oder gar Widerstandskämpfer... Seine Kontakte mit Widerstandskämpfern beschränkten sich offenbar auf Hilfe, auch in dem Sinne, daß sein Haus einen Treffpunkt darstellte. Bezeichnenderweise wollte man ihn dann auch vor allem in der entscheidenden Phase des Attentat-Plans nicht ‚mit hineinziehen'. Begriffe wie ‚Nicht-Nazi' oder ‚schweigende Opposi-

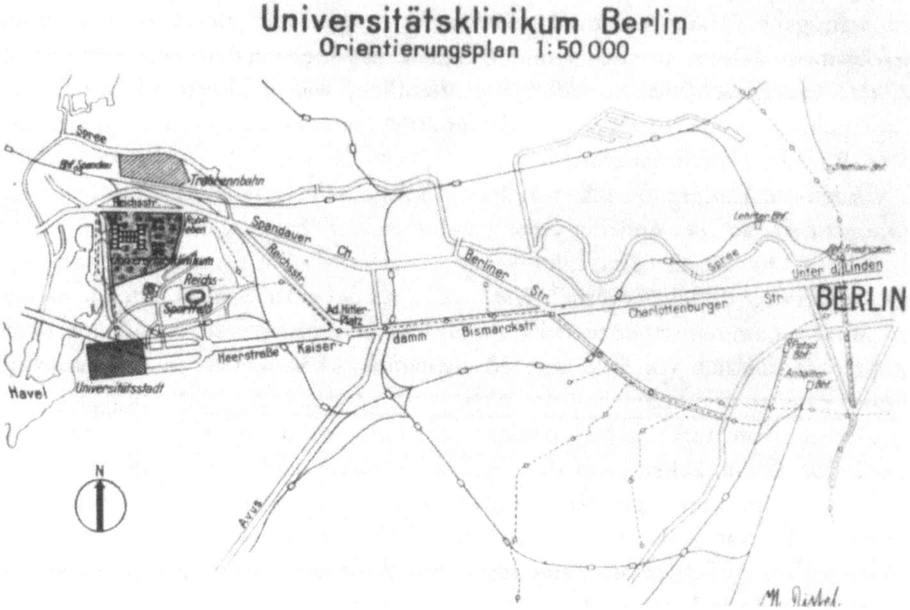

Abb. 263. Der von Albert Speer geplanten Nord-Süd-Achse und der Halle des Volkes sollte auch die Charité weichen. Als neuer Standort war das Hochschulgelände an der Heerstraße vorgesehen.

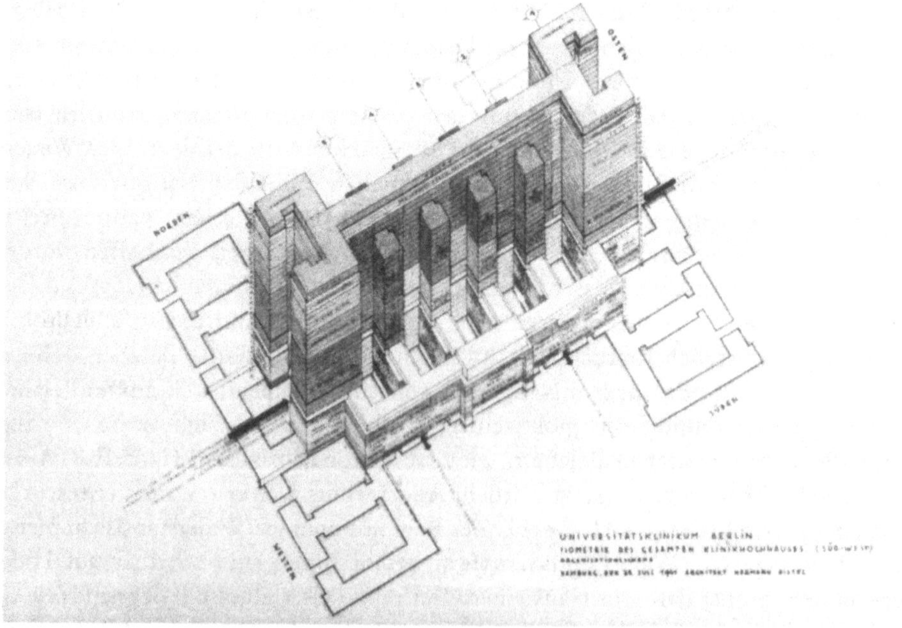

Abb. 264. Übersichtszeichnung des 1941 von H. Distel geplanten Universitätsklinikums an der Heerstraße.

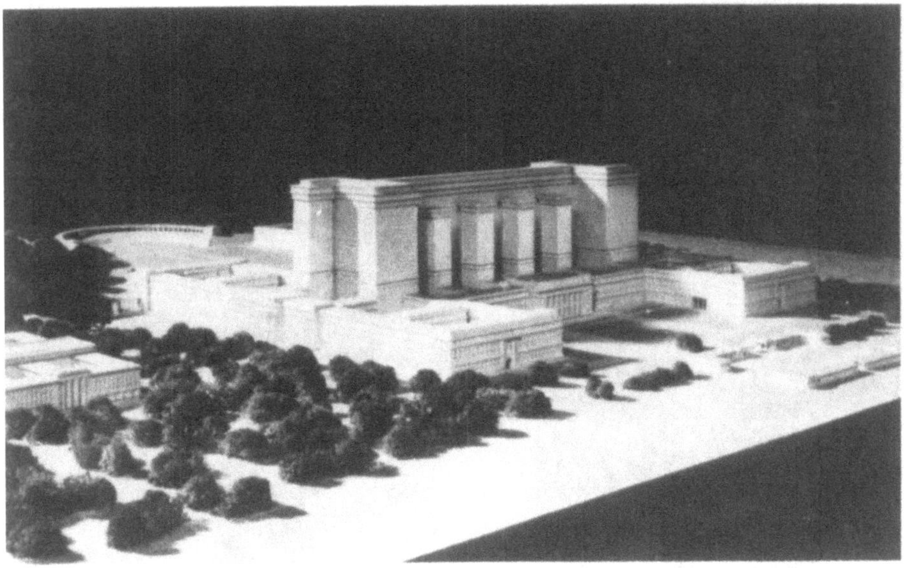

Abb. 265. Modell des geplanten Universitätsklinikums.

tion' passen nicht recht für die irritiert-ablehnende Seite in Sauerbruchs Verhältnis zum Nationalsozialismus; denn dieser gegenüber war die Tendenz zum Mitmachen, zur Zustimmung in ihm wiederum zu stark, keineswegs nur nominell."

Ferdinand Sauerbruch hat als einer der wenigen Ordinarien den Zusammenbruch und die Besetzung Berlins in der Charité erlebt. In der Schlußphase des Krieges ist er ganz in die Charité umgezogen, wo er im Operationsbunker ununterbrochen schwer verletzte Soldaten operiert hat.

Die Zeit nach 1945

Während des Zweiten Weltkriegs hatten die Luftangriffe auf Berlin schwere Gebäudeschäden an der Universität und vor allen Dingen an der Charité verursacht. Im Jahre 1945 waren die Kliniken und Institute zu zwei Dritteln zerstört, besonders schwer betroffen waren die Augenklinik, die Frauenklinik, die Hautklinik, aber auch die Chirurgische Klinik, die Kinderklinik und das Pathologische Institut. Trotz dieser Beeinträchtigungen ging der Krankenhausbetrieb in der Charité, wenn auch eingeschränkt, weiter. Am 29. Januar 1946 fand die Wiedereröffnung der Universität Berlin statt. Der Wiedereröffnung waren langwierige Verhandlungen vorangegangen. Ein vorbereitender Ausschuß unter der Leitung des Philosophen Eduard Spranger sollte die Voraussetzungen für die Wiedereröffnung der Universität schaffen. Aktiv von Medizinerseite an diesen Arbeiten beteiligt waren auch

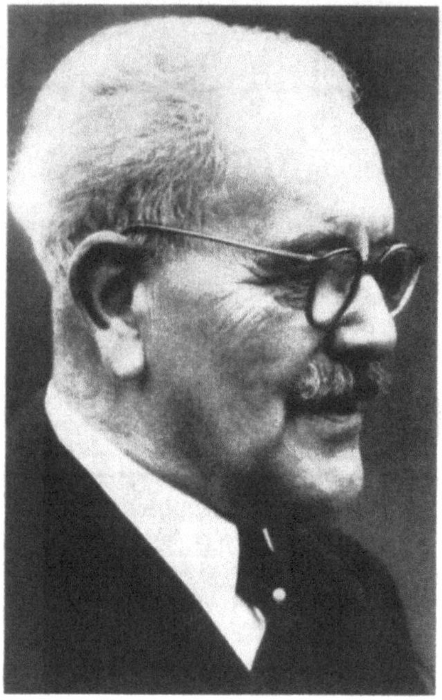

Abb. 266. Zu den wenigen Professoren, die bei der Wiedereröffnung der Medizinischen Fakultät 1946 zur Verfügung standen, gehörte Carl von Eicken (1873–1960).

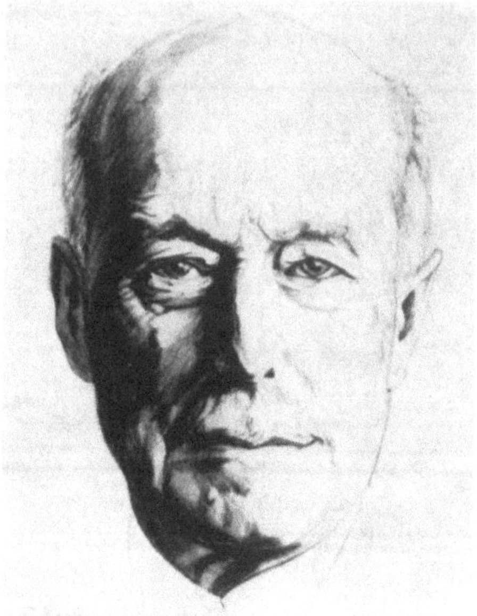

Abb. 267. Robert Rössle (1876–1956), der Pathologe der Charité, war später im Wenckebach-Krankenhaus tätig.

Ferdinand Sauerbruch, der zum Stadtrat für das Gesundheitswesen ernannt worden war, und dessen Stellvertreter Erwin Gohrbandt. Die Sitzungen des Ausschusses fanden zunächst im Magistrat in Berlin statt, später in der unbeschädigt gebliebenen Wohnung von Eduard Spranger in Dahlem. Über den Standort der wieder zu eröffnenden Universität gab es offensichtlich von Anfang an Divergenzen, weil ein Teil der Ausschußmitglieder unter der Führung von Spranger für eine Verlagerung der Universität nach Dahlem war. Schließlich setzte sich die Mehrheitsgruppe um Theodor Brugsch durch, die die Charité nicht von der Universität getrennt sehen wollte, und die sich dem Wunsch der sowjetischen Militärverwaltung beugte, die Universität möglichst schnell in ihrem Sektor zu eröffnen. Der kommissarische Rektor Spranger wurde seines Amtes enthoben.

In der ersten Phase war nur ein Notbetrieb möglich, es fehlte an Raum, an Professoren, die Verluste der Bibliotheken und Sammlungen waren außerordentlich groß. Von der alten Medizinischen Fakultät waren nur noch Sauerbruch, der Psychiater Bonhoeffer, der Hals-Nasen-Ohrenarzt von Eicken, der Pathologe Rössle, der Gynäkologe Stöckel, die Anatomen Stieve und Kopsch im Amt. Dennoch waren von den knapp 3000 Studenten, die im Sommersemester eingeschrieben waren, mehr als 1100 Mediziner. Die Rechtsstellung der Universität war entscheidend verändert worden; aus der sich selbst verwaltenden Institution unter staatlicher Aufsicht war sie eine Dienststelle der Verwaltung für Volksbildung in der sowjetischen Besatzungszone geworden. Das gab die Möglichkeit, die akademische Freiheit Schritt um Schritt einzuschränken. Verbindliche Lehrpläne für Dozenten wie Studenten wurden aufgestellt, Vorlesungsmanuskripte mußten den Kommissaren zur Begutachtung vorgelegt werden. Erste Konflikte zwischen Verwaltung und Studentenschaft waren nicht zu vermeiden. Politische Vorlesungen hatte die Studentenschaft selbst gefordert, nun aber mußte sie feststellen, daß diese einseitig kommunistisch ausgelegt waren. Schon im Jahre 1946 begannen die Behörden eine Siebung der Studenten vorzunehmen, bei der nicht nur die im Nationalsozialismus belasteten Bewerber ausgeschlossen wurden, sondern zunehmend auch bürgerliche Bewerber. In zunehmendem Maße aber stellte sich gerade die Studentenschaft gegen die kommunistische Verwaltung. Um die Medizinstudenten Georg Wraziedlo, Otto Hess und Horst Hartwich bildete sich ein Kreis, der die Führung der Studentenschaft an der alten Universität Berlin prägte. Die Studentenzeitschrift „Colloquium" wurde ihr Sprachrohr. Im März 1947 wurden Wraziedlo und andere Studentenvertreter wegen angeblicher faschistischer Tätigkeit verhaftet und ins Zuchthaus gebracht. Aber auch diese Schikanen konnten die Studenten nicht beeinflussen.

Schon von den ersten Semestern an hatten einige Studenten Forderungen nach Gründung einer Freien Universität in den Westsektoren erhoben. Der Kunsthistoriker Edwin Redslob, Mitherausgeber des „Tagesspiegel", hatte diesen Gedanken nachdrücklich verfochten. Die SPD begann Pläne zu diskutieren, die Technische Hochschule in Berlin zu einer Volluniversität auszubauen. Unterstützung durch die britischen und amerikanischen Behörden freilich erhielten die Planer nicht. Im April 1948 wurden die drei Studentenführer Hess, Stolz und Schwarz ohne förmliches Verfahren relegiert. Erst auf den Druck des Studentenrates und einzelner Professoren erklärte sich die Zentralverwaltung bereit, ein ordentliches Disziplinarverfahren einzuleiten. Am 23. April 1948 hatten die Hochschulgruppen der drei demokratischen Parteien zu einer Protestkundgebung der Studentenschaft ins Esplanade aufgerufen, auf der Otto Stolz öffentlich die Errichtung einer Freien Universität in den Westsektoren Berlins forderte. Schon am 11. Mai 1948 beschloß die Stadtverordnetenversammlung mit großer Mehrheit, den Magistrat aufzufordern, die Vorbereitungen zur Gründung einer Freien Universität aufzunehmen. Die Durchführung dieses Beschlusses scheiterte am sowjetischen Veto. So wurde am 19. Juni 1948 der Gründungsausschuß für eine Freie Universität in den Westsektoren gewählt. Die Leitung dieses Ausschusses lag in den Händen des gewählten Oberbürgermeisters Ernst Reuter, während die organisatorischen Arbeiten von Edwin Redslob getragen wurden. Die Studentenschaft war durch Otto Hess in diesem Ausschuß vertreten. Sekretär des Ausschusses wurde der spätere Universitätskurator Fritz von Bergmann. Am 30. August 1948 gab die amerikanische Militärverwaltung die Zustimmung zur Gründung der Freien Universität, deren Zentrum im amerikanischen Sektor im Stadtteil Dahlem liegen sollte. Im September verlieh der Magistrat von Westberlin der neugegründeten Institution die Rechte einer Körperschaft des

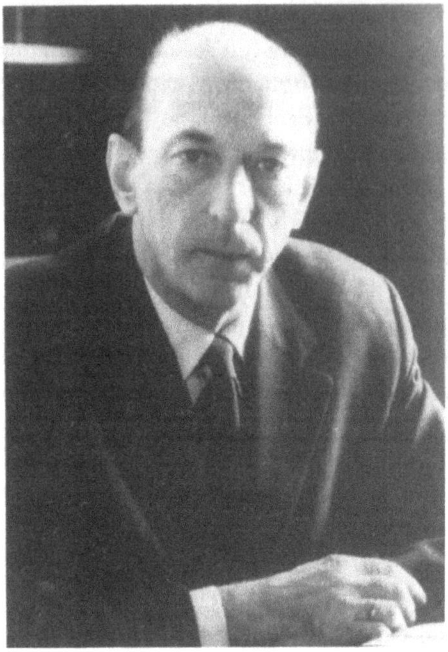

Abb. 268. Hans Freiherr von Kress (1902–1973), der erste Dekan der medizinischen Fakultät der Freien Universität Berlin.

öffentlichen Rechts, im November wurde die Satzung genehmigt und die Vorlesungen begannen, zunächst an der Philosophischen Fakultät, dann auch an der Juristischen, der Wirtschafts- und Sozialwissenschaftlichen und zuletzt an der Medizinischen Fakultät. Die offizielle Gründungsfeier fand am 4. Dezember 1948 im Steglitzer Titaniapalast statt. Die Lehr- und Forschungseinrichtungen der Medizinischen Fakultät der alten Berliner Universität lagen bis auf wenige Ausnahmen im Sowjetsektor der Stadt. An die Errichtung von eigenen medizinischen Lehrstätten konnte in einer Zeit, die durch die Blockade Berlins gekennzeichnet war, nicht gedacht werden. So konnten im ersten Semester nur die wichtigsten klinischen Hauptvorlesungen angeboten werden. Der Lehrkörper bestand aus sechs Ordinarien, vier Extraordinarien, zwei Honorarprofessoren und 15 Lehrbeauftragten. Gründungsdekan wurde der Internist Freiherr von Kreß. Der Lehrbetrieb wurde in den klinischen Abteilungen des Städtischen Krankenhauses Westend aufgenommen, Gynäkologie wurde in der Städtischen Frauenklinik in der Pulsstraße und die Pädiatrie im benachbarten Kaiserin Auguste Viktoria Haus durchgeführt. Dermatologie wurde im Krankenhaus Britz gelesen, während der Unterricht in Hygiene und Bakteriologie im Robert-Koch-Institut stattfand. Geburtshilflich-gynäkologischer Unterricht wurde auch im Krankenhaus Moabit erteilt, wo auch das Pathologische Institut in den Lehrbetrieb miteinbezogen wurde. Der Unterricht in der Psychiatrie fand in den Heilstätten in Wittenau statt. Schon im Sommersemester 1949 gelang es, auch für die vorklinischen Fächer Dozenten und Räume zur Verfügung zu stellen. Als erster Neubau der Medizinischen Fakultät entstand an der Königin-

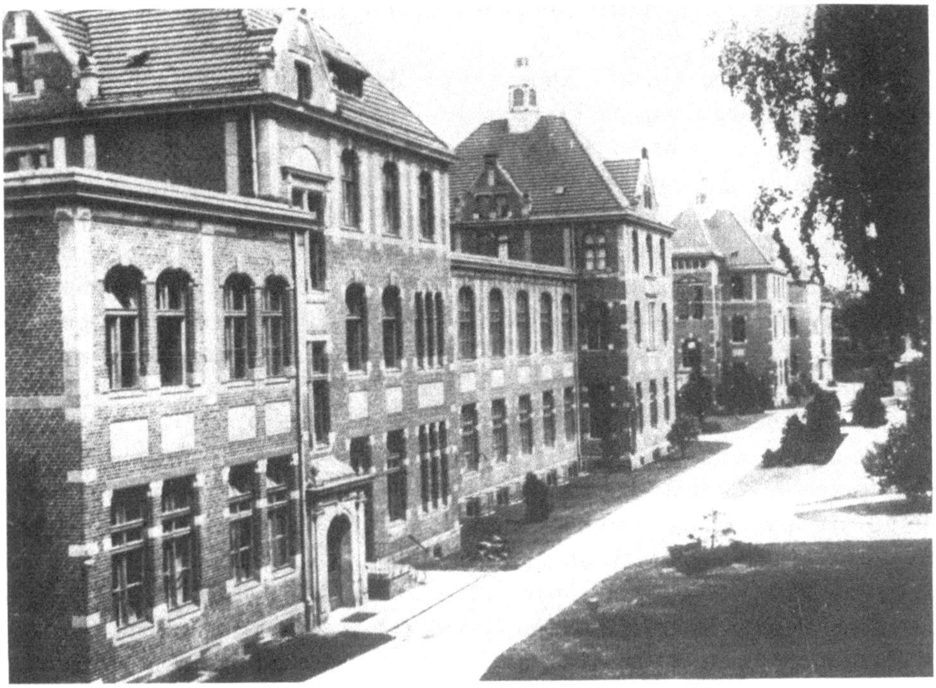

Abb. 269. Das Krankenhaus Westend wurde zum Universitätsklinikum der Freien Universität.

Luise-Straße ein Präpariersaalgebäude, aus dem sich dann das Anatomische Institut entwickelte. Von den 782 Medizinstudenten des Sommersemesters 1949 standen etwa zwei Drittel im vorklinischen Studium. So war der Ausbau gerade der vorklinischen Institute besonders wichtig.

Nachdem die Gründung der Freien Universität von den Westdeutschen Universitäten zunächst mit Skepsis beobachtet worden war, gelang es Anfang der 50er Jahre in zunehmendem Maße, westdeutsche Wissenschaftler nach Berlin zu berufen. Unter ihnen waren der Psychiater Helmut Selbach, der sich zunächst mit einer kleinen Forschungsabteilung ohne Bettenstation begnügen mußte, ehe er die bis dahin privaten „Kuranstalten Westend" als Psychiatrische und Nervenklinik ausbauen konnte, Helmut Linder, der die Chirurgie im Krankenhaus Westend wesentlich erweiterte, und F. von Mikulicz-Radecki, der den Ausbau der Frauenklinik leitete. Nach dem Wiederaufbau der Hautklinik im Städtischen Rudolf-Virchow-Krankenhaus wurde diese zur Universitätsklinik. In den ersten zehn Jahren des Bestehens stieg die Zahl der Studenten an der Medizinischen Fakultät von 386 auf 2139, die Zahl der Hochschullehrer von 27 auf 65. Neben den genannten Unterrichtsstätten aber blieben ständig weitere Berliner große Krankenhäuser, deren Chefärzte Mitglieder des Lehrkörpers waren, Ausbildungsstätten für die Studenten. Da nur für den vorklinischen Unterricht eine gewisse Schwerpunktbildung in

Dahlem gelungen war, waren die weiten Wege für die Studenten eine ständige Belastung.

Dieses Problem schien sich Ende der 50er Jahre zu lösen, als von seiten der amerikanischen Regierung die Frage an den Berliner Senat gestellt wurde, „ob es wünschenswert sei, in Berlin ein Krankenhaus als weiteren Beweis amerikanischen Interesses an der Zukunft der Stadt zu bauen?" Im Mai dieses Jahres wurde eine Studiengruppe der Benjamin-Franklin-Stiftung gebildet, die den Krankenhausbedarf in Berlin prüfen und Empfehlungen für das zu errichtende Projekt geben sollte. Diese gab im Juni die Empfehlung: „In Anbetracht der außergewöhnlichen Bedürfnisse der Stadt mögen die Vereinigten Staaten von Amerika der Regierung Berlin helfen bei der Errichtung medizinischer Einrichtungen auf einem von der Regierung Berlins zu stellenden Gelände, wodurch Betten für Patienten geschaffen werden und die Bildung eines neuen medizinischen Lehrzentrums für die Freie Universität angereget wird." Es wurde empfohlen, als amerikanischen Anteil an den Baukosten 15 Millionen Dollar bereitzustellen. Im August wurde das Projekt grundsätzlich genehmigt, und die Benjamin-Franklin-Stiftung erhielt als Bauherrin den Auftrag, ein Raumprogramm zu erstellen und die weitere Planung zur Errichtung eines funktionsfähigen Klinikums in die Hand zu nehmen. Als Architekten wurden beauftragt Curtis und Arthur Q. Davis, New Orleans, und Franz Mocken,

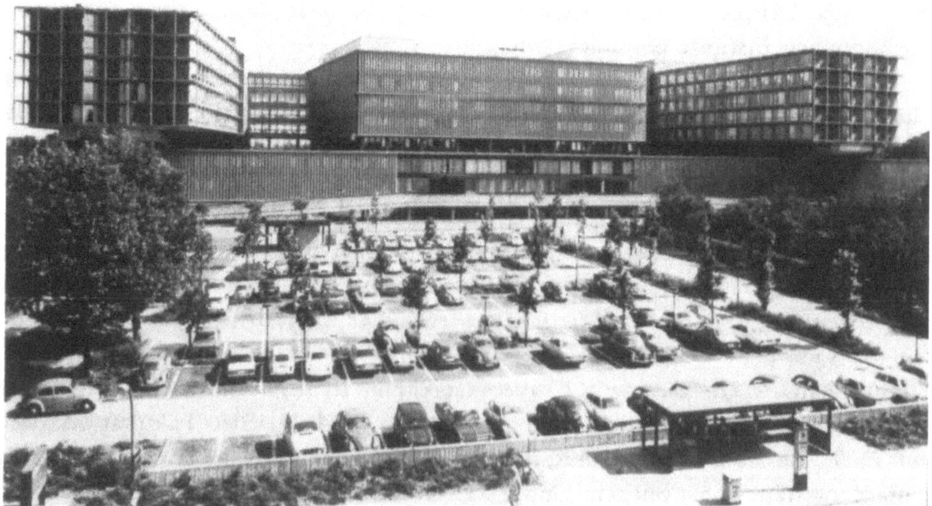

Abb. 270. 1968 wurde das Klinikum Steglitz der Freien Universität Berlin übergeben.

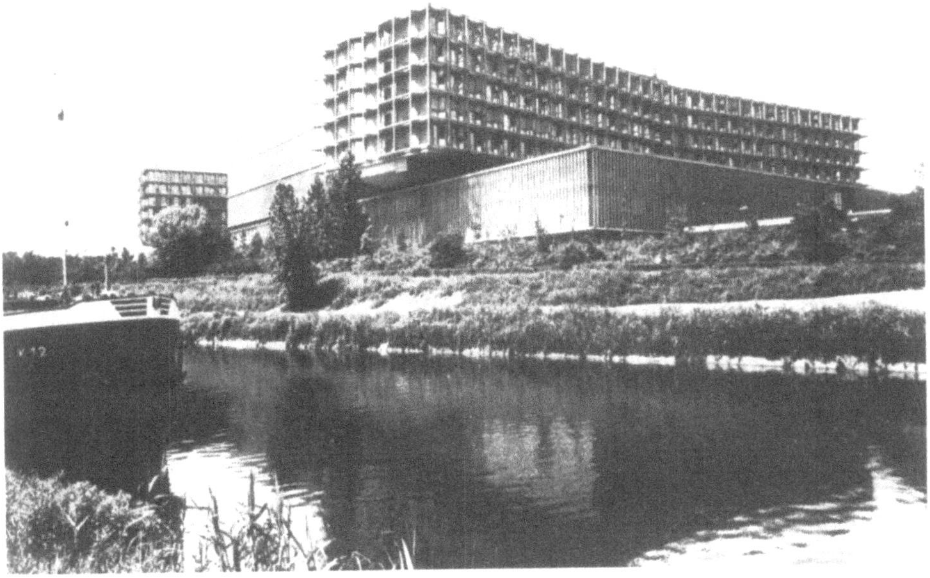

Abb. 271. Das Klinikum Steglitz war das erste Großklinikum in Deutschland, das Patientenversorgung, Forschung und Lehre unter einem Dach vereinigte.

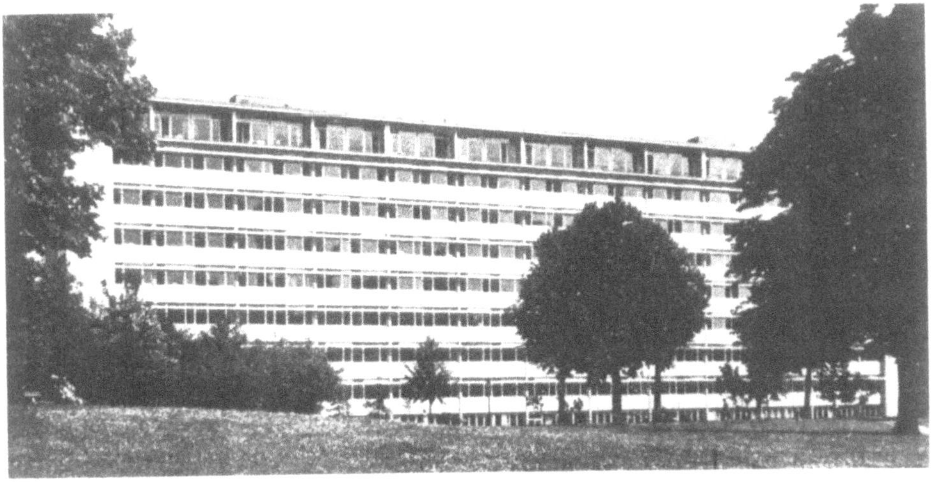

Abb. 272. Die Tendenz, die Krankenbetten unter einem Dach zu vereinigen, wird am Neubau des Bettenhauses des Rudolf-Virchow-Krankenhauses sichtbar.

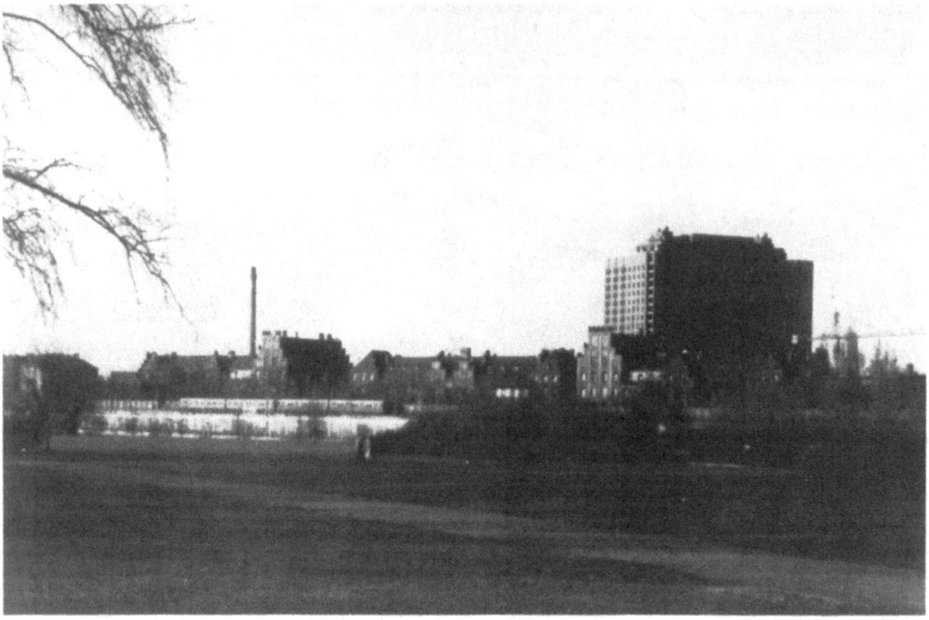

Abb. 273. Auch in der Charité entstand für die operativen Fächer ein gemeinsamer Bau.

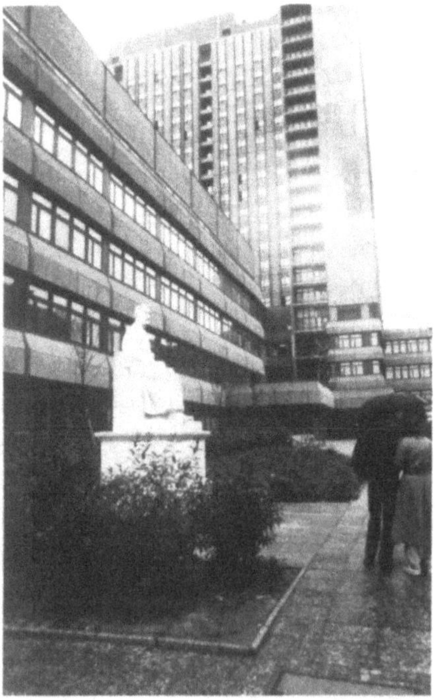

Abb. 274. Robert Koch-Denkmal vor dem Neubau der Charité.

Berlin. Im April 1959 erfolgte die Beschlußfassung im Senat von Berlin über das Raumprogramm und über einen ersten Bauabschnitt, schon im Oktober 1959 fand die feierliche Grundsteinlegung statt, im Dezember 1959 lag das Raumprogramm für das gesamte Projekt vor, im September 1960 begannen die Ausschachtungsarbeiten, im Juni 1964 wurde das Richtfest gefeiert. In den Jahren von 1964 bis 1968 erfolgte der Innenausbau und die Installation der technischen Anlagen und am 9. Oktober 1968 erfolgte die Übergabe des Klinikums an das Land Berlin und von diesem an die Freie Universität Berlin. Im März 1969 wurden die ersten Stationen eröffnet. Das Klinikum Steglitz war das erste Großkrankenhaus in Deutschland, bei dem die Idee der Architekten verwirklicht wurde, die verschiedenen klinischen Einrichtungen und die Hörsäle unter einem Dach miteinander zu verbinden. Neue Organisationsformen der Zusammenarbeit im Krankenhaus, wie sie die immer stärkere Aufgliederung der Spezialfächer und der Ausbau der diagnostischen und therapeutischen Techniken erforderte, sollten in dem neuen Haus verwirklicht werden.

Bei der Eröffnung schrieb der damalige Dekan der Medizinischen Fakultät H. W. Spier: „Die medizinisch-klinische und Grundlagen-Forschung vertieft, verbreitert, verändert in zunehmendem Tempo die Diagnostik, Therapie und pathogenetische Anschauung. Dementsprechend verlangt die ärztliche Ausbildung stetige Neuorientierung. Ihre rationelle Gestaltung, sowohl vom Gesetzgeber, der eine neue Approbationsordnung vorbereitet, wie vom Studenten gefordert, ist ein echtes Anliegen an die moderne medizinische Fakultät. Definiert man ‚Klinikum' als Stätte einer in Krankenbehandlung, Forschung und Lehre tätigen, viele Einzeldisziplinen umfassenden Gemeinschaft, so sind hiermit die Elemente eines effektiven Unterrichts gegeben: Abstimmung, womöglich Integration des Lehrstoffes der Fächer — aber auch frühzeitige und nachhaltige Heranführung der Studenten an den Patienten (bed-side-teaching), so erlebt der Student das Ethos des Arztberufes und erarbeitet in kleinen Gruppen aktiv Diagnostik und Therapie. Unser Steglitzer Klinikum als konkretes Bauwerk begünstigt durchaus diese Form des klinischen Studiums. Kleinere bis größere, aber nicht auditoriumsartige Hörsäle dienen systematisch den Vorlesungen, ohne die es nun mal nicht geht. Kurs- und Demonstrationsräume, aber auch Bettenaufteilung ermöglichen individuellen Kontakt zwischen Student, Dozent und Patient. So sehen sich alle in das Klinikum Steglitz einziehenden Hochschullehrer vor eine große, schöne, allerdings Aufgeschlossenheit voraussetzende und mit viel Arbeit verbundene Aufgabe gestellt."

Daß vieles von dem, was hier mit Begeisterung projektiert wurde, an den ständig steigenden Studentenzahlen gescheitert ist, braucht nicht besonders betont zu werden. Auch in den ersten Jahren des Betriebs des Klinikums zeigten sich Schwierigkeiten. Dennoch ist es unter den Großkrankenhäusern Deutschlands sicher das menschlichste geblieben.

Die Übernahme des Klinikums Steglitz führte auch zur Teilung der Klinischen Medizin an der Freien Universität, da man sich entschloß, das Klinikum Westend als Universitätsklinikum Charlottenburg weiterhin bestehen zu lassen, um einerseits die Bettenkapazität im Westen der Stadt zu erhalten und andererseits Ausbildungsmöglichkeiten für die Studenten zu schaffen.

Die Wirren der Studentenrevolte der späten 60er Jahre gingen auch an der Medizinischen Fakultät nicht spurlos vorüber. Im Zuge der neuen Hochschulgesetzgebung löste sich die Medizinische Fakultät in zunächst sieben, später vier Fachbereiche auf, von denen heute noch die Bereiche Medizinische Grundlagenforschung, Universitätsklinikum Steglitz, Universitätsklinikum Charlottenburg und Zahnmedizin bestehen. Mit dem Beschluß über den Krankenhausplan, den der Senat von Berlin im März 1986 faßte, entschied er auch, daß das Klinikum Charlottenburg in seiner jetzigen Form nicht bestehen wird, sondern in das Rudolf-Virchow-Krankenhaus verlagert wird, was zu nicht geringer Unruhe unter Ärzten, Pflegepersonal und Patienten geführt hat.

Die Medizin in Berlin hat in den letzten Jahren den Anschluß an ihre eigene Vergangenheit und an internationales Niveau wiedergefunden. Hierzu haben Universitätslehrer, Krankenhausärzte, Theoretiker und Praktiker in gleichem Maße beigetragen. Sie alle hier zu nennen, ihre Arbeitsstätten zu beschreiben, übersteigt die Möglichkeiten dieses Bandes. Beispielhaft für viele andere stehen die Entwicklungen in der Chirurgie, speziell der Leber- und der Ösophaguschirurgie, der Gefäßchirurgie und der Herzchirurgie, die im Deutschen Herzzentrum im Rudolf-Virchow-Krankenhaus ihren speziellen Platz fand, aber auch durch die Erprobung des Kunstherzens gekennzeichnet ist. Zu nennen ist die Arbeitsgruppe der Universitätsfrauenklinik in der Pulsstraße, die sich mit der extrakorporalen Befruchtung beschäftigt, die Forschungen zur Immunologie und Virologie, die Errichtung von Instituten für Lasermedizin und für die Gentechnologie, bei denen in beiden Fällen neue Wege der Kooperation von Hochschule und Industrie gesucht und gefunden wurden. Die Institute des Max-Planck-Gesellschaft und das Bundesgesundheitsamtes sind Zentren des medizinischen Grundlagenforschung. Die Rheumaforschung wird demnächst in Berlin einen festen Platz haben. Nicht zuletzt ist auf die Aktvititäten im Bereich der Weltraummedizin hinzuweisen, wobei Gedanken und Projekte aufgenommen werden, die einst in Berlin, in den 30er Jahren, ihren Ausgang genommen haben, hatten doch hier junge Wissenschaftler im Umkreis von Hubertus Strughold, ausgehend von der Luftfahrtmedizin, zum ersten Mal die Frage nach dem Verhalten des Menschen in der Schwerelosigkeit gestellt, lange bevor dies durch die Raumflüge Wirklichkeit wurde.

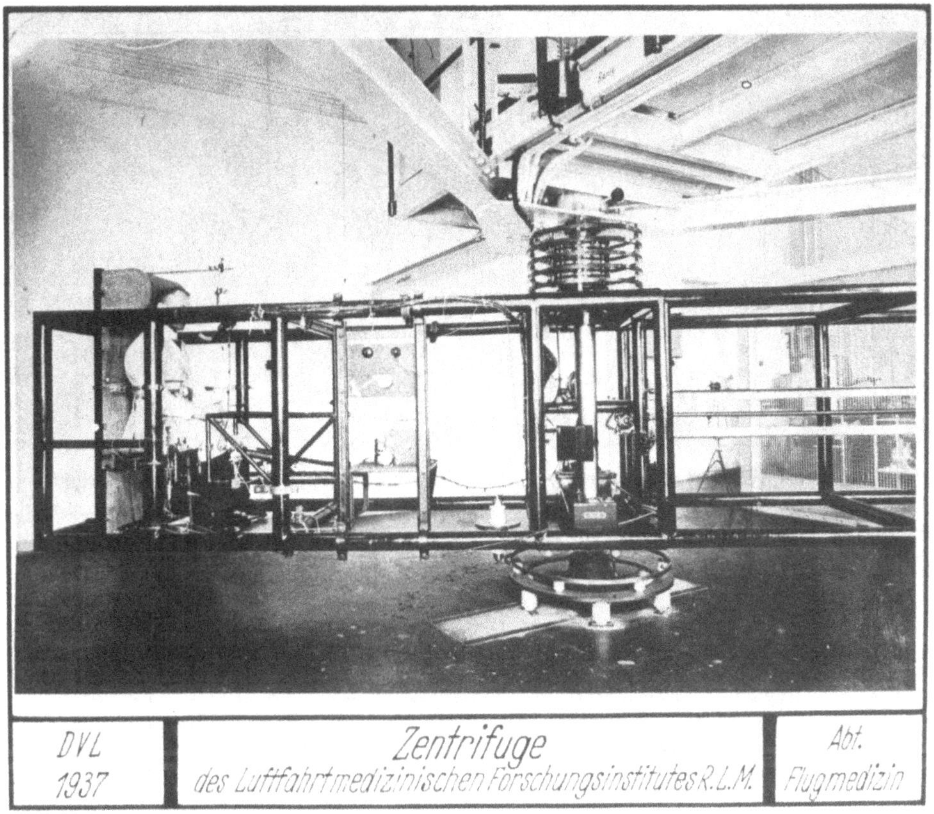

Abb. 275. In den 30er Jahren wurden in Berlin physiologische Forschungen zur Einwirkung der Schwerkraft auf den Organismus betrieben. Diese Versuche an Freiwilligen führten nach dem Krieg zur Entwicklung der Weltraummedizin.

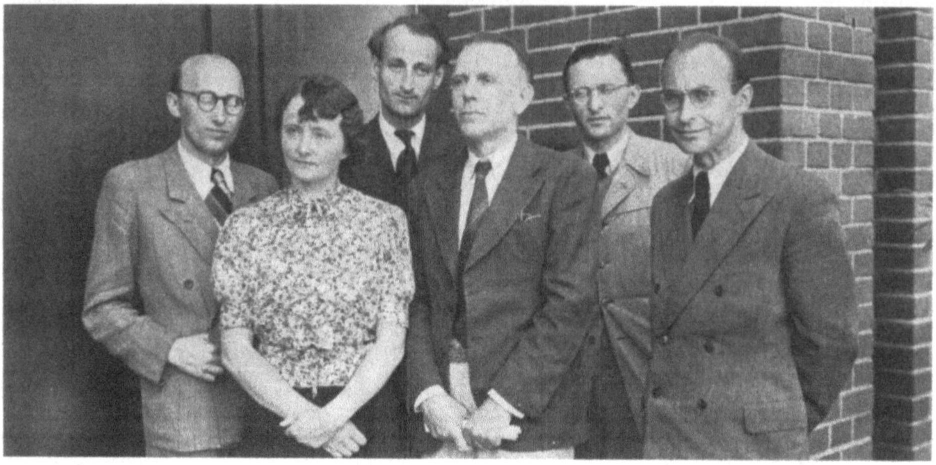

Abb. 276. Die Gruppe der Berliner Wissenschaftler wurde 1945 im Aero Medical Center in Heidelberg mit anderen Wissenschaftlern zusammengeführt. In der Bildmitte Hubertus Strughold (1898–1986), hinter ihm Heinz Haber (geb. 1913).

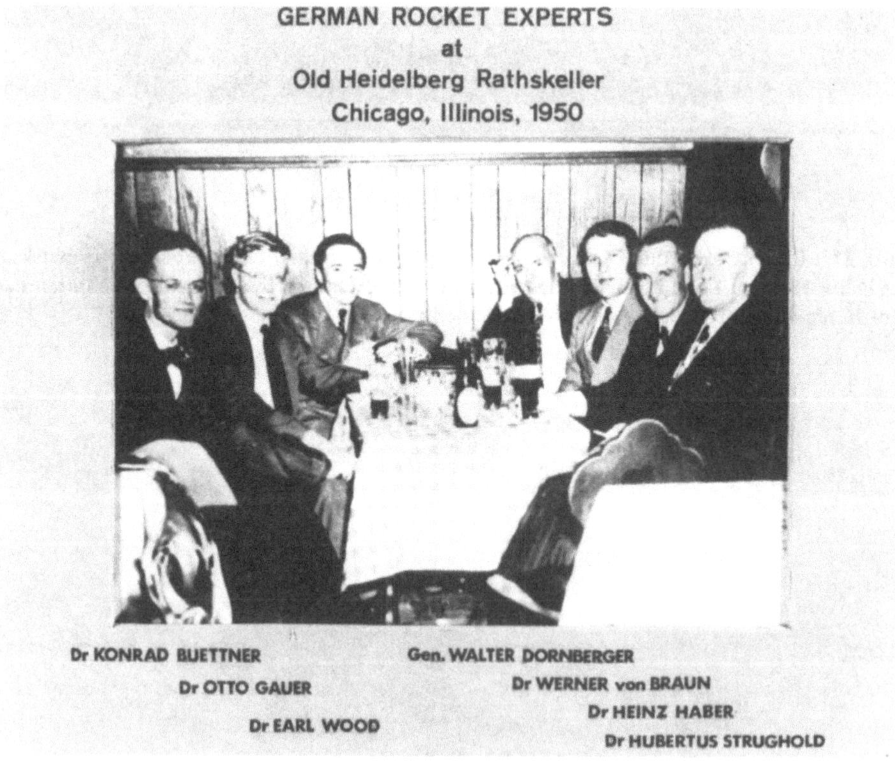

Abb. 277. 1950 waren die Berliner Wissenschaftler bereits drei Jahre in den USA. Hubertus Strughold war zum Professor of Space Medicine geworden. Otto Gauer kehrte als Ordinarius für Physiologie an die FU Berlin zurück.

Literatur

Ackerknecht, Erwin H.: Johann Lucas Schönlein 1793–1864. J. Hist. Med., 19 (1964) 131–138.

Ackerknecht, Erwin H.: Rudolf Virchow, Arzt, Politiker, Anthropologe. Stuttgart 1957.

Ackerknecht, Erwin H.: Rudolf Virchow und die Sozialmedizin. Sudhoffs Archiv, 59 (1975) 247–253.

Artelt, Walter: Ärzte um Friedrich den Großen. Ciba-Zeitschrift, Wehr, 72 (1955) 2384–2392.

Artelt, Walter: Die Berliner Medizinische Fakultät. Ciba-Zeitschrift, Wehr, 78 (1956) 2570–2608.

Artelt, Walter: Epochen der Berliner Medizin. XX. Intern. Kongreß für Geschichte der Medizin Berlin, hrsg. v. H. Goerke u. H. Müller-Dietz. Hildesheim 1968, 3–14.

Artelt, Walter: Der Mesmerismus in Berlin. Mainz 1965.

Artelt, Walter: Christian Mentzel, Leibarzt des Großen Kurfürsten, Botaniker und Sinologe. (Ill. Monographie Gesch. Med. 1). Leipzig 1940.

Artelt, Walter: Medizinische Wissenschaft und ärztliche Praxis im alten Berlin. Berlin 1948.

Artelt, Walter (Hrsg.): Christian Mentzel und der Hof des Großen Kurfürsten als Mittelpunkt weltweiter Forschung. Medizinhist. J. 11 (1976) 1–156.

Baader, Gerhard: Die Anfänge der Sozialmedizin im 19. Jahrhundert. forum medizin 7–9 (1979) 46–65.

Bartels, Ernst Daniel August: Jahresbericht über die im Charité-Krankenhause gehaltene medizinische Klinik der Friedrich-Wilhelms-Universität umfassend den Zeitraum vom Frühjahr 1835 bis zum Frühjahr 1836. Berlin 1836.

Bayer, H.: Entwicklungsstand und Perspektive der Berliner Charité-Frauenklinik. Zbl. Gynäk. 99 (1977) 900–910.

Bemerkungen über die medizinischen Studien an unserer Universität. Berl. klin. Wschr. 10 (1873) 786–787.

Bericht über das katholische Krankenhaus in Berlin. Berlin 1848.

Berlin und seine Bauten, Berlin 1896.

Biester, Johann Erich: Nachrichten von der hiesigen Charité. Berliner Blätter 2 (1798) 7–54.

Bläsner, Helmut: Die standespolitischen Diskussionen in der Berliner Medizinischen Gesellschaft von 1860 bis zur Jahrhundertwende. Med. Diss. München 1973.

Blasius, Dirk: Psychiatrische Versorgung in Preussen, 1880–1910. Sudhoffs Archiv 66 (1982) 105–128.

Bleker, Johanna: Chemiatrische Vorstellungen und Analogiedenken in der Harndiagnostik Leonhart Thurneissers (1571 und 1576). Sudhoffs Archiv 60 (1976) 66–75.

Bleker, Johanna: Die Naturhistorische Schule 1825–1845. Ein Beitr. zur Gesch. der klin. Medizin in Deutschland. Stuttgart 1981.

Bleker, Johanna: Die Harndiagnostik des Leonhard Thurneysser zum Thurn. Deutsches Ärzteblatt 67 (1970) 3202–3209.

Bleker, Johanna: Die Medizinalreformbewegung von 1848/49. Deutsches Ärzteblatt 75 (1976) 2982–2988.

Bleker, Johanna: Von der medizinischen Volksbelehrung zur Popularisierung der medizinischen Wissenschaft. Medizinhist. J. 13 (1978) 112–119.

Blos, Dietrich: Das Berliner Rote Kreuz 1945–1976. Berlin 1979.

Blumenthal, Annemarie: Diskussion um das medizinische Frauenstudium in Berlin. Med. Diss. Berlin (Ost) 1965.

Bochalli, Richard: Die Berliner medizinische Schule vor 50 Jahren. Melsungen 1950.
Boerlin, Paul H.: Leonhard Thurneysser als Auftraggeber. Basel, Stuttgart 1976.
Böhme, Karlheinz: Untersuchungen über die Charité-Patienten von 1731—1742. Med. Diss. Berlin (Ost) 1970.
Bohm, Günter: Berlins städtische medizinische Badeanstalten, ihre Entwicklung und ihre privaten Vorläufer. Dtsch. med. J. 12 (1961) 724—730.
Bohm, Günter: Natürliche Heilbäder in Berlin: historischer Überblick. Dtsch. med. J. 17 (1966) 55—58.
Bolk, Reinhard: Das Krankenhaus am Urban. Med. Diss. Berlin 1983.
Bonhoeffer, Karl: Die Geschichte der Psychiatrie in der Charité im 19. Jahrhundert. Berlin 1940.
Bonner, Thomas Neville: American doctors and German universities: a chapter in international intellectual relations, 1870—1914. Univ. of Nebraska Press 1963.
Brachwitz, Richard: Die Geisteskrankenbetreuung in Alt-Berlin bis zur Wende des 19. Jahrhunderts. Zschr. Psych. Hyg. 13 (1940) 10—27.
Brachwitz, Richard: Die sittlichen Verhältnisse im alten Berlin. Eine kulturhistorische Betrachtung. Sudhoffs Archiv 35 (1942) 339—347.
Brachwitz, Richard: 75 Jahre Leichenschauhaus Berlin. Münchner med. Wschr. 103 (1961) 2031—2042.
Brandenburg, Dietrich: Berlins alte Krankenhäuser. Berlin 1974.
Braus, Otto: Akademische Erinnerungen eines alten Arztes an Berlins klinische Größen. Leipzig 1901.
vom Brocke, Bernhard: Hochschul- und Wissenschaftspolitik in Preußen und im Deutschen Kaiserreich: Das ‚System Althoff' in: Bildungspolitik in Preußen zur Zeit des Kaiserreiches, hrsg. v. Peter Baumgart, Stuttgart 1980, 9—118.
vom Brocke, Bernhard: Preussische Bildungspolitik 1700—1930. Deutsches Verwaltungsblatt 96 (1981) 727—746.
Bruchelt, Gabriele: Gründung und Aufbau des Berliner Instituts für Geschichte der Medizin und der Naturwissenschaften — eine archivalische Studie. Med. Diss. Berlin (Ost) 1950.
Bruglocher, Irmgard: Nachrichten über die Ausübung der Heilkunde in kurbrandenburgischen Klöstern. Med. Diss. Berlin 1965.
Brugsch, Theodor: Die großen Ärzte der Berliner Charité. Zschr. f. die ges. innere Medizin u. ihre Grenzgebiete 16 (1961) 93—95.
Brugsch, Theodor: Arzt seit fünf Jahrzehnten. Berlin 1957.
Callmer, Christian: Swedish students at the Collegium medico-chirurgicum in Berlin during the 18th century. Sydsvenska med.-hist. Sällsk. Årsskr. 11 (1974) 132—134.
Die Charité in Berlin 1710—1987, Wiss. Zschr. Humboldt-Univers., Math. nat. Reihe 36 (1987) 1—168.
Croner, Wilhelm: Die Therapie an den Berliner Univ.-Kliniken. Berlin 1905.
Deneke, J. F. Volrad: Arzt und Medizin in den Berliner Abendblättern von 1810—1811. Ärztl. Mitt. 45 (1960) 1722—1730.
Denkschrift zum 25jährigen Bestehen des Stubenrauch-Kreiskrankenhauses in Berlin-Lichterfelde. Berlin 1925.
Deutsches Medizinisches Journal. Festschrift 100 Jahre Berliner Medizinische Gesellschaft. Berlin 1960.
Diepgen, Paul: Die Leistungen und der Geist der Medizin an der Berliner Charité im ersten Jahrhundert ihres Bestehens (1710—1810). Naturwissenschaften 24 (1936) 273—277.
Diepgen, Paul u. Edith Heischkel: Die Medizin an der Berliner Charité bis zur Gründung der Universität. Berlin 1935.
Diepgen, Paul u. Paul Rostock (Hrsg.): Das Universitätsklinikum in Berlin. Seine Ärzte und wissenschaftliche Leistung 1810—1933. Berlin 1939.

Diestel, Kurt: Die Neubauten der Charité. Charité-Annalen 25 (1900) 532–550.
Doerr, Wilhelm: Fünfzig Jahre Pathologisches Institut Charlottenburg-Westend. Ärztl. Wschr. 9 (1954) 661–669.
Donalies, Christian: Zur Geschichte der Psychiatrie in Berlin vor 1865. Med. Diss. Berlin (Ost) 1970.
Dorwart, Reinhold A.: Medical Education in Prussia under The Early Hohenzollern 1685–1725. Bull. Hist. Med. 32 (1958) 335–347.
Dorwart, Reinhold A.: The Royal College of Medicine and Public Health in Brandenburg, Prussia, 1685–1740. Med. Hist. 2 (1958) 13–23.
Dorwart, Reinhold A.: The Prussian Welfare State before 1740. Cambridge/Mass. 1971.
Dost, Hartmut: Geschichte der Universitäts-Kinderklinik der Charité zu Berlin. Giessen 1960.
Dunken, Gerhard: Alexander von Humboldt und die Vertretung der wissenschaftlichen Disziplinen in der Berliner Akademie. Forsch. Fortschr. dtsch. Wiss. 35 (1961) 269–271.
Engel, Michael: Geschichte Dahlems, Berlin 1984.
Esmarch, Erwin von: Führer durch das Hygiene Museum der Kgl. Friedrich-Wilhelms-Universität. Berlin 1890.
Esse, Carl Heinrich: Geschichtliche Nachrichten über das königliche Charité-Krankenhaus in Berlin. Berlin, 1850.
Esse, Carl Heinrich: Die Krankenhäuser, ihre Einrichtung und Verwaltung. Berlin 1857, 2. Aufl. 1868.
Esse, Carl Heinrich: Das neue Krankenhaus der jüdischen Gemeinde zu Berlin. Berlin 1861.
Esse, Carl Heinrich: Das Augusta-Hospital zu Berlin. Berlin 1873.
Felix, Willi: Ernst v. Bergmann, August Bier und Ferdinand Sauerbruch. Zur 250-Jahrfeier der Charité in Berlin. Leopoldina, 1958/59, Ser. 3, 4/5, 234–247.
Festschrift zum 60jährigen Bestehen des Augusta-Hospitals. Berlin 1929.
Fischer, Georg: Chirurgie vor 100 Jahren. Leipzig 1876.
Förster, A.: Denkschrift über das zwischen der Stadt Berlin und der Königlichen Charité bestehende Rechtsverhältnis. Im amtlichen Auftrage. Berlin 1892.
Formey, Ludwig: Versuch einer medizinischen Topographie von Berlin. Berlin 1796.
Forschen und Wirken. Festschrift zur 150Jahrfeier der Humboldt-Universität zu Berlin, 1810–1860.
Forßmann, Werner: Selbstversuch. Düsseldorf 1972.
Die Freie Universität Berlin, Berlin, Basel 1965.
Fürst, Judas Isaack: Beiträge zur Verbesserung der Armen-Krankenpflege, mit vorzüglicher Rücksicht auf die Stadt Berlin. Berlin 1820.
Füssel-Schaffraht, Susi: Beitrag zur Geschichte der Berliner Krankenhäuser im Zeitraum von 1900–1970. Med. Diss. Berlin 1973.
Gabriel, Lutz: Rudolf Virchow und die Gründung des ersten Städtischen allgemeinen Krankenhauses Berlins im Friedrichshain. Zschrift. ges. Hyg. 18 (1972) 467–471.
Gabriel, Lutz: Die Gründungs- und Baugeschichte des ersten städtischen Krankenhauses Berlins im Friedrichshain in den Jahren 1860–1875. Med. Diss. Berlin (Ost) 1970.
Vom Garnison-Lazarett zum Krankenhausbetrieb. Festschrift zum 100jährigen Bestehen des Wenckebach-Krankenhauses. Berlin 1978.
Gebert, Hermann: Die geschichtliche Entwicklung der Berliner Krankenhäuser. Zschrift. für das ges. Krankenhauswesen 25 (1936) 588–592.
Genschorek, Wolfgang: Ferdinand Sauerbruch. Ein Leben für die Chirurgie. Leipzig 1978.
Genschorek, Wolfgang: Ernst Ludwig Heim. Das Leben eines Volksarztes. Leipzig 1981.
Genzke: Schönleins Unentbehrlichkeit für Berlin. Medicinischer Argos 1 (1839) 397–399.
Goerke, Heinz: Berliner Ärzte. Selbstzeugnisse. Berlin Verl. Berlin 1965. 2. Auflage 1984.

Goerke, Heinz: Aufgaben und Leistungen der frühen deutschen Militärärztlichen Bildungsanstalten. Wehrmedizinische Monatsschrift, 4 (1976) 119–124.
Goerke, Heinz: Berlin – Stadt der Medizin. Waage 5 (1966) 134–140.
Goerke, Heinz: Das Elisabeth-Krankenhaus in Berlin von 1837 bis 1962. Berliner Medizin 13 (1962) 447–454.
Goerke, Heinz: Zur Geschichte der Berliner Urologie. Verhandlungsber. d. Dtsch. Ges. für Urologie, 22, Berl. 1968. Berlin 1969, 6–12.
Goerke, Heinz: Die Berliner medizinische Gesellschaft, eine Academia Berolinensis medicinae. Med. Mspiegel (1969) 42–47.
Goerke, Heinz: 90 Jahre städtisches Krankenhaus Moabit. Berliner Medizin 13 (1962) 267–278.
Goerke, Heinz: Das goldene Jahrhundert der Berliner Medizin. Berliner Ärzteblatt 73 (1960), H. 18, 1–8.
Goerke, Heinz: Zweihundertfünfzig Jahre Berliner Charité. Deutsches Ärzteblatt 45 (1960) 1716–1722.
Goerke, Heinz: Röntgenologie in Berlin – Rückblicke. Deutscher Röntgenkongress 1966, Bericht Teil A. Stuttgart 1967, 1–7.
Goerke, Heinz: Zur Übergabe des Klinikums Steglitz. Dtsch. med. J. 19 (1968) 653–656.
Göschen, Alexander: Das medizinische Studium an der Universität Berlin. Deutsche Klinik 7 (1855) 1–3, 13–15, 37–39, 49 f, 109 f, 141 f.
Grabke, Volker C.: Wilhelm Liepmann als sozialer Gynäkologe. Med. Diss. Berlin 1981.
Gründungsfeier der Freien Universität Berlin. Berlin 1949.
Grundrisse und Pläne von den Gebäuden des königlichen Charité-Krankenhauses zu Berlin. Berlin 1865.
Guttstadt, Albert (Hrsg.): Die naturwissenschaftlichen und medizinischen Staatsanstalten Berlins. Festschrift für die 59. Versammlung deutscher Naturforscher und Ärzte. Berlin 1886.
Haeberle, Erwin: Anfänge der Sexualwissenschaften. Berlin 1983.
Hanke, Clemens: Untersuchungen über die Charité-Patienten von 1743–1752. Med. Diss. Berlin (Ost) 1981.
Hansen, Eckhard: Seit über einem Jahrhundert... Verschüttete Alternativen in der Sozialpolitik. Köln 1981.
Harms, Bruno: Leonhard Thurneysser in Berlin. Berliner Medizin 14 (1963) 301–309.
Harnack, Adolf: Geschichte der Königlich Preußischen Akademie der Wissenschaften zu Berlin. Berlin 1900.
Harndt, Ewald: Die Stellung der Medizinischen Fakultät an der preußischen Friedrich-Wilhelms-Universität zu Berlin als Beispiel für den Wandel des Geisteslebens im 19. Jahrhundert. Jb. Gesch. Mittel.-Ostdeutschl. 20 (1971) 134–160.
Harndt, Ewald: Das Wirken der Gesellschaft für Natur- und Heilkunde im 19. Jahrhundert. Berlin 1974.
Hauboldt, Helmut: Die Entwicklung des Brandenburgisch-Preußischen Medizinalwesens. Deutsches Ärzteblatt 66 (1936) 1011–1013, 1060–1063, 1277–1280.
Heischkel, Edith: Die Ärzte der Berliner Charité im 18. Jahrhundert. Ärztebl. Berlin 41 (1936) 673–678, 695–697.
Heischkel-Artelt, Edith: Zweihundertfünfzig Jahre Berliner Charité. Krankenhaus 5 (1960) 200–203.
Heymann, Bruno: Robert Koch. Leipzig 1932.
Hoeppner Salazar, Evelyn: Krebsforschung und Krebsbekämpfung in Berlin bis zum jahr 1945. Med. Diss. 1986.
Hoffmann-Axthelm, Walter: 250 Jahre Charité, 150 Jahre Humboldt Universität, 105 Jahre Universitäts-Klinik und Poliklinik für Zahn-, Mund- und Kieferkrankheiten. Deutsche Stomatologie 10 (1960) 801–820.

Hofmann-Meier, Brigitte: Ein Geburtshelfer und Hebammenlehrer des 18. Jahrhunderts. Leben und Werk des Johann Philipp Hagen (1734–1792). Hebammenlehrer und Professor für Entbindungskunst in Berlin. Med. Diss. Bern 1983.
Horn, Wilhelm: Das preussiche Medizinalwesen. Aus amtl. Quellen dargest. T. 1.2. u. Suppl. Berlin 1857–1863.
Hufeland, Christoph Wilhelm: Ankündigung des Königl. Poliklinischen Instituts auf der Universität zu Berlin nebst den Gesetzen desselben. J. der prakt. Arzneykunde u. Wundarzneykunde 31 (1810) X. Stück: 3–56.
Humboldt, Wilhelm: Über die Organisation des Medizinalwesens. In Schriften zur Politik u. zum Bildungswesen, hrsg. v. Flitner, Andreas, Giel, Klaus. Darmstadt 1964, Bd IV, 56–63.
Die Humboldt-Universität Gestern – heute – morgen. Berlin 1960.
Die Humboldt-Universität zu Berlin. Bilder aus Vergangenheit und Gegenwart. 2. Aufl. Berlin 1976.
Imhof, Arthur E.: The hospital in the 18th century: for whom? Journ. Soc. Hist. 10 (1977) 448–470.
Imhof, Arthur E.: Mortalität in Berlin vom 18. bis 20. Jahrhundert. Berliner Statistik 31 (1977) 138–145.
Jaeckel, Gerhard: Die Charité: die Geschichte des berühmtesten deutschen Krankenhauses. Bayreuth 1963, 2. Aufl. Bayreuth 1986.
Fünfzig Jahre Städtisches Krankenhaus Neukölln, Berlin 1959.
Fünfzehn Jahre Freie Universität Berlin 1948/1963. Berlin 1963.
Fünfzig Jahre Kaiserin Auguste Victoria Haus Universitätskinderklinik Berlin, Sonderausgabe der Berliner Medizin. Berlin 1959.
Fünfzig Jahre Martin-Luther-Krankenhaus. Berlin 1981.
Fünfzig Jahre Rudolf-Virchow-Krankenhaus Berlin. Sonderheft der Berliner Medizin. Berlin 1956.
Hundert Jahre Karl-Bonhoeffer-Nervenklinik 1880–1980. Berlin 1980.
Sechzig Jahre Rudolf Virchow-Krankenhaus. Berlin 1966.
Siebzig Jahre Krankenhaus Britz 1896–1966. Berlin 1966.
Zehn Jahre Medizinische Fakultät der Freien Universität Berlin. Sonderheft der Berliner Medizin. Berlin 1958.
250 Jahre Charité. Berlin 1960.
250 Jahre Charité. Sondernummer der Zeitschrift für ärztliche Fortbildung, 54 (1960) 449–578.
Joachim, Heinrich: Die neue preussische Medicinaltaxe historisch entwickelt. Berlin 1896.
Johannsen, Harald: Beiträge Berliner Ärzte zur Entwicklung der Lehre von den Leberkrankheiten. Med. Diss. Berlin 1970.
Jusatz, Helmuth J.: Robert Kochs Bedeutung für die Wandlung der Tropenmedizin am Ende des 19. Jahrhunderts. Dtsch. med. Wschr. 100 (1975) 1933–1936.
Kaeber, Ernst: Bürgerrecht, Bevölkerungs-, Herkunfts- und Berufsstatistik Berlins bis zur Mitte des 18. Jahrhunderts. Berlin 1934.
Kaiser, Wolfram: Pro memoria Fr. W. Felix v. Baerensprung (1822–1864). Derm. Wschr. 158 (1972) 465–473.
Kaiser, Wolfram: Medizinisch-klinische Lehr- und Ausbildungssysteme des 18. Jahrhunderts. Wiss. Z. Univ. Halle 17 (1978) 101–121.
Kaiser, Wolfram, Piechoki, Werner: Berliner Ärzte des 18. Jahrhunderts als hallesche Doktoranden. Dtsch. med. J. 20 (1969) 186–191.
Kaiserin Friedrich-Haus für das ärztliche Fortbildungswesen. Berlin 1931.
Karbe, Karl Heinz: Zur Gründungsgeschichte des Gesundheitspflegevereins der Berliner Arbeiterverbrüderung. Dtsch. Ges.-wesen 28 (1973) 1621–1625, 2204–2208.

Kastan, Isidor: Die Charité, in: Kastan, Isidor: Berlin, wie es war. Berlin 1919, 152—168.
Keßler, Georg Wilhelm: Der alte Heim. Leipzig 1846.
Kettler, L. H.: Zum 250jährigen Jubiläum der Charité zu Berlin. Zschrift f. ärztl. Fortbildung 54 (1960) 449—578.
Klaschka, Franz, Rauhut, Karl (Hrsg.): 100 Jahre Dermatologie in Berlin. Berlin 1984.
Klemperer, Inge: Der medizinhistorische Unterricht an der Berliner Universität von 1810 bis 1900. Med. Diss. Göttingen 1965.
Klinikum Steglitz, Sonderheft der Berliner Medizin zur Übergabe des Klinikums 19 (1968) Heft 4—12.
Koch, Carl Friedrich: Bemerkungen zur Reform des Preußischen Medicinalwesens aus dem Standpunkt der Verwaltung. Merseburg 1847.
Köhler, Albert: Kriegschirurgen und Feldärzte des 17. und 18. Jahrhunderts. Berlin 1899.
Köpke, Rudolf: Die Gründung der Königlichen Friedrich-Wilhelms-Universität zu Berlin. Berlin 1860.
Kopsch, Friedrich: 200 Jahre Berliner Anatomie. Dtsch. med. Wschr. 39 (1913) 948—949, 1003—1005.
Kraft, Eva: Christian Mentzel, Philippe Conplet, Andreas Cleyer und die chinesische Medizin. Fernöstl. Kultur (1975) 158—196.
Kraft, Eva S.: Frühe chinesische Studien in Berlin. Medizinhist. J. 11 (1976) 92—128.
Kraatz, Helmut: Wissenschaftliche Gesellschaft für Geburtshilfe und Gynäkologie in Berlin. Zbl. Gynäk. 78 (1956) 1—7.
1872—1972. Städtisches Krankenhaus Moabit. Berlin 1972.
Kreckes, Thea, Kreckes, Helmut: Untersuchungen über die Charité-Patienten 1754—1772. Med. Diss. Berlin (Ost) 1978.
Krünitz, Johann Georg: Oeconomische Encyclopädie oder allgemeines System der Staats-, Stadt-, Haus- und Landwirtschaft in alphabetischer Ordnung. Bd 1—121, Brünn 1787—1820.
Kudlien, Fridolf u. Christian Andree: Sauerbruch und der Nationalsozialismus. Medizinhist. J. 15 (1980) 201—222.
Kupisch, Karl: Bethanien in Berlin. Berlin 1969.
Lang, Max: Die Universität Berlin. Düsseldorf 1931.
Langer, Karin: Heinrich Laehr und das Asyl Schweizerhof in Zehlendorf bei Berlin. Med. Diss. Berlin 1966.
Die Lehr- und Lernfreiheit an den medizinischen Fakultäten Berlin und Wien. Wiener med. Presse 19 (1878) 463—467, 501—506, 743—745.
Leibbrand, Werner: Berliner Szintillogramme vor einem halben Jahrhundert. Sudhoffs Archiv, Beih. 7 (1966) 93—104.
Lennig, Robert: Max Hirsch. Sozialgynäkologie und Frauenkunde. Med. Diss. Berlin 1977.
Lenz, Max: Geschichte der königlichen Friedrich-Wilhelms-Universität zu Berlin. Bd. 1—4. Halle 1910.
Leyden, Ernst von: Gedächtnisrede auf Ludwig Traube. Charité-ann. 2 (1877) 767.
Leyden, Ernst von: Rede zur Eröffnung der I. medizinischen Klinik am 2. November 1886. Dtsch. med. Wschr. 11 (1885) 778—780.
Lobbes, Ingrid: Die Entwicklung des Berliner Krankenhauswesens. Med. Diss. Berlin 1955.
Mamlock, Gotthold Ludwig: Friedrichs des Großen Beziehungen zur Medizin. Berlin 1902.
Mamlock, Gotthold Ludwig: Das Charitékrankenhaus in Berlin zur Zeit Friedrich des Großen nach zeitgenössischen Berichten. Charité-Annalen 28 (1904) 80—91.
Mamlock, Gotthold Ludwig: Zur Geschichte des Charité-Krankenhauses in Berlin. Charité-Annalen 29 (1905) 61—86.
Mamlock, Gotthold Ludwig: Friedrichs des Großen Korrespondenz mit Ärzten. Stuttgart 1907.

Mamlock, Gotthold Ludwig: Das medicinische Berlin. 1–10. Aufl. Berlin 1892–1922.

Mann, Gunter (Hrsg.): Naturwissen und Erkenntnis im 19. Jahrhundert: Emil du Bois-Reymond. Hildesheim 1981.

Mayer, Thomas: Der Sexologe Max Marcuse (1877–1963). Med. Diss. Berlin 1986.

Medizinische Anstalten auf dem Gebiete der Volksgesundheitspflege in Preußen. Jena 1907.

Mette, Alexander: Wilhelm Griesingers Tätigkeit in Zürich und das Motiv für die Annahme seiner Berufung nach Berlin. in: Vrh. XIX. intern. Kongr. Gesch. d. Medizin Basel 1964, 441–444.

Moehsen, Johann Carl Wilhelm: Leben Leonhard Thurneissers zum Thurn. Beiträge zur Geschichte der Wissenschaften in der Mark Brandenburg. Berlin, Leipzig 1783.

Moehsen, Johann Carl Wilhelm: Geschichte der Wissenschaften in der Mark Brandenburg, besonders der Arzneiwissenschaften. Berlin & Leipzig 1781.

Moritz, Karl Heinrich Ernst: Treue Erzählung meiner gehabten Schicksale in Berlin vor und nach der Aufnahme in die Charité. Berlin 1800.

Morys, Peter: Medizin und Pharmazie in der Kosmologie Leonhard Thurneissers zum Thurn (1531–1596). Husum 1982. (Abh. zur Gesch. der Med. und der Naturwiss. 47).

Müller, Eduard Heinrich: Berlin's Sanitätswesen. Ein Führer für Fremde und Einheimische. Berlin 1870.

Müller-Dietz, Heinz: Zur Baugeschichte des Krankenhauses Am Urban in Berlin. Berliner Medizin 16 (1965) 404–408.

Munk, Fritz: Das medizinische Berlin um die Jahrhundertwende. 2. Aufl., München, Wien, Baltimore 1979.

Murken, Axel Hinrich: Vorbildliche Krankenhausbauten in Deutschland in der zweiten Hälfte des 19. Jahrhunderts. Krankenhaus 9 (1972) 359–370.

Murken, Axel Hinrich: Das Bild des deutschen Krankenhauses im 19. Jahrhundert. 2. Aufl. Münster 1978.

Murken, Axel Hinrich: Die Charité Berlin 1780–1830. Arzt Krankenhaus 5 (1980) 20–36.

Nabielek, Rainer: Robert Koch und die Gründung des Lehrstuhls für Hygiene an der Berliner Universität. Charité-Annalen. N. F. 2 (1982) 95–112.

Neuhaus, Reiner: Die Militärassistenzärzte der Berliner Charité (1727–1920). Med. Diss. München 1971.

Die Öffentliche Gesundheits- und Krankenpflege der Stadt Berlin. Berlin 1890.

Pagel, Julius Leopold: Die Entwickelung der Medicin in Berlin von den ältesten Zeiten bis auf die Gegenwart. Wiesbaden 1897.

Pagel, Julius Leopold: Die Berliner medicinische Fakultät in ihrem ersten Jahrhundert. Dtsch. Med. Wsch. 36 (1910) 1834–1844).

Pagel, Julius Leopold: Zur älteren Geschichte der Hufelandschen Gesellschaft. Janus 15 (1910) 3–8.

Pagel, Julius Leopold: Zur Geschichte des Vereins Berliner Armenärzte. Berlin 1904.

Pagel, Julius Leopold: Zum hundertjährigen Jubiläum der Universität Berlin. Janus 14 (1909) 794–817.

Pagel, Walter: Julius Pagel (29. 5. 1851 bis 31. 1. 1912) und die Medizingeschichte in Berlin. Dtsch. med. J. 22 (1971) 567–570.

Parascandola, John: The theoretical basis of Paul Ehrlich's chemotherapy. J. Hist. Med. Allied Scie. 36 (1981) 19–43.

Pirogow, Nicolai Iwanowitsch: Lebensfragen. Tagebuch eines alten Arztes. Stuttgart 1894.

Prahmer, Wilhelm: Einige Worte über die Berlinische Charité. Denkwürdigkeiten und Tagesgeschichte der Mark Brandenburg 6 (1798) 1009–1032.

Prahmer, Wilhelm: Rundschreiben an die Herrn Armendeputierte, welche zur Abstellung der von ihnen gerügten Mängel der Charité und zu einer zweckmäßigen Einrichtung über diese Anstalt gesetzt sind. Berlin 1799.

Preuss, Johann D. E.: Das Königliche preussische medizinisch-chirurgische Friedrich-Wilhelms-Institut zu Berlin. Ein geschichtlicher Versuch zum 25. Stiftungstage desselben. Berlin 1819.

Preuss, Johann D. E.: Historische Erinnerungen an den Stifter und an die Stiftung des königlich medizinisch-chirurgischen Friedrich-Wilhelms-Instituts. Berlin 1845.

Pross, Christian u. Rolf Winau (Hrsg.): Nicht mißhandeln — das Krankenhaus Moabit 1920 1933 1945. Berlin 1984.

Pütter, Ernst: Erinnerungen an die Charité in Berlin. Düsseldorf 1928.

Reinigung und Entwässerung Berlins. Einleitende Verhandlungen und Berichte über mehrere auf Veranlassung des Magistrats der Königlichen Haupt- und Residenzstadt Berlin angestellten Versuche und Untersuchungen. Berlin 1870.

Remme, Karl Dietrich: Beitrag zur Entwicklung des Medizinalwesens in Brandenburg-Preußen im ausgehenden 17. und zu Beginn des 18. Jahrhunderts. Med. Diss. Berlin 1954.

Rigler, Johannes: Das medicinische Berlin. Berlin 1873.

Rönne, Ludwig von u. Heinrich Simon: Das Medicinalwesen der preußischen Staaten dargestellt unter Benutzung des Archivs des Ministeriums der Geistlichen-, Unterrichts- und Medicinal-Angelegenheiten. 2 Bde. Breslau 1844—1846. Repr. Leipzig 1931.

Rost, G. A.: Die Bedeutung Berlins für die Entwicklung der Dermato-Venerologie. Hautarzt 17 (1966) 269—271.

Rost, G. A., Winkler, K.: Kurze Chronik der Entwicklung der Dermatologie in Berlin. Arch. dermatol. Forsch. 244 (1972) 6—9.

Ruska, Ernst: Die frühe Entwicklung der Elektrolinsen und der Elektronenmikroskopie, (Acta Hist. Leopoldina 12) Halle 1979.

Rust, Johann Nepomuk: Über den Zweck und die Einrichtung ärztlich-praktischer Lehranstalten. Eine academische Rede. Magazin für die ges. Heilkunde 3 (1817) 123—142.

Sakowsky, Hans-Jürgen: Die Chirurgische Klinik des Krankenhauses Westend von 1904 bis 1933. Med. Diss. Berlin 1982.

Schadewaldt, Hans: Die Entdeckung des Tuberkulins. Dtsch. med. Wschr. 100 (1975) 1925—1932.

Schadewaldt, Hans: Emil von Behring und die Einführung der passiven und aktiven Schutzimpfung. Dtsch. med. Wschr. 100 (1975) 2172—2178.

Schaper, Hermann: Die geschichtlichen Beziehungen zwischen dem medizinisch-chirurgischen Friedrich-Wilhelms-Institut und dem Charité-Krankenhause. In: Festschr. zur 100jährigen Stiftungsfeier des medizinisch-chirurgischen Friedrich-Wilhelms-Instituts. Berlin 1895, 575—587.

Scheibe, O.: Zweihundert Jahre des Charité-Krankenhauses zu Berlin. Charité-Annalen 34 (1910) 1—178.

Schmidt, Hermann: Die Kaiser-Wilhelms-Akademie für das militärärztliche Bildungswesen von 1895—1910. Festschrift zur Einweihung des Neubaus der Akademie. Berlin 1910.

Schmiedebach, Heinz Peter: Psychiatrie und Psychologie im Widerstreit. Die Auseinandersetzungen in der Berliner medicinisch-psychologischen Gesellschaft (1867—1899). Husum 1986 (Abh. Geschichte Med. Naturwiss. 51).

Schneider, Hans: Ernst Horn (1774—1848). Ein ärztlicher Direktor der Berliner Charité an der Wende zur naturwissenschaftlichen Medizin. Med. Diss. Berlin 1986.

Schneider, Helga: Die Schüler Robert Kochs während seines Wirkens als Direktor des Hygienischen Instituts der Berliner Universität von 1885—1891. Diss. med. Berlin (Ost) 1965.

Schriftenreihe zur Geschichte der Kinderheilkunde aus dem Archiv des Kaiserin Auguste Victoria Hauses, H. 1 ff., Berlin 1986.

Schum, Klaus: Die Berliner Gesellschaft für Geschichte der Naturwissenschaften und Medizin von 1906—1944. Med. Diss. Berlin. 1967.

Selbach, Helmut: Hundert Jahre Berliner Gesellschaft für Psychiatrie und Neurologie. Dtsch. med. J. 19 (1968) 297—299.

Seligmann, Herbert: Über die Erziehung und Vorbildung der Dozenten der Berliner Medizinischen Fakultät in der ersten Hälfte des 19. Jahrhunderts. Med. Diss. Berlin 1936.

Die Staatsprüfung in Berlin und den medicinischen Facultäten in den Provinzen des Königreichs Preussen. Medicinischer Argos 2 (1840) 529—536.

Stechl, Peter: Caspar Neumann: an early teacher of pharmaceutical chemistry. Pharm. in Hist. 12 (1970) 51—56.

Strassmann, H.: Erinnerungen aus meinem Leben. Niedergeschrieben für meine Kinder, Berlin, Frühjahr 1899. Hrsg. v. Gerhard Masun. Jahrb. Gesch. Mittel-Ostdeutschl. 23 (1974) 161—230.

Studium Berolinense. Aufsätze und Beitr. zu Problemen der Wissenschaft und zur Geschichte der Friedrich-Wilhelms-Universität zu Berlin. Berlin 1960.

Stürzbecher, Manfred: Die Anfänge der Prosekturen in den städtischen Krankenhäusern Berlins. Med. Mitt. 25 (3) (1964) 30—36.

Stürzbecher, Manfred: Berlins alte Apotheken. Berlin 1965.

Stürzbecher, Manfred: Aufgaben und Leistungen der öffentlichen Gesundheitspflege. Die Behördenchefs des Reichsgesundheitsamtes in Berlin 1876—1945. Bär Berlin 1976, 209—256.

Stürzbecher, Manfred: Beiträge zur Berliner Medizingeschichte. Quellen und Studien zur Geschichte des Gesundheitswesens vom 17. bis 19. Jahrhundert. Berlin 1966.

Stürzbecher, Manfred: Beitrag zur Geschichte des Gesundheitswesens in Brandenburg-Preussen zu Beginn des 18. Jahrhunderts. Berliner Medizin 9 (1958) 175—179.

Stürzbecher, Manfred: Zur Berufung Johannes Müllers an die Berliner Universität. Jb. Gesch. Mittel- u. Ostdeutschlands 21 (1972) 184—226.

Stürzbecher, Manfred: Betrachtungen zur Verbreitung der Geschlechtskrankheiten in Berlin 1933—1939. Med. Monatsschr. 23 (1969) 359—264.

Stürzbecher, Manfred: Vom Kaiserlichen Gesundheitsamt zum Bundesgesundheitsamt. Der Arzt 1976, 417—420, 533—536.

Stürzbecher, Manfred: Zur Periodisierung des Berliner Krankenhauswesens. Med. Mitt. 22 (1961) 75—81.

Stürzbecher, Manfred: Aus der Diskussion über das „klassenlose Krankenhaus" in Alt-Berlin. Berliner Ärzteblatt 85 (1972) 8—16.

Stürzbecher, Manfred: Die Entwicklung des öffentlichen Gesundheitsdienstes im 20. Jahrhundert am Beispiel Berlins. Öff. Gesundh.-Wesen 34 (1972) 653—659.

Stürzbecher, Manfred: Die Entwicklung der Medizin außerhalb der Fakultät. Waage 5 (1966) 141—145.

Stürzbecher, Manfred: Aus der Frühgeschichte der Berliner Anatomie. Zur Erinnerung an die Eröffnung des Anatomischen Theaters in Berlin am 29. November 1713. Dtsch. med. J. 14 (1963) 803—819.

Stürzbecher, Manfred: Zur Geschichte der Ausbildung von Wundärzten in Berlin in der ersten Hälfte des 19. Jahrhunderts. Forsch. Fortschr. 33 (1959) 141—147.

Stürzbecher, Manfred: Zur Geschichte des Berliner Gesundheitswesens. Ein statistischer Rückblick. Berliner Ärztekammer 17 (1980) 236—241.

Stürzbecher, Manfred: Zur Geschichte der privaten Krankenanstalten in Berlin. Berliner Ärzteblatt 82 (1969) 6—12.

Stürzbecher, Manfred: Aus der Geschichte der Berliner Krankenhäuser von den Anfängen bis in das 20. Jahrhundert. Krankenhaus-Umschau 36 (1967) 373—382.

Stürzbecher, Manfred: Zur Geschichte des Berliner Stadtphysikats im 18. und 19. Jahrhundert. Med. Welt 37 (1962) 1956—1963.

Stürzbecher, Manfred: Zur Geschichte des gerichtsmedizinischen Unterrichts in Berlin bis zur Gründung der Unterrichtsanstalt für Staatsarzneikunde im Jahre 1833. Wiss. Zs. Humboldt Universität 9 (1959–60) 147–153.

Stürzbecher, Manfred: Zur Geschichte der ärztlichen Vereinigungen in Berlin im 18. und 19. Jahrhundert. Med. Mitt. 21 (1960) 209–217.

Stürzbecher, Manfred: Zur Geschichte der medizinischen Versorgung der Berliner Bevölkerung im Jahre 1849. Berliner Medizin 9 (1985) 412–414.

Stürzbecher, Manfred: Das Gesundheitswesen in Berlin (West) 1952–1971. Berliner Statistik 26 (12) (1972) 1–12.

Stürzbecher, Manfred: Die Heilkunde im Berliner Bürgerbuch. Berliner Gesch. Bl. 5 (1954) 406–408.

Stürzbecher, Manfred: Friedrich Hoffmann und Georg Ernst Stahl als Leibärzte in Berlin. Forsch. Prax. Fortbild. 17 (1966) 535–537.

Stürzbecher, Manfred: Hundert Jahre Städtisches Krankenhaus Friedrichshain. Bär Berlin (1975) 7–31.

Stürzbecher, Manfred: Untersuchung über den Einfluß der medizinischen Versorgung auf den Gesundheitszustand der Berliner Bevölkerung im 18. Jahrhundert. Diss. Berlin 1961, sowie Berliner Medizin 13 (1962) 103–111.

Stürzbecher, Manfred: Rudolf Virchow: über bakteriologische Untersuchungsinstitute (1896). Zugleich ein Beitrag zur Geschichte des Robert-Koch-Instituts. Bundesgesundheitsbl. 16 (1973) 306–309.

Stürzbecher, Manfred u. Gustav Wagner: Die Vorgeschichte der Berufung von Edmund Lesser an die Charité. (Schriftenreihe der Nordwestdeutschen Dermatologischen Gesellschaft.) Kiel 1962.,

Teltzrow, Peter: Über die wissenschaftlichen Veröffentlichungen aus Berliner Privatkliniken vor dem Ersten Weltkrieg. Med. Diss. Berlin 1969.

Thorwald, Jürgen: Die Entlassung. München, Zürich 1963.

Treue, Wilhelm u. Rolf Winau (Hrsg.): Berlinische Lebensbilder – Mediziner. Berlin 1987.

Tutzke, Dietrich: Alfred Grotjahns gesundheitspolitische Forderungen. Med. Mschr. 14 (1960) 42–47.

Tuztke, Dietrich: Alfred Grotjahn (1869–1931) und das Hygiene-Institut der Universität Berlin. NTM (Leipzig) 8 (1973) 81–91.

Tutzke, Dietrich: Alfred Grotjahn. Leipzig 1979.

Tutzke, Dietrich et al.: Die Charité 1710 bis 1945. Festschrift zum 275. Jahr der Gründung der Charité. Berlin 1985.

Virchow, Rudolf: Die Gründung der Berliner Universität und der Übergang aus dem philosophischen in das naturwissenschaftliche Zeitalter. Berlin 1893.

Virchow, Rudolf u. Albert Guttstadt: Die Anstalten der Stadt Berlin für die öffentliche Gesundheitspflege und für den naturwissenschaftlichen Unterricht. Berlin 1886.

Wegweiser und Rathgeber für Aerzte und Medicin-Studirende in Berlin. Berlin 1894.

Wille, Paul F. C.: Die Geschichte der Berliner Hospitäler und Krankenhäuser von der Gründung Berlins bis zum Jahre 1800. Med. Diss. Berlin 1930.

Wille, Paul F. C.: Die Ikonographie der Berliner Charité. Sudhoffs Archiv 39 (1955) 113–122.

Wille, Paul F. C.: Über Stand und Ausbildung der Hebammen im 17. und 18. Jahrhundert in Chur-Brandenburg. (Abh. Gesch. Med. Naturw. 4), Berlin 1934.

Winau, Rolf: Jüdische Ärzte in Berlin. Bundesgesundheitsbl. 27 (1954) 217–223.

Winau, Rolf: Von den Anfängen ärztlicher Vereinigungen in Berlin. Berl. Ärztekammer 17 (1980) 232–235.

Winau, Rolf u. Ekkehard Vaubel: Chirurgen in Berlin. Berlin, New York 1983.

Winau, Rolf: Aus der Geschichte der Berliner Chirurgie, 100. Chirurgenkongreß. Berlin 1983, 15–29.

Winau, Rolf: Der Hof des Großen Kurfürsten und die Wissenschaften. Europäische Hofkultur im 16. und 17. Jahrhundert. Hrsg. v. August Buck et al. Bd. 3 Hamburg 1981, 647–658.

Winau, Rolf: Leibärzte des Großen Kurfürsten. In: Medizingeschichte in unserer Zeit. Hrsg. v. H. H. Eulner, G. Mann u. a. Stuttgart 1971, 213–222.

Winau, Rolf: Medizin und Gesundheitswesen. In: Preußens großer König, Leben und Werk Friedrichs des Großen. Hrsg. v. Wilhelm Treue, Freiburg, Würzburg 1986, 81–91.

Winau, Rolf: Christian Mentzel und die Academia Naturae Curiosorum. Med. Diss. Mainz 1970.

Winau, Rolf: Untersuchungen zur Mortalität in Berlin im 18. Jahrhundert. In: Tod und Sterben. Hrsg. v. Rolf Winau und Hans Peter Rosemeier. Berlin 1984, 202–216.

Winckelmann, Otto: Die Freie Vereinigung der Chirurgen Berlins (1886–1912) und ihre Gründer. Berliner Med. 14 (1963) 496–501.

Wirth, I., B. Luther u. I Grosser: Zur Topologie und baulichen Entwicklung der Charité. Charité-Annalen N. F. 3 (1983) 233–254.

Wislicki, Z.: The day of Nazification of a hospital in Berlin. Koroth 7 (1977) 350–254.

Namenregister

Sachregister